# Seele und Gesundheit

Band 2

## Psychologie

Paucos servitus, plures servitutem tenent.

Auf einen, der gefangen ist, kommen zehn, die nicht frei sein wollen.

Seneca

Michael Depner

# Seele und Gesundheit

## Psychologie

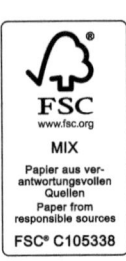

Bibliographische Information der Deutschen Nationalbibliothek:
Die Deutsche Nationalbibliothek verzeichnet diese Publikation in der Deutschen Natio-
nalbibliographie, detaillierte bibliographische Daten sind im Internet über
http://dnb.dnb.de abrufbar.

© 2019 Michael Depner
Herstellung und Verlag:
BoD - Books on Demand Norderstedt

ISBN: 9783744812573

# Inhalt

# Vorwort

Nachdem Band 1 von *Seele und Gesundheit* die wichtigsten Krankheitsbilder der Psychiatrie beschrieben hat, geht es in Band 2 um eine vertiefte Betrachtung psychologischer Zusammenhänge, die mit den Erkrankungen und Leidenszuständen in Verbindung stehen. Dabei ist eine Reihe von Themen hervorzuheben, denen beim Verständnis der Psychologie eine Schlüsselrolle zuzukommen scheint.

Da sind zunächst die **Abwehrmechanismen**. Unter einem Abwehrmechanismus versteht man ein psychisches Manöver, das dazu dient, die Position der Person und ihr Selbstbild gegen Infragestellungen des Umfelds abzusichern. Da Abwehrmechanismen die korrekte Wahrnehmung der Wirklichkeit oft einschränken, sind sie nicht nur Werkzeuge einer kontrollierten seelischen Entwicklung, sondern oft auch Ursachen pathologischer Entgleisungen. Abwehrmechanismen dienen der Abwehr unerwünschter Erkenntnisse. Erkenntnisse sind aber gerade dann oft nützlich, wenn man sie nicht wahrhaben will.

Nichts treibt die menschliche Seele mehr um als das Spektrum persönlicher **Bedürfnisse** und **Begierden**. Ein großer Teil der seelischen Aktivität besteht im Versuch, sie zu erfüllen und aus den Reaktionen, wenn es misslingt. Von erheblicher Bedeutung ist dabei das **Bedürfnis nach Bestätigung**, das gerade bei Persönlichkeiten, deren frühkindlicher biographischer Verlauf problematisch gewesen ist, einen großen Einfluss auf die Gestaltung späterer Beziehungen hat. **Erwartungen**, die aus **narzisstischer** Bedürftigkeit heraus an andere gerichtet werden, haben schon viele Beziehungen zerrüttet.

Grundlegend im Kontext des bisher Genannten ist der **Psychologische Grundkonflikt**. Der Mensch steht als grundsätzlich soziales, zugleich aber individuelles Wesen ständig im Spannungsfeld zweier existenzieller Möglichkeiten. Er kann der Gemeinschaft angepasst dazugehören und er kann über sich selbst bestimmen. Nicht immer ist beides in vollem Umfang zeitgleich möglich. Zwischen Zugehörigkeit und Selbstbestimmung gilt es oft zu wählen; und die Wahl, die dabei getroffen wird, ist nicht immer zum Besten dessen, der sie trifft.

Ebenso grundlegend zum Verständnis menschlichen Leids und menschlichen Glücks ist das Wesen seiner selbst. Das Strukturmodell des Ich, das *Seele und Gesundheit* vertritt, geht über die Betrachtung intrapersonaler Strukturen des **Selbst** hinaus. Es unterscheidet zwischen relativem und absolutem Selbst. Es beschreibt den Wesenskern des Menschen als transpersonale Wirklichkeit, die sämtliche Erscheinungen seines persönlichen Daseins beeinflusst. Dabei geht es um Fragen der **Identifikation** und der **Identität**, also zweier Phänomene, die vordergründig ineinander übergehen, tatsächlich jedoch eine Polarität begründen, deren Bedeutung kaum zu überschätzen ist.

Ein unentbehrliches Werkzeug menschlicher Daseinsvollzüge ist die **Kommunikation**. Gelingt Kommunikation, heilt sie, misslingt sie, bildet ihr Misslingen eine schier unerschöpfliche Quelle des Unglücks. Umso wichtiger ist es zu verstehen, was Kommunikation überhaupt ist, was sie von anderen Begegnungsformen unterscheidet und die Einhaltung welcher Regeln zu ihrem Gelingen beiträgt.

Gelungene Kommunikation bedarf zutreffender **Wahrnehmung** all dessen, dem man im Leben begegnet und der **Wertschätzung** des Lebens in all seinen Formen. Von dort aus kann es gelingen, die **Rollen**, die einem das Leben zuteilt, so zu spielen, dass es guttut. Zu einem Rollenspiel, das das eigene Wesen nicht missachtet, gelangt man nur durch **Achtsamkeit**.

Hattingen, Juni 2019

# 1. Abwehrmechanismen

Für andere alles zu machen, macht andere schuldig. Ist das ein guter Dienst?

Man ist erwachsen, wenn man niemandem mehr gefallen will.

Das Überflüssige muss weg, damit man das Wesentliche sieht.

Sensationen sind reizvoll, wenn sie selten sind. Zwei am Tag sind eine schiere Plage.

Gut und Böse sind nicht immer blanke Gegensätze. Je nachdem aus welcher Perspektive man sie betrachtet, erscheinen sie zuweilen als dasselbe.

Die Neigung, sich selbst zu entwerten, ist oft ein Introjekt abwertender Botschaften aus dem Umfeld. Als *Introjektion* (lateinisch *das Hineingeworfene*) bezeichnet man die unüberlegte Übernahme fester Denk- und Bewertungsmuster von außen.

## Angst und Weltbild

Weder die Außenwelt noch die Dynamik seiner Seele ist dem Menschen geheuer. Beide Elemente der Wirklichkeit erschrecken ihn durch ein bedrohliches Netzwerk an Kräften. Deren Übermacht fühlt er sich ausgeliefert. Darauf reagiert er mit Angst.

Der Angst, abgeleitet von indoeuropäisch *angh = eng*, folgt der Impuls, in eine schützende Enge zu flüchten. Um die Angst zu mindern, versucht das Ego, ein beruhigendes

### Grundprinzip

Durch die Verengung des Weltbilds auf einen kontrollierten Ausschnitt der Wirklichkeit wird die Angst vor der Ungewissheit des Daseins aus dem Bewusstsein beseitigt. Statt ohne Wenn und Aber in der Welt zu stehen, richtet sich das Ego in einem Ausschnitt persönlicher Sichtweisen ein. Dort kann es glauben, dass es nicht mehr an sich zweifeln muss und über seine Welt verfügen kann. Fühlbare Angst wird von einer Illusion der Sicherheit verdeckt.

### Coping-Strategie oder Abwehrmechanismus

Zwischen Coping-Strategien (englisch *to cope = bewältigen*) und Abwehrmechanismen gibt es Ähnlichkeiten und Unterschiede. Beide dienen der Bewältigung unerwünschter Erlebnisqualitäten.

Während der Abwehrmechanismus ein Grundmuster im Umgang mit alltäglichen Widrigkeiten darstellt, kommt die Coping-Strategie bei konkret belastenden Einzelerlebnissen zum Einsatz. Dabei greift sie oft gleichzeitig auf verschiedene Abwehrmechanismen zurück.

Weltbild zu schaffen. Beruhigend wirkt ein Weltbild, wenn man es überblicken kann; und wenn es die Illusion vermittelt, man könne die Wirklichkeit so kontrollieren, dass es keinen Grund mehr zum Fürchten gibt. Dazu benutzt das Ego Werkzeuge: *Abwehrmechanismen*.

## 1. Abwehrmechanismen

Abwehrmechanismen sind psychische Manöver, durch die man ein überschaubares Weltbild aufrechterhält. Was ein überschaubares Weltbild stören könnte, blenden Abwehrmechanismen aus. Dazu gehören Fakten, die man nicht wahrhaben will ebenso wie Gefühle und Handlungsimpulse, vor denen man sich fürchtet.

Die Palette der Abwehrmechanismen ist breit gefächert. Zum Teil gehen sie ineinander über. Oder sie überlappen sich. Obwohl jeder bestimmte Muster bevorzugt, gibt es niemanden, der sich nicht verschiedener bedient.

### Abwehr oder Problemlösung

Die Grenzen zwischen Abwehr und Problemlösung sind fließend. Nehmen wir an, Sie langweilen sich. Sie entschließen sich, ins Netz zu gehen und herumzusurfen. Durch Zufall landen Sie auf dieser Seite. Ist das nun eine kreative Lösung des Problems oder wehren Sie durch Ablenkung gefürchtete Impulse ab, die hinter der Langeweile auf Sie warten?

Ob ein Verhalten Abwehr oder kreative Gestaltung ist, ist objektiv kaum zu beurteilen. Das gleiche Verhalten kann mal das eine, mal das andere sein. Entscheiden kann man nur, wenn man die Details der jeweiligen Situation beachtet und das Motiv, das hinter dem Verhalten steckt, erkennt.

## Wichtige Abwehrmechanismen

Die Definition der Abwehrmechanismen gehört zu den Konzepten der Psychoanalyse. Den Grundstein legten Sigmund Freud (1915) und seine Tochter Anna (1936). Spätere Vertreter der analytischen und tiefenpsychologischen Schulen haben die ursprünglichen Konzepte ausgebaut (Vaillant 1992, König 1996). Neben der folgenden Liste kann alles als Abwehrmechanismus benannt werden, was der Stabilisierung des Welt- und Selbstbilds bei der Konfrontation mit der Wirklichkeit dient. Als Beispiel sei die Betäubung durch Suchtmittel genannt. Süchtiger Substanzkonsum kann aber auch als chemisch unterstützte Variante der Verdrängung aufgefasst werden.

## Abwertung

Abwertung spielt als Abwehrmechanismus eine herausragende Rolle. Dabei werden Aspekte der Realität als bedeutungslos oder unwert betrachtet um das bestehende Welt- und Selbstbild gegen eine Infragestellung durch die abgewerteten Elemente abzuschirmen. In der Fabel vom Fuchs, der die Trauben, die zu hoch für ihn hängen, für sauer erklärt, ist der Mechanismus bildhaft dargestellt.

Abwertung kann sich gegen sämtliche Wirklichkeitsaspekte richten, durch die man sich verunsichert fühlt.

1. Abwehrmechanismen

- Technomusik ist nichts anderes als Zombiegestammel.
- Das neue Betriebssystem ist der letzte Scheiß.
- Chinesisches Essen schmeckt nach gegrillten Kakerlaken.

Besonders abträglich ist der Mechanismus, wenn er sich gegen Personen wendet.

- Nachdem Ines seine Einladung zum Essen abgelehnt hatte, hielt Marvin sie für eine dumme Ziege.
- Mit ihren Computerkenntnissen will sich die Neue beim Chef bloß wichtigmachen.

Abwertungen ganzer Menschengruppen bringen sich als sexistische, rassistische, konfessionelle oder nationalistische Sichtweisen zum Ausdruck. Wer nicht das gleiche glaubt, wie wir, ist des Teufels.

Die Abwertung von Bezugspersonen kann im Stillen vollzogen werden. Dann dient sie vorrangig dem eigenen Selbstwertgefühl. Sie ist ein pathologischer Heilungsversuch narzisstischer Zweifel.

- Samuel sieht verdammt gut aus... aber eigentlich ist er ein Schwachkopf.

---

**Selbstabwertung**

Ein verbreitetes Übel ist die Selbstabwertung. Abwertende Urteile über sich selbst können verschiedene Funktionen haben:

1. Sie bremsen expansive Impulse aus, um gefürchtete Rivalitäten und Konflikte zu vermeiden.

   o Eine graue Maus wie ich hat auf der Party nichts zu suchen.

   o Ines behandelt mich herablassend, weil ich mal wieder was Blödes gesagt habe. Da kann ich nicht verlangen, dass sie anders mit mir umgeht.

2. Sie dienen dazu, sich als Reaktion auf die Abwertung mehr ins Zeug zu legen: *Ich Idiot habe den dritten Satz vermasselt.*

---

**Eine nützliche Übung**

Wer andere abwertet, macht es unbewusst auch mit sich selbst. Achten Sie darauf, wann und warum Sie abwerten. Formulieren Sie stattdessen kreative Kritik; oder erkennen Sie, wodurch Sie sich selbst entwertet fühlen.

---

Wird Abwertung offensiv ausgetragen, entsteht, was man als Mobbing bezeichnet. Dann dient sie zusätzlich sozialer Konkurrenz.

## Affektisolierung

Bei der Affektisolierung wird die emotionale Reaktion auf ein Ereignis ausgeblendet. Man könnte auch sagen: Das Gefühl wird in Quarantäne geschickt. Somit vermeidet man, sich die emotionale Komponente eigener Handlungsmotive einzugestehen. Man erlebt sich als ausführendes Organ einer nüchternen Notwendigkeit. Man handelt so, als habe man mit den eigenen Gefühlen nichts zu tun.

- Als Petra ihm von ihrer Affäre mit Bernd erzählte, blieb Sven völlig gefasst. Er packte wortlos seine Sachen und ging.
- Richter Besenrein hat nichts gegen den Angeklagten. Das Gesetz muss aber in aller Strenge angewendet werden.
- Als Martha ihre Tochter verdrosch, spürte sie weder Wut, Schuld noch Reue. Eine Tracht Prügel hat Kindern noch nie geschadet.

> Von Gefühlen, die man nicht bewusst durchlebt, wird man besessen.

Die Affektisolierung geht oft mit einer Rationalisierung der eigenen Motive einher; zum Beispiel dem Argument, Prügel führten Kinder auf den rechten Weg. Sie führt jedoch nicht zu einer Befreiung des Verhaltens vom störenden Einfluss ungesteuerter Emotionen. Vielmehr wird man erst recht durch den ausgeblendeten Affekt bestimmt. So steckt hinter Svens Schweigen womöglich der Impuls, Petra durch scheinbare Gleichgültigkeit zu strafen und Richter Besenrein weiß nichts von seinem Neid auf jene, die es sich im Gegensatz zu ihm erlauben, Regeln bei Bedarf zu übertreten.

## Altruistische Abtretung

Bei der altruistischen Abtretung werden eigene Interessen verleugnet. Stattdessen gilt aller Einsatz ähnlichen Interessen anderer, für die sich der Altruist dann um so hemmungsloser einsetzt. Der Anspruch auf die Erfüllung von Bedürfnissen wird abgetreten. Typische Vertreter abgetretener Interessen sind...

> Dem Anderen nützt nicht nur, dass man ihn mit Kuchen füttert. Es nützt ihm auch, dass man eine Grenze hat. Einem selbst nützt das ebenfalls.
>
> Hinter einer Abtretung steckt oft die Erwartung besonderer Dankbarkeit. Aus einem *Ich tue das doch gerne für Dich* wird ein *Ich habe doch so viel für Dich getan*. Altruismus und Egoismus bilden dann ein unübersichtliches Gemenge, das eine Beziehung regelrecht vergiften kann.
>
> Der pathologische Altruist versucht, sein Ego aufzuwerten, indem er es abwertet.

- das Mitglied des Betriebsrats, das sich für jede Forderung unzufriedener Kollegen der Firma gegenüber in die Nesseln setzt
- Eltern, die sich, wenn es um ihre Kinder geht, in Raubtiere verwandeln; während sie, was eigene Bedürfnisse betrifft, zögerlich sind
- der Sozialberufler, der Klienten jeden Wunsch erfüllt. Mit fünfzig braucht er eine Reha.
- die Nonne, die im Dienst am Guten auf alles Eigene verzichtet

1. Abwehrmechanismen

Die altruistische Abtretung bietet psychologische Vorteile.

- Man kann seiner Aggression freien Lauf lassen, ohne als Egoist dazustehen. Man beißt ja stets als guter Anwalt armer Opfer.
- Man erntet die Sympathien deren, deren Interessen man vertritt.
- Man kann glauben, dass man im Himmel einst fürstlichen Lohn empfängt; oder zumindest moralisch über anderen steht.

Die altruistische Abtretung ist zum Teil ein sozial nützlicher Abwehrmechanismus. Er lindert Not und festigt Bindung. Sein übermäßiger Einsatz birgt aber Risiken: für Geber und Empfänger. Dem Geber drohen Helfer- und Burn-out-Syndrom. Die Bereitschaft des Empfängers, eigene Tatkraft zu entwickeln, kann untergraben werden. Für den, der sich für andere einsetzt, mag es daher sinnvoll sein, eigene Interessen besser zu beachten. Für den, der sich von Helfern versorgen lässt, gilt es zuweilen zu verzichten.

*Widersprüchliche Facetten eines Themas*

| Altruismus | selbstlose Fürsorge für Schutzbefohlene |
|---|---|
| altruistische Abtretung | Verleugnung egozentrischer Interessen, stellvertretender Egoismus |
| pseudo-altruistischer Missbrauch | Erzeugung von Abhängigkeiten Beihilfe zur Unselbständigkeit |

## Antizipation

Antizipation, also die planende Vorwegnahme kommender Probleme, gilt als reifer Abwehrmechanismus. Bei der Antizipation werden zukünftige Schwierigkeiten im Voraus bedacht und vorbeugende Maßnahmen ergriffen, um die Gefahr zu entschärfen, die der Person oder ihrem Selbstbild durch ein Scheitern an den Problemen droht.

- Anna soll in der Schule ein Referat halten. Da sie befürchtet, durch Lampenfieber unter Druck zu geraten, bereitet sie ihr Referat besonders gut vor. Sie entwirft übersichtliche Schaubilder, anhand derer sie sich elegant durchs Thema hangeln kann. Sie beschließt, auf langsame Sprechweise zu achten.

Auch Antizipation kann schaden: wenn man sie übertreibt. Ist man zu sehr mit der Zukunft beschäftigt, verpasst man womöglich die besten Chancen in der Gegenwart.

- Hannes war so mit seinem Outfit für den Schulball beschäftigt, dass er das Funkeln in Annikas Augen nicht sah.

**Abwehrmuster oder zielführendes Handeln**

Planende Vorwegnahme ist nicht immer Abwehrmuster. Streng genommen ist sie nur soweit ein psychologisches Manöver, wie sie dem Schutz des Selbstbilds dient. Dient sie - ungeachtet aller Sorge um das Selbstbild - der Gestaltung einer Zukunft, ist sie Komponente zielführenden Handelns.

## Autoaggression

Aggressive Impulse sind ein Risiko für den Bestand zwischenmenschlicher Beziehungen; und damit der Rolle, die man als Beziehungspartner innehat. Ihr Ausdruck wird oft gefürchtet. Bei der Autoaggression werden solche Impulse vom Gegenüber weg und auf sich selbst gelenkt. So verhindert man, sich unbeliebt zu machen. Gegebenenfalls erntet man sogar Zuwendung und Aufmerksamkeit.

> Selbstschädigender Alkoholmissbrauch kann in Analogie zu einer Selbstverletzungstendenz auch als Autoaggression betrieben werden. Meist dient Alkohol jedoch der Verdrängung unangenehmer Gefühle und Erfahrungen.

- Katrin war über Claudias Selbstgefälligkeit empört. Statt ihrer Freundin die Meinung zu sagen, nahm sie eine Scherbe und schnitt sich ins Bein.
- Heiko war wütend, dass sich seine Eltern schon wieder einmischten. Mit ein paar Gläsern Schnaps gab er sich die Kante. Als er am nächsten Tag unter Kopfschmerzen litt, brachte ihm seine Mutter Aspirin.
- Zwei Tage nachdem Monika gegangen war, erhängte sich Paul in seinem Elternhaus. Seine Mutter hatte Monika noch nie gemocht... und sie hatte Monika das auch spüren lassen.

Im autoaggressiven Akt schimmert die Aggression gegen Bezugspersonen durch. Durch die Folgen der Autoaggression werden sie vereinnahmt, angeklagt oder ins Unglück gestürzt; denn der Schutz einer Beziehung durch Wendung der Aggression gegen sich selbst kann tödlich enden.

Vorrangig wird wohlgemerkt nicht immer eine reale Beziehung geschützt, sondern die Rolle, die man spielt... und mit der Rolle das Bild, das man von sich selber hat. Das zeigt Pauls Entscheidung: Indem er sich tötet, beendet er alle realen Beziehungen und doch hält er sie virtuell aufrecht. Im Leben der anderen spielt er von da an eine Rolle, die sie niemals vergessen werden.

Zuweilen vermengen sich autoaggressives und passiv-aggressives Verhalten oder wechseln sich einander ab. Bei beiden Mustern wird der offene Konflikt vermieden.

## Des-Identifikation vom Selbst

> Wie könnte ich Verursacher meines Erlebens sein, wenn ich kein Selbst habe, das Ursache sein könnte?

Es gibt Menschen, die das, was sie für sich selbst halten, so radikal ablehnen, dass sie die Erscheinungsformen ihrer selbst

**Zwei Sichtweisen**

**Vor** der Des-Identifikation vom Handlungspotenzial des Selbst

*Ich bin es, der...*

**danach**

*Mir geschieht...*

- also ihr relatives Selbst - nicht mehr als Ausdrucksweisen ihrer selbst erkennen. Sie des-identifizieren sich von sich selbst. Meist stecken schwere Selbstwertzweifel und entsprechende Schamgefühle dahinter, deren Erleben durch den Mechanismus abgewehrt wird.

- Nachdem Dominik von seinem Vater vor aller Augen lächerlich gemacht worden war, wollte er nicht mehr er selbst sein. Erst erschien er sich selbst als fremd. Dann entwickelte er eine paranoide Psychose.
- Nachdem Isabella vom Freund der Mutter missbraucht worden war, schämte sie sich abgrundtief, aus Leib und Gefühl zu bestehen. Beides wollte sie nicht mehr sein, weil sie durch beides ausgeliefert war. Vieles, was sie fortan dachte, hörte sie als Stimme. Heftige Gefühle empfand sie nicht mehr als ihre eigenen. Statt Hass zu empfinden, sah sie hässliche Bilder.

Die Des-Identifikation vom Selbst kann als Abwehrmechanismus postuliert werden, der eine zentrale Rolle bei der Auslösung schizophreniformer Psychosen spielt. Offensichtlich löst Selbstablehnung aber nicht bei jedem typisch psychotische Symptome (Ich-Störungen, Fremdbeeinflussungserlebnisse, paranoides Erleben, Halluzinationen) aus, sondern nur bei entsprechend disponierten Personen. Es ist ein biologischer Cofaktor anzunehmen, der die Bereitschaft des Gehirns bahnt, im Bewusstsein Elemente der Ich-Aktivität als passiv Erlebtes darzustellen.

Eine neurotische Variante der Des-Identifikation ist im stereotypen Gebrauch des unbestimmten Fürwortes *man* erkennbar.

- Man hat ja keine Lust, morgens aufzustehen.
- Man kauft ja lieber, wo es billig ist.
- Man will ja nicht gleich auffallen.

Das Man ist eine Gruppe, in der das Individuum nicht mehr zu erkennen ist. Wer statt *ich* ständig *man* sagt, tritt dadurch in den Hintergrund. Insofern hat dieses Muster regressive Züge. Es ist ein kommunikatives Manöver durch das sich der Sprecher nur vermindert exponiert. *Er* ist es ja nicht, der ein Verhalten wählt. Er tut nur, was man eben tut.

1. Abwehrmechanismen

Weder die psychotische Des-Identifikation vom relativen Selbst noch die neurotische Des-Identifikation von der persönlichen Verantwortlichkeit ist mit der spirituellen Des-Identifikation zu verwechseln. Bei der psychotischen Form bleibt das absolute Selbst ausgeblendet. Bei der neurotischen versteckt sich das Selbst hinter vermeintlich allgemeingültigen Regeln. Bei der spirituellen wird das absolute Selbst ausdrücklich gesucht.

## Dramatisierung

Beim Dramatisieren werden Sachverhalte, eigenes Erleben und Empfinden oder die Taten anderer mit übermäßig emotionalem Aufwand dargestellt. Wer dramatisiert, gebraucht Superlative... und wiederholt sie gerne.

- Ich war total geschockt, als sich Manfred im Gasthaus ein Schnitzel bestellte.
- Das Wetter in Horumersiel war eine Katastrophe! Eine absolute Katastrophe!
- Als ich meinen Vortrag beendet hatte, stürmte das Publikum begeistert auf mich zu.

Häufiges Motiv beim Dramatisieren ist die Furcht, nicht beachtet zu werden. Durch lebhaftes Auftragen will man sich die Aufmerksamkeit des Gegenübers sichern. Auf Dauer passiert jedoch das Gegenteil. Je öfter man dramatisiert, desto schneller ziehen die Zuhörer das meiste vom Drama stillschweigend wieder ab; was man als mangelndes Interesse erlebt und womöglich zum Anlass nimmt, noch dicker aufzutragen.

Im extremen Fall richtet der, der sich beim Bemühen um Aufmerksamkeit aufs Dramatisieren verlässt, den Blick so begierig auf den Effekt seiner Mühe, dass er das Gefühl für die eigene Integrität verliert. Zuweilen scheint es ihm dann so, als führten seine Impulse, oder gar seine Organe, ein Eigenleben: Ein Arm ist plötzlich "gelähmt", für Stunden war man "blind", rätselhafte Zuckungen schütteln den Körper... und wie sie schwanger werden konnte, ist der Jungfrau unerklärlich. Das nennt man Dissoziation.

> Wer gebannt nach außen schaut, weiß nichts mehr vom Zusammenhang in seinem Inneren. Der Körper mag dann Dinge tun, ohne dass sein Verstand versteht, wer der Täter ist.

## Fixierung

Fixierung nennt man das Stehenbleiben auf einer bestimmten Entwicklungsstufe. Dadurch werden Progressionsängste vermieden, also die Angst, an den Herausforderungen einer heranrückenden Lebensphase zu scheitern.

- Uwe ist längst in dem Alter, in dem er eine Freundin haben könnte. Er wohnt aber noch zu Hause und spielt abends am Computer. Er sieht keinen Grund, eine eigene Wohnung zu beziehen. Uwe hat noch nie ein Hemd gebügelt. Das regelt seine Mutter.

- Zwanzig Prozent ihres Denkens verwendet Susanne auf die Frage, ob sie Kuchen essen darf oder nicht; nicht weil eine ernsthafte Sorge um Gesundheit und Cholesterinwert sie umtreibt, sondern weil brave Kinder nicht naschen, böse aber doch.

Die Fixierung auf kindliche Grundmuster führt zur Beibehaltung abhängiger Verhaltensweisen. Der Abhängige spielt die Rolle des braven Kindes oder die des trotzigen. Oder beide Rollenmuster verweben sich zu einem widersprüchlichen Konglomerat. Das kommt z. B. bei der Borderline-Störung vor.

## Idealisierung

Wer idealisiert, sieht vom Anderen oder einem Sachverhalt nur noch die positive Seite. So ist die Idealisierung ein Teilaspekt der Spaltung. Sie bezweckt, Kritik und Konkurrenzimpulse, die zu Konflikten mit anderen führen könnten, abzuschwächen.

- Fachlich ist der Chef einsame Spitze.
- Mein Mann ist der beste Mensch auf der Welt.
- Mohammed ist der Prophet Gottes.
- Auf Petri Stuhl sitzt der Heilige Vater.
- Der Führer weiß, was für sein Volk das Beste ist.

### Unterwerfung

Der Idealisierung folgt logischerweise Unterwerfung. Dem Idealen muss man sich kritiklos unterordnen. Da Unterordnung keine Schande mehr ist, wenn der, dem man sich fügt, makellose Eigenschaften hat, verstärken sich beide Abwehrmuster wechselseitig.

> **Wenn ich mache, was der Meister sagt...**
>
> Menschen neigen dazu, anderen besondere Autorität zuzuordnen. Sobald man glaubt, man habe jemanden gefunden, der zweifelsfrei weiß, was richtig ist, kann man auf das Risiko eigenen Denkens und Entscheidens verzichten. Mit dem glücklichen Gefühl, dass nun alles in Ordnung ist, folgt der Gläubige seinem Meister. Solche Mechanismen sind in Politik und Glaubensdingen weit verbreitet.

- Je mehr man idealisiert, desto leichter ist es, sich unterzuordnen.
- Je mehr man sich unterwerfen möchte, desto mehr neigt man zum Idealisieren.

### Identifikation mit dem Aggressor

Mit Idealisierung und Unterwerfung ist oft die Identifikation mit dem Aggressor vergesellschaftet, denn der beste Schutz vor einer Schlägertruppe besteht darin, ihr beizutreten oder ihr zumindest zu signalisieren, dass man ihre Taten gutheißt. Die Identifikation mit dem Aggressor ist ein häufiger Abwehrmechanismus im Kleinen.

- Wenn mein Vater mich verdrosch, hatte ich wirklich etwas ausgefressen.

Im Großen spielt die Identifikation mit dem Aggressor bei der Ausbreitung von Weltanschauungen, die Andersdenkenden gegenüber ausgrenzende oder gar feindselige Verhaltensweisen fördern, eine ausschlaggebende Rolle.

> Diktatoren zuzujubeln dämpft die Angst als Gegner verdächtigt zu werden.

Die Feindseligkeit solcher Weltanschauungen geht mit der Neigung ihrer Vertreter Hand in Hand, sie zu idealisieren. Die Aggression politisch Radikaler sowie die politisch-religiöser Gruppen wird durch den Gehorsam verstärkt, die solche Gruppen ihren Mitgliedern abverlangen. Je mehr sich jemand den Idealen der Gruppe unterwirft, desto mehr Idealisierung braucht er, um seine Unterwerfung zu rechtfertigen. Die Aggression, die die Unterwerfung in ihm hervorruft, richtet er nicht gegen den idealisierten Aggressor. Er verschiebt sie auf Gruppenfremde; was viele davon ihrerseits in Versuchung bringt, sich mit dem Aggressor zu identifizieren um sich vor dessen Aggression und der Aggression seiner Gefolgschaft zu schützen.

## Intellektualisierung

Bei der Intellektualisierung wird der theoretische (griech.: theorein [θεωρεῖν] = betrachten) Aspekt eines Sachverhaltes stärker beachtet als der emotionale (lat.: emovere = herausbewegen). Intellektualisierung verhindert, dass man vom Erkannten berührt wird.

> ### Herausbeweger I
>
> Emotionen sind Herausbeweger. Wenn man sie bewusst durchlebt, machen sie beweglich. Wenn man sie in den Untergrund verbannt, bewegt sich der Boden, auf dem man steht; zuweilen so ruckartig, dass alles einstürzt.

- Er lässt überall seine Socken liegen.
  Sie denkt: So sind die Männer eben.
- Sie nörgelt, dass er seine Socken liegen lässt.
  Er denkt: Frauen sind nie zufrieden.
- Er ärgert sich über die schlechte Laune des Chefs... und denkt: Wahrscheinlich hat er Streit mit seiner Frau.

> ### Wohlgemerkt
>
> Betrachtung an sich ist kein Problem, sondern wesentliches Mittel der Erkenntnis. Problematisch ist die bewertende Einordnung des Erkannten in Denkschablonen, die anderenorts weitere Erkenntnis behindern.

Wie viele andere Abwehrmechanismen dient auch die Intellektualisierung der Vermeidung von Konflikten und der Sicherung der Autonomie. Im Grundsatz ist es nützlich, Ereignisse zunächst zu betrachten, sie nüchtern zu bewerten und dann erst zu reagieren. Nicht jede Emotion hat das Zeug, Verhaltensweisen heilsam zu befruchten. Betrachtung schafft jedoch Distanz. Wer sich herausbewegt, bewegt sich auf den anderen zu; oder von ihm weg. Der reine Betrachter steht abseits weltlicher Wogen. Übertreibt man das Intellektualisieren daher, begnügt man sich also damit, sich alles bloß zu erklären und einzuordnen statt gefühlvoll mitzuschwingen, wird der Kontakt zum Anderen unlebendig.

- Mariannes Hund ist gestorben. Marianne heult sich die Augen aus. Holger hält ihr einen Vortrag über die emotionale Bedeutung von Tieren für ihre Besitzer.

Das führt genau zum Gegenteil: Konfliktspannung wird aufgestaut. Die vermeintliche Autonomie wird theoretisch. In seinem privaten Weltbild hat der Intellektualisierer alles im Griff. Tatsächlich wird er ständig von verleugneten Emotionen und einer entfremdeten Umwelt bedroht.

**Pathologisierung**

Eine Spielart der Intellektualisierung ist das Pathologisieren. Es ist in der Psychiatrie weit verbreitet. Beim Pathologisieren werden problematische Stimmungen, Gefühle und Verhaltensweisen als Krankheitssymptome interpretiert und in theoretische Denkmodelle eingeordnet.

- Er ist traurig.
  Der Arzt sagt: Sie haben eine Transmitterstörung.
- Sie fürchtet sich, frei zu reden…
  … und denkt: Das kommt von der sozialen Phobie.
- Aus Angst, bestohlen zu werden, kontrolliert sie dreimal, ob die Tür zu ist.
  Der Therapeut stellt eine Zwangserkrankung fest.

Wie bei allen Abwehrmechanismen hängen Nutzen und Schaden des Pathologisierens von der jeweiligen Situation ab. Bei schwerkranken Menschen ist es oft das Beste, zur übermächtigen Symptomatik Abstand zu schaffen; indem man sie als Krankheit auffasst und damit als behandelbares Objekt. Zur vollständigen Heilung von Ängsten, Depressionen und Zwangserscheinungen ist es in einem zweiten Schritt aber ebenso oft nötig, das Symptom wieder als Ausdruck der eigenen Person zu betrachten; und nicht nur als lästigen Störfaktor, der einfach nur wegsoll.

## Introjektion

Bei der Introjektion werden Werte, Normen, Sichtweisen oder Meinungen aus dem Umfeld übernommen. Damit die Übernahme als Abwehrmechanismus gelten kann, sollten zwei Kriterien erfüllt sein:

1. Abwehrmechanismen

1.  Die Übernahme erfolgt unreflektiert, also ohne geistige Auseinandersetzung mit dem Inhalt um ihn gegebenenfalls individuell anzupassen.

2.  Die Übernahme erfolgt nicht nur aus Bequemlichkeit oder fehlendem Interesse, eine eigenständige Sichtweise zu entwickeln, sondern zum Beispiel zur Abwehr von Trennungsangst.

Introjektion spielt eine große Rolle bei der Festigung von Gruppenzugehörigkeiten. Viele Kulturen fördern gezielt die Introjektion ihrer Wertvorstellungen durch andere, vor allem durch Kinder. Introjektionsfördernde Maßnahmen gelten als wesentliche Elemente gängiger Erziehung. Auch Subkulturen werden durch Introjektion stabilisiert.

> Die ungefilterte Übernahme kognitiver Muster ist zunächst weder Problem noch Abwehrmechanismus. Sie ist ein entwicklungspsychologisches und gruppendynamisches Grundmuster. Das Rad muss nicht jedes Mal neu erfunden werden und vieles, was vertrauensvoll übernommen wird, ist kein unverdaulicher Fremdkörper, sondern fertiger Baustein. Erst wenn der Baustein nicht passt und es Angst ist, die zum Einbau verleitet, wird der Baustein zum pathogenen Introjekt.

- Regina zweifelte niemals daran, dass ihre katholische Prägung unwiderruflich war.
- Als Robin von Jan in die Skinheadgruppe eingeführt wurde, hatte er plötzlich politische Ansichten, die man bislang nicht von ihm kannte.

Psychodynamisch ist die Introjektion mit der Identifikation mit dem Aggressor verwandt. Je freiwilliger übernommen wird, desto eher spräche man vom erstgenannten, je unmittelbarer Druck von außen ausgeübt wird, vom zweiten Mechanismus.

## Konfluenz

Konfluenz (lateinisch *com* = *zusammen* und *fluere* = *fließen*) mit dem Umfeld dient der Vermeidung gefürchteter Konflikte und zur Abwehr des Unbehagens, das erkennbares Anderssein nach sich ziehen kann. Menschen, die übereifrig Erscheinungsformen, Konventionen und Rituale des Umfelds übernehmen, sichern ihre Zugehörigkeit zum Preis eines abgeschwächten Ausdrucks ihrer Individualität ab.

- Hendrik verstand zwar nicht, worum es ging, als aber alle lachten, lachte auch er. Er wollte den Eindruck vermeiden, dass er keine Ahnung vom Thema hatte... und er folglich nicht dazugehörte.
- Zwei Tage nachdem sie das Wort *implementieren* aus dem Mund eines Prominenten gehört hatte, hatte Silvia den Begriff bereits vier Mal verwendet.

- Weltanschauliche Sichtweisen können Ausdruck reflektierter Überzeugung sein oder bloßes Mitläufertum.

Konfluenzphänomene finden sich....

- in weltanschaulichen Fragen
- bei der Mode
- bei der Frage, welche Popgruppe gerade in ist
- bei der Wahl sozialer Netzwerke

Auch Konfluenz gehört zur normalen Dynamik sozialer Gruppen. Sie ist thematisch eng mit der Introjektion und der Identifikation mit dem Aggressor verwandt. Das Umfeld wird als schützender Rahmen gedeutet, in den man durch optimale Angleichung einzutauchen versucht. Während kognitive Muster bei der Introjektion verinnerlicht werden, mag es bei der Konfluenz bei einer oberflächlichen Anpassung an Erscheinungsformen bleiben. Auch die Identifikation mit dem Aggressor kann tief vollzogen werden oder bloße Taktik sein.

Erst wenn der Impuls zur Anpassung an das Umfeld überwertig wird, ist der Mechanismus pathologisch. Böse Zungen bezeichnen Menschen mit einer Vorliebe für konfluente Muster als *Normopathen*.

---

**Mystische Identifikation oder Konfluenz**

Bei der mystischen Identifikation wird die Verflochtenheit mit dem Kontext anerkannt. Bei der Konfluenz wird ein Verfließen mit dem Umfeld angestrebt. Das Erste dient der Überschreitung des Egos, das Zweite seiner Festigung. Bei der Konfluenz schützt sich das Ego durch die Tarnkappe der Gleichheit. Bei der mystischen Identifikation verzichtet das Selbst auf den Anspruch, als besonderes Ego zu gelten.

---

In Santa Maria del Renacimiento beten alle zur Heiligen Jungfrau. In Gilead ruft die Menge *Hosianna*. In Wahad al Sayed verbeugt man sich gemeinsam Richtung Mekka. Andernorts vergießen Massen heiße Tränen für den großen Führer in Pjöngjang. Die meisten frommen Leute zweifeln nicht daran, dass ihr Tun das einzig richtige ist. Es darf vermutet werden, dass die Mehrzahl dieser Menschen etwas anderes täte, hätte der jeweilige Zeit- und Ortsgeist ihnen gesagt, es zu tun.

## Konversion / Dissoziation

Konversion und Dissoziation sind nicht dasselbe. Oft treten sie aber gemeinsam auf. Bei der Dissoziation werden einzelne Modi der Selbstwahrnehmung oder -steuerung aus dem Zusammenhang des Ich-Bewusstseins abgespalten.

Konversion bezeichnet den Ausdruck der abgespaltenen Inhalte durch symbolhafte Fehlfunktionen der motorischen, sensiblen oder sensorischen Systeme. Das Symptom drückt dann jenen Bewusstseinsinhalt aus, den der Patient bewusst nicht als Element seiner selbst akzeptiert. Zur klassischen Symptomatik der Konversionsstörung gehören:

- Bewegungsstörungen: Lähmungen oder unwillkürliche Bewegungen der Gliedmaßen, Gangstörungen
- Empfindungsstörungen: Schmerz-oder Berührungsunempfindlichkeit
- psychogene Anfälle
- Störungen des Sprechens: Dysarthrie, Aphonie
- psychogene Blindheit
- psychogene Taubheit
- Störungen des Geschmacks- oder des Geruchssinns

> **Modi, die dissoziieren können**
>
> - Gefühle
> - Impulse
> - Gedächtnisinhalte
> - Wahrnehmungen
> - Entscheidungsprozesse
> - Bewegungen
> - sensorische Wahrnehmungen

**Beispiele:**

- Ingo wurde am Arbeitsplatz vom Chef gedemütigt. Am liebsten würde er alles hinschmeißen. Stattdessen kann er wegen einer Gangstörung am nächsten Tag nicht am Arbeitsplatz erscheinen.
- Beate würde ja gerne mit Hubert schlafen. Wenn er sie anfasst, fühlt sich die Haut aber ganz taub an.
- Wenn sie unter Druck gerät, bekommt Jeanette "epileptische" Anfälle. Im EEG entdeckt der Neurologe keinen auffälligen Befund.

> Bei der dissoziativen Identitätsstörung durchziehen Dissoziationen das gesamte Selbsterleben. Statt sich als vielschichtige Person mit widersprüchlichen Impulsen zu erleben, spaltet der Kranke das Widersprüchliche auf und agiert nacheinander verschiedene Rollen aus, die scheinbar unabhängig voneinander im selben Körper hausen.

Von den Konversionsstörungen sind die Somatisierungsstörungen abzugrenzen. Dabei beeinflusst der psychische Inhalt nicht die Funktion der Willkürmotorik, der Sinnesorgane oder der Oberflächensensibilität, sondern die Funktionen des vegetativen Nervensystems und damit die Funktionen innerer Organe.

> Alles Böse liegt bei den anderen.

## Projektion

Bei der Projektion werden eigene Impulse und Eigenschaften, die man nicht wahrhaben will, anderen zugeschrieben. Projektionen erkennt man oft an der Pauschalität ihrer Urteile.

- Ich wollte nur friedlich mein Bier trinken. Dann hat mich der Typ am Tresen blöd angemacht...
- Der Meier scharwenzelt um die neue Kollegin herum. So ein geiler Bock!
- Juden sind habgierig.
- Kadettfahrer sind Angeber.
- Die Nachbarn haben was gegen mich.

Projektionen setzen Distanz voraus: Am leichtesten projiziert man auf das, was man am wenigsten kennt. Projektionen setzen fehlendes Selbstbewusstsein voraus: Am meisten empört man sich über die Laster derer, deren Laster man unerkannt in sich trägt.

> **Was Projektionen begünstigt:**
>
> - soziale Isolation
> - Selbstwertzweifel
> - Angst vor Fremdbestimmung
> - Orientierung an kollektiven Ideologien

Durch Projektion vermindert man Konflikte, die man mit sich selber hat. Das Bild von sich selbst bleibt übersichtlich und widerspruchsfrei. Die Wahrnehmung anderer wird jedoch verzerrt. Da man Impulse, die man nicht wahrhaben will, als *schlecht* bezeichnet, führt Projektion regelhaft zur Herabsetzung anderer... und begünstigt damit Feindseligkeit.

> *Der Berg ruft.*
>
> Offensichtlicher kann Projektion nicht sein.

Milde Formen der Projektion sind weit verbreitet. Nur durch umfassende Selbsterkenntnis kann man projektive Muster vollends hinter sich lassen. Die Übergänge vom Normalverhalten zur paranoiden Persönlichkeit und zum Verfolgungswahn sind fließend.

## Projektive Identifikation

Zum Verständnis der Projektiven Identifikation macht es Sinn, sich die Situation eines Säuglings vor Augen zu halten. Ein Säugling ist auf sich gestellt nicht lebensfähig. Seine Existenz setzt die Übernahme wesentlicher Fürsorgefunktionen durch die Mutter voraus. Der Säugling vereinnahmt somit Funktionen, die der Entscheidungshoheit einer anderen Person zugeordnet sind. Man geht davon aus, dass sein Bewusstsein den Hunger und die nährende Brust der Mutter noch nicht zwei unterschiedlichen personalen Einheiten zuordnet. Der Säugling unterscheidet nicht zwischen Ich und Du.

> Die Projektive Identifikation gehört zum normalen Funktionsmodus des vorsprachlichen Bewusstseins. Je mehr sie bis ins Erwachsenenalter überdauert, desto problematischer wird sie. Keineswegs ist ihr Gebrauch auf Menschen mit Borderline-Störung beschränkt. Sie ist eine Grundlage jedweder persönlichen Unreife.

Mit dem Auskeimen des Ich-Bewusstseins in der Frühkindheit beginnt er, diese Unterscheidung mehr und mehr zu treffen. Es ist jedoch keinesfalls die Regel, dass der Erwachsene die Unterscheidung zwischen sich selbst und dem Anderen auf allen Ebenen vollständig vollzieht. Ohne sich dessen bewusst zu sein, neigt auch der normale Erwachsene dazu, die Erfüllung eigener psychischer Belange von anderen zu erwarten.

Die Aufgabe zur Erfüllung des Belangs wird auf den Anderen projiziert und gleichzeitig wird die ausgelagerte Funktion der eigenen Identität zugeordnet. Das Ich identifiziert sich mit einer bestimmten Funktion des Du.

- Ein bestimmtes Verhalten der Tochter wird vom Vater als unverzichtbare Bedingung des eigenen Ehrgefühls erlebt.

- Ein Ehemann setzt voraus, dass seine Frau Butterbrote für ihn schmiert.

- Unser Selbstwertgefühl machen wir nur allzu oft von der Bestätigung durch andere abhängig.

Die Projektive Identifikation wird erkennbar, wenn der andere das gewünschte Verhalten unterlässt. Da sich die projizierende Person dann in ihrer Identität bedroht fühlt, reagiert sie mit Wut oder Verzweiflung. Typisch ist, dass die projizierende Person versucht, das erwartete Verhalten beim anderen zu bewirken. Entweder übt sie unmittelbaren Druck aus oder sie verhält sich so, dass ihr Verhalten genau jene Gefühle und Impulse im anderen auslöst, die das erwartete Verhalten anstoßen.

- Leonie hat eine dicke Erkältung. Eigentlich gehört sie ins Bett. Statt aber für sich selbst zu sorgen, erwartet sie, dass ihr Chef sie nach Hause schickt. Als nichts dergleichen geschieht, hustet sie zum Herzerweichen und schaut drein, als gehöre sie nicht ins Bett, sondern auf die Intensivstation.

Nicht immer handelt es sich beim erwarteten Verhalten um positive Zuwendung. Auch der Impuls, sich zu kritisieren, zu verachten oder herabzusetzen, kann bei sich selbst verleugnet, dem Gegenüber zugeordnet und schließlich durch ein entsprechendes Verhalten provoziert werden.

**Projektive Des-Identifikation**

Projektive Des-Identifikation ist ein Abwehrmechanismus, der meist nicht als solcher erkannt wird. Er gehört zur normalen Psychodynamik; wobei *normal* wohlgemerkt nicht dasselbe wie *gesund* bedeutet. Er wird von den meisten Menschen als inhaltlich stimmige Deutung interaktiver Prozesse hingenommen.

Projektive Des-Identifikation und Projektive Identifikation gehen fließend ineinander über. Trotzdem sind es zwei psychische Manöver, die sich voneinander unterscheiden. Die Unterscheidung verbessert das Verständnis dessen, was bei vielen Konflikten vor sich geht.

## 1. Abwehrmechanismen

Während bei der Projektiven Identifikation eine Ich-Funktion des Anderen für eigene psychische Belange vereinnahmt wird, kommt es bei der Des-Identifikation zu einem gegenläufigen Vorgang: Die Urheberschaft eines eigenen innerseelischen Vorgangs wird dem Anderen zugeordnet.

Ein **Beispiel** macht den Vorgang deutlich:

- Simone ist fremdgegangen. Ihr Freund Roman kocht vor Eifersucht. Im Streit schlägt er sie. Hinterher meint er, für sein Ausrasten sei er nicht verantwortlich. Simone sei es schließlich gewesen, die ihn wütend gemacht habe.

Wer sich von einem Teil seiner selbst des-identifiziert, beschreibt ein innerseelisches Ereignis als Resultat äußerer Umstände. Er definiert sich als Objekt, dessen Sosein fremdbestimmt ist.

Verantwortung für eigenes Leid ist *der* innerseelische Aspekt, der am häufigsten der projektiven Des-Identifikation zum Opfer fällt. Wer die volle Verantwortung für sein emotionales Erleben von sich weist, entlastet sich für den Augenblick. Er verbaut sich aber den Weg zu befreiendem Handeln.

*Klarheit oder Verstrickung*

| Die Ich-Grenze ist... | | |
|---|---|---|
| **Klar** | oder | **Verwischt** |
| Meine Frau ist fremdgegangen. Dafür ist sie verantwortlich. Wut und Eifersucht sind aber meine Reaktion auf das Ereignis. Für meine Reaktionen bin ich selbst verantwortlich. | | Meine Frau ist fremdgegangen. Sie hat mich dadurch wütend gemacht. Sie ist also auch für meine Reaktion verantwortlich. |

| Zwei Aspekte einer alltäglichen **Ich-Grenzen-Störung** | | |
|---|---|---|
| **Projektive Des-Identifikation** | und | **Projektive Identifikation** |
| Meine Frau hat mich wütend gemacht, indem sie fremdging. | | Indem sie treu bleibt, erfüllt meine Frau ihre Verantwortung für mein Wohlergehen. |

| | |
|---|---|
| Sie ist die Urheberin meiner Wut. Wenn ich sie aus der Wut heraus schlage, bin ich nicht dafür verantwortlich, weil sie selbst die Wut verursacht hat. | Wenn sie fremdgeht, erfüllt sie ihre Aufgabe nicht. |
| Die Verantwortung für Gefühl und Tat verschiebe ich durch Projektion auf mein Gegenüber. Ich des-identifiziere mich von der Urheberschaft meiner eigenen Reaktion. | Das Gegenüber wird für eine Ich-Funktion vereinnahmt. Ich identifiziere einen Teil des Anderen als einen Teil meiner selbst. |
| Einen Teil meiner selbst ordne ich dem Anderen zu. | Einen Teil des Anderen ordne ich mir selbst zu. |

Die Abgabe der Verantwortung für eigene Gefühle und Impulse durch Des-Identifikation von der Rolle als Verursacher und Zuschreibung der Urheberschaft an Andere oder missliche Umstände ist in der Normalpsychologie verbreitet. Viele stimmen Roman spontan zu, wenn er Simone für seine Eifersucht verantwortlich macht. Tatsächlich ist es aber er, der bewusst oder unbewusst über seine Reaktionen entscheidet.

Nur wenn es die Zielsetzung von Simones Untreue gewesen ist, Roman eifersüchtig zu machen, ist sie tatsächlich die Urheberin seiner Eifersucht. Wollte sie sich aber bloß ein heimliches Schäferstündchen mit Bernd gönnen, liegt die entscheidende Urheberschaft der Eifersucht nicht in ihrem Verhalten, sondern in Romans Verlustangst und seiner Erwartung, dass Simone treu zu sein hat.

Seine Wut ist dann kein Schaden, der ihn passiv von außen trifft, sondern ein Werkzeug, das er einsetzt, um zukünftig Simones Treue zu erzwingen oder um sich selbst gegen das Gefühl des Ungeliebtseins abzuschirmen.

Ein **zweites Beispiel** verdeutlicht einen weiteren Aspekt des Abwehrmusters: Die egozentrische Struktur des Weltbilds.

> **Herausbeweger II**
>
> Emotionen sind Herausbeweger. Wir setzen sie ein, um die Wirklichkeit aus unangenehmen Zuständen heraus in angenehme zu überführen.
>
> Wir sprechen von *emotionalen Reaktionen*. Nur selten ist uns dabei klar, dass eine Aktion kein passives Bestimmtsein, sondern selbst dann eine eigenverantwortliche Handlung ist, wenn sie auf Ereignisse re-agiert. Passiv ist der Reagierende allenfalls gegenüber den Mustern, denen er die Steuerung seines Verhaltens überlässt.

- Die Schnecken im Erdbeerbeet machen mich ärgerlich.

Nein, die Schnecken im Beet machen mich nicht ärgerlich. Was die Schnecken tatsächlich machen, ist Erdbeeren zu fressen. Die Ursache meines Ärgers liegt in mir selbst. Es ist mein Anspruch, dass die Natur mir ihre Früchte zur Verfügung stellt, ohne dass ich dafür Steuern an sie zahlen muss.

### Zuordnung von Urheberschaft und egozentrisches Weltbild

Die Schnecken sind nicht für meinen Ärger verantwortlich; weil es keine Zielsetzung der Schnecken ist, mich zu ärgern. Im Gegenteil, wahrscheinlich wäre es ihnen lieber, wenn ich über ihre Besuche erfreut wäre.

Ich sage: *Die Schnecken machen mich ärgerlich*; obwohl sie nichts anderes tun, als sich zu ernähren. Das belegt, wie egozentrisch mein Weltbild ist. Ich deute Ereignisse um mich herum als auf mich ausgerichtet, obwohl sie auf meine Existenz nicht angewiesen sind.

Die Übernahme der Verantwortung für die eigenen seelischen Prozesse ist unverzichtbarer Baustein eines selbstbestimmten Lebens. Wer seine emotionalen Reaktionen konsequent als selbstbestimmtes Handeln deutet, kann

> Was bezwecke ich mit der Emotion, die ich erlebe?

sich von einer Menge "Fremdbestimmtheit" lösen. Er verbessert die Chance, dass er aus der Verstrickung heraus geboren wird.

*Projektive Abwehrmuster im Überblick*

| Name | Extern zugeordnet wird... | Beispiel |
|---|---|---|
| **Projektion** | ein Gefühl, ein Impuls oder eine Eigenschaft | Ich bin nicht neidisch. Du bist es. |
| **Projektive Identifikation** | die Zuständigkeit für die Erfüllung eines Bedürfnisses | Die anderen müssen mich loben, damit ich mich wertvoll fühle. |
| **Projektive Des-Identifikation** | die Urheberschaft für ein unangenehmes Gefühl oder ein Unvermögen | Meine Eltern sind schuld an meiner Schüchternheit. |

## Rationalisierung

Bei der Rationalisierung werden Handlungsweisen, die von unbewussten Impulsen angestoßen wurden, nachträglich rational erklärt. Der Rationalisierer gaukelt sich selbst und anderen vor, überlegt zu handeln, obwohl er tatsächlich blind Impulsen folgt. Dadurch stabilisiert er sein Selbstwertgefühl.

- Rosemarie trinkt nach dem Essen einen Magenbitter; oder auch zwei. Angeblich will sie damit die Verdauung der Nahrungsfette stimulieren. Tatsächlich ist sie angespannt und setzt den Alkohol ein, um im Gespräch mit Holger locker drauf zu sein.
- Als er zuhause ankommt, hat Roland den Streit mit Frau Schnepfenkötter aus der Warenannahme vergessen. Im Garten räuchert er ein Hornissennest aus... weil er die Nachbarskinder vor Insektenstichen schützen will.
- Walter benutzt Spülschwämme bis keine Bakterie mehr einen Fuß daraufsetzen würde. Etwa aus Knauserigkeit? Keineswegs! Der Umwelt zuliebe.

## Klingt harmlos - kann übel enden

Es ist nicht so, dass man Rationalisierungen verwendet, weil man ein Freund der Vernunft wäre. Im Gegenteil: Zumeist benutzt man sie nicht der Vernunft zuliebe, sondern um ein besseres Licht auf sich zu werfen. Wohl jeder hat schon rationalisiert. Sobald man etwas getan hat, was nicht klug war, oder gar unrecht, setzt das Hirn ein, um solange gute Gründe zu suchen, die die Schuld abmildern oder die Dummheit klug erscheinen lassen, bis die passenden Argumente gefunden sind.

Wenn man es nicht übertreibt, betrachtet das Leben den Missbrauch des Verstandes, den man beim Rationalisieren begeht, als Kavaliersdelikt; und belässt es bei kleineren Strafen. Millionen unglücklicher Menschen bevölkern jedoch die Erde, die ihren Verstand so umfassend missbrauchen, dass ihr Leben schwer belastet wird.

Auch wenn der Begriff *Rationalisierung* harmlos, ja fast schon positiv klingt, kann sie zerstörerisch sein; denn nur wer seine Fehler nicht schönredet, hat die Chance aus ihnen zu lernen. Wer im Nachhinein stets gute Gründe findet, die ihm Gefälligkeitsdienste leisten, den führen seine Gründe in den Abgrund.

> Wer seinen Verstand missbraucht, um das Eingeständnis seiner Schwächen zu vermeiden, macht aus vielen kleinen Schwächen eine große Schwachheit.

Ein folgenreiches Anwendungsgebiet der Rationalisierung ist die Politik. *Ich bin etwas Besonderes. Ich kann etwas lenken. Ich schreibe anderen etwas vor. Ich habe Macht.* Das sind vier Vorstellungsbilder, die im Bündel auftreten und viele derart verlocken, dass sie den Weg in die Parteipolitik wählen. Angekommen an den Hebeln der Macht, setzen sie diese in Bewegung. Am laufenden Band werden Gesetze und Vorschriften erlassen. Und das alles aus gutem Grund!

1. Abwehrmechanismen

Hat man aber jemals von einem Gesetzgeber das Eingeständnis gehört, die Vorschrift, die er anderen macht, sei nicht rational begründet, sondern befriedige das Bedürfnis des Vorschriftenmachers, sich durch das Erlebnis der Bevormundung anderer aufgewertet zu fühlen? Hat man nicht! Nach unbestätigten Expertenschätzungen dienen 2/3 aller Gesetzestexte aber genau diesem Zweck. Würde das Rationalisieren in der Politik beendet, könnten die Politiker sich zum größten Teil wegrationalisieren. Ein riesiges Potential an Arbeitskräften käme auf die Altenpflege zu.

## Reaktionsbildung

Bei der Reaktionsbildung wird ein Impuls, den man fürchtet, durch gegenläufiges Verhalten überdeckt.

- Am liebsten würde man dem Chef eine knallen. Stattdessen ist man freundlich.
- Am liebsten würde man die Kollegin vernaschen. Stattdessen tut man reserviert.
- Am liebsten würde man alles kurz und klein schlagen. Stattdessen hält man Ordnung.
- Am liebsten würde man dem Teufel dienen. Stattdessen betet man zum Himmel.

Wie bei anderen Abwehrmechanismen gibt es auch hier fließende Übergänge zwischen bewusster Absicht und automatisierter Gewohnheit. Wenn man Impulse beharrlich durch ihr Gegenteil überdeckt, verdrängt man sie ins Unbewusste. Der *Freundliche* weiß nichts mehr von seiner Wut, der *Kühle* nichts mehr von seiner Lust und der *Fromme* nichts mehr von seiner Bosheit.

## Rechtfertigung

Ein mühsamer Abwehrmechanismus ist die Rechtfertigung. Oft hat sie rationalisierende Muster im Marschgepäck.

> Meist ist es besser, Angst zu erleben, als sich darum zu bemühen, dass sie weggeht.

- Jennifer bat Juliane auf Dennis aufzupassen. Juliane war müde und lehnte ab. Statt aber genüsslich einzuschlafen, liegt sie wach. Im Kopf versucht sie, Jennifer und sich selbst davon zu überzeugen, dass die Ablehnung mit ihrer Freundschaft vereinbar ist.

Durch Rechtfertigung kämpft man gegen Zweifel an Entscheidungen und die Angst, dass eine Entscheidung schmerzhafte Konsequenzen hat. Statt Zweifel und Angst durch rechtfertigende Gedankenketten abzuwehren, könnte man sie als Preis der Freiheit ohne wenn und aber akzeptieren.

> Falls eine Entscheidung unwiederbringlich getroffen ist, begrüßen Sie die Angst, die sie mit sich bringt, statt ihr den Zutritt zu verwehren, weil sie angeblich nicht rechtens ist.

Durch Rechtfertigung versucht man sich der Verantwortung für eigene Taten zu entziehen. Wenn es nämlich nur eine richtige Entscheidung gäbe, trüge man keine Verantwortung, wenn man sie wählt; denn dann hätte Jennifer kein Recht dazu, Juliane überhaupt böse zu sein und Juliane könnte beruhigt einschlafen. Tatsächlich ist es aber so, dass es zwei richtige Möglichkeiten gibt: auf Dennis aufzupassen oder es nicht zu tun. Im besagten Fall ist es nicht möglich, objektiv zu entscheiden, was richtiger wäre.

Anders liegt der Fall, wenn ich den Elektroherd eines Freundes ans Stromnetz anschließe. Da gibt es nur eine richtige Möglichkeit. Wähle ich sie, trage ich keine Verantwortung, wenn es hinterher nicht klappt.

## Regression

Unter Regression (lateinisch: *re-gredi* = *zurückgehen)* versteht man den Rückgriff auf kindliche Verhaltensmuster. Dazu gehören grundsätzlich alle Verhaltensweisen, die es erlauben, von der Frontlinie des zweckgerichteten Handelns zurückzutreten und sich zweckfreien Daseinsformen hinzugeben.

Zum gesunden Leben gehört ein Wechselspiel zwischen lösungsorientierter Progression und zweckfreier Regression. Erst wenn man ausschließlich regressive Muster nutzt und der Frontlinie damit zum eigenen Schaden beharrlich ausweicht, wird Regression problematisch.

Problematisch ist aber auch, wenn man nicht genügend regrediert; zum Beispiel aus mangelndem Grundvertrauen in den Gang der Dinge oder weil man die eigene Person zu wichtig nimmt. *Wenn ich nicht ständig aufpasse und alles selbst mache, kann es nur schiefgehen.* So sehen es viele.

Das kann zur Überaktivierung des Organismus und psychosomatischen Erkrankungen führen. Zu nennen sind Bluthochdruck, Verspannungen der Rücken- und Halsmuskulatur sowie Spannungskopfschmerzen.

### Aktivismus / Hyperaktivität

Ein Gegenpol der Regression ist übersteigerte Aktivität. Im psychiatrischen Sprachgebrauch

| Regressive Muster |
| --- |
| • schlafen |
| • spielen |
| • genießen |
| • albern sein |
| • andere bestimmen lassen |
| • sich versorgen lassen |
| • schmollen |
| • träumen |
| • nichts tun |
| • sich dumm stellen |

gilt sie nicht als Abwehrmechanismus. Es ist aber sinnvoll, sie als solchen zu erkennen; vor allem, weil der Zeitgeist ihr mit wachsendem Eifer verfällt. Es wird reguliert, umstrukturiert, vermehrt, gesteigert und verbessert. Wir können dabei sicher sein, dass ein guter Teil der Umtriebigkeit psychologischen Abwehrzwecken dient. Die Angst, das Wesentliche im Leben zu verpassen, führt dazu, dass das Ego im Stillstand nur Rückschritt sieht. Das Gute kann doch nicht sein, wo man ist, sondern nur dort, wo man hinkönnte.

## Abtretung des Aggressionsausdrucks

Eine Spielart regressiver Muster ist die Abtretung des Aggressionsausdrucks. Der regressive Partner verzichtet darauf, mit defensiver oder offensiver Aggressivität zu handeln. Derlei Aufgaben überlässt er einem geeigneten Partner.

- Angelika ist eine Seele von Mensch. Kaum je kommt ein harsches Wort über ihre Lippen; vor allem nicht in Gegenwart derer, denen ihr Ärger gilt. Ganz anders gestrickt ist ihr Freund Hasso. Wenn der mitbekommt, dass jemand seiner Angelika zu nahetritt, dann gibt's was auf die Mütze. Selbstverständlich ist er auch am Zuge, wenn Streit mit dem Vermieter aufkommt. Im Treppenhaus tratscht Frau Kempkens, Hasso sei wegen Körperverletzung vorbestraft.

## Intellektuelle Regression

Als *intellektuelle Regression* kann ein Phänomen bezeichnet werden, das besonders dort auftritt, wo Argumente der Vertretung parteiischer Interessen dienen. Obwohl die Meinungsvertreter im klinischen Sinne nicht als minderbegabt einzustufen sind, regredieren sie bei der Einschätzung komplexer Sachverhalte auf ein altersinadäquates Reflektionsniveau. Selbst Zusammenhänge, die eigentlich mühelos zu erkennen sind, nehmen sie nicht zur Kenntnis, sobald sie ihren Sichtweisen widersprechen.

> **Probleme?**
> **Was denn für Probleme?**
>
> Probleme, die man nicht zur Kenntnis nimmt, können auch keine Sorgen machen. Zumindest vorerst.

Der Vorgang ist als Abwehrmechanismus zu bezeichnen, wenn das Weltbild, das der regressiven Vereinfachung entspringt, der kognitiven Abschirmung gegen beunruhigende Aspekte der Wirklichkeit dient. Er ist überall dort zu beobachten, wo komplexes Denken Entscheidungen in Frage stellen könnte, die der Vereinfacher zu seinen Gunsten treffen möchte. Die intellektuelle Regression kann als Werkzeug der Verleugnung betrachtet werden. Umgangssprachlich heißt es dann: Er stellt sich dumm.

> Wirklichkeit, was störst du mich?

## Ideologisierung des Weltbilds

Ein weiterer Abwehrmechanismus, der nur selten als solcher eingestuft wird, ist die Ideologisierung des Weltbilds. Wer seine Heimat und Hoffnung im vereinfachten Vorstellungshorizont einer geschlossenen Weltanschauung gefunden hat, neigt dazu, das heimatliche

Dorf im Kopf zu idealisieren und es, da Ideales keiner Verbesserung bedarf, gegen fremde Ideen und Einflüsse abzuschirmen.

Die Ideologisierung des Weltbilds kann als weitere Variante der Regression eingestuft werden, obwohl ihre Anwender in einem zweiten Schritt aus ihren jeweiligen Weltanschauungen heraus hochgradig progressiv oder gar fremdgefährdend handeln können. Zwischen der Ideologisierung und der intellektuellen Regression bestehen enge Verbindungen. Falls nicht von vornherein eine Fixierung auf kindlich naive Vorstellungswelten besteht, kommt es sekundär zu einem regressiven Rückzug auf einfache Muster. Für Ideologisierungen des Weltbilds sind junge Menschen besonders anfällig, falls sie beim Übergang ins Erwachsenenleben durch dessen Herausforderungen und Vieldeutigkeiten verunsichert werden. Aber auch hier gilt: Alter schützt vor Torheit nicht.

> **Ich bau mir meine Welt...**
>
> ... wie sie mir gefällt. So singt fröhlich Pippi Langstrumpf. Während es kaum Schwierigkeiten macht, die Fensterläden einer Villa Kunterbunt lila zu streichen, damit die Welt im Kleinen so wird, wie sie einem guttut, leistet die Wirklichkeit als Ganzes vereinfachten Umbauplänen aber so viel Widerstand, dass der Idealismus kindlicher Gemüter nur selten Ideales, umso öfter jedoch Probleme und zuweilen sogar Katastrophen nach sich zieht.

## Somatisierung

Zwischen Somatisierung und Konversion gibt es Parallelen. Bei beiden Mustern werden psychische Inhalte nicht bewusst wahrgenommen. Stattdessen wirken sie sich auf körperlicher Ebene (griech.: *soma [σωμα] = Körper*) aus. Während man den Ausdruck seelischer Konflikte über das motorische, sensible und sensorische Nervensystem als Konversion bezeichnet, wird der entsprechende Ausdruck über das vegetative Nervensystem *Somatisierung* genannt.

Resultat solcher Somatisierungen sind funktionelle Symptomenkomplexe, die sich um einzelne Organsysteme gruppieren. Zu den klassischen Symptomenkomplexen, als deren Ursache man Somatisierungen vermutet, gehören:

- Essentielle Hypertonie
- Funktionelles Oberbauchsyndrom / Reizmagen
- Colon irritabile (Reizdarm)
- Reizblase
- Psychogener Durchfall
- Neurozirkulatorische Asthenie (z.B. Kollapsneigung)
- Psychogener Schwindel
- Psychogene Wirbelsäulensyndrome

## Spaltung

Spaltung ist ein früher Mechanismus im Umgang mit der Welt. Der Säugling unterteilt die Wirklichkeit in ein grobes Raster: *gut* oder *schlecht* bzw. *böse*.

    a.   *Gut* ist alles, was er ohne weiteres annehmen kann.
    b.   *Schlecht* ist, was weh tut oder Mühe macht.

Das Raster passt in ein liebevolles Elternhaus. Milch und Liebe akzeptiert das Kind bedenkenlos, gegen Hunger, volle Windeln und elterliches Desinteresse schreit es an. Im Laufe der Entwicklung erkennt das Kind, dass vieles nicht entweder gut oder schlecht ist, sondern beide Facetten in sich trägt; je nach der Perspektive, aus der man es betrachtet. Es erkennt, dass manches gut sein kann, obwohl es zunächst schmerzt oder Mühe macht: zum Beispiel laufen zu lernen oder Verantwortung für sich selbst zu übernehmen. Und es erkennt, dass manches durchwachsen ist, was zunächst als ungetrübt gut erschien. Das gilt besonders für komplexe Aspekte der Realität, wie das eigene Ich, andere Personen oder gesellschaftliche Verhältnisse.

Bekommt das Kind genug Zuwendung, entwickelt es den Mut, Hindernisse anzugehen und sich Zwiespältigem zu stellen. Bekommt es zu wenig, ist die Gefahr groß, dass es eine von zwei pathogenen Haltungen entwickelt:

1. Es wartet ängstlich ab ob das eindeutig *Gute*, das es passiv absorbieren kann, nicht doch noch kommt.

2. Es kämpft aus einem radikal gespalten Weltbild heraus kopflos gegen das, was vermeintlich nur *böse* ist.

So wird der Reifungsschritt von passiver Erwartung und polarisierender Spaltung zu Tatkraft und differenzierter Wahrnehmung behindert. Der Lebensweg wird durch die Beibehaltung von Spaltungen als Organisationsprinzip des Weltbilds erheblich erschwert. Es kommt zu...

- Störungen der Kompromissfähigkeit bei sozialen Konflikten,
- Störungen der Beziehungsfähigkeit,
- Selbstwertproblemen,
- entwertendem Verhalten gegenüber anderen,
- Anfälligkeit für polarisierende Ideologien.

## Sublimation

Sublimation (lat: sublimare = in die Höhe heben, veredeln) gilt als der reifste Abwehrmechanismus. Ihm ist laut Freud die Kultur zu verdanken. Impulse, die an Hindernissen scheitern, werden nicht bloß verdrängt, sondern zur Erlangung von Höherwertigem genutzt.

- Eigentlich wollte Rüdiger von Rauenstein Adelheid aus dem Schloss ihres Vaters entführen. Als er aber die Wachen vor der Zugbrücke sah, dichtete er stattdessen Liebeslieder.
- Eigentlich wollte Hans Berserker Rüdiger aus Burg Rauenstein vertreiben und die Knechtschaft somit brechen. Als das nicht ging, erfand er den Presslufthammer.

Sublimiert werden meist sexuelle oder aggressive Impulse, deren Umsetzung gefährlich werden könnte. Obwohl Sublimation ein kreativer Weg im Umgang mit frustrierten Bedürfnissen ist, kann auch sie krank machen...

- wenn es nicht die Wachen sind, die den Raub Adelheids verhindern, sondern Rüdigers Versagensangst.
- wenn nicht die Mauern von Rauenstein Hans in Knechtschaft halten, sondern seine Furcht, tatsächlich frei zu sein.

So stimmt es zwar, dass Kulturschaffende oft unglücklich sind, weil ihnen die Erfüllung ursprünglicher Wünsche misslingt, Freud war jedoch zu pessimistisch. Wenn Rüdiger den Mut hat, Adelheid zu rauben, kann er durchaus ein Liebhaber sein, der Adelheid nicht nur durch Tatkraft beglückt, sondern das Glück nach geglückter Erfüllung im Lied besingt.

## Ungeschehenmachen

Das Ungeschehenmachen kommt gehäuft bei Zwangsstörungen vor. Es ist aber auch im Rahmen der Normalpsychologie verbreitet. Grundmotiv des Ungeschehenmachens sind moralische oder ethische Bedenken und die Furcht, durch ein bestimmtes Handeln, Denken oder Fühlen das eigene oder das Wohl anderer gefährdet zu haben. Um die Gefahr zu bannen, wird ihr durch ein Sühne-, Vermeidungs- oder Reinigungsverhalten begegnet. Dabei handelt es sich entweder um beliebige Rituale oder um ein Verhalten, das Schuld tatsächlich ausgleicht.

> Wenn es stimmt, was sich die Nachwelt darüber erzählt, war die Ehe von Constanze und Wolfgang Amadeus Mozart äußerst sinnenfroh: Ein schöner Beleg dafür, dass die Kultur nicht zwingend auf die Enttäuschung jener Triebe angewiesen ist, die die Natur dem Menschen in die Wiege legte, als der Begriff *Sublimation* noch kein Kulturgut war.

- Erst scherzte der Pastor mit Helene, dann betete er fünf Rosenkränze.
- Erst klaute Susi im Kaufhaus, dann gab sie dem Bettler zehn Euro.

Eng verwandt mit dem Ungeschehenmachen sind Zwangshandlungen sowie Vermeidungs- oder Reinigungsrituale, deren Ziel es nicht ist, bereits entstandene Schuld wiedergutzumachen, sondern künftigen Schaden zu verhindern. Der befürchtete Schaden kann dabei von eigener Schuld als auch von äußeren Gefahren ausgehen.

- Wenn ich nicht jeden siebten Pflasterstein beim Gehen treffe, droht Unheil.
- Besser man wäscht sich zehnmal die Hände, als eine Infektion zu riskieren.
- Ich gehe noch mal zurück und überprüfe die Fenster.
- Ich binde den Putzmittelschrank vor dem Kochen zu, um sicher zu sein, dass ich nicht aus Versehen Spüli ins Essen schütte.
- Ich muss regelmäßig Gegenstände berühren, damit die negativen Energien von dort abfließen.

Erfolgt das Ungeschehenmachen durch bloße Rituale, sind damit oft magische Vorstellungen verbunden. Zur Tragik schwerer Zwangsstörungen gehört jedoch, dass der Glaube an die magische Macht des Rituals nicht lange anhält. Dann kommt die Schuldangst wieder hoch und das Ritual muss immer wieder ausgeführt werden.

## Verdrängung

Verdrängung ist ein psychodynamisches Phänomen, das unerwünschte Inhalte aus dem Bewusstsein ausblendet oder eigentlich bewusstseinsfähige Gedächtnisinhalte daran hindert, wieder erinnert zu werden.

---

**Magisches Denken**

Magisches Denken beruht auf der archaischen Vorstellung, dass Vorstellung und Wirklichkeit so miteinander verwoben sind, dass Vorstellungen unmittelbar auf die äußere Wirklichkeit einwirken. Das Ritual ist eine Symbolhandlung, die auf magischem Denken aufbaut. Wer die Wirklichkeit durch Rituale zu beeinflussen versucht, glaubt die Macht seiner Vorstellungen zu erhöhen, indem er seine Wünsche symbolisch ausagiert.

---

**Alltägliche Anwendungsgebiete**

Verdrängung kommt keineswegs nur bei psychischen Erkrankungen vor. Vielmehr durchsetzt sie den Alltag aller und es ist oft kaum zu entscheiden, was als Abwehr zu bezeichnen ist und was als legitime Wahl zwischen Möglichkeiten. Dass man wählen muss, ist unbestreitbar. Eigentlich wollte ich die Fenster putzen. Doch dann lud das Wetter zum Spaziergang ein und der Vorsatz verschwand in der Versenkung. Dass man beim Wählen Angenehmes vorzieht, liegt nahe. Wie oft muss man sich aber zum Spaziergang entscheiden, bis aus den Entscheidungen Verdrängung wird?

# 1. Abwehrmechanismen

- Laura hat es sich gerade vor dem Fernseher gemütlich gemacht, um Episode 2477 ihrer Lieblingsserie zu genießen, als Bastians Whatsapp eintrifft: *Wo bleibst Du denn?* Da fällt ihr siedend heiß ein, dass sie Bastian versprochen hatte, mit ihm auszugehen. Hätte Felix sie eingeladen, wäre ihr das nicht passiert.
- Den Termin zur dritten Therapiestunde hat Benedikt vergessen. Hätte er ihn wahrgenommen, wäre es ans Eingemachte gegangen.
- Sophie kann sich nicht mehr daran erinnern, wie ihre Mutter sie damals gedemütigt hat. Täte sie es, wäre das nicht nur unangenehm. Es würde die Bindung zur Mutter gefährden.

Sprachgeschichtlich gehört der Begriff *Verdrängung* zum Verb *(ein)-dringen*, das seinerseits der Wurzelform *ter[ə]* = *drehen, bohren* entspringt. Praktisch vollzogen wird die Verdrängung, indem man sich solange Angenehmem zuwendet bis das Unangenehme im Bewusstsein keinen Platz mehr hat.

*Drei Varianten des Gedächtnisverlusts*

| Variante | Grundmuster | Einordnung | Selektivität |
|---|---|---|---|
| Banales Vergessen | Löschung von Gedächtnisinhalten wegen fehlender Bedeutung | physiologisch sinnvolle Ökonomie der Gedächtnisfunktion | gemäß aktueller Relevanz |
| Verdrängung | motiviertes Ausblenden von Inhalten zwecks Vermeidung unangenehmer Erlebnisweisen | psychodynamisch Steuerung von Selbstbild und Befinden | gemäß Vorliebe und Abneigung |
| Amnesie | Gedächtnisverlust aufgrund organischer Veränderungen des Zentralnervensystems, betrifft vorwiegend Inhalte des Kurzzeitgedächtnisses | organpathologisch rein defizitär z.B.: demenziell, nach Hirntrauma oder Alkoholexzess | keine |

Verdrängt werden nicht nur einzelne Inhalte, sondern komplette Strebungen oder Impulse. So neigen Menschen mit depressiv strukturierten Persönlichkeitsmustern dazu, Impulse autonomer Selbstbehauptung zu verdrängen, da sie ihren altruistischen Dienst an den Bedürfnissen anderer gefährden.

Ich will wirklich keine Hähnchen-keule. Ein Scheibchen Knäckebrot ist für mich mehr als genug.

Genauso verdrängt der Depressive, dass seine Dienstbereitschaft auch egoistischen, also "bösen" Zielen dienen könnte: sich nämlich beliebt zu machen und daraus Vorteile zu ziehen. Eigentlich ist der Dienst des Depressiven daher pseudo-altruistisch. Er dient nur beiläufig den Interessen anderer; oder gar nicht. Tatsächlich dient er der Verdrängung jenes Persönlichkeitspotenzials, durch das sich der Depressive unbeliebt machen könnte.

> **Vom Annehmen und Ablehnen des Unangenehmen**
>
> Eine Eigenschaft teilt alles Verdrängte: Sich seiner bewusst zu sein, ist unangenehm. Fragt man daher, wie Verdrängung zu Stande kommt und warum die einen es häufig tun und andere nur selten, erkennt man, dass Verdrängung mit Sichtweisen auf das Leben zusammenhängt. Wer glaubt, man komme am besten durchs Leben, indem man Unangenehmes vermeidet, wird es bereitwillig verdrängen. Wer glaubt, es sei besser, sich Unangenehmem zu stellen, verdrängt es nicht.

Der Verdrängung zum Opfer fallen aber nicht nur Impulse autonomer Selbstbehauptung, sondern auch Bedürfnisse nach Zugehörigkeit; zum Beispiel in der Manie sowie bei narzisstischen oder paranoiden Persönlichkeitsstörungen.

## Verdrängung oder Dissoziation

Sobald psychologische Begriffe das Licht der Welt erblicken, wird darum gefochten, wie sie zu definieren sind. Das gilt auch für Abwehrmechanismen. Das gemeinsame Resultat von Verdrängung und Dissoziation ist die Ausblendung potenzieller Bewusstseinsinhalte aus dem Bewusstseinsfeld. Obwohl das Resultat sehr ähnlich ist, macht eine Unterscheidung Sinn. Hier wird folgende vorgeschlagen:

- Bei der Verdrängung wird der Inhalt nachträglich ausgeblendet, nachdem er zumindest eine gewisse Bewusstheit erreicht hatte.
- Bei der Dissoziation wird der Inhalt sofort ausgeblendet; also im Moment der im Grundsatz bewusstseinsfähigen Erfahrung selbst.

Zu vermuten ist, dass die dissoziative Ausblendung eher zum Zuge kommt, wenn der potenzielle Bewusstseinsinhalt für das bisherige Selbstbild besonders bedrohlich erscheint; zum Beispiel bei wuchtigen seelischen Traumata. Während Verdrängung schleichend unbewusst zustande kommt oder bewusst betrieben wird, z.B. durch mutwilliges Ignorieren von Fakten oder gezielte Ablenkung vom unerwünschten Thema, entsteht Dissoziation reflexartig unbewusst.

Therapeutisch kann den pathologischen Folgen beider Mechanismen abgeholfen werden, indem man die ausgeblendeten Inhalte ins Bewusstsein zurückführt.

Ein weiteres Kriterium bedarf der Erwähnung: Unangenehme Inhalte aus dem Bewusstsein auszublenden, ist kein grundsätzlich pathogenes Abwehrmanöver. Es gibt so viel Unerfreuliches auf der Welt. Sich ständig damit zu befassen, macht keinen Sinn. Unangenehmes auszublenden, auf das man keinen Einfluss hat, ist vielmehr Voraussetzung dafür, sich Dingen zuwenden zu können, die man beeinflussen kann. Nur Inhalte, auf die man kreativ reagieren müsste, um Nachteile zu vermeiden, werden daher im psychiatrisch definierten Wortsinn verdrängt.

## Verleugnung

Bei der Verleugnung werden Tatsachen oder deren Bedeutung bei der Konstruktion eigener Sichtweisen ignoriert. Oder sie werden bei der Kommunikation mit dem Umfeld nicht eingestanden. Dabei kann es sich um persönliches Erleben oder um sachliche Zusammenhänge handeln, deren Eingeständnis das persönliche Erleben in unerwünschter Weise zu verändern droht.

> **Unterschiede**
>
> Ein verleugneter Inhalt ist bewusstseinsnah.
>
> Ein verdrängter Inhalt ist dem Bewusstsein entfallen, kann aber bewusstgemacht werden.
>
> Ein vergessener Inhalt ist auf Dauer verloren.

- Moritz ist neidisch auf Simon. Weder sich selbst noch anderen würde er das aber eingestehen.

- Sophie hat eine Fünf in Mathe. Sie könnte zugeben, dass das eine Folge des Leichtsinns ist, mit dem sie aufs Lernen verzichtet hat. Sophie sieht die Sache ganz anders. Wenn überhaupt spiele Leichtsinn nur eine geringfügige Rolle.

- Die Regierung könnte den Zusammenhang der Probleme mit ihren Entscheidungen einräumen. Das würde die Stimmung im Kabinett jedoch trüben. Jeglicher Zusammenhang gilt daher als Unterstellung der Opposition.

## Verharmlosung

Wo von Verdrängung und Verleugnung die Rede ist, fällt der Begriff *Verharmlosung* ein: zu Recht. *Harm* ist der altgermanische Begriff für *Kummer* und *Qual*. Er wird auf die indoeuropäische Wurzel *kormo-s* = *Qual, Schmach, Schande* zurückgeführt und ist mit dem persischen *scharm* [شرم] = *Scham* verwandt. Verharmlosung verkleinert Aspekte der Wirklichkeit, die zu Kummer, Scham oder Schande Anlass geben könnten. Sie bedient daher das Kernmotiv aller Abwehrmechanismen und kommt in sämtlichen Lebensbereichen zur Anwendung:

- Warum sollten Risse im Mantel des Kernkraftwerks bedenklich sein? Da es überall Risse gibt, wäre es hirnrissig sich darum zu sorgen.
- Okay, ich habe den Schmuck meiner Tante geklaut. Viel wert war der aber nicht.
- Ich müsste noch die Steuererklärung erledigen. Die paar Zahlen habe ich in zwanzig Minuten zusammengerechnet! Warum sollte ich mir also jetzt schon einen Kopf darum machen?

## Verschiebung

Verschiebung ist ein weiteres Werkzeug der Psyche. Meist dient sie dazu, zwiespältig erlebte Beziehungen zu sichern. Gefühle, Impulse und Phantasien, die die Beziehung gefährden könnten, werden nicht mehr der Beziehung zugeordnet, sondern auf ungefährliche Bereiche verschoben.

- Nachdem er vom Lehrer gemaßregelt wurde, lässt Kevin seinen Ärger an Schwächeren aus.
- Zwischen Thomas und Mathilde gibt es erhebliche Spannungen. Statt ihren Konflikt auszutragen, wettern sie gemeinsam gegen die Nachbarn.

### Verschiebung und Phobie

Verschiebung kommt auch bei der Entstehung von Phobien vor.

- Eine **Spinnenphobie** verschlüsselt oft Ängste und Aggressionen, die sich auf Bezugspersonen beziehen, von denen man sich vereinnahmt und gefesselt fühlt.
- Bei der **Höhenangst** kann man fragen, ob sich der Betroffene fürchtet, mit einer Bezugsperson um Rang und Position zu konkurrieren; oder überhaupt aus der Anonymität einer Gruppe herauszuragen.
- Der **Klaustrophobe** fühlt sich womöglich von Personen beengt, auf deren Schutz er nicht verzichten will; oder von eigenen Denkmustern, von denen er nicht ablässt.

Um den Zusammenhalt zu festigen, werden Aggressionen zwischen Mitgliedern einer Interessensgruppe oft auf äußere Feinde verschoben. Der Gruppenfremde wird zum Objekt, gegen den sich aller Widerwille richtet. Dieser Mechanismus wirkt vor allem bei ideologisch definierten Gemeinschaften. Je eindeutiger eine Gruppierung ihre Mitglieder auf eine besondere Sichtweise verpflichtet und nahtlosen Zusammenhalt verlangt, desto mehr verschiebt sie Konflikte nach außen.

# Abwehr oder Symptom

Drei psychische Erlebnisweisen werden in der Regel als Symptome aufgefasst: Depression, Zwang und Wahn. Entspringt ihr Auftreten keiner körperlichen Ursache, deutet man sie als Folgeerscheinungen einer misslungenen psychischen Dynamik. Dann können sie als **komplexe Abwehrmechanismen** verstanden werden, die nicht nur Endpunkte einer Ereigniskette sind, sondern ihrerseits Werkzeuge des Egos, um gefürchtete Aspekte der Wirklichkeit aus dem Bewusstsein zu entfernen.

## Depression

Depressive Gefühle erleben wir meist aus der Sicht eines Opfers. Man sagt: Ich bin deprimiert (von lateinisch *deprimere = niederdrücken*). Tatsächlich ist das Niederdrücken aber eine Tätigkeit der Psyche. Deprimiert zu sein erfüllt eine Funktion, die man zwar unbewusst ausführt, aber trotzdem zielgerichtet. Man drückt unliebsame Impulse nieder, deren Auftauchen man noch mehr fürchtet als die Schwermut, die der Preis des Niederdrückens ist.

- Von Olivers Selbstgefälligkeit hat Inga-Lisa eigentlich die Nase voll. Den Impuls, sich aus dem Staub zu machen, fürchtet sie aber genauso wie die Gefahr, nach einer Trennung auf sich selbst gestellt zu sein. Durch ihre Depression drückt Inga-Lisa ihren Freiheitswillen in die Knie.

## Zwang

Zwangshandlungen und Zwangsrituale dienen der Abwehr von Ängsten. Sie bieten, wenn auch nur flüchtig, Schutz vor der Erkenntnis, dass man niemals im Leben vollständig über sich selbst verfügt.

- Bevor Bernd das Haus verlässt, überprüft er dreimal, ob der Toaster ausgestöpselt ist. Wenn er zusätzlich dreimal alle Primzahlen bis Hundert rückwärts durchgeht, glaubt er, fürs erste vor größeren Unglücken geschützt zu sein.

## Wahn

> **Grundregel**
>
> Wenn es ihm Nutzen verspricht, geht der seelisch Gesunde auf das zu, was er fürchtet. Er nimmt Angst in Kauf und überwindet sie. Bei ihm bleibt die Abwehr konstruktiv. Er nutzt die Werkzeuge um sich kontrolliert weiterzuentwickeln.
>
> Der seelisch Kranke flieht vor dem, was er fürchtet. Er will Angst vermeiden. Seine Abwehr wird übermäßig defensiv. Weil er zurückweicht, spürt er den Impuls des Lebens in seinem Inneren als Gefahr. Um sich vor sich selbst zu schützen, versteift er sich noch mehr.

Durch einen psychogenen Wahn wird die Wirklichkeit einer kosmetischen Operation unterzogen. Den Teil, den er partout nicht wahrhaben will, ersetzt der Wahnsinnige durch eine Deutung, die zu seinem Selbstbild passt.

- Helga ist nicht bereit, sich einzugestehen, dass sie sich durch ihre Sturheit im Leben eine Menge verscherzt. Sie glaubt, dass es Neider aus höchsten Kreisen sind, die ihr das Glück nicht gönnen.

## Reife und unreife Abwehr

Der Gebrauch von Abwehrmechanismen ist an sich nicht krankhaft. Erst wenn man sich auf einige wenige Muster beschränkt oder hauptsächlich solche benutzt, die einer unreifen psychologischen Entwicklungsstufe entsprechen, droht der Gebrauch der Abwehrmechanismen psychische Symptome hervorzurufen. Der stereotype Gebrauch bestimmter Muster deckt sich dann mit einer sogenannten Persönlichkeitsstörung.

Manche Abwehrmechanismen gelten als unreif, andere als reif. Eine genaue Aufteilung ist schwierig, weil der Wert eines Abwehrmechanismus auch von der Situation abhängt, in der er benutzt wird. Als reif gelten Sublimation und Antizipation (Situationskontrolle durch vorausschauendes Handeln). Als grundsätzlich reif kann auch der Humor gelten, zumindest, wenn er sich verletzender Abwertungen enthält.

Zu den unreifen Mustern zählen Regression, Spaltung, Projektion oder Projektive (Des)-Identifikation. Es gibt jedoch viele Momente, zu denen Regression besser passt als alle reifen Manöver.

## Mystische Identifikation

Bei der mystischen Identifikation setzt die Person ihr Selbst mit der Wirklichkeit gleich. Dadurch lockert sie den Bezug zu ihrem Ego kategorisch. In der Folge sinkt das Bedürfnis, das Selbstbild durch Abwehr erkennbarer Bewusstseinsinhalte entgegen der Wirklichkeit zu stabilisieren.

> Wer sich für einen Ausdruck von allem hält, wird weniger davon abwehren.

Wer aus der Perspektive einer mystischen Identifikation heraus die Welt betrachtet, hat die grundsätzliche Unterscheidung zwischen Ich und Nicht-Ich aufgegeben. Da Abwehrmechanismen Strategien des Ich sind, um Gefahren auszuweichen, die vom vermeintlichen Nicht-Ich ausgehen, kann man nach einer solchen Identifikation Gefühle und Impulse ebenso unbefangen wahrnehmen, wie alle anderen Aspekte der Realität.

Aus dieser Position heraus ist ein Altruismus möglich, der nicht wie bei der altruistischen Abtretung auf einer

> **Glaube**
>
> Identifikation mit dem Ganzen
>
> **Einsicht**
>
> Des-Identifikation von den Teilen

Verleugnung egozentrischer Impulse beruht, sondern auf deren Integration in ein ganzheitliches Weltbild.

### Von der Abwehr und ihrem Ende

Die mystische Identifikation kann entweder ein reifer Abwehrmechanismus sein, oder der Anfang vom Ende der Abwehr selbst. Sie ist Abwehrmechanismus, wenn die Identität des eigenen Wesenskerns und der Wirklichkeit nur ein gedankliches Konzept bleibt, an das man glaubt.

Sie läutet das Ende der Abwehr ein, wenn die Identität durch Introspektion eingesehen wird, sodass sich das Ich aus der Identifikation mit dem Ego löst und dem Leben in der Folge aus dem Selbst heraus begegnet. Der Weg dorthin ist die mystische Des-Identifikation aus der Gleichsetzung des Ich mit objektivierbaren Teilaspekten der Realität.

Der Übergang von der mystischen Identifikation, also dem Glauben, zur mystischen Des-Identifikation, also der Einsicht, wird im Regelfall nur durch beharrliche Selbsterkenntnis und konsequentes Loslassen aller entdeckten Inhalte vonstattengehen.

# 2. Achtsamkeit

## Begriffsbestimmung

Achtsamkeit ist eine Seinsart des Geistes. Das Verb *achten* geht auf die indoeuropäische Wurzel *ok- = nachdenken, überlegen* zurück. Dazu gehört das gotische *aha = Sinn, Verstand.*

Etwas zu beachten heißt, die Beschaffenheit eines Objekts, einer Person oder einer Beziehung zu berücksichtigen. Zur Überlegung, auf die die Wurzel *ok-* verweist, gehört eine Verzögerung von Handlungsimpulsen. Bevor der Achtsame etwas tut, überlegt er... um möglichst alle Aspekte des Wahrnehmbaren bei seinen Entscheidungen miteinzubeziehen. Der Achtsame handelt nicht kopflos. Seine Taten haben Sinn und Verstand.

Das Suffix *-sam* war ursprünglich ein selbständiges Wort. Es bedeutete *übereinstimmend, von gleicher Beschaffenheit* und ist von der indoeuropäischen Wurzel *sem- = eins, in eins zusammen, einheitlich* abgeleitet. Zur selben Wortfamilie gehören *sammeln, samt* und *sanft.*

---

**Gewahrsein**

Ich bin präsent.

**Achtsamkeit**

Ich bin empfangsbereit.

**Aufmerksamkeit**

Ich habe etwas ausgewählt.

---

Viel Leid entsteht durch unangemessene Eingriffe in den Lauf der Dinge. Achtsamkeit ist das beste Mittel, solche Eingriffe zu verhindern.

Wer rasch urteilt, versucht sich durch die Herrschaft über eine scheinbare Ordnung Sicherheit zu verschaffen. Die Sicherheit, die so entsteht, ist Illusion. Die Verarmung, die das Urteil bringt, ist Wirklichkeit.

Wer sich die Zeit lässt wahrzunehmen, findet eine Ordnung, über die er nicht mehr herrschen muss.

Achtsamkeit ist die Versammlung des Geistes vor und im Gegenwärtigen.

---

Die Nachsilbe *-sam* betont, dass der achtsame Geist nicht nur zum Teil auf das Gegenwärtige ausgerichtet ist, sondern insgesamt. Achtsamkeit heißt, den Geist vor dem zu versammeln, was ihm gegenwärtig ist. Der unachtsame Geist versammelt sich nicht vor dem Gegenwärtigen. Er verliert sich im mäandernden Kreislauf assoziativen Denkens.

Zur Versammlung des Geistes in der Gegenwart gehört Sanftmut. Der achtsame Geist ist bereit, der Wirklichkeit friedlich zu begegnen. Er sieht sie, er lässt sie stehen oder vonstattengehen, ohne sie prompt mit Absichten zu bedrängen.

## Seinsarten des Geistes

Im Alltag sind wir uns der Welt gewahr. Wir begegnen ihr wachen Geistes. Wir nehmen die Welt wahr und reagieren darauf. Diesem Dasein liegen Haltungen zugrunde, deren Einsatz die Qualität des Erlebens bestimmt. Es sind Seinsarten des Geistes. Vier Begriffe können zu ihrer Benennung verwendet werden:

1. Gewahrsein
2. Achtsamkeit
3. Aufmerksamkeit
4. Bewusstsein

> Den Geist in einen Zustand reinen Gewahrseins zu versetzen, ist das Anliegen der Spiritualität. Der Übergang wird als höchste Stufe des Erwachens aufgefasst.

### Gewahrsein

Im Tiefschlaf sind wir uns weder der Welt noch unserer selbst gewahr. Tritt ein Traum auf oder erwachen wir zum Tagesbewusstsein, ändert sich das. Der Geist wird seiner Gegenwart gewahr. Im reinen Gewahrsein ist er präsent, ohne sich auf etwas Bestimmtes auszurichten. Er deutet nichts in Gegenwärtiges hinein. Er wählt nichts aus.

In der Regel bleibt es nicht lange beim bloßen Gewahrsein. Kaum sind wir erwacht, richtet sich der Geist auf Themen und Objekte aus. Er versammelt sich vor dem Gegenwärtigen. Von dort aus merkt er auf und wählt. Er wird zum Subjekt, das Objekte ins Auge fasst. Das Gewahrsein des Geistes wandelt sich zum Bewusstsein. Der Geist macht sich seine Lage klar, indem er dem Wahrgenommenen Wissen zuordnet.

### Achtsamkeit

Mit der Achtsamkeit geht der Geist über reines Gewahrsein hinaus. Er richtet sich auf die Elemente der Wirklichkeit aus, die ihm gegenwärtig sind. Er versammelt sich vor dem, was er wahrnehmen will. Er rückt Gegenwärtiges in den Fokus seiner Achtsamkeit.

- *Charlotte ist ihrem Sohn gegenüber achtsam.*

> **Übergänge**
>
> Achtsamkeit, Aufmerksamkeit und Bewusstsein sind keine separaten Zustände, die dem Gewahrsein gegenüberstünden. Vielmehr ist das Gewahrsein ihre gemeinsame Grundlage. Jeder Zustand moduliert grundsätzliches Gewahrsein als geistige Ausdrucksart des Daseins.

Charlottes Achtsamkeit bedeutet, dass sie ihrem Sohn empfangsbereit gegenübersteht. Sie richtet ihren Geist von sich aus auf ihn aus und wird sich der Qualitäten ihres Sohnes gewahr. Die Wahrscheinlichkeit ist groß, dass sie auch leise Signale ihres Sohnes wahrnehmen wird.

## 2. Achtsamkeit

- *Beim Essen bin ich achtsam.*

Meine Achtsamkeit bedeutet, dass ich die Erlebnisabfolge des Essens beachte; und nicht etwa darüber nachdenke, ob Charlotte am Dienstag zum Abendbrot kommt und ich Frischkäse für sie bereitstellen sollte.

Das Motiv von Charlottes Achtsamkeit entstammt ihrer Wertschätzung für den Sohn. Das Motiv meiner Achtsamkeit entstammt dem Vorsatz, dem Unscheinbaren Wert beizumessen. Beide Impulse entspringen innen. Achtsamkeit ist die Ausrichtung des Inneren auf ein Äußeres, das beachtenswert erscheint.

Als Äußeres kann auch eine innerseelische Regung gelten. Aus der Perspektive des achtsamen Zeugen beachteter Ereignisse, der das Zentrum seines Erfahrungsfeldes füllt, sind Gefühle, Impulse und Gedanken bereits peripher. Der Zeuge ist sich selbst näher, als den innerseelischen Erfahrungen, die er von dort aus erkennt.

Der achtsame Geist erkennt, ohne das Erkannte Zwecken zuzuordnen. Der Reichtum des Erkennens ist der Achtsamkeit genug.

---

**Absehen und Hinsehen**

Achtsamkeit ist eine Hinwendung zum Wirklichen, getragen von der Bereitschaft, das Wirkliche unvoreingenommen wahrzunehmen. Ein Wahrnehmungsakt kann ungestört Wahres ermitteln, wenn er davon absieht, auf die wahrgenommene Wirklichkeit einzuwirken.

Jede Absicht, etwas an der Wirklichkeit zu ändern, reicht aus, die Wahrnehmung der Wirklichkeit zu verzerren. Da wir der Wirklichkeit fast immer mit der Absicht begegnen, sie in unserem Sinne zu lenken, wird unsere Achtsamkeit fast ständig getrübt. Wir sind dann nicht mehr achtsam, sondern im besten Falle aufmerksam.

Die Trübung der Achtsamkeit durch Absichten wird aufgehoben, wenn man Absichten ihrerseits absichtsfrei erkennt.

---

## Aufmerksamkeit

Auch bei der Aufmerksamkeit ist das Bewusstsein auf gewählte Inhalte ausgerichtet. Dabei verfolgt es eine Absicht, die über das Motiv des Erkennens hinausgeht. Andere Aspekte der Wirklichkeit blendet es derweilen aus.

> Achtsamkeit bleibt im Zentrum des Wirklichen. Aufmerksamkeit dringt in es vor.

- *Ich verfolge den Vortrag mit voller Aufmerksamkeit.*

## 2. Achtsamkeit

Die Inhalte des Vortrags sind meinen Zwecken dienlich. Mein berufliches Fortkommen erfordert es, dass ich die Inhalte des Vortrags kenne. Also richte ich mein Bewusstsein genau auf diese Inhalte aus. Gegebenenfalls bemerke ich nicht, dass mein Nachbar grün anläuft und tot vom Stuhl fällt.

> Wer eine Absicht verfolgt, sieht von der Wirklichkeit ab. Stattdessen schaut er auf ein Ziel.
>
> Achtsamkeit stellt sicher, dass man erlebt, was geschieht.

Obwohl auch Aufmerksamkeit das Gewahrsein erkennbarer Inhalte steigert, ist sie nicht dasselbe wie Achtsamkeit. Das veranschaulichen zwei Sätze, von denen nur der erste Sinn macht.

- Laura hat mich auf ihre Wünsche aufmerksam gemacht.
- Laura hat mich auf ihre Wünsche achtsam gemacht.

Während Achtsamkeit ihren Ursprung im Inneren hat, wird Aufmerksamkeit durch Äußeres erregt. Im Gegensatz zur Achtsamkeit, der als innere Empfangsbereitschaft die Erkenntnis des Inhalts genügt, richtet sich Aufmerksamkeit an persönlichen Interessen aus. Mehr als Achtsamkeit bereitet sie Eingriffe vor.

*Varianten modulierten Gewahrseins*

| Achtsamkeit | Aufmerksamkeit |
|---|---|
| Das Subjekt überlässt sich der Erkenntnis des Objekts. | Das Subjekt informiert sich, um auf das Objekt einzuwirken. |
| meditativ / rezeptiv | zielstrebig |

Aufmerksamkeit zielt über Erkenntnis hinaus. Das Ziel kann dabei vom erregenden Inhalt gesetzt sein, zum Beispiel von Lauras Wunsch, mit mir ins Kino zu gehen, oder von einem Vorsatz, den der aufmerksame Geist von sich aus hegt: Es Laura recht zu machen. Achtsam erfreue ich mich an Lauras entzückender Präsenz. Als aufmerksames Gegenüber gehe ich auf ihre Bedürfnisse ein und hoffe, sie dadurch in meinem Sinne zu beeinflussen. Dem gleichen Muster folgend kann auch Charlottes Achtsamkeit in Aufmerksamkeit übergehen, sobald sie handelnd auf ihren Sohn eingeht.

### Warum sich der Geist verirren kann

Achtsamkeit, Gewahrsein und Aufmerksamkeit sind Qualitäten des Wachseins. Sie sind miteinander verwandt, gehen fließend ineinander über, überlappen und vermengen sich.

Sie ermöglichen Wahrnehmung und richten den Geist auf Wahrnehmbares aus. Sie fokussieren das Hier-und-Jetzt. Im nächsten Schritt verwebt der Geist Wahrgenommenes mit Gewusstem. Er fügt Wahrgenommenem Wissen hinzu und erzeugt so das Bewusstsein.

*Bewusstsein* geht auf das Verb *bewissen* zurück. Etwas zu bewissen heißt, etwas mit Wissen versehen, ihm Wissen hinzuzufügen. Durch das Hinzufügen von Wissen, dem Bewissen des Wahrgenommenen, reichert der Geist das Bild, das er sich von der Wirklichkeit macht, mit Elementen an, die sinnlich nicht wahrnehmbar sind. Aus Wahrgenommenem wird Erkanntes.

Ich bin mir der Gestalt, die ich draußen sehe, gewahr. Das Gesehene bliebe jedoch wie ein abstraktes Gemälde von Kandinsky ästhetischer Eindruck, wüsste ich nicht, dass es sich um die Postbotin handelt.

Da das Wissen, das er dem Erkennbaren hinzufügt, aus früheren Erfahrungen stammt, färbt der bewissende Geist sein bewusstes Sein gemäß individueller Urteile ein, die er bisherigen Wirklichkeitsdeutungen entnimmt. Diese treffen mehr oder weniger zu. Deshalb kann das Bewusstsein in die Irre gehen. Achtsamkeit tut das nicht. Achtsamkeit nimmt wahr, was geschieht, ohne das Wahrgenommene zu interpretieren.

## Bewusstsein

Der Begriff *Bewusstsein* bezeichnet zweierlei:

> **Grundregel**
>
> Der unglückliche Mensch nimmt wenig wahr und urteilt viel. Er handelt übereilt oder zögerlich und vergisst, zwischen dem zu unterscheiden, was er bloß vermutet und dem, was er tatsächlich wissen kann.

1. Bewusstsein ist ein Sein, das sich seines Seins gewahr ist. Insofern beginnt Bewusstsein mit dem ersten Selbstgewahrsein des Subjekts. *Ich weiß, dass ich bin.* Ausgangspunkt des Bewusstseins ist das Wissen des Subjekts, bewusst zu sein.

2. Bewusstsein ist Komposition eines momentan präsenten Weltbilds, das durch Beiordnung von Wissen zu faktisch Wahrgenommenem entsteht. *Ich weiß, dass das grüne Etwas am Teichrand zur Klasse der Lurche gehört.*

# Tätigkeiten des Bewusstseins

Das Bewusstsein hat vier Möglichkeiten: Es kann wahrnehmen, denken, urteilen oder eingreifen. Dabei ist eine logische Reihenfolge anzunehmen: Erst wird wahrgenommen, dann gedacht, als Folge davon geurteilt und schließlich eingegriffen. Ein großer Teil des seelischen Leids entsteht aus dem Missverhältnis, der falschen Reihenfolge und der Verwechslung dieser Möglichkeiten.

## Wahrnehmen

Gewahrsein ist Grundbedingung des Wahrnehmens. Mit dem Gewahrsein von Welt setzt Wahrnehmung ein. Wahrnehmung stellt Wahres umso leichter fest je weniger sich das Bewusstsein durch nachgeordnete Tätigkeiten aus der Position der Achtsamkeit entfernt. Nachgeordnet sind Denken, Urteilen und Eingreifen.

## Bilder entwerfen / denken

Nachdem es wahrgenommen hat, ergreift das Bewusstsein ein zweites Mittel: Dank seiner Phantasie kann es aus Bruchstücken Bilder und Konzepte entwerfen. Es denkt. Das Denken dient den verschiedenen Zwecken des Verstandes:

- Es kann als Vermutung Lücken zwischen tatsächlich Erkanntem füllen und sich damit als Hypothese in der Wirklichkeit nach vorne tasten. So ergänzt es sein Weltbild.

- Es kann eine Gegenwirklichkeit herbeiträumen, durch die es der Realität aus dem Wege geht. So verliert es die Wirklichkeit aus dem Auge und sich selbst in Vorstellungsbilder.

- Es kann künftige Ereignisse als gelenkte Simulation vorwegnehmen und dabei geplante Handlungsabläufe und Kommunikationsepisoden probeweise durchspielen.

*Worauf der Geist den Schwerpunkt legt*

| Modus | Reifes Muster | Unreifes Muster |
|---|---|---|
| Wahrnehmen | +++ | + |
| Bilder entwerfen Denken | unterscheidet Bild und Wirklichkeit | vermengt Bild und Wirklichkeit, setzt Bild mit Wirklichkeit gleich |
| Urteilen | + | +++ |
| Eingreifen | angemessen | zu viel oder zu wenig |

Angemessen ist ein Eingriff in die Wirklichkeit, wenn er nicht vom Geltungsbedürfnis des Egos bestimmt wird. Das Ego vertritt die Interessen der Person. Dazu versucht es, sich eine Bedeutung zu verschaffen, die ihm objektiv nicht zukommt. Seine Eingriffe in die Wirklichkeit verfehlen daher oft das Maß. Es neigt vor allem dazu, seinen Einflussbereich auf das Territorium anderer Personen auszuweiten und über diese zu bestimmen.

- Es kann abgelaufene Erlebnisse auf Fehlentscheidungen und verpasste Möglichkeiten hin untersuchen.

> Es ist leicht, sich zu nutzen, und schwer, sich zu achten.

## Urteilen

Urteile sind notwendige Werkzeuge des Geistes. Ohne Urteile könnten wir nicht leben. Urteilen gehen meist Wahrnehmungen und Denkprozesse voraus. Ein Teil des Wirklichen wird wahrgenommen. Danach wird darüber nachgedacht, wie das Wahrgenommene einzuordnen und zu deuten ist. Zweck oder Folge des Urteils ist es dann, die Wahrnehmung weiterer Aspekte des Wirklichen ebenso zu unterbinden, wie den Entwurf zusätzlicher Konzepte; damit man schließlich zu einer Entscheidung kommt.

> Urteile beenden Wahrnehmungsakte und Denkprozesse. Sie schließen Weltbilder ab.

Wir sehen einen Knollenblätterpilz. Wir nehmen seine Form und Farbe, seinen Geruch und seinen Standort wahr. Die Bestimmung des Pilzes als *giftig* ist keine Wahrnehmung mehr; zumindest, wenn wir nicht so dumm sind, ihn zu essen. Sie ist Folge eines Denkprozesses und schließlich eines Urteils. Wir fällen es nach dem Vergleich der wahrgenommenen Aspekte des konkreten Pilzes mit Gedächtnisinhalten. Erwin hatte mir einmal erzählt, dass es seiner Tante Hedwig nach dem Genuss eines solchen Pilzes übel erging.

Hier wird der Nutzen des Urteilens offensichtlich. Da Urteile aber den Zufluss an Informationen begrenzen, sind sie oft schädlich. Jedes Urteil vermindert die Achtsamkeit. Wer geurteilt hat, achtet nicht mehr auf die Wirklichkeit. Er orientiert sich an einem Weltbild, das Resultat seiner Urteile ist.

Gewiss: Grüne Dinger am Teichrand sind fast immer Lurche und Grünes, was sich am Baum im Wind bewegt, sind Blätter. Fast nie sind es oxydierte Kupfermünzen. Dieses Urteil kann nur wenig schaden, selbst wenn es einmal nicht zuträfe.

> **Teufelskreis**
>
> Je mehr ich der Angst folge, desto schneller urteile ich. Je schneller ich urteile, desto weniger lerne ich dazu. Je weniger ich dazu lerne, desto weniger weiß ich. Je weniger ich weiß, desto mehr Grund habe ich, mich zu fürchten. Urteile schützen und engen ein.

Aber: Als Kind wurde ich auf einer Feier ausgelacht. Danach war mir klar, dass Feste nichts für mich sind. Das unangenehme Erlebnis war wahrnehmbar. Das gefasste Urteil dient dem Schutz vor weiterem Ungemach. Es beschränkt aber die Möglichkeit, neue Erfahrungen zu machen. Indem es neue Erfahrungen verhindert, verfestigt es sich selbst und scheint für alle Fälle zu gelten, obwohl es keineswegs für alle Fälle gilt.

## Eingreifen

Indem wir handeln, greifen wir in den Ablauf der Dinge ein. Mit unseren Eingriffen versuchen wir, die Abläufe im eigenen Interesse zu steuern. Was wir jeweils für unser Interesse halten, hängt von unserem Weltbild ab.

> Man tut immer das, wovon man sich den größten Vorteil verspricht. Jede Person wird von dem bestimmt, was sie für ihren Vorteil hält. Was man für seinen Vorteil hält, hängt von dem ab, was man glaubt oder weiß.

Unser Weltbild ist ein Gewebe aus erkannter Wahrheit und vorläufigen Annahmen. Je näher das Weltbild der Wirklichkeit kommt, desto sinnvoller können Eingriffe in die Wirklichkeit sein. Unsere Handlungen sind umso effektiver, je besser wir vor und nach dem Eingriff auf die beeinflusste Wirklichkeit achten.

- Was genau wollen wir verändern?
- Hat das, was wir tun, den gewünschten Effekt?
- Haben wir die Struktur und den Ablauf verstanden, in den wir eingreifen?

## Rolle der Achtsamkeit

Erfolg fällt im Leben kaum jemandem zu, der vom Leben nichts weiß. Das Glück hilft dem, der kluge Entscheidungen trifft. Man meistert das Leben, indem man zielführend eingreift.

Erfolgreiche Eingriffe ins Leben sind Resultat eines geistigen Prozesses in vier Schritten. Man nimmt erst wahr. Dann denkt man nach, urteilt und greift ein. Am Beginn des Prozesses steht Achtsamkeit. Achtsamkeit ist die aktive Bereitschaft, Wahres als Ausgangspunkt der nächsten Schritte anzunehmen. Je mehr Wahres sie entdeckt, desto eher fußt die gedankliche Deutung auf Tatsachen. Je mehr Tatsachen das Denken berücksichtigt, desto weniger spekuliert es ins Blaue. Je weniger es spekuliert und stattdessen Erkanntes kombiniert, desto klüger sind seine Urteile. Je klüger Urteile werden, desto größer ist die Wahrscheinlichkeit, dass die Eingriffe, die man durchführt, erfolgreich sind.

### Genuss und Selbstgenügsamkeit

Selbstgenügsamkeit ist kein Verzicht. Sie ist höchster Anspruch. Sie bündelt Achtsamkeit auf das Beste, was Ihnen zuteilgeworden ist. Genießen Sie Ihr Selbst. Viele kennen Genuss nur als haben, bekommen, konsumieren, als Inanspruchnahme materieller Möglichkeiten oder als Teilnahme an einem besonderen Erlebnis. Genuss kann aber Erkenntnis des Alltäglichen sein; wenn man nach innen und außen achtsam ist. Dann bleibt Genuss nicht Ausnahme, die man ergattern muss. Er wird zur Regel, die ständig eintrifft.

## Störungen der Achtsamkeit

Das Leben findet in der Wirklichkeit statt. Beim Umschiffen der Klippen dieser Wirklichkeit hat die ungetrübte Kenntnis ihrer Strukturen Gewicht. Unser feinstes Mittel zur Erkenntnis - absichtsfreies Gewahrsein dessen, was tatsächlich ist - wird nur wenig geschult. Außerdem wird die Funktion der Achtsamkeit durch den unangemessenen Einsatz der übrigen Möglichkeiten des Bewusstseins gestört.

- Statt achtsam auf Erkennbares zu achten, übernehmen wir ungeprüft Meinungen des Umfelds.
- Wir bilden uns ein, die Dinge so gut zu kennen, dass sich ihre weitere Beachtung erübrigt.

> Das beste Heilmittel gegen die Störfaktoren der Achtsamkeit ist Achtsamkeit.

- Durch vorschnelle Urteile brechen wir Erkenntnisprozesse ab.
- Durch übereiltes Handeln pfuschen wir an den Dingen herum, bevor wir sie verstanden haben.
- Aus Angst vermeiden wir Erlebnisse, die uns Erkenntnisse vermitteln könnten.
- Sobald wir uns ins Denken verlieren, verwechseln wir das Denken mit der Wirklichkeit. Wir reagieren nicht mehr auf das, was ist, sondern auf Bilder im Kopf.

## Ausrichtungen

Ohne Bereitschaft zum Blick nach innen, ist kein Mensch selbstbewusst. Sogenanntes *Selbstbewusstsein* ist eine forsche Fassade, wenn ihm keine Selbsterkenntnis zugrunde liegt. Zu wissen, wo und wann ich schwach bin, ist stärker als zu glauben, dass ich stark bin.

Reine Achtsamkeit ist absichtsfrei. Sie fußt auf der Bereitschaft, sich uneingeschränkt von der Wirklichkeit erreichen zu lassen. Meist verfolgen wir jedoch diese oder jene Absicht. Wir sind nicht achtsam, sondern bestenfalls aufmerksam.

Aufmerksamkeit kann nach außen oder nach innen gerichtet werden. Richten wir sie nach außen, halten wir dort Ausschau nach Vor- und Nachteilen oder wir versuchen, uns durch Anpassung an die Erwartungen anderer beliebt zu machen. Vieles, was in der Welt zu entdecken ist, übersehen wir dabei.

Richten wir die Aufmerksamkeit nach innen, bündeln wir sie in der Regel auf den ständigen Denkprozess, von dem unser Ego glaubt, dass er den Kern unseres Wesens ausmacht. Wir glauben, dass jenseits des Denkens nichts Wichtiges zu entdecken ist oder fürchten, gerade das zu entdecken, was unsere Anpassung an die Außenwelt stören könnte. Die meiste Zeit sind wir im Horizont dieser Denkprozesse gefangen.

Wenn sich die Aufmerksamkeit vom Denken löst und sich in eine Achtsamkeit erweitert, die sich von tieferen Schichten erreichen lässt, entdecken wir neue Erlebnisweisen. Jenseits der Gefühle und Impulse kann Achtsamkeit sich selbst als Gegenwart entdecken. Dann ist sie ihrer selbst gewahr.

## Wertschätzung und Achtsamkeit

Wertschätzung und Beachtung gehen Hand in Hand. Wenn ich beachte, was ich erlebe, statt es in Schubladen zu stecken, wächst das Gefühl für den Wert jeder Gegenwart.

*Gestern hatte ich einen guten Tag, aber die Wochen davor waren schlecht.* Wie oft hört, denkt oder sagt man Ähnliches? Wir neigen dazu, Lebensabschnitte nach ihrer Qualität zu bewerten. Als Maßstab dient uns dabei das Wohlgefühl oder die Menge äußerer Ereignisse, die wir für begrüßenswert halten. Solcherlei Maßstäbe kosten Lebensqualität.

Tatsächlich hängt der Wert einer Zeitspanne kaum von den Ereignissen ab, sondern vom Grad der Achtsamkeit, mit der man dem Erlebten begegnet. Gemeint ist dabei der genutzte Wert. Der nutzbare Wert eines jeden Tages ist so groß wie der eines jeden anderen. Je achtsamer man lebt, desto eher wird man auch schwierige Lebensabschnitte als fruchtbar erkennen. Daraus entsteht eine Lebensbejahung, die von den Wechselfällen der Stimmungen und Ereignisse unabhängig ist.

Nach den glücklichen Tagen mit Daniela ist Torben am Samstag allein. Die Zeit, die er für sich allein ist, beachtet er kaum. Er versucht, sie totzuschlagen und lenkt sich mit der Playstation ab. Verschwendung!

Wenn es Ihnen schlecht geht, hat das Bewusstsein Gelegenheit, etwas Gutes für Sie zu tun. Schenken sie dem, was Sie erleben Beachtung; selbst wenn es Ihnen öde, leer oder leidvoll erscheint. Warten Sie nicht ab, dass sich die Zeiten bessern. Erfahren Sie jederzeit Gutes; indem Sie erfahren, was in schwerer Zeit zu erfahren ist.

# 3. Aggression

Aggression als Gegenpol der Regression ist eine von zwei Grundhaltungen, die das Subjekt gegenüber den Objekten, denen es begegnet, einnehmen kann. Aggression ist der Impuls, an das heranzutreten, worauf man einwirken will. Erst die Absicht, die dahinter steckt entscheidet, ob der Impuls aufbaut oder zerstört.

> Der beste Schutz vor Hass ist Selbsterkenntnis. Wer sich erkennt, erkennt auch, dass es keinen Grund zum Hassen gibt.
>
> Das, worüber Sie sich ärgern, ist nicht der Grund, warum Sie es tun.

Missachtung fördert destruktive Aggression. Das gilt in zweierlei Hinsicht: Die Bereitschaft zu zerstören wächst bei dem, der missachtet wird, aber auch bei dem, der selbst missachtet. Wer sieht, tritt nicht heran, um zu zerstören, sondern um zu fördern und in Schutz zu nehmen.

## Begriffsbestimmung

Der Begriff *Aggression* geht auf das lateinische Verb *aggredi = heranschreiten, angreifen* zurück. *Aggredi* ist eine Zusammensetzung aus *ad = heran, hinzu* und *gradi = gehen*. Die Grundform der Aggression ist eine Bewegung, die den Aggressor an ein Objekt herantreten lässt. Der Aggressor tritt an das Objekt heran, auf das er einwirken will.

Der feindselige Aspekt der Aggression, der bei der üblichen Verwendung des Begriffs mitgedacht wird, ist in der eigentlichen Wortbedeutung nicht ausdrücklich erwähnt. Bei der Bewertung des aggressiven Impulses ist zwischen konstruktiven und destruktiven Ausdrucksarten zu unterscheiden. Aggression ist Grundlage der Tatkraft. Eine grundsätzliche Blockade der Aggression macht das menschliche Leben unmöglich. Erst wenn die eingesetzte Kraft zerstören soll, wird Aggression bedenklich. Dann ist ihr Einsatz besonders zu bedenken.

> **Gewalt**
>
> Die Vorsilbe *Ge-* benennt eine Versammlung. Das Verb *walten* entspringt der indoeuropäischen Wurzel *ual-dh = stark sein, beherrschen*. Ein zeitgenössischer Abkömmling findet sich im litauischen *valdyti = regieren*. Der Begriff *Gewalt* zeigt eine Bündelung waltender Kräfte an. Gewaltausübung ist ein umfassender Einsatz aggressiver Handlungsimpulse zum systematischen Aufbau von Herrschaftsverhältnissen.

## Varianten

Im gedanklichen Umfeld der Aggression finden sich Begriffe, die verschiedene Aspekte und Ausdrucksarten des aggressiven Impulses bezeichnen: Aktivität, Eifer, Ärger, Wut, Zorn, Hass und Gewalt.

# 3. Aggression

- **Aktivität** ist lateinischen Ursprungs. Der Begriff geht auf *a-gere = tätig sein, handeln* zurück.

- Luther führte durch seine Bibelübersetzung den Begriff des **Eifers** ins Deutsche ein. Er hängt mit Eiferer und Eifersucht zusammen und wird von Luther als "lieblicher Zorn" verstanden.

| |
|---|
| Wut wehrt ab. Hass verfolgt. |

- **Ärger** entstammt der indoeuropäischen Wurzel *ergh = erregt sein, beben, sich heftig bewegen.*

- **Wut** ist eine Abwandlung des althochdeutschen Wortes *wuot = unsinnig.* Es ist sinnverwandt mit dem gotischen *wods = wütend, besessen.*

- **Hass** geht auf das indoeuropäische *kados = Leid, Kummer, Groll* zurück. Im germanischen Sprachraum hat man dazu das Verb *hetzen* gebildet, worin das Bild der Verfolgung zum Ausdruck kommt.

## Formen und Stufengrade

Aggression als Grundmuster einer offensiven, anpackenden Herangehensweise ist ein unverzichtbares Potenzial des Lebens. Ein aggressionsfreies Dasein ist kaum denkbar. Jede Bereitschaft, das Leben aktiv zu gestalten, bedarf des Impulses, an das heranzutreten, was man gestalten will. Selbst ein Bettelmönch tritt an den heran, von dem er Almosen erbittet.

Die verschiedenen Abstufungen der Aggression gehen fließend ineinander über. Sie unterscheiden sich jedoch erheblich in ihrem Wesen sowie ihren psychologischen und sozialen Folgen. Die entscheidende Trennlinie verläuft dabei zwischen dem konstruktiven und dem destruktiven Potenzial. Eine Tabelle zeigt Unterschiede im Überblick.

| Stufe | Qualität |
|---|---|
| Aktivität | Der aktive Mensch geht gemäß innerer und äußerer Notwendigkeit an die Dinge heran. Hindernissen gegenüber bleibt er gelassen. Er sucht pragmatisch nach einer Lösung oder begnügt sich mit einem Ausweg. |
| Eifer | Der eifrige Mensch wird nicht von bloßen Notwendigkeiten geleitet. Er verfolgt ein Ziel, dem er besonderen Wert beimisst. Dementsprechend verstärkt er vor Hindernissen seinen Eifer. Kann er sie damit nicht überwinden, sucht er einen Umweg. Mit einem Ausweg, der ihn vom Ziel entfernt, gibt er sich nicht zufrieden. |

| Ärger | Mit dem Ärger kommt erstmals ein feindseliger Aspekt auf. Vor dem Hindernis staut sich aggressive Energie. Das Hindernis wird nicht mehr nur als Hürde empfunden, die es im Eifer zu überspringen gilt, sondern als Störfaktor, der etwas tut, was ihm nicht zusteht. |
|---|---|
| Zorn | Im Zorn steht die Empörung über die Unbotmäßigkeit des Hindernisses im Vordergrund. Der zornige Mensch verliert dabei das eigentliche Ziel aber nicht aus den Augen. Im Zorn bleibt die Aggression kontrolliert und zielgerichtet. Ist das Ziel des Zornes eine andere Person, wird deren Wert im Grundsatz anerkannt. |
| Wut | Der wütende Mensch fühlt sich vom Hindernis bedroht. Er mobilisiert alle Kraft, um sich das Bedrohliche vom Leibe zu halten. Solange er wütet, wird er von seiner Aggression beherrscht. Ist das Ziel seiner Wut eine andere Person, wird deren Wert im Affekt übersehen. Ist das Hindernis abgewehrt, löst sich die Wut wieder auf. |
| Hass | Wut geht in Hass über, wenn die aufwallende Wut das Hindernis oder die Bedrohung durch eine andere Person nicht beseitigen kann. Im Hass wird der Wert des Feindes abgeleugnet. Während Wut ablässt, wenn der Feind sich zurückzieht, setzt Hass dem Feind nach. Im Kampf gegen das "Böse" wird der eigene Schaden dabei oft in Kauf genommen. |

## Kalte Aggression

Eine Sonderform fremdaggressiven Verhaltens kann als *kalte Aggression* bezeichnet werden. Während die Abstufungen vom Ärger bis zum Hass als Gefühle wachsender Intensität bewusst werden, kann massive Aggression auch unter Abspaltung des Gefühls ausgeübt werden. Die Aggression wird nicht als solche erlebt, sondern als vermeintliche Notwendigkeit rationalisiert. Die Palette der Taten reicht dabei von der Vollstreckung banaler Verwaltungsvorschriften bis zur Vernichtung ganzer Völker im Auftrag heilsversprechender Weltanschauungen.

## Kontrapunkt: Regression

Regression ist der Gegenpol zur Aggression. *Regredieren* heißt *zurücktreten*. Wer sich regressiv verhält, überlässt anderen das Feld. Er bleibt passiv, wartet ab und verzichtet darauf, eigene Impulse einzubringen. So trifft er nicht auf äußere Hindernisse. Er vermeidet Konflikte und das Risiko, durch Konflikte Niederlagen zu erleiden.

## Hemmungen

Die Vorsilbe *ad = heran*, mit der der Begriff *Aggression* anhebt, ist bemerkenswert. Ein Vergleich von Vorsilben, die sich mit *gradi = gehen* verbinden, macht das klar.

- Die Re-gression ist ein Zurückweichen.
- Die Pro-gression ist ein Vorwärtsschreiten.
- Die Ag-gression ist ein Herantreten.

> **Grundregel**
>
> Je heftiger die Aggression, desto mehr verliert der Aggressor sich selbst aus dem Blick. Je mehr er sich im Blick behält, desto moderater (lat. *moderare = ein Maß setzen*) ist der Ausdruck seiner Aggression. Er kann die eingesetzte Kraft dosieren.

Während man bei der Regression und der Progression niemandem zu begegnen braucht, ist es bei der Aggression anders. Sie ist die psychomotorische Grundlage der Kontaktaufnahme. Wer Kontakt aufnimmt, tritt an den Anderen heran. Tut er es konstruktiv, bietet er dem Anderen eine Beziehung an. Das erklärt, warum Hemmungen des aggressiven Ausdrucks nicht nur zu Wehrlosigkeit führen, sondern auch zu sozialer Ängstlichkeit und Isolation. Wer Hemmungen hat, findet schwer Kontakt. Ohne den Zündfunken der konstruktiven Aggression bestünde die Menschheit aus Einzelgängern.

> Genügsam ist nur, wer sich selbst genügt. Wer Rivalitäten vermeidet, weil er sich vor Niederlagen fürchtet, ist anspruchsvoll. Tatsächlich zurück tritt nicht der, der auf etwas vermeintlich Wertvolles verzichtet, sondern der, der das wirklich Wertvolle gefunden hat.

## Passive Aggression

Genau betrachtet ist bei weitem nicht alles, was regressiv erscheint, ein wirklicher Verzicht. Was auf Aggression zu verzichten scheint, ist oft eine Lebensstrategie, die den Zugriff durchaus betreibt, zu deren Methode es aber gehört, offene Konflikte mit dem Umfeld zu vermeiden; und stattdessen Schleichwege zu gehen.

Dabei bedient sich der Zugriff scheinbar passiver Mittel, entwe-

> **Beispiele passiver Aggression**
>
> - auflaufen lassen
> - Schuldgefühle erzeugen
> - Absprachen vergessen
> - Aufträge nicht ausführen
> - krankfeiern (im Gegensatz zum Kranksein)
> - Notlügen
> - schmeicheln
> - sich Stärkeren unterordnen
> - eigene Sachen überall herumliegen lassen

der um den eigenen Vorteil zu sichern oder um dem Anderen zu schaden. Dient die passive Aggressivität dem eigenen Vorteil, bleibt sie im Grundsatz konstruktiv. Betreibt sie den Nachteil des Anderen, ist sie destruktiv und kann eine Spielart des Hasses sein. Regression und passive Aggression gehören zum Repertoire so gut wie aller Menschen. Als Lebensstrategie ist passive Aggression jedoch ein Muster, das bei bestimmten Persönlichkeitsvarianten gehäuft vorkommt. Zu nennen sind:

- Abhängige Persönlichkeiten
- Ängstlich-vermeidende Persönlichkeiten
- Depressive Persönlichkeiten
- Histrionische Persönlichkeiten

... und insbesondere die...

- Passiv-aggressive Persönlichkeit

Ob passive Aggression als moralisch wertvoll oder unsolidarisch empfunden wird, hängt von vielen Umständen ab. Einen Auftrag nicht auszuführen, kann je nach Lage der Dinge Tugend oder Laster sein. Wie bei jeder Form von Aggression kommt es darauf an, ob und wem sie nützen oder schaden soll.

## Passiver Widerstand

Im Grundsatz ist passiver Widerstand eine Form passiv-aggressiven Verhaltens. Er ist aggressiv, weil er etwas bewirken will. Er ist passiv, weil er nicht gegen den Gegner vorrückt, sondern dessen Vorrücken behindert. Passiver Widerstand kann zweierlei sein:

1. ein Mittel Ohnmächtiger um den Zugriff Mächtiger abzuwehren
2. ein Mittel Mächtiger um Ohnmächtige in Ohnmacht zu halten

Da man ungeachtet seiner Persönlichkeitsstruktur dem Zugriff Mächtiger zum Opfer fallen kann oder als Mächtiger Macht verteidigt, ist die Taktik des passiven Widerstands gegebenenfalls kein psychologisches Abwehrmanöver, sondern ein Werkzeug gesellschaftlicher Konkurrenz.

- Die Geschichte des braven Soldaten Schwejk (Romanfigur von Jaroslav Hašek) zeigt passiven Widerstand aus der Sicht eines Ohnmächtigen, der sich gegen eine missbrauchende Übermacht wehrt.
- Der Legalismus behördlicher Instanzen, durch den der Staat den Forderungen seiner Bürger bürokratische Hürden in den Weg stellt, bis deren Angriff die Puste ausgeht, zeigt den Einsatz passiven Widerstands durch Mächtige.

## 3. Aggression

### Eskalation

Auf passiv-aggressives Verhalten reagiert man oft mit eigener Aggression. Ständiges Zuspätkommen, Mogeln, Ausweichen und die Nichteinhaltung getroffener Absprachen sind bestens geeignet, beim Gegenüber Ärger auszulösen. Das Gegenüber versucht durch seine Wut, den Passiv-Aggressiven zu mehr Verlässlichkeit zu zwingen. Das Wechselspiel aus passiver Aggression und manifester Gegenaggression entspricht einem spezifischen Abwehrmechanismus: der projektiven Identifikation.

Indem der Passiv-Aggressive die eigene Aggression durch vermeintlich schuldloses Nichtkönnen ummäntelt, begünstigt er beim Gegenüber genau den Impuls, den er bei sich selbst nicht wahrhaben will: Aggression. Die Aggression des Gegenübers dient ihm zugleich als Rechtfertigung der eigenen Methode: Wenn man so unter Druck gesetzt wird, ist es doch wohl rechtens, sich zu entziehen.

Die Eskalation entsprechender Konflikte lässt sich vermeiden, wenn man auf passiv-aggressives Verhalten nicht mit erzieherischer Aggression reagiert, sondern mit pragmatischen Maßnahmen, um sich davor zu schützen.

> Pochen Sie darauf, dass Absprachen eingehalten werden? Wo immer es geht: Tun Sie es nicht. Ansprüche, auf deren Erfüllung Sie pochen, liefern sie den Entscheidungen anderer aus. Das ist keine gute Ausgangsposition. Halten Sie stattdessen nach Möglichkeiten Ausschau, Ihre Ziele zu erreichen, ohne dazu unzuverlässige Leute einzubinden. Wenn sich jemand dazu entscheidet, Absprachen nicht einzuhalten, ist das sein gutes Recht. Aber es ist Ihr Recht, darauf problemlösend zu reagieren. Oft liegt die Lösung solcher Probleme in der Auflösung solcher Beziehungen.

### Autoaggression

Ein wesentlicher psychologischer Mechanismus ist die Wendung der Aggression gegen sich selbst. Autoaggressive Akte kann man zwei Kategorien zuordnen:

1. **Suizidalität oder Selbstverletzung bei anerkannter Psychopathologie**

   Bei schwerwiegenden seelischen Erkrankungen ist die Furcht, sich die Sympathie des Umfelds zu verscherzen oft so groß, dass der Kranke sich weder gegen die Erwartungen anderer abgrenzt, noch den Mut hat, eigene Bedürfnisse offen zu vertreten. Resultat ist eine Anhäufung aggressiver Energie. Da die Äußerung dieser Impulse erst recht zu Konflikten mit dem Umfeld führen kann, braucht der Kranke immer mehr Kraft, um sie zu bändigen. Durch die Selbstverletzung kann ein Teil der aufgestauten Aggression so entladen werden, dass sich das Umfeld nicht angegriffen fühlt. Der Kranke braucht keine Zurückweisung zu fürchten. Im Gegenteil: Die blutende Wunde zieht Mitleid, Interesse und Zuwendung an.

Bei der Suizidalität ist die Autoaggression so radikal, dass sie zum Tode führt.

Zu den Krankheiten mit hohem autoaggressivem Potenzial gehören Depressionen, Psychosen und schwere Persönlichkeitsstörungen; z.B. vom Borderline-Typ.

> Nicht jede Suizidalität ist autoaggressiv. Das Motiv eines Bilanzselbstmordes bei unheilbarer Krankheit kann Fürsorge sein.

## 2. Autoaggressive Grundhaltung als selbstentwertendes Abwehrmuster

Meist versucht das Ich zwei Göttern zu dienen: Sich selbst, so wie es als faktische Realität in der Wirklichkeit steht und dem Selbstbild, also der Vorstellung, die es davon hat, wie es angeblich sein sollte.

Das Selbstbild ist ein individuelles Konstrukt, das durch gesellschaftliche Normen, die Erwartungen des persönlichen Umfelds sowie die Wünsche, Hoffnungen und Ängste des Individuums erschaffen wird.

Zwischen Selbst und Selbstbild bestehen oft große Unterschiede. Identifiziert man sich vorwiegend mit dem Selbstbild, hat man alle Hände voll damit zu tun, unerwünschte Aspekte seiner selbst zu bekämpfen. Dazu setzt man je nach Temperament unterschiedliche Kombinationen von Abwehrmechanismen ein.

Orientiert sich das Selbstbild stark an ge-

> Eine **Normopathie** ist ein krankhafter Selbstbezug, der den gesellschaftlichen Normen so sehr entspricht, dass er nicht als krankhaft erkannt wird.
>
> Der Kampf gegen unliebsame Gefühle ist einer der am weitesten verbreiteten autoaggressiven Mechanismen. Kaum jemand hat den Mut, allen Gefühlsqualitäten, die er in sich findet, friedfertig zu begegnen. Viele beklagen Unzufriedenheit. Wenige schließen Frieden.
>
> Frieden schließt nur, wer sich annimmt, wie er ist.

sellschaftlichen Konventionen, leidet man an einer autoaggressiven Normopathie.

# Ursachen

Bei den Ursachen der Aggression sind zu unterscheiden:

1. die Ursache der konstruktiven Aggression von den Ursachen der destruktiven

2. biologische, soziale, politische und psychologische Ursachen der destruktiven Aggression

## Ursache konstruktiver Aggression

Die Ursache der konstruktiven Aggression liegt im evolutionären Vorteil, der einem Lebewesen zukommt, das auf Nahrungsquellen, Lebensräume und Geschlechtspartner zugehen kann. Auf die genannten Ressourcen kann das Gürteltier ebenso zugehen wie der Mensch. Dem Menschen hat die konstruktive Aggression weitere Ziele beschert, zum Beispiel: Wissensquellen, Erlebnismöglichkeiten und die Resultate analytischen Denkens.

> Verzicht ist eine wichtige Tugend; wenn er der Freiheit dient... und man nicht meint, dass er von anderen belohnt werden sollte.
>
> Was ziemlich viel schaden kann: So zu tun, als ob man nichts haben will.

Hier wird die eigentliche Bedeutung des Begriffes *Aggression* deutlich. Das konstruktiv-aggressive Lebewesen tritt aktiv an das heran, was seinem Erfolg im Leben dient. Es wartet nicht nur ab, ob ihm Nützliches zufällt.

Konstruktive Aggression, also Tatkraft, Initiative und Engagement, kann durch gesellschaftliche Faktoren gefördert oder ausgebremst werden. Fördernd wirken:

- die Wertschätzung des Individuums
- ein offenes Kommunikationsklima
- ein ermutigender Umgang mit Kindern
- basisdemokratische Strukturen / Mitbestimmungsmöglichkeiten des Einzelnen in politischen Sachfragen

## Ursachen destruktiver Aggression

Als Ursache destruktiver Aggression ist kaum je ein einzelner Faktor zu benennen. Je nachdem, aus welcher Perspektive man den destruktiven Akt betrachtet, wird eine jeweils spezifische Mischung verschiedener Wirkkräfte erkennbar.

### Biologische Ursachen

Lebewesen, die zu konstruktiver Aggression im Stande sind, geraten miteinander in Konflikt. Im Rahmen biologischer Konkurrenz kann der aufbauend-konstruktive Aspekt der Aggression in ein destruktives Muster übergehen.

Beim Schlagen der Beute bleibt die Aggression des Löwen konstruktiv. Ziel ist nicht die Vernichtung des Beutetiers, sondern der Aufbau des eigenen Körpers. Übernimmt ein männlicher Löwe jedoch ein Rudel und tötet die Nachkommen seines Vorgängers, wird dem konstruktiven ein destruktives Element beigemischt.

## 3. Aggression

Nicht nur Löwen, auch Menschen konkurrieren miteinander um biologische Ressourcen. Dabei bilden sie Gemeinschaften, zu deren Repertoire die gezielte Vernichtung konkurrierender Gruppen gehören kann.

Egozentrische Interessen verleiten auch den Einzelnen dazu, andere absichtlich zu schädigen.

### Soziale und politische Ursachen

Innerhalb menschlicher Gemeinschaften bestehen politische Machtgefälle und soziale Rangstufen. Beidem entspringt die Gefahr der Entwertung, Entmündigung und Ausgrenzung rangniederer Individuen. Alle drei Faktoren gefährden die Erfüllung seelischer Grundbedürfnisse:

- Entwertung widerspricht dem narzisstischen Bedürfnis nach Wertschätzung und Bestätigung.

- Entmündigung widerspricht dem Bedürfnis nach Selbstbestimmung.

- Ausgrenzung widerspricht dem Bedürfnis nach Zugehörigkeit.

**Stellungnahme**

Die repräsentative Demokratie verliert ihre Unschuld. Sie herrscht zunehmend von oben herab. Hinter verschlossenen Türen werden von Leuten Beschlüsse gefasst, die von dem, über das sie bestimmen, nur wenig wissen. Der Bürger wird dabei nicht befragt. Indem das Parteiensystem dem Einzelnen bei politischen Entscheidungen echte Mitbestimmungsrechte aberkennt, wird es selbst zu einer Ursache des Ärgers, die sich durch Überwachung, Dekret und Sanktionen gegen wachsenden Unmut verteidigt.

Bleiben die genannten Bedürfnisse durch soziale und politische Asymmetrien unerfüllt, reagieren benachteiligte Individuen mit gesteigerter Aggression, die, wenn sie keine konstruktiven Erfolgsaussichten sieht, in destruktive Gewaltbereitschaft umschlägt. Destruktive Impulse können sich gegen die Ursachen der sozialen Verwerfung richten, gegen Dritte im Sinne einer Verschiebung oder als Autoaggression gegen das benachteiligte Individuum selbst.

Wohin auch immer sich die Aggression wendet, als Grundregel kann gelten: Je mehr eine gesellschaftliche Ordnung die Individualität ihrer Mitglieder missachtet, desto mehr destruktive Aggression bringt sie hervor.

### Psychologische Ursachen

Ohne eine entsprechende Dynamik auf psychologischer Ebene wären weder soziale noch politische Faktoren wirksam. Daher ist die Bewertung gesellschaftlicher Strukturen nur vor dem Hintergrund der psychologischen Grundbedürfnisse sinnvoll.

## 3. Aggression

Die psychologischen Grundbedürfnisse sind vorindividuell. In ihre psychosoziale Dynamik ist jeder verstrickt. Weitere Ursachen destruktiver Aggressivität sind in den individuellen Ängsten des jeweils Einzelnen zu finden. Im Grundsatz gilt:

- Destruktive Aggression dient der Verdrängung von Angst. Angst ihrerseits kann sich auch als Gier, Neid, Eifersucht oder Geiz zum Ausdruck bringen.

*Individualpsychologische Ursachen destruktiver Aggression*

| | |
|---|---|
| Angst | Etwas könnte mir schaden. |
| Gier | Angst, nicht genug zu bekommen |
| Neid | Angst, schlechter als andere dazustehen |
| Eifersucht | Angst, jemanden zu verlieren |
| Geiz | Angst, etwas verlieren |
| Ehrgeiz | Bestreben, andere zu übertrumpfen |

Die Dynamik destruktiver Impulse hängt stark von den Grundmustern der jeweiligen Persönlichkeit ab. Manche halten destruktive Aggressionen gezielt zurück, andere leben sie bedenkenlos aus. Folgende Tabelle gibt einen Überblick.

*Persönlichkeitsvarianten und ihr Umgang mit Aggression*

| Variante | Ausrichtung | Dynamik |
|---|---|---|
| Paranoide Persönlichkeit | offensiv | Projiziert destruktive Aggression auf das Umfeld. Fühlt sich in der Konsequenz zur Gegenaggression berechtigt. |
| Schizoide Persönlichkeit | defensiv | Erlebt soziales Umfeld als störend. Hält aggressive Impulse zurück um Kontakt zu vermeiden. |
| Dissoziale Persönlichkeit | offensiv | Sieht Umfeld als Beute. Nutzt destruktive Aggressivität bedenkenlos, um sich Vorteile zu verschaffen. |

## 3. Aggression

| | | |
|---|---|---|
| Emotional-instabile Persönlichkeit vom Borderline-Typ | wechselhaft teils autoaggressiv | Schwankt zwischen Verdrängung und Ausagieren aggressiver Impulse. Wendet sie oft gegen sich selbst. |
| Emotional-instabile Persönlichkeit vom impulsiven Typ | wechselhaft | Schwankt zwischen Verdrängung und Ausagieren aggressiver Impulse. |
| Histrionische Persönlichkeit | uneinheitlich | Umgang mit Aggression hängt stark vom situativen Zusammenhang ab. |
| Zwanghafte Persönlichkeit | offensiv | Erlebt Aggression oft nicht als solche. Übt Aggression als Kontrollbedürfnis aus. Herrscht über das Umfeld mittels vermeintlich unverzichtbarer Regeln. |
| Ängstlich-vermeidende Persönlichkeit | defensiv passiv-aggressiv | Deutet die Wirklichkeit als aggressiv und gefährlich. Vermeidet Situationen, die Eigenaggressivität erfordern. Vermeidet den Ausdruck eigener Aggression um Gegenaggressionen zu umgehen. |
| Abhängige Persönlichkeit | regressiv passiv-aggressiv | Übernimmt Rolle des braven Kindes. Vermeidet Ausdruck eigener Aggression. Unterstellt sich dem Schutz aggressiver Stellvertreter. |
| Narzisstische Persönlichkeit | offensiv | Kämpft konstruktiv um soziale Positionen und/oder destruktiv gegen Konkurrenz. |
| Dysthymie / Depressive Persönlichkeit | autoaggressiv passiv-aggressiv | Ordnet sich unter. Richtet die Wut über das Untergeordnetsein gegen sich selbst. Erwartet Lohn für den geleisteten Verzicht. Entwickelt neue Wut, wenn der Lohn ausbleibt. |

| Passiv-aggressive Persönlichkeit | passiv-aggressiv | Weicht aus. Lässt auflaufen. Findet rationale Gründe Erwartungen des Umfelds unerfüllt zu lassen. |
|---|---|---|
| Multiple Persönlichkeit | uneinheitlich | Agiert Teilpersönlichkeiten aus, die mal regressiv, mal offensiv, mal defensiv, mal passiv-aggressiv handeln. |
| Schizotype Persönlichkeit | defensiv | Schirmt sich durch sozial inkompatibles Weltbild ab. |

## Angst, Wut und Identität

Im Regelfall identifiziert sich das Ich mit der Person, aus deren Perspektive es die Bühne der Welt betritt. Das normale Ich geht davon aus, dass es als separate Einheit einer Welt begegnet, mit der

> Das Ich im normalen Modus des Bewusstseins ist latent paranoid.

es nicht wesenhaft verbunden ist. Aus dieser Perspektive erlebt es sich als stets bedroht. Es weiß, dass es als Person der Übermacht der Welt unterliegen wird. Aus der Angst heraus, dass die Welt es über kurz oder lang zerstören wird, entwickelt es destruktive Aggression.

Erst wenn sich das Ich vollständig aus der Identifikation mit der Person und damit seinem Ego löst und sein Selbst als die Wirklichkeit auffasst, aus der seine Person hervorgeht, geht seine Angst soweit zurück, dass ihr keine destruktive Aggressivität mehr entspringt.

## Wut als Abwehrmechanismus

Wut mobilisiert die Kräfte des Organismus. Mobilisierte Kräfte vermitteln dem Wütenden das Gefühl, der Welt gegenüber nicht wehrlos und ausgesetzt zu sein, sondern ihr etwas, nämlich mobilisierte Kraft, entgegensetzen zu können. Viele Menschen, die sich ständig über Dinge ereifern, auf die sie keinen Einfluss haben, nutzen genau diesen Effekt, um die unliebsame Erkenntnis abzuwehren, wie ohnmächtig sie tatsächlich der Welt gegenüberstehen.

Sollten Sie oft wütend sein und gedanklich immer wieder zu Themen zurückkehren, gegen die sich Ihre Wut aufbäumt, dann könnte es sein, dass auch Sie sich dieses Effektes bedienen. Fragen Sie sich: Was würde ich fühlen, wenn die Wut weg wäre? Halten Sie genau

> Wut, die die Psyche dazu einsetzt, um sich vor Selbsterkenntnis zu schützen, ist verschwendete Kraft.

diesem Gefühl stand. Es anzunehmen, wird Sie vom Zwang befreien, gegen Dinge zu wüten, auf die Sie keinen Einfluss haben.

## Störungen des Aggressionsausdrucks

Eine Störung des Ausdrucks destruktiver Aggression gibt es nicht. Destruktive Aggression ist vielmehr selbst eine Störung des seelischen Gleichgewichts. Umso mehr kann aber der Ausdruck konstruktiver Aggression gestört sein. Das kann schwerwiegende psychopathologische Symptome hervorrufen.

Exemplarisch kann die Depression als Folgeerscheinung eines blockierten Aggressionsausdrucks verstanden werden. Der Depressive ist depressiv, weil er das Leben nicht mehr anpackt... und er packt das Leben nicht mehr an, weil er depressiv ist. Depression ist ein sich selbst verstärkender Mechanismus der Entmutigung.

Stellen Sie sich einen Sportler vor, der unfähig wäre, aggressive Impulse umzusetzen. Aufs Siegertreppchen käme er nicht.

### Apropos Sport

Sport setzt motorische Impulse um. Wir erinnern uns: *Aggredi* heißt *herantreten*. Auch das ist motorischer Impuls, der dazu dient, etwas zu bewegen. Es ist daher kaum verwunderlich, dass Sport heilsame psychologische Effekte hat. Sport ermöglicht es, aggressive Impulse kanalisiert und konstruktiv auszuleben. Neben dem Training der Muskulatur ist er daher auch eine Investition in seelisches Wohlbefinden.

Der energetische Gegenpol zur Depression ist die Manie. Der Maniker ist bester Dinge, gerade weil sein Aggressionsausdruck enthemmt ist. Bei der milden Form, der sogenannten *Hypomanie*, bleibt die Enthemmung moderat. Der hypomanisch gestimmte Mensch ist über seinen Zustand höchst erfreut, weil er die Angst verloren hat, die ihn bislang daran hinderte, unbefangen auf all das Schöne zuzugehen, was das Leben bietet. Stößt die Hoffnung, dass von jetzt ab alles zu haben ist, auf Hindernisse, kann die konstruktive Aggression in destruktive umschlagen.

Auch bei Erkrankungen, bei denen Ängste im Vordergrund stehen, sind Störungen des Aggressionsausdrucks Ursache wie Folge.

- Der sozial-phobische Mensch hält sich zurück, weil er die Beachtung anderer nicht für sich in Anspruch zu nehmen wagt; obwohl er genau das eigentlich will.

- Der Ängstlich-vermeidende wittert überall Gefahr. Am besten man verzichtet auf alles, womit man mit ihr in Berührung kommen könnte.

- Grundlage von Panikstörungen können klaustrophobe bzw. agoraphobe Muster sein. In deren psychologischem Hintergrund findet man oft eine überwertige

Angst, sich die Sympathien anderer zu verscherzen; als deren Folge der Ausdruck auch konstruktiv aggressiver Impulse gehemmt bleibt.

Nicht selten werden Störungen des Ausdrucks konstruktiver Aggression durch kulturelle Wertvorstellungen hervorgerufen, die das Individuum programmatisch entwerten.

## Umgang mit aggressiven Impulsen

Gemäß genannter Grundregel, verliert man sich selbst umso mehr aus den Augen, je destruktiver die Aggression ist, die man einsetzt. Je mehr man sich und damit das eigene Wohl aber aus den Augen verliert, desto größer ist die Gefahr, dass man sich als Folge ausgelebter Aggression selber schadet.

Die Dynamik ist umso schädlicher, je einseitiger man die Ursache des erlebten Impulses dem Umstand zuschreibt, gegen den sich die Aggression richtet. Man denkt:

- Er ärgert mich.
- Sie macht mich wütend.
- Mein Hass ist eine Folge anderer Leute Bosheit.

Schreibt man anderen aber die Macht zu, über die eigenen Gefühle zu bestimmen, schürt das die Aggression noch mehr. Man sieht die Autonomie seiner Person erst recht infrage gestellt.

> Aggressive Gefühle sind unangenehm. Man würde sie am liebsten wieder los. Man kann sie verdrängen oder Dampf ablassen, indem man sie auslebt. Oft schadet man sich damit selbst.
>
> **Änderung der Sichtweise**
>
> Betrachten Sie Wut als einen Ausdruck Ihrer Energie. Lassen Sie Dampf nicht ab, als sei er bloß eine lästige Störung der Gemütlichkeit. Erfühlen sie Aggression als Element Ihres seelischen Potenzials. Halten Sie still, damit ihre Kraft Sie befruchtet.
>
> Sobald die Kraft der Wut auf Sie übergegangen ist, kommt die Gelassenheit zurück. Die Gelassenheit nach tatenlos erlebter Wut zeigt an, dass Sie die Energie der Aggression absorbiert haben. Dann gilt es zielstrebig zu handeln.

Man löst sich aus diesem Kreislauf, indem man Gefühle nicht als Werk von Widersachern deutet, sondern versteht, dass sie eine Reaktion auf deren Sosein sind. Also:

- Ich ärgere mich über ihn, weil mein Ärger mich über ihn setzt.
- Ich reagiere auf sie mit Wut, weil ich mich von ihr bedroht fühle.
- Durch Hass verleugne ich meine Ohnmacht und mein Ausgeliefertsein.

Niemanden, den man hasst, hasst man nur, weil er so ist, wie er ist. Wer hasst, hasst auch sich selbst, weil er sich nicht annehmen will, wie er tatsächlich ist: zerbrechlich und ausgesetzt. Jeder Hass gegen andere ist auch ein Nein zu sich selbst.

# 4. Bedürfnisse

## Begriffsbestimmung

Im Begriff *Bedürfnis* findet man die Vorsilbe *be-* und das Verb *dürfen*.

*Be-* ist eine tonlose Form der Präposition *bei*. Sie entspringt dem althochdeutschen *bî*, das seinerseits auf den indoeuropäischen Stamm *ambhi* = *um... herum* zurückgeht. Aus dem indoeuropäischen *um... herum* ist im Deutschen ein *nahe bei* geworden.

*Vorkommen und Funktion der Vorsilbe bei*

> Das Maß dessen, was man braucht, findet man umso besser, je weniger man tut, um geliebt zu werden.
>
> Wer verzichten kann, gewinnt. Es ist gefährlich, sein Selbstwertgefühl an Ansprüche zu koppeln.
>
> Narzisstische Bedürfnisse entsprechen dem Wunsch des Ego, wichtig zu sein. Es ist nicht notwendig, narzisstische Bedürfnisse abzuschaffen. Es reicht, zu erkennen, dass sie narzisstisch sind.
>
> Je wesensnäher ein Bedarf ist, desto eindeutiger ist das Anrecht des Bedürftigen auf Erfüllung.

| Beispiel | nebenbei Erzähltes (althochdeutsch *spel* = *Erzählung*), das einer Aussage beigefügt wird |
|---|---|
| beistehen | in der Nähe bleiben um zu unterstützen |
| beispachteln | der Lücke Spachtelmasse nahebringen |
| beilegen, beifügen | einer Menge etwas zufügen |

Die Vorstellung einer topographischen (bei Köln, bei den drei Eichen, beim Hüttenwirt) oder einer Nähe im übertragenen Sinn kommt beim adverbialen Gebrauch des Begriffs *bei* zum Ausdruck:

- Trotz des Lottogewinns ist Anton bei Verstand geblieben.
- Für sein Alter ist er noch bei guter Gesundheit.
- Ich schwöre bei allem, was mir heilig ist.

Das Zeitwort *dürfen* zeigt eine Erlaubnis an. Wer etwas tun darf, dem ist es gestattet, genau das zu machen: ein Recht in Anspruch zu nehmen, ein Grundstück zu nutzen, den Kühlschrank zu plündern, zur Toilette zu gehen.

Ein Bedürfnis ist dem Bedürftigen beigelegt. Es kommt ihm nicht erst von außen zu. Ein Bedürfnis benennt folglich ein Anrecht, dessen Erfüllung dem Bedürftigen umso mehr zusteht, je mehr die Erlaubnis zur Erfüllung seinem Wesen nahe kommt. Das heißt: Je unabdingbarer die Befriedigung eines Bedarfes ist, damit der Bedürftige sein Wesen erfüllen kann, desto legitimer ist der Anspruch und desto unwidersprechbarer das Recht des Bedürftigen, seinen Bedarf anzumelden.

Nahrung ist ein existenzielles Bedürfnis, weil der Ernährungsbedarf so eng mit dem Wesen Mensch verknüpft ist, dass er ohne dessen Erfüllung nicht sein könnte. Auch das Verrichten der *Notdurft* ist nichts, was man einem Organismus zu Recht verwehren dürfte.

## Wünsche

Wenn vom *Bedürfnis* die Rede ist, bedarf es der Erwähnung des *Wunsches*. Sprachgeschichtlich entspringt *Wunsch* dem Verb *gewinnen*. *Gewinnen* geht auf die indoeuropäische Wurzel *uen[ə]- = umherziehen, nach etwas trachten* zurück.

> ### Der Fuchs und die Mahlzeit
>
> Nachdem der Fuchs die Gans verzehrt hatte, war sein Bedürfnis gestillt. Da kam ihm der Wunsch auf ein paar Trauben in den Sinn, sodass er seinen Bau verließ und zum Wingert nach Neustadt zog. Ob sein Wunsch in Erfüllung ging oder ob er sich vornahm, nach der nächsten Gans ein Nickerchen zu machen, ist nicht überliefert. Der Volksmund meint, seine Beine waren zu kurz. Vielleicht hat er vom Winzer auch Prügel bezogen.

Das ist logisch: Wer etwas wünscht, trachtet danach, es zu gewinnen. Wie der Bedürftige sucht er nach einem Erwerb, der ihm als Vorteil erscheint. Die Ähnlichkeit zwischen Wunsch und Bedürfnis führt dazu, dass beide zuweilen kaum zu unterscheiden sind. Wunsch und Bedürfnis sind trotzdem zweierlei. Man kann zwar wünschen, dass ein Bedürfnis befriedigt wird, nicht jeder Wunsch bedarf aber der Erfüllung.

- Ein Bedürfnis fordert, dass man sein kann.
- Ein Wunsch erklärt, wie man sein will.

Vom Bedürfnis wissen wir, dass seine Erfüllung dem Bedürftigen logisch zusteht, da er sein Wesen nur bei erfülltem Bedürfnis ungehindert zum Ausdruck bringen kann. Beim Wunsch ist das anders. Jedem steht frei, sich alles zu wünschen, was ihm einfällt. Während die Logik der Sprache beim Bedürfnis auf Seite des Bedürftigen steht, bleibt sie bei den Wünschen des Wünschenden neutral.

# Einteilung

Man ist zufrieden, wenn die Wirklichkeit mit dem übereinstimmt, was man fürs Zufriedensein notwendig hält. Zufriedenheit hängt mehr von Erwartungen, Selbstbild und Ausmaß subjektiv empfundener Bedürfnisse ab als von realen Fakten. Der eine kann über einen Teller Nudeln glücklich sein. Ein anderer verzehrt sich aus Angst um seine Millionen.

Bedürfnisse können in drei Gruppen unterteilt werden:

1. elementare bzw. existenzielle Bedürfnisse
2. situative Bedürfnisse
3. narzisstische Bedürfnisse

*Bedürfnisse im Überblick*

| | biologisch elementar | psychologisch elementar | situativ | narzisstisch |
|---|---|---|---|---|
| Bestimmt von dem... | was man biologisch ist. | was man psychologisch ist. | was man tut. | was man gerne wäre. |
| Erfüllung ermöglicht das... | Sein | Wohlbefinden | Handeln / Werden | Gelten |
| Individuelle Variabilität | gering | hoch | abhängig von persönlicher Aktivität | abhängig vom Bedürfnis nach Bestätigung |
| Psychologische Problematik | gering | groß | gering | groß |

Die Einteilung der Bedürfnisse in drei Gruppen ist nur ein grobes Raster. Die Eingruppierung mancher Bedürfnisse hängt vom Alter ab. So kann dem Bedürfnis nach Bestätigung beim Kind elementare Bedeutung zugesprochen werden, während man es bei Erwachsenen als zunehmend narzisstisch empfindet.

## Elementare Bedürfnisse

Selbst wenn es Asketen gibt, die auch dann zufrieden sind, wenn sogar der Teller Nudeln ausbleibt, gilt das für uns normale Menschen nicht. Offensichtlich gibt es Bedürfnisse, auf deren Erfüllung man ohne besondere seelische Bereitschaft nur schwer verzichten kann. Solche Bedürfnisse hängen nicht von Erwartungen oder unserem Selbstbild ab. Sie werden durch biologische Fakten vorgegeben. Nennen wir sie daher *biologisch elementar*.

## 4. Bedürfnisse

Biologisch elementar sind der Teller Nudeln, das Dach über dem Kopf, die Luft zum Atmen, das Hemd in der Hose und genügend Schlaf. Biologisch elementar sind all jene Bedürfnisse, die mit der Sicherung der leiblichen Existenz zusammenhängen. Da das Notwendige zur Sicherung der leiblichen Existenz bei gesunden Menschen fast identisch ist, ist die individuelle Streubreite der biologischen Grundbedürfnisse gering.

Es sind aber nicht alle gesund. Daher gehört zu den elementaren Bedürfnissen auch die medizinische Versorgung im Krankheitsfall. Da der Bedarf an medizinischer Hilfe extrem unterschiedlich sein kann, ist die Streubreite dieses Teilbedürfnisses groß. Seine Sicherstellung für alle in einem wirtschaftlich vertretbaren Rahmen kann nur ein solidarisches Gesundheitssystem gewährleisten.

---

**Elementare Bedürfnisse**

A.  **Biologisch elementar**

  1.  Grundstoffe zur Sicherung der leiblichen Existenz
  2.  Schlaf
  3.  Schutz vor gefährlichen Umwelteinflüssen
  4.  Medizinische Versorgung

B.  **Psychologisch elementar**

  1.  Psychologische Grundbedürfnisse
  2.  Sexuelle Bedürfnisse

---

Neben den biologisch elementaren Bedürfnissen gibt es eine zweite Gruppe: *psychologisch elementare Bedürfnisse*. Die Erfüllung psychologisch elementarer Bedürfnisse ist zwar nicht zur Aufrechterhaltung der leiblichen Existenz erforderlich, wohl aber zur Gewährleistung seelischen Wohlbefindens. Zu den psychologisch elementaren Bedürfnissen gehören:

  1.  die psychologischen Grundbedürfnisse (Zugehörigkeit und Selbstbestimmung)
  2.  sexuelle Bedürfnisse

## Psychologische Grundbedürfnisse

Als elementar sind zwei seelische Bedürfnisse aufzufassen; jene, die dem psychologischen Grundkonflikt entsprechen: das Bedürfnis nach Selbstbestimmung und das nach Zugehörigkeit.

---

**Psychologische Grundbedürfnisse**

  1.  Zugehörigkeit
  2.  Selbstbestimmung

---

Gewiss: Nur beim Kleinkind und nur was die Zugehörigkeit betrifft, ist die hier genannte Bedürftigkeit im definierten Sinne elementar. Ein Säugling kann ohne Zugehörigkeit nicht überleben. Die psychologische Dimension des Menschseins ist jedoch so wesentlich, dass man die psychologischen

Grundbedürfnisse generell als elementar bezeichnen kann. Ohne ein Mindestmaß an Selbstbestimmung ist ein gesundes Seelenleben ausgeschlossen. Der Impuls zur Selbstbestimmung ist beim Menschen so groß, dass er ohne schwere Schäden nicht gebrochen werden kann. Das gleiche gilt für die Zugehörigkeit. Kaum jemand bleibt seelisch gesund, wenn er auf Dauer keiner Gemeinschaft angehört.

Die Qualität der psychologischen Grundbedürfnisse ist bei allen Menschen gleich. Wie viel Bedeutung man dem einen oder dem anderen zumisst, schwankt individuell jedoch erheblich. Außerdem unterliegen die psychologischen Grundbedürfnisse im Laufe des Lebens Veränderungen. Ist die Zugehörigkeit für einen Säugling noch unverzichtbar, macht sich so mancher Dreikäsehoch zum Schrecken seiner Eltern bereits daran, unbeirrbar über sich selbst zu bestimmen. In der Pubertät bekommt das Bedürfnis einen neuen Schub... und vor einem Erwachsenen, der so gar nicht um Selbstbestimmung ringt, obwohl er sie erringen könnte, verliert man den Respekt.

---

**Reife oder Abwehr**

Im Grundsatz gilt: Ein mutig vertretenes Bedürfnis nach Selbstbestimmung ist ein Zeichen der Reife. Es ist aber auch ein Zeichen der Reife, dass man auf Selbstbestimmung verzichtet, wenn etwas Wichtigeres Verzicht erfordert.

Manchmal ist ein lebhaftes Bedürfnis, über sich selbst zu bestimmen, sogar ein Zeichen der Unreife: Wenn es nicht der Selbstbestimmung dient, sondern der Vermeidung gefürchteter Zugehörigkeit oder erlebter Bedeutungslosigkeit.

---

Der Verzicht auf die Erfüllung eines dieser Bedürfnisse dient meist der Abwehr entsprechender Ängste.

- Wer sich vor der Verantwortung für eigene Entscheidungen oder vor Einsamkeit fürchtet, verzichtet auf Selbstbestimmung.
- Wer sich vor Fremdbestimmung fürchtet, verzichtet auf Zugehörigkeit.

Ein geplanter Verzicht auf eines der Bedürfnisse dient meist spirituellen Zwecken. Diese bestehen ihrerseits im Versuch, reine Selbstbestimmung oder reine Zugehörigkeit zu erreichen.

## Formen strategischen Verzichts

Der Verzicht auf Selbstbestimmung kann im Rahmen religiöser Vorsätze von verschiedenen Zielen und Motiven bestimmt sein.

- Der eine tritt einer Gemeinschaft bei, die als oberstes Gebot Gehorsam von ihm fordert. Hier wird grundsätzlich auf Selbstbestimmung verzichtet, um ausschließlich das gegenpolige psychologische Bedürfnis zu erfüllen: Zugehörigkeit. Selbstbestimmung spielt in einem solchen Ansatz keine Rolle. Alles Heil wird im blanken

Verzicht gesucht, alles Unheil in der Unzugehörigkeit vermutet, deren Endpunkt als qualvolle Ausgrenzung vorgestellt wird: als Hölle.

- Eine andere Gemeinschaft setzt ebenfalls die Einhaltung eines festgelegten Ablaufs täglicher Routinen voraus, jedoch nicht um auf Selbstbestimmung abschließend zu verzichten, sondern um eine grundsätzlichere Selbstbestimmung durch die religiöse Praxis meditativer Selbsterkenntnis zu erreichen.

Die erste Gemeinschaft sieht Selbstbestimmung und Zugehörigkeit als schiere Gegensätze, die zweite als sich wechselseitig befruchtende Dynamik. Die eine sucht Einheit durch Spaltung, die andere sucht sie durch Fusion.

| Das Motiv der Gene |
| --- |
| Bloß nicht ausscheiden. Dabeisein! |

## Sexuelle Bedürfnisse

Sexuelle Bedürfnisse sind zunächst Resultat biologischer Prozesse. Ihre psychologische Komponente ist jedoch erheblich. Sie gehört zum Spektrum der Zugehörigkeit. Der sexuelle Impuls will eine ausschließende Zugehörigkeit schaffen. Intimität ist eine zugespitzte Variante der Zugehörigkeit, die andere in der Regel ausdrücklich ausgrenzt.

Zugleich weist der biologische Ursprung der Sexualität auf analoge Motive hin. Die Verschmelzung des Erbguts erzeugt eine organismische Zusammengehörigkeit. Das Motiv der Gene, die sexuelles Verhalten steuern, lautet: im Rahmen der phylogenetischen Entwicklungslinie nach dem Tod ihres sexuell aktiven Trägers mit dabei zu sein.

> Sexuelle Impulse können zwar auch in der Gruppe ausgelebt werden, allerdings scheint der Begriff *Intimität* dann fehl am Platz. Intime Begegnungen sind vertraulich, orgiastische sind öffentlich.

Die Wucht des Themas spiegelt sich in der Macht, die sexuelle Themen nach der Pubertät bekommen. Kaum ein Mensch kann auf ein Mindestmaß an sexueller Erfüllung verzichten, ohne dadurch eine schwere Beeinträchtigung seines seelischen Wohlbefindens zu erleben.

> Der Mensch hat es nicht nur schwer, einen passenden Partner zu finden, weil er wählerisch ist, er ist auch wählerisch, damit er es bei der Partnersuche schwer hat.

Zugleich sind es biologische Bedingungen, die mit dafür sorgen, dass unerfüllte sexuelle Bedürfnisse eine häufige Quelle seelischen Leidens sind. Zur Logik der Evolution gehört es, der Erfüllung sexueller Impulse Hürden in den Weg zu legen. Die Evolution hat kein Interesse daran, dass der sexuelle Akt jedem jederzeit leicht zugänglich ist. Sie betreibt eine Selektion durchsetzungsfähiger Eigenschaften; und sie setzt im Falle des Menschen auf stabile Paarbeziehungen. Deshalb hat sie der Befriedigung sexueller Wünsche Prüfungen vorangestellt; an denen kaum jemand niemals scheitert. Auch für Menschen gilt: Um bei der Werbung erfolgreich zu sein, bedarf es oft erheblicher Mühe. Wenn es anders wäre, wenn Intimität mit jeder x-beliebigen Person jederzeit leicht zu verwirklichen wäre, wäre die Chance gering, dass sich stabile Partnerschaften bilden, die für Kinder förderlich sind.

## Situative Bedürfnisse

Situative Bedürfnisse entsprechen der individuellen Lebenslage. Sie werden von den Rollen bestimmt, die man im sozialen Umfeld spielt, und von authentischen Interessen.

- Arbeite ich hier und wohne ich dort, bedarf ich eines Autos.
- Habe ich Kinder, sollte eine Schule in der Nähe sein.
- Zum Malen braucht man einen Pinsel.

### Übergänge

Theoretisch lassen sich Bedürfnisse in drei Kategorien ordnen. Im Alltag überlagern sie sich.

- Essen zählt zu den elementaren Bedürfnissen. Wenn die Soße aber mit einem 68er *Chateaux malroux de la flèche du Pape et des loisirs du royaumes célestes* zubereitet werden muss, könnte es sein, dass auch narzisstische Bedürfnisse eine Rolle spielen.

- Situative Bedürfnisse hängen von den Aktivitäten und Rollen ab, die man im Leben übernimmt. Welche Rollen man anstrebt und womit man sich beschäftigt, kann authentischen Interessen entspringen; oder dem Bedürfnis, etwas Besonderes zu sein.

  Brauche ich eine Tauchausrüstung weil ich tauchen will, ist das Bedürfnis situativ. Brauche ich die Ausrüstung, weil ich etwas gelten will, ist es narzisstisch.

Eins ist dabei klar: Je größer die Bedürfnisse sind, deren Erfüllung man als Bedingung seiner Zufriedenheit auszumachen glaubt, desto schwerer ist es, zufrieden zu sein. Da Wünsche und Bedürfnisse nicht der Willkür gehorchen und wir ihnen nicht befehlen können, klein zu sein, gilt es daher, besser zu unterscheiden: Welche Bedürfnisse sind elementar, welche der Situation angemessen und welche bloß narzisstisch?

## Narzisstische Bedürfnisse

Narzisstische Bedürfnisse stehen oft dem Glück im Wege. Mehr als alle anderen haben sie mit dem Selbstbild zu tun; damit also, was wir gerne wären, oder was wir uns einbilden, bereits zu sein. Narzisstische Bedürfnisse gruppieren sich um zwei Impulse:

4. Bedürfnisse

1. andere zu Anerkennung, Bewunderung und Liebe zu bewegen
2. so zu sein, dass man sich selbst bejahen kann

Tatsächlich gehen beide Themen fließend ineinander über. Sich selbst zu bejahen, ohne jede Anerkennung von außen, gelingt nur Persönlichkeiten, die fest in sich verankert sind.

## Bestätigung durch andere

Der Hunger nach Bestätigung durch andere ist eine mächtige Kraft. Sie durchdringt das Leben vieler Menschen auf breiter Front. Ein Beispiel verdeutlicht, wie sich narzisstische mit situativen Bedürfnissen vermischen.

Ein situatives Bedürfnis kann durch einen *Opel Kadett* erfüllt werden. Kaufe ich stattdessen einen *Achtzylinder Mercedes Diplomat Dreamliner*, weil ich glaube, dass ich die Anerkennung der Nachbarn benötige, gebe ich viel für ein narzisstisches Bedürfnis aus. Wenn mir Geld zufällt wie Heu, ist das nicht schlimm. Wenn ich dafür aber buckeln muss, führt ein narzisstisches Bedürfnis dazu, dass mein elementares Bedürfnis nach Selbstbestimmung darunter leidet. Dem Glück gefallen solche Tauschgeschäfte nicht.

### Einbildungen

Das narzisstische Bedürfnis orientiert sich am Selbstbild, das man zu verwirklichen versucht. Das Selbstbild entspricht nur zu einem Teil dem tatsächlichen Selbst. Große Teile davon sind irrige Vorstellungen. Sie nähren sich aus den Erwartungen und Botschaften des Umfelds. Oder wir erschaffen sie selbst. Wir eifern den Vorstellungen des Selbstbilds nach, weil wir glauben, es würde uns nützen, etwas anderes zu sein, als das, was wir sind. Da Vorstellungen Bilder sind, die wir vor uns stellen, sind narzisstische Bedürfnisse eingebildet.

Anders stehen die Dinge, wenn die Umstände mich dazu zwingen, täglich mit drei Kindern, zwei Hunden und den Schwiegereltern im Gepäck von Osnabrück nach Paderborn zu pendeln. Dann könnte der Ankauf des Dreamliners als situativer Bedarf gelten.

## Selbstbejahung

Verwandt mit dem Bedürfnis nach der Bestätigung durch andere ist der Wunsch, vor sich selbst einem glanzvollen Bild zu entsprechen. Beide Bedürfnisse sind Kehrseiten derselben Medaille.

- Christian ist ein stiller Denker. Er meint aber, dass man nur als Partylöwe mit sich zufrieden sein kann. Daher versucht er dem eigenen Wesen zuwider beim Smalltalk zu punkten.

- Sabrina wurde von ehrgeizigen Eltern zum Vorzeigen benutzt. Gegen die Einsicht, nicht umfassend geliebt, sondern auch narzisstisch missbraucht worden zu sein, wehrt sie sich mit aller Kraft. Die Vorstellung, ein geliebtes Kind zu sein, erscheint ihr unentbehrlich. Statt den Dingen unbefangen ins Auge zu sehen, verschreibt sie sich verstockt der Illusion.

Narzisstische Bedürfnisse können die Erfüllung situativer oder gar elementarer Bedürfnisse behindern. Oft ist der Preis für ihre Erfüllung unverhältnismäßig hoch.

## Entwicklungen

Die Bedeutung narzisstischer Bedürfnisse ist altersabhängig. Das Bedürfnis nach Bestätigung kann bei Kindern als elementares psychologisches Bedürfnis aufgefasst werden. Erst die ausdrückliche Bestätigung ihres Wertes ermutigt schüchterne Kinder dazu, einen vollwertigen Platz in der Gemeinschaft zu suchen.

Auch bei Jugendlichen und jungen Erwachsenen haben narzisstische Bedürfnisse wichtige Funktionen. Zum Erwachsenwerden gehört, in der Gemeinschaft eine Position zu erringen... und solche Positionen sind mit der Frage verwoben, wie viel man in den Augen anderer gilt. Daher ist das Geltungsbedürfnis eine wichtige Triebkraft. Es hilft mit, Ehrgeiz zu entwickeln, Fähigkeiten zu erwerben und Hindernisse zu überwinden.

Mit vorrückendem Alter bekommt das Bedürfnis nach Bestätigung zunehmend problematische Züge. Die Frage, was andere von einem denken, mag in der ersten Hälfte des Lebens eine lässliche Sünde und ein nützlicher Hebel beim Vorwärtskommen

**Steinige Wege**

Zwischen der Bejahung des Selbstbilds und der Bejahung dessen, was man tatsächlich ist, liegen oft Welten. Meist ist die Aufmerksamkeit so auf die Verwirklichung des Selbstbilds gebündelt, dass man das echte Selbst übersieht. Zwischen dem Eifer fürs Bild und der Liebe zur Wirklichkeit liegen Trauer und Angst.

Milde Formen des Missbrauchs sind psychosoziale Normalität. Sie sind Folge unreifer Persönlichkeitsstrukturen. Erst bei groben Formen des Missbrauchs, also dort, wo die Täter wussten, was sie taten, entsteht schwere Schuld.

**Bewertungen**

Selbst wenn das Geltungsbedürfnis seinen Reifungsprozess verschläft, heißt das nicht, dass es grundsätzlich schädlich wäre. Hand aufs Herz: Erfände Narziss einen Jungbrunnen, der uns Arthrose, Hängebrust, Orangenhaut und den Schrecken des senilen Verfalls ersparte... Wir wären ihm nicht gram. Auch dann nicht, wenn seine Erfindung keineswegs vom Motiv inspiriert war, uns zu beglücken, sondern bloß vom Wunsch, uns Beifall abzuringen.

sein. Schimmert das Haupthaar aber silbrig oder entfällt der Nutzwert von Bürste und

4. Bedürfnisse

Kamm, raubt das Geltungsbedürfnis dem ewig jungen Greis die Kraft, sich um wichtigere Themen zu kümmern.

## Transzendenzbedürfnis

Gewiss: Sind die elementaren Bedürfnisse erfüllt, kann man uralt werden. Sind situative und narzisstische befriedigt, kommt man zum Schluss, dass man ein erfolgreiches Leben führt. Eine Garantie dafür, mit sich selbst im Reinen zu sein, ist die Erfüllung beider Bedingungen nicht. Selbst Milliardäre kann Schwermut plagen. Für Einsame und Arbeitslose gilt das erst recht.

Ursache dafür ist ein komplexes Bedürfnis, das den psychologischen

**Komponenten**

- Ich sehe, dass ich etwas bewirken kann.

- Ich will, dass mein Leben Gutes hervorbringt, das über mich hinausweist.

- Meine Zugehörigkeit ist nicht nur Geborgenheit. Sie ist Wert und Funktion im Ganzen.

- Meine Selbstbestimmung ist nicht nur Freiheit. Sie ist Kompetenz, durch Entscheidung zum Guten zu führen.

Grundbedürfnissen der Person entspringt und zugleich darüber hinausweist: Das Bedürfnis nach Überschreitung der Ich-Grenze. Abschließend findet der Mensch keinen Frieden darin, durch Zugehörigkeit und Selbstbestimmung im sozialen Kontext sicher positioniert zu sein. Sein Glück bedarf des Gefühls, dass seine Existenz darüber hinaus mit dem Höchsten übereinstimmt und durch sein Handeln darin eingebettet ist. Vielen ist das Transzendenzbedürfnis nicht bewusst. Sie glauben, dass das Glück diesseits der Überschreitung zu finden ist.

### Übereinstimmung

Meist wird das rechte Verhältnis zum Höchsten als *Dienst* bezeichnet. Die Vorstellung eines Dienens entspricht jedoch der eingeschränkten Sicht dualistischen Denkens. Sie ist analog zu zwischenmenschlichen Hierarchien gedacht, wo Rangniedere einem -höheren unterworfen sind. So ist das rechte Verhältnis zu Gott jedoch irreführend dargestellt, denn im Dienstverhältnis ist ein Gegenüber mitgedacht. Da das Göttliche Dualismen überschreitet, lösen sich Gegensätze in ihm auf. Tatsächlich ist das rechte Verhältnis zu Gott kein Dienstverhältnis, sondern Einklang. Im Einklang entlässt das Höchste jeden aus dem Unterworfensein. Nur wer sich Einklang nicht vorstellt, deutet das rechte Verhältnis zum Höchsten als Dienst. Es ist die Sicht dessen, der Gott gegenüber nicht von seinem Ego ablassen kann.

4. Bedürfnisse

Während Zugehörigkeit und Selbstbestimmung diesseits der Überschreitung auch dann möglich sind, wenn man den Wert Dritter missachtet, kann das Transzendenzbedürfnis nur erfüllt werden, wenn die Werteordnung dessen, der nach Erfüllung sucht, alle respektvoll umfasst; denn das Eine kann nichts sein, das etwas ausschließt. Schlösse das Eine etwas aus, gäbe es ein Zweites neben ihm. Der Glaube an Teufel und Verdammnis ist Vielgötterei.

So kann die Mitgliedschaft bei der Mafia das Zugehörigkeitsbedürfnis erfüllen und wenn man der Pate ist, kann man im Rahmen der Gruppe über sich selbst bestimmen. Glückliche Mafiosi gibt es aber nicht.

Partiell kann die Ich-Grenze durch Handlungsweisen überschritten werden, die in eine konkrete Gemeinschaft förderlich hineinwirken: die Familie, den Freundeskreis, die Gesellschaft, die Gemeinde, die Firma. Dann macht das Leben bereits Sinn. Das ist eine soziale Überschreitung der Ich-Grenze.

Eigentlich sucht das Bedürfnis nach Transzendenz jedoch radikale Erfüllung. Es will die Ich-Grenze existenziell überschreiten. Das ist nur in einer religiösen Ausrichtung zu finden. Das Individuum hofft zu erleben, dass es mit dem Absoluten im Einklang ist. Dann wird die Erfüllung der übrigen Bedürfnisse nebensächlich.

> Da er sich selbst bestimmt, ist Einklang mit Gott nur in Selbstbestimmung möglich. Da ihm alles angehört, entsteht Einklang nur, wenn man niemanden ausschließt.

### Weichenstellung

Wonach handele ich? Dient mein Handeln der Erfüllung eines Bedürfnisses oder der Ausführung eines Programms? Erfüllt es ein Bedürfnis, dient es der sofortigen Verbesserung meines Befindens. Führt es ein Programm aus, soll es zu späterem Wohlbefinden führen. Es macht Sinn, sich darüber Klarheit zu verschaffen, wovon das Handeln jeweils bestimmt wird. Zu viel Dienst an der Zukunft kann ebenso schaden wie zu viel Genuss in der Gegenwart.

## Unerfüllte Bedürfnisse

Meist glauben wir, die einzig gültige Bestimmung, die ein Bedürfnis haben könnte, sei es, so bald wie möglich umfassend befriedigt zu werden; vor allem, wenn es unsere eigenen sind... oder die Bedürfnisse Schutzbefohlener, deren Ansprüche wir als übereifrige Helfer altruistisch vertreten. Das ist zu kurz gedacht. Bedürfnissen kann im Leben gerade dann eine wertvolle Rolle zukommen, wenn sie nur verzögert, unvollständig oder *nie* erfüllt werden. Das gilt erst recht für Wünsche.

Im Umgang mit Kindern denken wir meist anders. Nur eine Minderheit meint, man müsse sämtliche Wünsche und Bedürfnisse von Kindern durchgängig erfüllen. Täte man es, würde man das kindliche Bemühen um Selbständigkeit schwächen. Je älter ein Kind wird, desto wichtiger ist es, zwischen dem zu unterscheiden, was man ihm von außen zur Verfügung stellt und dem, was man seiner Zuständigkeit zumutet.

> Wer jeden Wunsch für ein Bedürfnis hält, setzt sich und andere unter Druck.

---

## Wunsch, Begierde oder Bedürfnis - Psychologik der Begriffswahl

Das Wort *Bedürfnis* wird inflationär gebraucht. Zwischen Wunsch, Begierde und Bedürfnis wird oft zu wenig unterschieden. Während der Wunsch etwas ist, was aus der Vorstellung einer intakten Person heraus formuliert wird, schwingt im *Bedürfnis* die Ansicht mit, dass die Person erst der Erfüllung des Bedürfnisses bedarf, um tatsächlich intakt zu sein. Bei elementaren Bedürfnissen trifft das zu. Ohne Nahrung, Atemluft und Schutz vor den Unbilden der Natur geht die Unversehrtheit des Menschen verloren.

Wenn man aber alles, was man sich sonst noch wünscht, zum Bedürfnis erklärt, erhöht man den Erfüllungsdruck. Man tut so, als ob die Erfüllung zwingend notwendig wäre; damit kein Schaden entsteht. In der Folge deutet man das Unerfülltsein eines Wunsches dramatischer als nötig. Das kann verbittern.

Die Unterscheidung von *Bedürfnis* und *Begierde* macht ebenfalls Sinn. Auch wenn die Trennlinie unscharf ist: Echte Bedürfnisse sind elementarer während hinter Begierden oft narzisstische Motive stehen.

Der inflationäre Gebrauch des Begriffs *Bedürfnis* mag Folge eines Zeitgeists sein, der sich umso höher einschätzt, je heftiger er haben will. *Ich bin doch nicht blöd!* Das verkündet die Werbung. Sie meint damit, dass Verzicht eine Dummheit ist.

Beim Habenwollen geht der Schuss aber schnell nach hinten los. Wer vom Leben ständig etwas fordert, dem fehlt die Zeit zu genießen, was keiner Forderung bedarf. Und er versperrt sich den Weg zu dem, was man nur erreichen kann, wenn man nichts verlangt.

---

Als Erwachsene deuten wir die fehlende Erfüllung eigener Wünsche und Bedürfnisse oft als ein Scheitern am Soll der eigentlichen Lebendigkeit. Das kann zu Selbstabwertung und Hadern mit dem Schicksal führen. Tatsächlich geht aus Entbehrungen jedoch eine Triebkraft hervor, die für weiterreichende Aufgaben des Lebens notwendig ist. Manche Wünsche, die niemals in Erfüllung gehen, öffnen Türen, hinter denen sich erfüllt, was man zu wünschen gar nicht in der Lage war.

Albrecht hätte sich gewünscht, bei der Hotline seines Praxissoftware-Providers ein achtsames Gegenüber zu finden, das redlich versucht, Computerprobleme zu lösen.

Das Schicksal hat das nicht gewollt. Albrecht musste sich eigene Kenntnisse verschaffen; sonst hätten ihn die Kosten für das Ausrücken des technischen Dienstes in den Wahnsinn getrieben. Schließlich hat er sogar eine eigene Webseite erstellt. Wäre Albrechts Wunsch nach einer verlässlichen Hotline in Erfüllung gegangen, könnte es sein, dass es die Webseite, deren Bearbeitung ihm heute viel Freude macht, nicht gäbe.

Schon Sigmund Freud hatte erkannt: Errungenschaften sind oft Resultat geglückter Sublimation.

## Mögliche Strategien

Über Ausmaß und Zeitpunkt der Erfüllung von Bedürfnissen entscheiden nicht nur äußere Bedingungen. Ob und wann man ein Bedürfnis erfüllt, hängt auch davon ab, welches Grundmuster man auf der Skala möglicher Strategien verwendet. Im Grundsatz gibt es zwei polare Möglichkeiten, zwischen denen sich ein Spektrum fließender Übergänge erstreckt.

- **Der Spatz in der Hand**
  Sobald ein Bedürfnis auftaucht und es gibt eine Möglichkeit, es zu erfüllen, erfülle ich es.

- **Die Taube auf dem Dach**
  Taucht ein Bedürfnis auf, das mich beim Verfolgen meiner Zukunftspläne stört, unterdrücke ich es oder vertage es auf später.

> **Das Gummibärchen-Orakel**
>
> Stellt man Kleinkinder vor die Wahl, sofort *ein* Gummibärchen zu bekommen oder später zwei, greifen die einen sofort zu, die anderen beherrschen sich bis es die doppelte Menge gibt. Untersucht man dieselben Kinder als Erwachsene wieder, stellt man fest, dass die Gruppe, die sich beherrschen konnte, es statistisch gesehen auf der sozialen Stufenleiter weitergebracht hat. Zugunsten späterer Erfolge zu verzichten, ist eine Strategie, die erfolgreich ist.

Beide Strategien machen Sinn. Übertrieben angewandt sind beide jedoch riskant.

## Der Spatz in der Hand

Das Sprichwort weiß, dass die Strategie der sofortigen Bedürfniserfüllung nicht grundsätzlich falsch ist. Was man erlebt hat, kann einem nicht mehr genommen werden und ob es später tatsächlich zwei Gummibärchen geben wird, garantiert das Leben nicht.

Man kann sich also entscheiden, wild und ungehemmt zu leben; und gegebenenfalls nach ausgiebigem Genuss von Sex, Drogen und Rockmusik mit 27 ruhmreich auf dem Friedhof *Père Lachaise* zu landen. Nicht immer ist die Qualität eines solchen Lebens mit dem Bild des Spatzen in der Hand korrekt beschrieben. Zuweilen liegt Größe darin, aber nur wenigen gelingt es, durch Schaffenskraft der Tragik einer solchen Biographie den Schuss Romantik einzuimpfen, der die Tragik zu verklären hilft.

Die Mehrzahl derer, die Bedürfnissen, Impulsen, Wünschen und Neigungen beliebig nachgibt, wird nie von begeisterten Groupies umschwärmt. Die meisten gehen ein gesteigertes Risiko ein, dass ihnen das Leben ab dreißig mehr Verzicht aufzwingt, als sie sich selbst einst erließen.

## Die Taube auf dem Dach

Die Mehrzahl lässt sich vom Sprichwort nicht vollständig bestimmen. Die Mehrzahl ist nicht mit dem Spatz zufrieden, sondern schielt nach der Taube, die einen fetteren Braten abgäbe, als der Spatz, den man sofort haben kann. Doch Vorsicht: Die Dosis macht das Gift und folglich auch

**Gut, besser, am besten**

So mancher hat gute Gelegenheiten in Erwartung besserer verstreichen lassen bis er feststellen musste, dass die guten bereits die besten waren.

Es ist nicht immer das Beste auf bessere Gelegenheiten zu warten. Oft ist es besser, die guten zu ergreifen und das Beste daraus zu machen.

die Medizin. Es ist nicht so, dass der spätere Erfolg im Leben mit dem Ausmaß des geleisteten Verzichts verlässlich Hand in Hand nach oben ginge. Und es ist auch nicht so, dass das, was man für eine Taube hält, stets eine ist. So manche Taube erweist sich nach mühseliger Besteigung des Daches als Elster, die einem alle Freude stiehlt.

Vieler Eltern schöne Töchter haben Roland angelächelt. Für ihn waren die schönen aber nicht schön genug. Es sollte schon die Allerschönste sein. Ob er die Jahre, die er als sehnsüchtiger Mönch auf Wanderschaft verbrachte, nicht hätte besser nutzen können, ist eine Frage, die er sich des Öfteren stellt. Die Antwort wird er nie bekommen.

# 5. Begehren / Begierde / Gier

## Begriffsbestimmung

Das Verb *begehren* geht wie die *Begierde* und die *Gier* auf die indoeuropäische Wurzel *ĝher- = sich an etwas erfreuen, nach etwas verlangen, begehren* zurück. Zur gleichen Wortsippe gehört das Adverb *gern*, von dem auch das Verb *gieren* im Sinne von *unbedingt etwas haben wollen* abgeleitet ist. Man begehrt, was man gerne hat oder hätte.

## Grundlagen des Begehrens

Es gibt zwei Grundlagen des Begehrens:

1. Die erste fußt auf der Tatsache, dass der Körper ein biologisches System ist, das in das Netzwerk der physikalischen Naturgesetze eingewoben ist.

2. Die zweite entspringt der existenziellen Struktur der menschlichen Psyche. Als Person ist das Ich Partikel. Als Partikel ist es unvollständig. Weil es als Unvollständiges nicht in sich ruhen kann, sucht es Vollständigkeit, um darin ganz zu sein.

## Physikalisch / systemisch

Das Getrennte ist Ausdruck des Einen, das in der Zusammenkunft des Getrennten steht und das Getrennte aus sich heraus entwirft. Getrenntes begehrt Getrenntes, um sich zum Einen zu ergänzen. Entwurf will endgültig sein.

Das Subjekt im Ich ahnt, dass es unbegrenzt ist. Das Ich als Person stößt an deren Grenzen. So hat es stets den Eindruck, klein zu sein. Weil Begrenztheit dem Wesen des Ich widerspricht, versucht es sich als Person über Grenzen hinweg zu erweitern. Oder es erkennt, dass es mehr als Person ist. Dann kann es viele Grenzen lassen, wo sie stehen.

Identifikation heißt, die Wirklichkeit aus dem Blickwinkel der Struktur heraus zu betrachten, mit der man sich identifiziert. Identifiziert man sich mit dem Wenigen, was die Person ausmacht, wird man viel haben wollen. Sich nur als Person zu betrachten, heißt bereits viel zu begehren.

Als erste Grundlage des Begehrens sind die fundamentalen Existenzbedingungen des Körpers auszumachen. Als biologischer Organismus ist der Mensch einer Welt ausgesetzt, die vom thermodynamischen Gesetz der Entropie durchdrungen ist. Dem Gesetz der Entropie (griechisch: *en [εν] = in, an, innerhalb* und *trope [τροπη] = Wendung*) entspricht die Tatsache, dass komplexe Systeme ohne stabilisierende Zufuhr von außen, einem unumkehrbaren Prozess unterworfen sind, der sie letztlich zerfallen lässt; sofern sie nicht bis zum absoluten Nullpunkt abgekühlt sind.

Infolgedessen ist der Mensch darauf angewiesen, für eine energetische Zufuhr zu sorgen, die ihn als komplexes System stabilisiert. Dazu gehören Sauerstoff, Wasser und Nahrung, im weiteren Sinne aber auch alle Gegenstände, die das Dasein des Körpers absichern oder Grundlage von dessen Existenz sind; zum Beispiel Ackerland. Wie drängend die Begierde ist, die dieser ersten Ursache entspringt, kann jeder überprüfen, indem er eine Minute die Luft anhält oder 24 Stunden fastet.

## Psychologisch / dualistisch

Der Mensch lebt nicht nur als materielles Konstrukt, das seinen Bestand durch Konsum zugeführter Energie vor dem Zerfall bewahrt. Er lebt vor allem als Person, also im Bewusstsein einer abgegrenzten Existenz, die er als ein Ich bezeichnet, das in einem dualistisch erlebten Universum der Welt als eigenständige Instanz gegenübersteht. Zwischen sich selbst - der Person - und der Welt der Objekte, deren Macht er fürchtet, sieht er einen kategorischen Unterschied. Aus der egozentrischen Sicht der Person gibt es zwischen Ich und Nicht-Ich eine klare Grenze.

Die Person...

- sieht sich als winzige Insel, an deren Ufern ein riesiger Ozean nagt und damit der Endlichkeit ausgesetzt.
- glaubt, dass Insel und Ozean zwei separate Kompartimente sind.
- glaubt, dass zwischen Inseln zwar Bündnisse möglich sind, aber keine substanzielle Verbindung besteht.

Aus der Identifikation mit dem Selbstbild der Person heraus fürchtet der Mensch Bedeutungslosigkeit und Untergang. Der Abwehr beider Gefahren dienen fünf Begierden: die nach...

1. materieller Sicherheit,
2. sexuellem Vollzug,
3. erotischer Ergänzung,
4. narzisstischer Erhöhung,
5. mystischer Erkenntnis.

*Menschliche Begierden*

| Begierde | Ziel und Bedeutung | steuernde Instanz |
|----------|--------------------|--------------------|
| **Materiell** | Materielle Begierde gründet im Hunger nach Nahrung. Im weiteren zielt sie auf jedweden materiellen Besitz ab, der dem persönlichen Überleben dienen könnte. | Physiologische Prozesse im Körper, darüber hinaus Ego und Person. |

| Sexuell | Sexuelle Begierde drängt auf die Lust der Entladung. Ihr eigentliches Motiv liegt nicht im Vorteil der Person, sondern dient dem Überleben der Spezies. | hormonelle Prozesse die Evolution |
|---|---|---|
| Narzisstisch | Narzisstisch ist das Begehren nach Bestätigung, Anerkennung und Wertschätzung der eigenen Person durch andere. | die Person |
| Erotisch | Erotische Begierde sucht nach Ergänzung durch Fusion mit einem besonderen Individuum. | die Person |
| Mystisch | Mystisch ist das Begehren des Ich nach der unmittelbaren Erkenntnis des eigenen Selbst, dessen Wesensgleichheit mit dem Ganzen es ahnt. | die Person |

## Zwischen Angst und Begierde, Leid und Lust

Auf der biologischen Ebene der Existenz hat die Natur einen einfachen, aber effektiven Steuerungsmechanismus eingerichtet: das Wechselspiel aus Leid und Lust. Die Evolution hat dafür gesorgt, dass Erfahrungen, die dem Körper nützen, als Lust und solche, die ihm schaden, als Leid erlebt werden. Dem entsprechen Angst und Begierde. Vor Schmerz und Leid weichen wir aus. Lust streben wir an.

Ein Mechanismus, der für überwiegend biologisch gesteuerte Individuen angemessen ist, wird bei solchen mit komplexer Erfahrungswelt zum Problem. Ein Affenleben läuft passabel, wenn der Affe Erfreuliches spontan ergreift und Unerfreuliches grundsätzlich vermeidet. Bleibt der Mensch dieser Affenerfahrung allzu treu, bekommt er in seiner Welt jedoch Schwierigkeiten.

> **Wellengang**
>
> Am liebsten hätten wir nur den Südpol am Magneten und im Leben nur Lust. Lust und Leid sind jedoch ein Gegensatzpaar, das man nicht voneinander trennen kann; denn Lust ist auch Nachlassen von Leid und Leid entspringt dem Verblassen der Lust. Wer den Wellengang dazu zwingen will, nur Berge zu bilden, schaukelt sich in tiefe Täler.

- Wer seine Lust am erfreulichen Angebot schmackhafter Lebensmittel ungesteuert weidet, riskiert Diabetes und Herzinfarkt.

- Wer morgens um sechs stets tut, was ihm am liebsten wäre, schafft nicht einmal den Schulabschluss.

- Wer sich bei jedem Kummer mit Alkohol tröstet, wird Drehtürpatient auf der Entzugsstation. Oft tröstet sich der Alkoholiker mit Alkohol über den Kummer hinweg, dass er sich mit Alkohol über Kummer hinweggetröstet hat.

- Wer sich auf jede Affäre einlässt, bloß weil sie möglich ist, zerrüttet sein Familienleben.

Für den Menschen ist die einfache Regel *Greife nach Lust und vermeide Schmerz* nur bedingt tauglich, um sein Dasein zum Guten zu führen.

## Rolle des Begehrens

Kann die Rolle des Begehrens für die Entwicklung des Menschen im Allgemeinen und für die des Individuums im Besonderen überschätzt werden? Vermutlich nicht. Denn was sonst als ein Begehren trieb im Oberdevon den ersten Quastenflosser dazu, sich bäuchlings aus dem Ozean zu schieben, um seinen Hunger an Algen zu stillen, die bei Ebbe oberhalb des Wasserspiegels lagen? Und nur wegen solcherlei Begierden mutierten in der Folge Quastenflosser zu Amphibien, Amphibien zu Reptilien und das Missing Link zuletzt zum Homo sapiens.

Um die Mutationen überhaupt hervorzubringen, bedurfte es außerdem sexueller Begierden, deren Wucht auch heute noch an Moschusochsen abzulesen ist, die - allein um Weibchen zu gefallen - nicht davor zurückschrecken, sich den Funken Verstand, der bis

**Getrübter Blick**

Wie man Dinge beurteilt, bestimmt darüber mit, wie man sich fühlt. Da man sich lieber wohlfühlt, neigt man dazu, beim Urteil über Sachverhalte, unerfreuliche Teile der Wirklichkeit zu übersehen und lieber das zu meinen, was Bestätigung verschafft. Es fühlt sich einfach besser an, für richtig zu halten, was Lust verspricht. Kein Mensch vertritt eine Weltanschauung, von der er nicht glaubt, dass sie zu seinem Vorteil ist.

**Obacht: Nicht alles mit ansehen!**

Als Moschusochsen in der Grönland-Doku aufeinander zurasten, musste Emil Kaschwitz aus Torgau zur Toilette. Dank einer Vergrößerung der Vorsteherdrüse kam er erst zurück, als der siegreiche Bulle ein Weibchen bestieg. Kaschwitz' Hirn blieb unversehrt. Das zeigt, wie überlebenswichtig es sein kann, sich den Anblick kopframmender Ochsen zu ersparen. Falls Sie Zeuge einer ähnlichen Doku werden, sollten Sie es Kaschwitz gleichtun. Die Vorsteherdrüse trägt ihren Namen übrigens zurecht. Sie sorgt dafür, dass man so lange *vor* der Kloschüssel zu *stehen* kommt, bis der Kampf entschieden ist. Frauen brauchen die Drüse nicht. Sie überleben gefährliche Dokus, weil ihnen gegebenenfalls etwas einfällt, was ihre Rückkehr vom Toilettengang verzögert.

zum Beginn der Brunft ängstlich hinter ihren Hornwülsten kauerte, durch Kollisionen aus dem Kopf zu rammen, die selbst beim Zuschauer zu Hirnblutungen führen können.

Damit nicht genug! Kaum wurde dem Homo sapiens bewusst, dass er als zerbrechliches Individuum einer Welt voller Moschusochsen gegenüberstand, nahmen seine Begierden nicht etwa ab, wie es das *Sapiens* in seinem Namen hoffen ließ. Sie nahmen zu. Zum Hunger nach allem, was unmittelbar das leibliche Wohl und den Fortpflanzungserfolg sicherstellt, kamen narzisstische Begierden, die der menschlichen Entwicklung neuen Schub verliehen.

Narzisstische Begierden entspringen der Individualität. Eingewoben in ein Netzwerk anderer Individuen, die Anerkennung vergeben oder entziehen können, geht es für den Menschen nicht mehr nur ums Sattwerden und den Transfer seiner Gene. Ihm geht es um Positionen im sozialen Gefüge. Ihm geht es um die Antwort auf die Frage, ob er etwas wert ist oder nicht und zuletzt sogar um die, ob er überhaupt existiert oder bloß vergeht.

Zu den narzisstischen Begierden kam die erotische und zuletzt die mystische hinzu. Indem er ständig nach etwas strebt und immer irgendetwas haben will, sorgt jeder Einzelne dafür, dass seine Biographie und die Weltgeschichte vonstattengehen.

# Felder des Begehrens

## Materielle Begierden

Womöglich wehrt jedes Begehren die Angst vor dem Untergang ab. Vermutlich sucht jedes Begehren gesichertes Leben. Eine Betrachtung der fünf grundsätzlichen Felder des Begehrens mag darauf eine Antwort geben.

Die Begierde nach materieller Sicherheit fängt mit Hunger und Durst an. Darüber hinaus greift sie nach sämtlichen Gegenständen, die der leiblichen Sicherheit dienen. Da der Mensch Abertausende solcher Gegenstände entdeckt oder erfunden hat, findet das Begehren nach materiellem Besitz unerschöpfliche Betätigungsfelder.

Mit der Erfindung des Geldes eröffneten sich der Begierde neue Möglichkeiten. Geld kann in alle übrigen Gegenstände umgetauscht werden. Geld selbst ist Möglichkeit. Geld ist Theorie.

> Die materielle Begierde greift nach Gegenständen... und erfindet - um besser zugreifen zu können - ständig neue, nach denen sie dann greifen kann. Sich selbst überlassen schürt materielle Begierde beim Versuch, sich zu sättigen, den eigenen Hunger.

> Je mehr Geld jemand hat, desto sicherer könnte er sich fühlen, weil er alles kaufen könnte. Je mehr Geld er hat, desto mehr könnte er aber auch verlieren, sodass sich das Gefühl der Sicherheit ins Gegenteil verkehrt. Nichts macht sicherer als die Gewissheit: Ich habe nichts zu verlieren.

Selbst wenn der Besitz der allermeisten Gegenstände sinnlos und belastend wäre, wird der Zugriff darauf durch den Besitz von Geld theoretisch möglich. Wer Geld hat, kann sich Gegenstände aneignen, falls er ihrer je bedarf.

## Sexuelle Begierden

Sexuelle Begierden werden durch Hormone ausgelöst. Sexuelle Begierden entspringen primär nicht der Person. Sie sind ein Werkzeug der Evolution, die sich des Einzelnen bemächtigt, um sein Erbgut in phylogenetische Entwicklungen einzuspeisen. Im Erleben des Einzelnen realisieren sich sexuelle Begierden kaum je im drängenden Wunsch, Kinder in die Welt zu setzen. Vielmehr hat die Evolution dafür gesorgt, dass der Vollzug sexueller Akte im Regelfall extrem genüsslich ist; so genüsslich, dass die Urteilskraft des Einzelnen beim Anblick archaischer Schlüsselreize aussetzt und er als Sklave biologischer Getriebenheit begierig Handlungsabläufe begeht, derer Folgen er hinterher womöglich bereut.

---

### Kinderwunsch

Obwohl die Evolution die Fortpflanzung der menschlichen Spezies keineswegs dem Kinderwunsch des Einzelnen allein anheimgestellt hat, sondern ihn mit animalischen Gelüsten lockt, kann der Kinderwunsch an sich ein mächtiges Begehren sein. Dabei fließen verschiedene psychologische Motive zusammen:

- das Bedürfnis, Liebe zu verschenken
- das eigene Zugehörigkeitsbedürfnis
- der Wunsch, den Partner an sich zu binden
- dem Leben Sinn zu verleihen
- in den Augen des Umfelds mehr zu gelten

Obwohl sich beim Menschen ein gewisser Hegetrieb meist auch auf die Kinder anderer Leute erstreckt, und generell allem gegenüber, das dem Kindchenschema entspricht, liegt am Schalthebel des eigenen Kinderwunschs ein egozentrisches Motiv: angesichts der eigenen Sterblichkeit zu wissen, dass zumindest ein verwandtes Leben nach dem Tod weitergeht. Deshalb ist die Begierde, das Gedeihen der eigenen Kinder zu sehen, im Regelfall mächtiger, als ein generelles Wohlmeinen, das auch fremden Kindern gegenüber bestehen mag.

---

## Narzisstische Begierden

Die narzisstische Begierde ist das zweite Standbein der Person. Während sie durch den Besitz materieller Güter und des Geldes für die Absicherung des Leibes sorgt, zielen narzisstische Begierden auf Geltung ab. Auch hier geht es letztlich um gesichertes Leben.

Der Mensch lebt nicht allein. Wie kein anderes Geschöpf ist er in soziale Zusammenhänge eingewoben, die über sein Wohlbefinden mitbestimmen. In der Gemeinschaft als wertvoll zu gelten, ist ausgesprochen nützlich. Dem, der als wertvoll gilt, stehen Verbündete zur Seite. Ihm werden Positionen und Privilegien zugeordnet, die die Risiken mildern, denen er als Individuum ausgesetzt ist. Die Anerkennung, die der Narzisst begehrt, soll ihm als Heilmittel gegen Ängste dienen, die hinter der Fassade von Tugend und Tüchtigkeit schwelen.

> Sexuelle Begierden machen blind, erotische öffnet die Augen.

## Erotische Begierde

Es ist kein Tippfehler, dass hier von materiellen, sexuellen und narzisstischen Begierden im Plural gesprochen wird, von der erotischen aber im Singular. Sexuelles Begehren folgt zwar Schlüsselreizen, ist für die Individualität des Gegenübers aber quasi blind. Bei der Erotik ist es anders. Das wussten schon die alten Griechen. Eros hat Pfeil und Bogen. Er handelt gezielt.

Die erotische Begierde ist nicht flächendeckend. Sie konzentriert sich auf ein ausgewähltes Individuum. Das hat psychologische Gründe, von denen ein gewichtiger ebenfalls in der Hoffnung auf ewiges Leben beruht. Während die Moschusochsen dem Menschen in Sachen sexueller Begierden nicht nachstehen, sind sie zur erotischen kaum in der Lage. Warum? Weil die Ochsen sich nicht als separate Individuen sehen und daher auch nichts von der existenziellen Verlorenheit wissen, die nur den erschrecken kann, der sich als Individuum erkennt.

Genau diese Erkenntnis ruft Eros auf den Plan. Was die erotische Begierde befeuert, ist die

> **Zweieiige Zwillinge**
>
> Sexualität und Erotik sind Schwestern. Sie sind aber keineswegs eineiig, sodass man sie nicht unterscheiden könnte. Die Wurzel der Sexualität liegt in der Biologie. Ihre Aufgabe ist phylogenetisch. Die Wurzel der Erotik liegt in der Individualpsychologie. Ihr Ziel ist die Ergänzung des Einzelnen zu einer quasi mystischen Einheit. Sexualität überspringt körperliche Grenzen, Erotik psychologische.

Hoffnung des Individuellen, exakt jenem anderen Individuellen begegnet zu sein, das ihn vollkommen ergänzt. Der erotisch Verliebte glaubt an die ewige Dauer seiner Leidenschaft, weil er glaubt, dass er durch die erotische Ergänzung das ewige Leben berührt.

## Mystische Begierde

Das Begehren nach mystischer Erkenntnis ist noch mehr als alle anderen Begierden singulär. Während Eros seine Pfeile nacheinander auf mehrere Herzen verschießen kann, zielt die mystische Begierde nur noch auf eins: Erkenntnis und Realisierung der eigenen Identität, von der die mystische Begierde glaubt, dass sie mit dem heiligen Ursprung des Lebens zusammenfällt. Und warum begehrt der Mystiker diese Erkenntnis? Weil er dann alle Angst vor dem Untergang verlieren könnte und er sicher wäre, dass er selbst jenes ewige Leben ist, das er sich weder durch materiellen Besitz noch durch Kindersegen, gesellschaftliche Positionen, persönliche Großartigkeit oder erotische Erfahrungen beschaffen konnte.

## Psychologische Problematik

Richtig: Die Rolle des Begehrens kann kaum überschätzt werden. Leider aber nicht nur für die Entwicklung von Mensch und Menschheit, sondern auch für die Entstehung neurotischen Leids. Begierde hat immer etwas mit Ungenügen zu tun. Der Begehrende genügt sich nicht. Täte er es, gäbe es keinen Anlass für ihn, etwas haben zu wollen. Solange die Dynamik nicht überkocht, sind die Nebenwirkungen akzeptabel. Tatsächlich geht grundsätzlich fruchtbares Begehren, das Grundbedürfnisse erfüllt, aber oft in problematische Begierde über, die ihr Opfer blind für Maßstäbe macht; oder sie entartet zur blanken Gier. Ursache dafür ist die Identifikation des Ich mit der egozentrischen Komponente seines Erlebens; also die Gleichsetzung des Ich mit der Person.

### Entgleisung: vom Begehren zur Gier

Das Ego ist der Anwalt der Person. Und es hat nur einen Mandanten. Betrachtet man die Welt aus dessen Augen, erscheint sie als Schauplatz eines Kampfes. In diesem Kampf ist die Insel *Ich* von der Übermacht eines fremden Ozeans bedroht. Alles deutet darauf hin, dass der Ozean den Bestand der Insel auf Dauer nicht duldet. Da es mit seinem Mandanten untergehen wird, geht es für das Ego um die schiere Existenz (lateinisch *existere* = *herausragen*).

> Das Ego fürchtet seinen Untergang. Seine Furcht führt zur Gier. Davon kann sich befreien, wer sich nicht mehr für sein Ego hält. Sich nicht als Ego zu sehen, heißt sich in allem zu sehen. Sich in allem zu sehen, heißt formlos zu sein. Formlos zu sein heißt, sich an keine Form mehr zu klammern.

Um sich gegen den Untergang zu wappnen, versucht es in der Folge, so viel Macht und Wert wie möglich auf der Insel anzuhäufen. Für das Ego ist sein Auftraggeber alles. Es handelt nach der Devise: Was herausragt und Bedeutung hat, kann doch nicht untergehen! Ohne viel Federlesen mit den Interessen anderer zu machen greift es daher nach allem, was die Existenz seines Mandanten sichern könnte. Dazu gehört Reichtum genauso wie jede Form von Anerkennung und Bestätigung durch andere.

## 5. Begehren / Begierde / Gier

Da sexuelle Eroberungen das Ego bestätigen, neigt es dazu, erotische Erlebnisse mit möglichst vielen Partnern zu begehren, die es als Beute eines Raubzugs konsumiert. Selbst das mystische Begehren kann vom Ego für seine Zwecke in Beschlag genommen werden: wenn es meint, die Erkenntnis des Absoluten sei ein Wissen, das dem Ego Macht und Rang verleiht, statt zu verstehen, dass es ihm fast alle Macht entzieht und es zur Illusion erklärt. Ich bin erleuchtet! ruft das Ego, das es nicht ist.

## Kreislauf der Verstärkung

Auch wenn das Ego beim Anhäufen erfolgreich ist, löst das seine Angst nicht auf. Gewiss: Solange es heute mehr bekommt als gestern, wird die Angst gedämpft. Das Anhäufen als Abwehr gegen Vernichtungsangst führt aber nicht dazu, dass Sicherheit entsteht, sondern Grund zu neuer Angst und daraus noch mehr Gier.

- Je mehr das Ego zur Bestätigung des Existenzrechts seines Mandanten fordert, desto eher wird es damit scheitern. Jedes Scheitern erinnert es an das, was es fürchtet: dass die Welt seinen Anspruch nicht anerkennt. Nimmt es die Demütigung nicht an, fordert es mit verstärkter Leidenschaft.

- Je höher sich das Ego über den Horizont erhebt, desto größer wird die Gefahr, dass es abwärtsgeht. Wer viel besitzt, kann viel verlieren. Die Angst vor dem Verlust ruft gesteigerte Gier auf den Plan.

- Je mehr das Ego gesammelt hat, desto mehr sieht es in anderen gefährliche Neider.

- Und außerdem: Das Ego weiß beim Sammeln, dass keine Anhäufung letztlich etwas nützen wird. Kann es sich das nicht eingestehen, wird es von seinen Begierden besessen.

## Auswege

Gier beruht auf der Identifikation des Ich mit der Person. Sie ist ein Versuch des Ich, sich gegen unliebsame Erfahrungen zu schützen. Sie ist ein Versuch, Tatsachen zu verleugnen, die nicht aus der Welt zu schaffen sind. Gier ist ein Irrweg, der nicht nur anderen schadet, sondern vor allem dem, der ihm folgt. Was können Sie dagegen tun?

- Suchen Sie das Gefühl der Bedeutungslosigkeit. Wie fühlt es sich an, als Person austauschbar zu sein? Fürchten Sie sich nicht. Das Gefühl will Ihnen nichts Böses. Nehmen Sie es an. Es wird Sie vom Zwang befreien, sich an Ihrem wirklichen Hunger vorbei an sinnloser Fülle zu mästen.

- Suchen Sie nach dem Gefühl der Leere. In der Leere werden Sie nicht verloren gehen. Als Leere sind Sie immer und überall. Als Leere sind Sie unverletzbar.

- Suchen Sie in jeder Form nach dem, was formlos ist. Dem Formlosen droht niemals Gefahr.

- Nehmen Sie weniger, als Sie nehmen könnten. So bestimmen Sie selbst Ihr Maß. Es wird Ihnen nicht mehr von außen aufgezwungen. Das Gefühl, einer Übermacht ausgesetzt zu sein, geht damit zurück.

- Geben Sie mehr, als Sie geben müssten... und erwarten Sie keinen Lohn. Wer Lohn erwartet, wenn er gibt, will nicht geben, sondern mehr bekommen. Einer der reichsten Löhne, den das Leben vergeben kann, liegt in der Befreiung vom Warten auf weiteren Lohn.

## Gesellschaftliche Einflüsse

Im Zeitalter des Glaubens waren persönliche Begierden verpönt; leider zu dem Preis, dass das Individuum als Ganzes abgewertet wurde. Die Aufklärung hat sich gegen die Abwertung zur Wehr gesetzt und das Individuum ein Stück weit aus dem Diktat einer selbsternannten Obrigkeit befreit. Die Befreiung kam aber nicht nur dem Individuum zugute. Sie setzte auch seine Begierden frei... und löste damit eine Lawine von Veränderungen aus, deren Tempo uns heute den Atem raubt; und nicht nur erfreuliche Ergebnisse bringt.

> **Fortschritt**
>
> Der Begriff *Fortschritt* wird vom Zeitgeist synonym zu *Verbesserung* verwendet. Er unterstellt, dass es vom Schlechten zum Guten geht. Dabei besagt der Begriff nur, dass man von dort fortgeht, wo man ist. Da man bei ständigem Fortschritt dort, wo man hinkommt, auch nicht bleiben wird, hat eine Gesellschaft, die ständig auf Fortschritt setzt, kaum Zeit, das Gute zu erleben, das sie erreicht. Wird das Gute aber nicht erlebt, entsteht der Eindruck, dass es fehlt; und nur durch Fortschritt erlangt werden kann.

> Wer das Gute für etwas hält, das er in der Zukunft erlangen muss, schiebt das Erlebnis des Guten auf die lange Bank.

*Wachstum:* Dieser Begriff ist das Credo der heutigen Zeit. Unisono wird es von Politik und Wirtschaft über Medien verkündet, die die Dynamik, zu der sie gehören, kaum je lauter kritisieren, als ein Hofnarr den Monarchen, der seinen Unterhalt bezahlt. Der Monarch hat seinen Thron in Vorstandsetagen aufgestellt und die Politik, die im Auftrag seiner Logik Gesetze so verfasst, dass sie dem Credo entsprechen, ist darum bemüht, das Eingeständnis zu verdrängen, dass hinter der Fassade schwindender Freiheitlichkeit daran gearbeitet wird, den Einzelnen ins Geflecht einer babylonischen Gesellschaftsordnung einzuweben, die ihn im Fortschrittseifer achtlos übergeht.

Hinter dem Glauben an das Heil des ständigen Wachstums, wirkt die Psychodynamik von Egozentrizität und angstabwehrendem Begehren. Sich dem Einfluss dieser Dynamik als

Individuum zu entziehen, wird umso schwerer, je mehr man in gesellschaftliche Prozesse eingebunden wird, die der Dynamik entsprechen. Um sich gegen den Einfluss abzuschirmen, bedarf es großer Achtsamkeit und der Bereitschaft zu gelassener Distanz.

> Die Wachstumsgesellschaft kann kein Interesse daran haben, dass ihre Mitglieder glücklich sind. Der Treibstoff ständigen Wachstums ist Begierde. Glückliche Menschen begehren nichts mehr.

## Begierde und mystisches Bemühen

> Das einzige Ziel, an dem mystische Begierde festhält, ist loszulassen.

Hinter allen Begierden steht Angst. Auch die Begierde nach mystischer Erkenntnis ist von dieser Regel betroffen. Erst wenn mystische Erkenntnis erlangt ist, fällt die Angst fort, die die Suche danach antreibt. Und erst, wenn die Angst des Ich vor seinem Untergang wegfällt, erlischt die Begierde tatsächlich.

Die Begierde nach mystischer Erkenntnis unterscheidet sich trotzdem vom Spektrum der übrigen. Während alle übrigen Begierden am Ziel festhalten, den Bestand der Person zu festigen, will das Begehren nach mystischer Erkenntnis das Gegenteil. Übliche Begierden wollen haben, was die Person stärkt, das mystische Begehren lässt los, was das Selbst

> **Übliche Begierden**
>
> Ich will haben.
>
> **Mystische Begierde**
>
> Ich will sein.

schwächt. Es versucht, die besondere Bindung des Ich an die Person aufzugeben. Dazu gehört, sich der Dominanz der egozentrischen Begierden zu verweigern.

Auch die dualistischen Religionen fordern, persönliche Begierden aufzugeben, aber nicht um das Individuum aus seinen inneren Zwängen freizusetzen, sondern um es in politische und soziale Strukturen einzubinden. Dualismus führt zur Fixierung des Gegensatzes zwischen Ich und Du. Damit stärkt er das Ego, dessen Dominanz er zugleich und zu Recht als Übel beklagt.

Das Motiv dualistischer Religionen mag die Suche nach dem Wohl des Einzelnen in einer heilen Gemeinschaft sein, ihre Mittel führen aber oft zum Gegenteil. Nur das freie Individuum findet einen Platz im Ganzen, an dem es zugleich gut für alle ist. Das bezwungene bleibt mit sich selbst beschäftigt.

# 6. Bestätigung

## Begriffsbestimmung

Die Herkunft des Begriffs *Bestätigung* ist leicht herauszuhören. Er enthält die Vorsilbe *be-* = *hinzufügen, versehen mit* und das Adjektiv *stet* im Sinne von *beständig*. *Stet* ist eine Abwandlung des Verbs *stehen*. Der Begriff *Bestätigung* verweist auf ineinander verzahnte Sachverhalte:

- Das Bedürfnis nach Bestätigung entspringt der Ungewissheit des Bestandes.
- Durch Bestätigung wird das Bestätigte beständig gemacht.
- Bestätigung ist Standfestmachung.
- Der Bestätigte wird in seiner Standfestigkeit gestützt. Bestätigung versieht das Bestätigte mit Stehkraft.
- Der Bestätigende steht zu dem, was er bestätigt. Er leistet Beistand.
- Stehkraft kann Leihgabe von außen oder Struktur im Inneren sein.

Objekte sind erkennbar. Ihre Existenz wird durch die Sinne bestätigt. Das Subjekt ist nicht erkennbar. Es kann anhand von Wirkungen auf seine Existenz schließen. Dass es sich selbst unmittelbar erlebt, ist selten. Meist versucht es, sich mit einem Objekt zu identifizieren.

Wären wir nur Körper, wären wir nicht. Das Subjekt kann nicht davon ausgehen, nur Körper zu sein. Das würde seine Wirklichkeit verneinen.

Das Subjekt geht über alle Objekte hinaus. Weil es keine Grenze hat, löst es jede Form, in die es sich verkörpert, auf. Solange es sich als Form begreift, wird es sich vor sich selber fürchten.

Die existenzielle Ursache des Bedürfnisses nach Bestätigung liegt in der Identifikation mit einer Form. In der Form, die man zu sein glaubt, fühlt man sich stets bedroht. In dem, was man jenseits aller Formen ist, ist man von je her unerschütterlich.

Viele wollen nicht sehen, sondern gesehen werden. Sie machen sich gefällig und sind blind für Wölfe.

## Grundlagen

Der Impuls, sich Bestätigung zu verschaffen, ist ein zentrales Thema der menschlichen Psychologie. Dabei vermischen sich vier Ebenen:

1. existenzielle Ursachen
2. psychosoziale Prozesse
3. physikalische Bedingungen
4. biographische Prägungen

## 6. Bestätigung

Die Qualität der Bestätigung entscheidet über Wohlbefinden und Handlungskompetenz. Bestätigung von außen ist ein wichtiges Hilfsmittel der Persönlichkeitsentwicklung. Wird sie im Laufe der Zeit nicht durch Bestätigung von innen ergänzt, bleibt die Persönlichkeit in Abhängigkeit stecken.

## Existenzielle Ursachen

Das Bedürfnis nach Bestätigung erwacht sobald das Kind beginnt, bewusst zwischen sich und der Welt zu unterscheiden. Von da ab sagt es: *Ich bin dies, aber nicht das....* und steht in der Folge ein Leben lang im Spannungsfeld zwischen der Subjektivität seines wahren Selbst und dem Konzept einer in den Körper zentrierten Person, die im Umfeld anderer Personen begegnet. Das Ich, das sich als Person auffasst, definiert sich als abgegrenzt. Als etwas Abgegrenztes sieht es sich einem Nicht-Ich ausgesetzt, das seine Grenze kaum je verlässlich respektiert.

Ein solches Ich will vom Nicht-Ich jene Bestätigung, die seinen Bestand festigt. So fragt es nach einer Standfestmachung, die als Beachtetwerden von außen kommt. Das Ich will vom Nicht-Ich hören: Ich beachte den Wert deines Soseins und respektiere deine Grenze.

> Was man erlebt, hängt davon ab, was man zu sein glaubt. Das Wort *ich* fasst das, was es bezeichnet, als Maßstab der Bewertung auf. Je nachdem, von wo aus er bewertet, erlebt der Betrachter die Welt so oder anders.

### Sehen und gesehen werden

Das Subjekt erkennt Objekte und wirkt auf sie ein. Unmittelbar erkennt das Subjekt sich selbst aber nicht. Statt sich zu erkennen, stellt es Vermutungen an, wer oder was es sein könnte. Es identifiziert sich mit Bildern.

- Ich bin mein Körper.
- Ich bin der, der in der Welt diese oder jene Rolle spielt.
- Ich bin eine Seele, die im Körper sitzt.
- Ich bin der Betrachter, der das Treiben meiner Person auf dem Spielfeld der Wirklichkeit wahrnimmt.

Das Subjekt erlebt sich als Ausgangspunkt von Wirkungen und Ziel der Aufmerksamkeit.

- Ich bin, weil ich etwas bewirke.
- Ich bin, weil ich wahrgenommen werde.

Wahrgenommen zu werden ist ebenfalls Wirkung. Die Existenz des Kindes bewirkt, dass es wahrgenommen wird. Auf der Suche nach Bestätigung macht es sich in der Folge lautstark bemerkbar.

## 6. Bestätigung

Alle Bilder und Formen, mit denen man sich gleichsetzt, sind vergänglich. Daher findet man in der Identifikation mit Objekten keine endgültige Sicherheit. Einerseits nimmt man sich als eigenständiges Subjekt wahr, andererseits weiß man, dass der Körper ebenso wie die Rollen, die er spielt, vergehen wird.

Wert, Bedeutung und Wirklichkeitsgrad des Daseins wird durch das Wissen um diese Hinfälligkeit infrage gestellt. Was ist man wirklich? Ist das Ich eigenständig? Oder ist es nur Auswirkung anonymer Faktoren, die aus sich selbst heraus nichts bewirkt und mit dem Leib zerfällt?

Um die Ungewissheit zu vertreiben, sucht die Person nach dem, was ihre Bilder bestätigt und weist zurück, was ihr Selbstbild infrage stellt.

### Stützpfeiler

**Bestätigung** von außen ist ein Mittel gegen die Existenzangst der Person. Bestätigung stärkt den Glauben der Person an die Beständigkeit ihrer Existenz.

**Anerkennung** benennt die Bejahung dessen, was anerkannt wird. Voraussetzung der Bejahung ist Kenntnis, und damit die Wahrnehmung dessen, was schließlich als wertvoll erkannt wird. Da dem Wertvollen ein Anrecht auf Bewahrung zugestanden wird, ist als Triebkraft hinter dem Bedürfnis nach Anerkennung ebenfalls Existenzangst zu erkennen.

---

**Testlauf**

Jeder kann es ausprobieren. Gehen Sie zweimal durch die Fußgängerzone.

Beim ersten Mal beachten Sie jeden, der Ihren Weg kreuzt. Sobald Sie die Existenz von Passanten durch Beachtung bestätigen, ermutigen Sie diese, Ihnen den Vortritt zu nehmen. Wer beachtet wird, hält sich für beachtenswert und glaubt, dass er Vorrang hat.

Beim zweiten Mal schauen Sie in die Ferne. Gehen Sie unbeirrt weiter, als seien alle anderen Luft. Die meisten werden zögern und Ihnen den Vortritt lassen. Zögert einer nicht und stoßen Sie mit ihm zusammen, sagen Sie: *Hoppala*. Folgen Sie dann Ihrem Weg ohne ihn weiter zu beachten.

Die bloße Tatsache, übersehen zu werden, verunsichert. Die meisten reagieren darauf mit Rückzug. In der Folge werden sie erst recht übersehen.

---

Bei der **Beachtung** wird der Beachtete mit Achtung versorgt. Es wird ihm Wertschätzung signalisiert. Wer durch erlebte Beachtung wertgeschätzt wird, hat weniger Angst, nichtig zu sein. Im Leben tritt er mutiger auf.

## Psychosoziale Prozesse

Nicht genug, dass wir als Subjekte in einer Welt hinfälliger Formen leben. Wir leben auch in Gemeinschaft mit anderen Subjekten, die vom gleichen Eifer beseelt sind wie wir: sich über ihren Wert ein Daseinsrecht und damit den Anspruch auf eine unbedingte Existenz zu sichern. Schon von daher gibt es eine Menge Konkurrenz.

> *Subjekte* steht hier in der Mehrzahl. Das ist irreführend. Tatsächlich gibt es nur ein Subjekt. Das eine Subjekt macht in tausend Objekten die Augen auf. Im Glauben eines von tausend Objekten zu sein, wird es blind für die Tatsache, dass es nur ein Subjekt gibt.

Darüber hinaus hängt unsere Position in der Gemeinschaft nicht nur von unserer Tüchtigkeit ab, sondern auch davon, ob uns andere fördern oder gegen uns sind. Unser Selbstwertgefühl machen wir davon abhängig, ob andere unsere Ansprüche bestätigen oder nicht.

Somit suchen Leute, die bestätigt werden wollen, Bestätigung bei Leuten, die ihrerseits bestätigt werden wollen. Daraus entsteht ein Netzwerk aus wechselseitiger Abhängigkeit, Manipulation, verdecktem Missbrauch und taktischer Selbstverleugnung.

## Physikalische Bedingungen

Wer kennt das nicht? Nach einer Phase nasskalten Wetters kommt die Sonne heraus und prompt gibt man sich damit zufrieden, an einer windgeschützten Stelle wärmende Strahlen zu genießen. Der Drang, etwas zu tun, um die Position im Dasein zu verbessern, lässt nach.

Das liegt daran, dass auch die physikalischen Verhältnisse, denen man begegnet, den Bestand der Person entweder bestätigen oder bedrohen. Wird die Person durch physikalische Bedingungen in ihrem Bestand bestätigt, kommt sie zur Ruhe. Wird ihr Bestand bedroht, wird sie aktiv, um sich abzusichern. Dabei beschränkt sich das Spektrum der Möglichkeiten nicht nur auf die Abwehr des unmittelbar physikalischen Missstands. Wem es nicht vergönnt ist, bei lauer Brise im Garten eine süße Brause zu trinken, der lässt sich auf alternative Tätigkeiten ein, deren Endresultat oft in der Sicherung sozialer Bestätigung gipfelt.

Dass Deutsche mehr wert als Franzosen auf dicke Autos legen, liegt auch am Wetter. Wenn der Wettergott das Wohl der Deutschen missachtet, wollen sie wenigstens in den Augen der Nachbarn etwas gelten. Außerdem kann man sich den dicken Brummer eher leisten, wenn man dem Ruf des Zeitgeistes nach weiterem Wachstum folgt, statt bloß in der Sonne zu sitzen. So greift eins ins andere.

## Biographische Prägungen

Die Intensität des Hungers nach Bestätigung hängt stark von biographischen Prägungen ab. Je weniger Bestätigung des eigenen Werts man als Kind bekam, desto mehr läuft man

Gefahr, den Rest des Lebens auf der Suche nach der vermissten Bestätigung von außen zu verbringen.

## Gesellschaftliche Folgen

Die gesellschaftlichen Auswirkungen mangelhafter Bestätigung in der Kindheit sind weitreichend. Das Subjekt kann sich seine Existenz bestätigen, indem es etwas bewirkt. Am Ausmaß der Wirkung liest es die Bedeutung der Person ab, mit der es sich identifiziert.

Da die Identifikation des Selbst mit der Person zu chronischer Angst führt, der Übermacht des Nicht-Ich zu unterliegen, neigen betroffene Personen dazu, sich durch möglichst viel Wirkung möglichst intensiv zu bestätigen. Wirksamkeit wird zum Abwehrmechanismus gegen die Existenzangst, die durch die mangelnde Bestätigung

---

**Kettenreaktion**

Kinder sind die schwächsten Glieder der Gemeinschaft. Gleichzeitig ruft ihr Bedürfnis nach Bestätigung dringend nach Erfüllung. Oft bleibt der Ruf ungehört. Statt dass Eltern das Wertgefühl ihrer Kinder durch Zuwendung stärken, sind sie damit beschäftigt, selbst Bestätigung zu suchen. In der Folge ignorieren sie das individuelle Wesen ihrer Kinder. Sie wenden sich zu wenig zu oder bedrängen ihre Kinder mit Erwartungen, deren Erfüllung sie selbst bestätigt. Dadurch bleibt beim Kind ein unerfülltes Bedürfnis nach Bestätigung bestehen. Als Erwachsener wird es von diesem Bedürfnis beherrscht... und bedrängt damit womöglich seine eigenen Kinder.

---

des Individuums und dessen irrtümliche Identifikation mit der Person verursacht wird. Solange sich die Person als wirksam erlebt, bleibt die Existenzangst unbewusst. Sobald sie keine Wirkung erkennen kann, kommt ein Unbehagen auf, das sie zu neuen Taten antreibt.

Der Impuls, sich als möglichst wirksam zu erleben, fließt in gegensätzliche psychosoziale Dynamiken ein.

- Auf der **positiven** Seite kann er zu gesteigerter Kreativität und Tatkraft führen. Wer in der Kindheit nährende Bestätigung entbehren musste, kann als Erwachsener dazu übergehen, durch eigene Tatkraft eine Wirksamkeit zu entwickeln, durch die er sich selbst bestätigt. Diese Entwicklung kann als gelungene Sublimation narzisstischer Defizite aufgefasst werden.

- Auf der **negativen** Seite führt der Impuls, sich als möglichst wirksam zu erleben, zu schwerwiegenden Schäden im Bereich der zwischenmenschlichen Kommunikation und des gesellschaftlichen Klimas. Der durch mangelnde Bestätigung seiner Individualität gekränkte Mensch versucht das Defizit auszugleichen, indem er auf andere möglichst intensiv einwirkt.

o   Auf der psychosozialen Ebene unmittelbarer Beziehungen bewirkt der Impuls, auf andere einzuwirken, dass sich Kommunikation in Manipulation verwandelt. Der gekränkte Mensch teilt nicht mit. Er versucht zu steuern. Da Manipulation die Missachtung des jeweils anderen fortsetzt, entsteht ein Teufelskreis.

o   Auf der gesellschaftlichen Bühne streben narzisstisch gekränkte Menschen nach Macht. Macht ist die Möglichkeit, auf andere einzuwirken. Wirkmacht wird umso intensiver empfunden, je mehr Einwirkung auf andere über deren Köpfe hinweg erzielt werden kann. Resultat ist ein Knäuel gesetzlicher Regeln, deren Inhalt die Gesetzgeber selbst nicht mehr verstehen, Behördenwillkür und Staus an Baustellen, an denen nichts anderes passiert, als dass ein Stau entsteht. Denn wer einen Stau entstehen lassen kann, der ist nicht irgendwer. Er ist der, der die Macht hat, es zu tun.

> Man kann davon ausgehen, dass ein Großteil des Eifers der politisch Mächtigen, Gesetze zu erlassen, bislang funktionierende Strukturen zu reformieren und sich durch immer neue Verordnungen ins Leben anderer einzumischen, nicht sachlichen Notwendigkeiten entspringt, sondern dem psychologischen Bedürfnis, sich selbst durch beliebige Beweise der eigenen Wirkmacht zu bestätigen.

# Lösungen

## Typische Wege zur Bestätigung

Die beste Form der Bestätigung, die ein Kind erfahren kann, ist die vorurteilsfreie Beachtung seines Wesens durch die Eltern. Wenn es Bedürfnisse hat, bestätigt deren Befriedigung. Wenn es Impulsen folgt, die es gefährden könnten, bestätigen Schutz und Begrenzung. Es ist klar, dass eine angemessene Antwort der Eltern auf die Bedürftigkeit des Kindes oft nur schwer zu bestimmen ist. Entscheidend ist ihre Sorgfalt bei der Wahl der Antwort und ihre Fähigkeit, die Erfüllung eigener Bedürfnisse zurückzustellen.

Nicht alle Kinder haben Eltern, deren eigene Bedürftigkeit befriedigt oder überwunden ist. Der Mangel an Bestätigung, der daraus resultiert, wiegt umso mehr, je bedürftiger das Kind noch ist. Erst wenn das Kind selbständig handeln und entscheiden kann, kann die Missachtung der Signale einer schwindenden Bedürftigkeit sogar eine angemessene Bestätigung sein; weil sie dem Kind signalisiert, dass man ihm Selbständigkeit zutraut und man somit bereit ist, es als gleichrangiges Gegenüber im Kreise selbstbestimmter Personen aufzunehmen. Bleibt das Bedürfnis des Kindes nach Bestätigung unerfüllt, führt das zu schwerwiegenden Folgen. Statt dass es den Impulsen seiner Lebendigkeit folgt, verlegt es sich einseitig auf den Erwerb von Bestätigung.

## Kindliche Strategien bei der Suche nach Bestätigung

1. Das ängstliche Kind bevorzugt Impulse, für die es Zustimmung erwartet. Es vermeidet alles, was auf Ablehnung stoßen könnte. Es fühlt sich durch das Lob bestätigt, das es ernten kann. Statt selbstbestimmt zu werden, wird es angepasst.

2. Das rebellische Kind bevorzugt Impulse, die auf Ablehnung stoßen. So erzwingt es Beachtung und fühlt sich durch die Heftigkeit bestätigt, durch die das Umfeld es begrenzen will.

3. Das ehrgeizige Kind verlegt sich auf den Erwerb neuer Fähigkeiten. So hofft es, die Bestätigung zu erzwingen, die man ihm nicht schenkt. Es fühlt sich durch den Respekt bestätigt, den es verlangen kann.

4. Das scheue Kind geht anderen aus dem Wege. Wenn es schon keine Bestätigung bekommt, entzieht es der Welt zumindest die Gelegenheit, es abzulehnen. Es fühlt sich durch den Verzicht bestätigt, mit dem es die Welt entkräftet.

5. Das tyrannische Kind sucht nach Macht über andere. Es fühlt sich durch die Angst bestätigt, die es erzeugen kann.

## Biographische Folgen

Das Bedürfnis nach Bestätigung ist eine mächtige Triebkraft. Nicht alles, was zu seiner Befriedigung geschieht, ist schädlich. Sowohl Anpassung an andere als auch Opposition können richtig sein. Erst recht gilt das für den Erwerb von Fähigkeiten. Selbst das Streben nach Macht und der blanke Verzicht auf Bedürfnisbefriedigung können Vorstufen nützlicher Entwicklungen sein.

Je mehr Bestätigung von außen man aber zu brauchen glaubt, desto mehr wird man von diesem Bedürfnis beherrscht. Die guten Folgen werden von schlechten überlagert:

1. Die Ausschau nach Zustimmung bettet in ein harmonisches Umfeld ein. Oder sie führt zu Angst, Abhängigkeit und Unterwerfung.

2. Der Rebell weist neue Wege oder endet als tragischer Außenseiter.

3. Der Ehrgeizige erwirbt Kompetenzen, die für alle nützlich sind. Oder er ruft: Schaut her, ich bin der Tollste. Im Vergleich zu mir, seid ihr nichts wert.

4. Im Klostergarten wächst womöglich etwas völlig Neues; dessen Gedeihen anfangs hermetischen Schutzes bedarf. Hoffentlich ist es am Ende nicht Bitterkraut und Weltverachtung.

5. Macht ist ein Werkzeug von Entschiedenheit, Führungsbereitschaft und Tatkraft. Oder sie schürt den Hass Unterjochter.

## Person oder Sache

Das Bedürfnis nach Bestätigung bezieht sich beim Kind auf die eigene Person.

- Bin ich gut und wertvoll?

Gleiches gilt für den abhängigen Erwachsenen. Er will von anderen hören, dass er in Ordnung ist; weil er selbst nicht wagt, auf eigene Faust genau davon auszugehen. Ist die Person gefestigt, fordert sie nicht mehr die Bestätigung ihrer selbst. Zwecks besserer Entscheidungen in Sachfragen sucht sie die Bestätigung ihrer jeweiligen Position.

- Haltet ihr das, was ich tue, für richtig?

Während das Bedürfnis des abhängigen Erwachsenen egozentrisch ist, ist das einer autonomen Person sachbezogen. Sie stellt nicht mehr sich selbst ins Zentrum des Bemühens, sondern die Klärung ihrer Sichtweisen in der jeweiligen Situation.

> **Quellen der Bestätigung**
>
> Grundsätzlich kann Bestätigung zwei Quellen entspringen:
>
> - der Außenwelt, dem Nicht-Ich, den anderen
> - dem Inneren, der Selbstbeachtung
>
> Wendet sich das Bedürfnis nach außen, bleibt es vom Außen abhängig. Erfüllt sich das Bedürfnis durch Selbstbeachtung, wird die Person autonom.

## Selbstbewusstsein und Entbindung aus der Abhängigkeit

Viele begegnen sich selbst ohne echtes Interesse. Statt ihr Sosein zu erforschen und durch unbefangenen Ausdruck anzuerkennen, versuchen sie jene Rolle zu spielen, von der sie sich sozialen Erfolg und damit die Beschwichtigung ihrer Selbstwertzweifel versprechen. Das führt zu keiner echten Lösung.

Je mehr Elemente des Selbst man zurückweist, weil man glaubt, sie passten nicht zu der Person, die man sein sollte, desto abhängiger wird man davon, dass andere die erlebte Zurückweisung durch Bestätigung wieder aufheben. Je mehr Bestätigung

> Sie sind mehr, als alles, was Sie haben könnten.
>
> Wenn Sie tausendmal beachtet haben, wie Sie sich dem Impuls unterwerfen, beachtet zu werden, sind Sie frei. Versuchen Sie nicht, den Impuls zu brechen. Das wäre ein neuer Versuch, beachtenswert zu sein.
>
> Beachten Sie sich selbst, statt sich beachtlich zu machen. Sie sind nicht das, was Anerkennung braucht. Sie sind, was Anerkennung geben kann.

man aber von anderen zu brauchen glaubt, desto einseitiger versucht man das zu sein, was

einem diese Bestätigung zu versprechen scheint. So spaltet sich das Selbstbild in ein Gut-
oder-schlecht.

Um sich aus der Abhängigkeit von der Bestätigung durch andere zu lösen, muss man sich
selbst anerkennen. Dadurch wird das Bedürfnis autonom erfüllt. Um das zu erreichen, gilt
es, sich die Elemente des relativen Selbst bewusst zu machen und ihre Daseinsberechti-
gung durch reine Beachtung zu bejahen. Reine Beachtung verzichtet darauf, das Erkannte
willkürlich verbessern zu wollen. Selbsterkenntnis genügt, damit das Gute wächst.

*Selbstbestätigung ohne Abhängigkeit*

| Maßnahme | Wirkung |
| --- | --- |
| Üben Sie, sich Ihrer selbst bewusst zu sein. Richten Sie Ihre Aufmerksamkeit auf das, was in Ihnen vorgeht. | Damit messen Sie sich die Bedeutung zu, die Sie brauchen. Sie machen sich unabhängig von der Bedeutung, die Sie für andere haben. |
| Erlauben Sie unangenehmen Gefühlen und unpassenden Impulsen Elemente Ihrer selbst zu sein. Nehmen Sie sie wahr. Versuchen Sie nicht, solche Gefühle und Impulse zu verdrängen. Beobachten Sie problematische Impulse ohne sie umzusetzen. | So heben Sie die Spaltung Ihres Selbstbilds auf. |
| Gestehen Sie allem, was sie in sich wahrnehmen, zu, dass es einen Sinn im Ganzen hat. Versuchen Sie, nichts zu verurteilen. Wenn Ihnen das nicht gelingt, nehmen Sie wahr, *welche* Elemente Sie verurteilen. | So stärken Sie die Wahrnehmung und entschärfen die Gefahr, die vom Urteilen ausgeht. |
| Untersuchen Sie die Zusammenhänge zwischen Ihren Vorstellungen, Meinungen, Gefühlen und Impulsen. | Dann erkennen Sie, dass auch scheinbar widersinnige Elemente Ihres Erlebens Komponenten eines Sinngeflechtes sind. Sie erleben sich als handelnde Einheit, die die Verantwortung für das, was mit ihr geschieht, übernehmen kann. |

Es kann sein, dass Sie einen Teil Ihrer selbst nicht verstehen. Es kann nicht sein, dass ein
Teil Ihrer selbst keinen Wert hat.

## 6. Bestätigung

Setzt man den Erkenntnisprozess fort, nähert man sich dem Zielpunkt spiritueller und mystischer Religiosität. Der Mensch hat seine Möglichkeit verwirklicht, wenn er das Sosein der eigenen Person bestätigt und in der Folge

> Die endgültige Antwort auf die Frage *Was bin ich*, heißt: kein Teil der Welt.

von der Beschäftigung damit ablassen kann. Wer der eigenen Person keine besondere Bedeutung mehr beimisst, kann sich als Ausdruck einer Einheit sehen, an deren Fortgang er vertrauensvoll teilnimmt. Dann fragt er nicht mehr: Ist es gut, wie ich bin? Er sagt: Ich bin, der ich bin. Ich bin das, was so ist, wie es ist.

# 7. Bewusstsein

Es kommt von irgendwoher und geht irgendwohin. Ich bin ein Steg, über den es geht.

Was das Jenseits für *wahr* hält, wird Form im Diesseits. Es ist das Bewusstsein des reinen Subjekts.

Selbstbewusst ist nicht, wer glaubt, überlegen zu sein. Selbstbewusst ist, wer sein Wesen erkennt.

Das Selbst der Dinge ist das, was ihr Sosein bestimmt und sie damit ins Sein setzt. Das Sosein kann auch als Quiddität bzw. Washeit bezeichnet werden. Es ist, was das diesseitige Wesen eines Phänomens ausmacht.

Raum ist auch Inhalt seiner selbst. Das Selbst bildet Raum, in dem es als jede Form erscheinen könnte.

## Feld und Form

Zum Bewusstsein gehören Inhalte. Wo es Inhalte gibt, gibt es einen Raum, der sie enthält. Während die Inhalte des Bewusstseins in rascher Folge wechseln, sind Veränderungen des Raums, der die Basis des Bewusstseins bildet, träge.

Pro Sekunde hört man zehn Regentropfen gegen das Fenster prasseln. Der Horizont des Bewusstseinsraums kann enger oder weiter werden. Seine Transparenz klart auf oder trübt ein.

Inhalt ist Da-sein. Er ist auf den Raum angewiesen, in dem er sich befindet. Raum hängt aber von keinem Inhalt ab. Der Raum, der die Basis des Bewusstseins bildet, ist folglich grundlegend. Bevor Inhalte erscheinen, ist Raum da, der sie enthalten könnte. Dabei ist das "Dasein" des Raums anders als das seiner Inhalte. Raum hat keinen Ort, an dem er sich befindet. Er ist, was dem Inhalt Dasein gibt.

Bewusstsein ist die Seinsart des dualen Erkennens. In der Lichtung des Bewusstseins erkennt das Selbst, was seiner Ganzheit nicht entspricht: reale und virtuelle Objekte. Objekte sind Entwürfe aus dem Ganzen.

Das Bewusstsein spaltet die Wirklichkeit in Ich und Welt. Es ist daher nicht nur passive Lichtung, sondern ein aktiver Prozess. Es ist kein reines Gewahrsein, sondern Werkzeug zur Interpretation. Es kann die Wirklichkeit auf zwei Weisen deuten:

1. vom Objekt aus: Ich bin die Person.

2. vom Subjekt aus: Die Person gehört zur Welt.

## Raum

Der Bewusstseinsraum, in dem wechselnde Inhalte erscheinen, ist ein formloses Feld. Veränderungen des Bewusstseinsraums werden als Kontinuum verschiedener Grade des Wachseins, als Erweiterung oder Verengung erlebbar. Dem Wachsein entspricht die geistige Präsenz, also das Gegenwärtigsein des bewussten Selbst im jeweiligen Hier-und-Jetzt. Wird die Präsenz nicht von Inhalten verdeckt, wird sie sich ihrer selbst gewahr. Sie wird dessen gewahr, dass sie vor jedem Inhalt ist. Die Intensität des Wachseins ist graduell veränderlich. Die Identität der Präsenz ist es nicht.

> Das Bewusstsein braucht Inhalt. Übersieht es ihn innen, sucht es ihn außen.

## Inhalt

Zum Inhalt des Bewusstseins zählen alle Formen, die im Bewusstseinsraum wahrgenommen werden. Es gibt mittelbare und unmittelbare Wahrnehmungen.

Mittelbare Wahrnehmungen sind Folge sinnlicher Eindrücke, durch die Informationen über die physikalische Realität ins Bewusstsein gelangen. Zu den mittelbaren Wahrnehmungen zählen auch sprachlich vermittelte Botschaften über die geistigen Inhalte anderer, die durch Kommunikation übertragen werden. Dazu gehören deren Selbstwahrnehmungen sowie deren abstrakte Vorstellungsbilder.

- Ich merke gerade, dass ich es so und so empfinde.
- Ich stelle mir Folgendes vor.

Das unmittelbar Wahrnehmbare braucht keine Vermittlung durch Sinnesorgane. Es wird durch unbewusste Prozesse zum Bewusstsein gebracht und taucht spontan als Einfall oder erkennbare Qualität im Bewusstseinsraum auf; oder es wird vom Ich als gelenkte Vorstellung bewusst hervorgerufen. Zu den unmittelbaren Wahrnehmungen gehören Gedanken, Gefühle, Impulse, Erinnerungen und bildhafte Vorstellungen.

## Tätigkeiten des Bewusstseins

Bewusst zu sein ist eine Seinsart des Selbst. Das Bewusstsein ist dabei kein Raum, der bloß passiv enthält. Bewusst zu sein ist das Ergebnis einer Tätigkeit; sowie in sich selbst ein eigenes Tun. Die Tätigkeit, deren Ausdruck es ist, bezeichnete man im Mittelalter mit einem Verb: **bewissen**.

### Quanteneffekte

Die Person kann sich keines Teils ihrer selbst bewusstwerden, ohne dass sie durch die Bewusstwerdung verändert wird. Das Selbst kann alles wahrnehmen und bleibt immer gleich. Sobald die Person alles von sich selbst wahrgenommen hat, ist sie zu sich selbst geworden. Durch das, was es erkennt, wird das Ich zum Selbst.

# 7. Bewusstsein

Nützlich beim Verständnis des Bewusstseins ist ein Blick auf weitere Verben, die mit der Vorsilbe *be-* anlauten:

- bewässern
- beleuchten
- beauftragen
- belügen
- besagen

Die Vorsilbe *be-* besagt, dass etwas zugefügt oder beigeordnet wird: Wasser, Licht, Aufträge, Lügen, Aussagen ...oder eben Wissen. Auch das Bewusstsein fügt hinzu und ordnet bei.

1. Wahrnehmungen werden einander zugeordnet:
   Die Gestalt des Baums und das Rauschen seiner Blätter im Wind.

2. Wissen wird Wahrnehmungen beigeordnet:
   Der Baum, den ich sehe, heißt "Birke". Er ist einhäusig getrenntgeschlechtig.

3. Wissen wird Wissen zugeordnet:
   Ich weiß von der Transsibirischen Eisenbahn. Ich weiß, wo Birken wachsen. Ich vermute, dass die Transsibirische Eisenbahn durch Birkenwälder fährt.

Das Ich ordnet Bewusstseinsinhalten Wissen zu. Es sieht den Baum nicht nur als ästhetische Impression. Es bestückt die Oberfläche der reinen Impression mit tiefer gehender Bedeutung. Als bewusstes Sein knüpft es ein Geflecht von Zuordnungen, das es wie eine Landkarte nutzt. Die Form des Geflechts entscheidet darüber mit, wie das Ich auf die Welt reagiert. Dabei spielt die dualistische Deutung der Wirklichkeit eine große Rolle. Sie besagt: Ich bin eine separate Einheit, die in der Welt der Welt begegnet.

Das Geflecht der Zuordnungen, aus dem sich das Weltbild der Person zusammensetzt, ist in ständiger Bewegung. Frische Wahrnehmungen werden eingefügt oder verworfen. Altes Wissen wird durch bewusste und unbewusste Prozesse neu geordnet. Neue Vermutungen werden angestellt, überholte zurückgenommen.

Eine abschließende Vorstellung von der Welt ist nicht möglich, weil die Bildung einer Vorstellung zu einer Erweiterung der erkennbaren Welt führt, die in einem nächsten Schritt in eine umfassendere Vorstellung aufgenommen werden kann. Durch die Bildung des Bewusstseins entsteht ein Erfahrungsfeld, dessen Wesen darin besteht, sich zu erweitern. Nicht nur der Einzelne, selbst das Universum wächst, indem es in sich Teile schafft, die es erkennen.

# Ausrichtungen und Funktionsweisen

Das Bewusstsein kennt Ausrichtungen und Funktionsweisen:

- Es kann Wahrnehmungen und Vorstellungen in unterschiedlichen Mischungen kombinieren.

- Es kann sich nach innen oder nach außen wenden.

Je nachdem wie das Mischungsverhältnis von Wahrgenommenem und Vorgestelltem ausfällt, können die Funktionsweisen des Bewusstseins in Grade unterschiedlicher Wachheit eingeteilt werden.

## Tiefschlaf

Im Tiefschlaf ist die Bewusstheit des Personseins erloschen. Zumindest kann sich das aus dem Tiefschlaf erwachte Ich weder an Inhalte noch an einen offenen Bewusstseinsraum erinnern, in dem es sich als Person wahrgenommen hätte. Da es über seelische Ereignisse im Tiefschlaf keine Erinnerung gibt, bleibt man auf Schlussfolgerungen angewiesen.

> **Ordnung ohne planendes Ich**
>
> Die unbewusste Aktivität des Bewissens, also die Arbeit am Geflecht bewusstseinsfähiger Zuordnungen, die im Schlaf nicht haltmacht, wird dem Schläfer sowohl als Traum bewusst als auch an den veränderten Sichtweisen, mit denen er die Dinge betrachtet, sobald er sie überschlafen hat. Was am Abend unklar war, erscheint am nächsten Tag in neuem Licht.

Einige Fakten sprechen dafür, dass es im Tiefschlaf ein "unbewusstes Bewissen" gibt. Dieses Bewissen wird an Entscheidungen deutlich, die der Organismus im Tiefschlaf trifft.

- Obwohl man sich im Schlaf hin- und her bewegt, fällt man nicht aus dem Bett. Offensichtlich gibt es ein "unbewusstes Bewissen" beziehungsweise ein Gewahrsein topographischer Verhältnisse, das um die Lage des Körpers und die Begrenzung des Bettes weiß.

- Das Ticken der Uhr wird als belanglos ignoriert; ebenso das Rauschen von Blättern im Wind. Vielleicht verschläft der Schläfer sogar ein tobendes Gewitter. Beim Piepsen des Weckers, verdächtigem Knacken im Unterholz oder dem Wimmern des Babys im Kinderbett, beschließt das Selbst jedoch, das Wachbewusstsein hochzufahren. Dort wird die Person prompt ihrer selbst bewusst.

Daraus kann man schließen: Der Organismus hat die Tätigkeit des Bewissens auch im Tiefschlaf nicht vollständig eingestellt.

## Traumbewusstsein

Im Traum wird das Bewusstsein auch ohne Wahrnehmung aktiv. Aus den Datenbanken des Erfahrungsschatzes zieht es Vorstellungen heran, die es zu erstaunlichen Kombinationen zusammensetzt. Dabei überspringt es spielend logische Strukturen der Wirklichkeit, die seiner Phantasie am Tage Grenzen setzen.

Dringen Wahrnehmungen bis zum träumenden Bewusstsein vor, zum Beispiel Geräusche oder körpereigene Binnenwahrnehmungen, so werden sie unter dem Primat des Vorgestellten in die vorgestellte Szenerie verbaut; zumindest, wenn sie nicht so beunruhigend sind, dass sie ein Erwachen erzwingen, wie zum Beispiel Harndrang oder alarmierende Geräusche.

Ist der Schläfer aus einem von der Logik entbundenen Traum erwacht, fragt er sich verdutzt, wie sein braver Verstand auf etwas derart Absurdes kommen konnte. Eine Antwort darauf könnte sein, dass sich das Traumbewusstsein die Freiheit nimmt, gedankliche Assoziationen auszutesten, die sein bewissender Vetter am Tage von vornherein für unsinnig hält. Zu *rot* passen Äpfel, Ferrari und die Feuerwehr. Also isst Fittipaldi Apfelkuchen bei Sirenengeheul und Brandgeruch.

## Normales Wachbewusstsein

Das normale Wachbewusstsein mischt Wahrgenommenes mit Vorgestelltem. Im Grundsatz ist es auf Wahrnehmbares ausgerichtet. Da das normale Wachbewusstsein aber größtenteils von der Person für deren egozentrische Ziele in Beschlag genommen wird, wird das Wahrnehmbare zum ebenso großen Teil durch gedankliche Vorstellungen überdeckt, die sich mit den jeweiligen Zielen befassen, die die Person, kaum aus dem Schlaf erwacht, ins Auge fasst.

Heute ist Donnerstag. Um sieben muss ich in der Firma sein. In der Mittagspause rufe ich beim Klempner an und frage, ob

---

**Träume oder Schäume**

Selbst wenn man bei vielen Träumen kaum den Sinn erraten kann, sind sie für das gesunde Bewusstsein wichtig. Weckt man einen Schläfer immer dann, wenn er zu träumen beginnt, kann man ihm ernsthaft schaden. Wer beharrlich am Traumschlaf gehindert wird, entwickelt psychische Symptome.

---

**Zwitter**

Das sogenannte Wachbewusstsein ist ein Zwitter. Die Wirklichkeit, die sich im Wahrnehmbaren zum Ausdruck bringt, ist ihm zwar im Grundsatz zugänglich, zum normalen Bewusstsein der Person gehört aber auch, dass sie ausblendet, was keinem ihrer Ziele zu dienen oder zu schaden scheint. Einen Teil der Wirklichkeit, den es zu erkennen glaubt, erkennt es nicht, sondern es rekonstruiert ihn auf gut Glück aus der Erinnerung. Dass die Rekonstruktion oft nicht stimmt, erkennt es meist nicht. Insofern ist das normale Wachbewusstsein ein egozentrischer Traum. Es ist im Horizont persönlicher Belange gefangen.

er morgen Nachmittag wegen der nassen Wand im Badezimmer vorbeikommen kann. Oder ich bitte Katja, das für mich zu erledigen. Was tatsächlich wahrzunehmen wäre, bleibt dabei außer Acht. Es wird als belanglos erachtet oder als bekannt vorausgesetzt.

Das normale Wachbewusstsein nimmt die Wirklichkeit dualistisch wahr. Es orientiert sich an Gegensatzpaaren. Es betont die Unterschiede. Zur Orientierung in der physikalischen und sozialen Wirklichkeit sind diese Funktionen überlebenswichtig. Zunächst ist es besser zu wissen, was die Biene von der Praline unterscheidet, als zu erkennen, was beiden gemeinsam ist.

*Mischungsverhältnisse*

| Modus | Wahrnehmungen | Vorstellungen |
|---|---|---|
| Tiefschlaf | + | ? |
| Traumbewusstsein | (-) | +++ |
| Normales Wachbewusstsein | + bis +++ | + bis +++ |
| Ekstatisches Wachbewusstsein | +++ | - |

Je nach dem Mischungsverhältnis von Vorstellung und Wirklichkeit kennt das Wachbewusstsein ein Spektrum von Erscheinungsformen. Ein Beispiel mag das beleuchten:

- Als Eric nach Hause kommt, erzählt ihm Viviane, wie sie am Morgen mit Kollegin Mieseprint aus der Revisionsabteilung zusammengerasselt ist. Da fällt Eric siedend heiß ein, dass er im Büro vergessen hat, den Tresor abzuschließen. Wenn die Pläne weg sind, kann er sich die Einladung zur Gartenparty beim Chef von der Backe schminken. Den weiteren Bericht Vivianes quittiert er mit beflissenem Nicken; obwohl er vom Inhalt nichts mehr mitbekommt. Im Kopf ist er von der Vorstellung beherrscht, dass Einbrecher den Bauplan für das Stargate stehlen.

- Abends liegt Eric mit Viviane im Bett. Er war noch mal im Büro gewesen und hat die Baupläne im Panzerschrank verstaut. Das ist noch mal gut gegangen! Jetzt ist er mit den Sinnen ganz im Hier-und-Jetzt. Sein Bewusstsein ist mit Vivianes Liebreiz und seiner Lust gefüllt. Für Vorstellungen gibt es keinen Platz.

## Ekstatisches **Wachbewusstsein**

Das ekstatische (griechisch *ex-histasthai [εξ-ιστασθαι] = aus sich heraustreten*) Wachbewusstsein wird nur selten erreicht. Bei der Ekstase, die keineswegs spektakulär erlebt werden muss, gibt das Ich die Identifikation mit seiner Person auf. Es tritt aus dem Interessenshorizont der Person heraus. Daher ordnet es den Zielen der Person keine vordringliche Bedeutung mehr zu, sodass es die Wirklichkeit absichtsfrei und damit ungetrübt wahrnehmen kann.

Das ekstatische Bewusstsein nimmt die Wirklichkeit als Einheit wahr. Es erkennt zwar die Unterschiede, die auch dem normalen Wachbewusstsein ins Auge fallen, hinter den Unterschieden sieht es aber zusätzlich die Identität ihres Ursprungs. So erkennt das Subjekt im ekstatischen Bewusstsein jedes Objekt als Ausdruck seiner selbst. Von dort aus kann es in ein Gewahrsein übergehen, in dem Dualität als Wahrnehmungsmodus erlischt.

## Bewusstsein und Gewahrsein

Beim Bewusstsein spielt das Bewissen eine bestimmende Rolle. Wirklichkeit wird zwar wahrgenommen, das Bild, das sich das Bewusstsein von ihr macht, wird aber überwiegend durch zugesetztes Wissen geprägt. Der Bewusste ist sich des Bildes gewahr, das er sich von der Welt macht, nicht aber, dass das Bild zu einem großen Teil im Dienste persönlicher Belange konstruiert ist.

### Wohlgemerkt

Der Bewusste kann wissen, dass sein Bild der Wirklichkeit konstruiert ist; so wie er weiß, dass auf Sulawesi Koboldmakis leben. Er mag sich beider Tatsachen bewusst sein. Wenn er aus der normalen Position der Wirklichkeitsbetrachtung nicht entrückt ist, ist er der Konstruktion aber ebenso wenig gewahr, wie eines Makis, wenn er statt auf Sulawesi auf Spitzbergen sitzt. Wer seines Bewusstseins gewahr ist, vermutet keine Verzerrung, sondern erkennt sie.

Erlischt die Identifikation mit dem persönlichen Ich, wird auch noch bewusst, aber ohne verzerrende Selektion. *Bewusst* wird hier als Partizip Perfekt des Verbs *bewissen* verwendet, analog zu *bewässert*.

Im reinen Gewahrsein ist sich die Wirklichkeit unmittelbar der Formen gewahr, die sie ausbildet; oder ihres formlosen Selbst. Reines Gewahrsein liegt jenseits von Gedächtnis und Wissen. Es ist die Matrix aller Formen des Bewusstseins, die ihrerseits als verzerrte oder eingeschränkte Spiegelbilder des Gewahrseins erscheinen.

## Psychotisches Bewusstsein

Neben den vier physiologischen Formen des Bewusstseins, gibt es auch Funktionszustände, die als pathologisch, also als krankhaft bezeichnet werden. Sie treten im Rahmen psychotischer Erkrankungen auf. Psychotische Bewusstseinszustände sind nicht einheitlich. Sie unterliegen einer großen Variabilität. Dabei können zwei Ausdruckspole unterschieden werden:

Unter *Physiologie* versteht man die Lehre von den normalen Funktionsabläufen des Organismus.

*Pathologie* ist die Lehre von jenen Leiden, die nicht als Ausdruck eines normalen Erlebens aufgefasst werden.

7. Bewusstsein

1. wahnhafter Pol
2. halluzinatorischer Pol

Die Ausdruckspole können in reiner Form auftreten. Oft sind sie vermischt.

## Wahnhafter Pol

Das wahnhafte Bewusstsein versteift sich auf Vorstellungsbilder. Argumente, logische Schlüsse oder Wahrnehmungen, die das jeweilige Vorstellungsbild infrage stellen, werden systematisch ignoriert.

- Mathilde ist überzeugt, dass die Nachbarin im zweiten Stock absichtlich Krach macht, um sie zu schikanieren. Nein, es kann nicht sein, dass die Nachbarin aus bloßer Unachtsamkeit lärmt; oder dass die Aufdringlichkeit des Lärms durch Mathildes selektive Wahrnehmung erst bedeutsam wird.

Der wahnhafte Pol des psychotischen Erlebens kann als extreme Variante des normalen Bewusstseins verstanden werden. Dabei sind die Motive der wahnhaften Person, Wahrheit zu verleugnen, so übermächtig, dass sie Korrekturen an willkürlich festgesetzten Vorstellungen verweigert.

Wahn tritt auch auf Grund organischer Veränderungen auf; zum Beispiel bei der Demenz. Bei der Demenz kommt es zu wahnhaften Fehldeutungen, weil die Datenbanken des Erfahrungsschatzes verloren gehen. Oder Wahn ist Folge subtiler Stoffwechselstörungen; so wie man es im Falle der Schizophrenie vermutet.

---

### Selbstbewusstsein, Selbstsicherheit und Selbstwertgefühl

Umgangssprachlich wird *Selbstbewusstsein* oft mit *Selbstsicherheit* verwechselt. Tatsächlich ist das Zweite aber eine Folge des Ersten. Selbstbewusstsein ist keine offensive Spielart des Auftretens, sondern eine Ausrichtung der Achtsamkeit. Man ist selbstbewusst, wenn man sich der Inhalte seiner selbst oder des Raums, der die Inhalte enthält, bewusst ist.

Je mehr man sich der inneren Dynamik oder dem Feld zuwendet, in dem sie abläuft, desto mehr erkennt man deren Wert. Selbstbewusstsein führt so zu mehr Selbstwertgefühl.

Je besser man den Wert der eigenen Gefühle, Impulse und Positionen kennt, desto sicherer kann man sie vertreten. Selbstsicherheit als Merkmal des Verhaltens ist das logische Resultat gesteigerter Selbsterkenntnis.

Um selbstsicher aufzutreten, muss man nicht so tun, als ob man es sei. Es gilt, die Achtsamkeit nach innen zu wenden.

### Grundfrage des psychologischen Selbstbewusstseins
Was geht jetzt in mir vor?

### Grundfrage des existenziellen Selbstbewusstseins
Was bin ich jenseits der Inhalte?

## Halluzinatorischer Pol

Das psychotische Bewusstsein kann auch von Wahrnehmungen beherrscht sein. Dabei handelt es sich jedoch nicht um sinnliche Wahrnehmungen realer Objekte, die auch andere wahrnehmen könnten. Es handelt sich vielmehr um Halluzinationen, also um Trugwahrnehmungen, die durch krankhafte Prozesse im Zentralnervensystem erzeugt werden.

- Detlef ist ein notorischer Trinker. Als ihm das Geld für den Nachschub ausging, fiel er ins Delir. Die Wände des Zimmers fingen an, sich zu bewegen. Hinter der Kommode sprangen fauchende Katzen hervor. Angstgeplagt fing Detlef Gesprächsfetzen auf; obwohl niemand da war, der ihm etwas hätte sagen können.

Dem halluzinatorischen Erleben des psychotischen Bewusstseins liegen allem Anschein nach Störungen des Stoffwechsels im Gehirn zugrunde. Sie können auch durch Drogen hervorgerufen werden.

# Welt- und Selbstbewusstsein

Beim Neugeborenen werden die Sinne von Eindrücken überflutet, die es zunächst nicht ordnen kann. Erst im Laufe der Zeit erkennt es, was wozu gehört. Da die Sinne nach außen gerichtet sind, konzentriert sich seine Achtsamkeit auf die Ereignisse im Umfeld. Es wird weltbewusst. In der Vielzahl der Ereignisse erkennt es Muster, die sich wiederholen. Im Gedächtnis werden die Muster als Regeln abgespeichert. Ein **Weltbild** entsteht.

> **Balanceakt**
>
> Je mehr ich innen erkenne, desto mehr kommen Innen und Außen ins Gleichgewicht. Je mehr sie das tun, desto weniger schüchtert mich Äußeres ein.

Die Ereignisse der Außenwelt sind nicht unmittelbar zu beeinflussen. Mal erscheinen sie uns angenehm, dann schmerzlich. Neben dem, worauf wir nur mittelbar Einfluss nehmen können, zum Beispiel durch eigene Muskelkraft oder die Aufforderung anderer, dies oder jenes zu tun, gehorcht uns anderes direkt. Was unserem Willen ohne weitere Hilfsmittel folgt, bezeichnen wir als *Ich*. Während der frühen Kindheit lernen wir zwischen *innen* und *außen*, zwischen dem Ich und dem Nicht-Ich (der Welt) zu unterscheiden. Das Weltbild differenziert sich. Ein **Selbstbild** entsteht.

Zunächst steht der Körper beim Selbstbild im Mittelpunkt. *Ich bin mein Körper. Ich ging über die Straße* heißt, mein Körper hat es getan. Dann werden andere Aspekte bewusst. Nicht nur den Körper können wir unmittelbar steuern; auch unsere Gedanken, Pläne und Absichten, unsere Achtsamkeit und den Umgang mit Gefühlen und Impulsen. Das Selbstbild erweitert sich um eine virtuelle Dimension. Das psychologische Ich, das Ego, ist entstanden.

## Psychologisches und existenzielles Selbstbewusstsein

*Ich bin so und so und stehe der Welt gegenüber.* Diese Vorstellung bildet die Grundlage des psychologischen Selbstbewusstseins. Das psychologische Selbstbewusstsein deutet die Inhalte des relativen Selbst als autonome Einheit. Das Ich sagt: *Ich weiß wie und wer ich bin.*

Das psychologische Selbstbewusstsein ist eine Vorstufe zum existenziellen. Während sich das psychologische mit den Inhalten des relativen Selbst identifiziert, fragt das existenzielle nach dem absoluten Selbst. Es fragt nicht nach den Inhalten, die im Bewusstseinsraum wahrnehmbar sind, sondern nach dem Wesen des Raums, der Inhalte enthält. Das Ich fragt nicht: *Wer bin ich?* Es fragt: *Was bin ich?*

> **Relatives Selbst**
> Das, was das Ich unmittelbar wahrnehmen kann: Gefühle, Gedanken, Impulse.

> Solange man glaubt, die Person zu sein, als die man der Welt begegnet, ist man in der Fremde gefangen.

*Zwei Ebenen des Selbstbewusstseins*

| Psychologisch | Existenziell |
| --- | --- |
| Identifiziert sich mit dem relativen Selbst. | Identifiziert sich mit dem absoluten Selbst. |
| Betrachtet sich als virtuelles Objekt. | Betrachtet sich als Subjekt. |
| Wie bin ich? Wer bin ich? | Was bin ich? |
| Relatives Selbstwertgefühl | Absolutes Selbstwertgefühl |

| Grundidee | |
| --- | --- |
| Ich bin etwas wert, weil ich den Vergleich mit anderen nicht zu scheuen brauche. | Ich bin mir so viel wert, dass ich mich mit niemandem mehr vergleiche. Das Selbst ist die Wirklichkeit all dessen, was jemals existieren könnte. |

Während sich das psychologisch selbstbewusste Ich als abgetrennte Einheit und somit als Objekt betrachtet, nimmt sich das existenziell selbstbewusste Ich als Subjekt wahr. Dadurch ist es aller Zweifel an seinem Wert enthoben.

# Erkenntnis und Vorurteil

> Wer den Schlüssel ins Schloss steckt, öffnet die Tür. Wer es tut, ist egal. Wichtig ist nicht, wer es tut, sondern was vorgeht.

Die Aufgabe des Bewusstseins ist es, Wirklichkeit zu erkennen und das Erkannte so zu deuten, dass nützliche Entscheidungen möglich sind. Am besten wird das gelingen, wenn es die Grundfunktion des Erkennens nicht durch Absichten verengt.

Absichtsfrei ist ein Bewusstsein, wenn es von keinem Aspekt, den es wahrnehmen kann, grundsätzlich absieht. Das reine Gewahrsein nimmt alles so wahr, wie es ist, ohne Wahrnehmbares eigennützig auszuschließen. Beim Bewissen des Wahrnehmbaren deutet es gewissenhaft. Das heißt: Es achtet beim Bewissen darauf, was es wirklich wissen kann. Es setzt Glauben, Vermuten und Meinen nicht mit Wissen gleich.

In der Regel ist das Bewusstsein durch die Absichten des Egos verengt. Das Ego ist ein Produkt des Bewusstseins selbst. Es umgrenzt jenen Ausschnitt, der sich als Partei der Person empfindet. Es sieht sich als abgetrennte Existenz, die mit anderen um Vorteile kämpft. Als Partei wendet es sich den Dingen zu, die es der Person nützlich machen will. Dabei engt es den Fokus des Bewusstseins ein und konzentriert es auf ausgewählte Zwecke. Weil es parteiisch ist, sieht es von allem ab, dessen Nutzen es für sich selbst nicht sieht. Es bewertet die Welt in einem eingeschränkten Horizont, statt wertfrei zu erkennen, wie sie ist.

### Trennen und Verbinden

Das Bewusstsein des Säuglings lernt zwischen Ich und Nicht-Ich zu unterscheiden. Dabei entsteht das Ego. Dessen Ziel ist der eigene Vorteil. Dazu beugt es das Bewusstsein unter seine Herrschaft. Durch die Vorstellung einer klaren Trennung von Ich und Nicht-Ich wird das Bewusstsein egozentrisch. *Ich bin hier, die Welt ist dort. Wir sind Konkurrenten.*

> Das Ego verengt das Bewusstsein auf den eigenen Vorteil. Es macht es zu einer Funktion seiner Zwecke. Tatsächlich ist das Ego aber eine Funktion des Bewusstseins. Ist die Ordnung wiederhergestellt, ist der Zyklus abgeschlossen.

Das Ego ist eine Funktion des Bewusstseins. Beim Versuch, die Verhältnisse umzukehren und das Bewusstsein zum Werkzeug des Egos zu machen, entsteht eine Spannung. Um zu verhindern, dass das Bewusstsein den Horizont des Egos überwindet und damit die Ordnung wiederherstellt, setzt das Ego Abwehrmechanismen ein. Die unbewusste Anwendung dieser Mechanismen führt zu psychischen Symptomen.

Sobald das Ich den Versuch aufgibt, das Bewusstsein einzuschränken, ist die Ordnung wieder hergestellt. Die strikte Trennung zwischen Ich und Nicht-Ich wird als Illusion erkannt. Welt- und Selbstbild verbinden sich zu einem Ganzen. Das Ich sieht sich als Ausdruck dieser Einheit. *Meine Person ist zwar hier und die Welt ist dort, beide bilden aber eine Einheit.*

Das bewusste Subjekt unterscheidet die Elemente der Welt. Dann erkennt es ihren Zusammenhang. Wenn es unterscheidet, begegnet es der Welt und nennt sich "Ich". Wenn es nicht mehr unterscheidet, wird es namenlos. Das Ego ist an den Körper gebunden. Es entsteht mit ihm und teilt sein Geschick. Das Selbst durchsetzt die Welt und ist aus ihr entbunden.

## Erdung und Verirrung

Das Bewusstsein hat zwei Möglichkeiten, Welt- und Selbstbild auszuformen: Es formt sie, indem es Neues wahrnimmt oder indem es Vermutungen anstellt, deren Wahrheitsgehalt es als mehr oder weniger gesichert ansieht.

Die Wahrnehmung neuer Realitäten ist oft unangenehm. Das hängt mit dem Selbstbild zusammen. Je fester wir uns mit einem bestimmten Selbstbild identifizieren, desto mehr sträuben wir uns, Realitäten anzuerkennen, die es infrage stellen. Wir fühlen unsere vermeintliche Identität bedroht, wogegen wir uns wehren. Statt zu erkennen, dass wir die Realität nicht an*nehm*en

> Wer wahrnimmt, erdet sich in der Wirklichkeit. Wer denkt, um unangenehme Erkenntnisse zu umgehen, riskiert sich zu verirren.

wollen, erleben wir sie als unange*nehm*. Wir werten sie als *ungut* ab. Das Unangenehme ist aber keine Eigenschaft der Wirklichkeit, sondern Ausdruck unserer Haltung gegenüber Dingen, die sind, wie sie sind und Folge der Begrenzungen, die unser Dasein ausmachen.

Zur Freiheit des Denkens gehört die Freiheit, sich beliebige Konstrukte auszudenken. Um neue Wege im Geiste auszutesten, bevor man sie in der Wirklichkeit riskiert, ist diese Freiheit wertvoll. Oft wird sie aber missbraucht, um unangenehme Erkenntnisse zu vermeiden. Statt wahrzunehmen, was wahrnehmbar ist, drehen sich die Gedanken im Kreise.

*Was man erkennen könnte und wie man die Erkenntnis umgeht*

| Ereignis | Mögliche Erkenntnis | Gedanklicher Fluchtweg |
|---|---|---|
| Sabine telefoniert heimlich mit ihrem Ex. | So fühlt es sich an, wenn man weniger geliebt wird, als man es sich wünscht. | Wie kann sie mir das antun, wo sie mich doch liebt? Wahrscheinlich liegt es am Einfluss ihrer Mutter, die ihren Ex mehr mag als mich. |

| Ich habe Sabine beschimpft. | Wie kränkbar, abhängig und unbeherrscht ich bin. | Ist doch kein Wunder, dass ich ausraste, wenn sie mich so schamlos hintergeht. |
|---|---|---|
| Ich habe bei der Arbeit einen Fehler gemacht. | Ich war mir meiner selbst zu sicher. | Ich hatte einen schlechten Tag. Außerdem hat man mir die Aufgabenstellung nur lückenhaft erklärt. |
| Der Chef hat mir schon wieder Überstunden aufgedrückt. | Da ist sie wieder: meine Angst, mich durch ein "Nein" mal unbeliebt zu machen. | So eine Sauerei. Was fällt dem ein, immer nur mich und nie die Schulze zu fragen? Wahrscheinlich hat er was mit der. |

Wer nachdenkt, sucht nicht immer nach Wahrheit. Manchmal denkt er nach, um sie zu umgehen. Wenn man nicht zur Ruhe kommt, ist die Wahrscheinlichkeit groß, dass sich die Suche im Kopf mit Vermeidung beschäftigt. Dann dient die Mühe des Denkens nicht Erkenntnis und Wissenserwerb, sondern dem Versuch, das Bewusstsein zu verengen.

**Universelles Bewusstsein**

Die Naturwissenschaft betrachtet das Bewusstsein als eine Funktion des Gehirns. Sie geht somit davon aus, dass das Bewusstsein eine jeweils individuelle Lichtung ist, auf der psychische Inhalte in Erscheinung treten. Sie geht zugleich davon aus, dass es zwischen den einzelnen Bewusstseinslichtungen keine Verbindungen gibt. Vieles spricht dafür, dass es so ist, nur wenig, dass es anders sein könnte.

Was dafür spricht:

1. Die Bewusstseinsinhalte des einen sind für andere nicht unmittelbar erkennbar.

2. Ein wissenschaftlicher Nachweis parapsychologischer Fähigkeiten ist bislang nicht erbracht.

3. Substanzen, die auf das Gehirn einwirken, können Bewusstseinsinhalte verändern.

4. Schädigungen des Gehirns können zum Verlust des Bewusstseins führen.

5. Unterschiedliche Bewusstseinszustände korrelieren mit messbaren Veränderungen physikalischer Abläufe (z.B. veränderte Hirnströme)

6. Die Reizung von Hirnarealen mit Elektroden kann Bewusstseinsinhalte hervorbringen.

Was spricht dafür, dass es anders sein könnte? Eigentlich nur die Berichte meist religiös motivierter Personen, die von Erlebnissen berichten, bei denen es zur Erfahrung der Einheit mit einem als unbegrenzt erlebten geistigen Raum gekommen sei. Dabei wird der Evidenzgrad der Erfahrung als derart überzeugend beschrieben, dass die Betroffenen keinen Zweifel am Wahrheitsgehalt des Erlebten haben.

Das Konzept eines universellen Bewusstseins ist aus solchen Berichten hervorgegangen. Es geht davon aus, dass es eigentlich nur ein Bewusstsein gibt, das sich in viele individuelle Bewusstseinsfenster verästelt, in deren Lichtung das Individuum dann die jeweils eigenen psychischen Inhalte erkennt.

# 8. Charakter

## Begriffsbestimmung

*Charakter* geht auf das griechische Verb *charassein* [χαρασσειν] = *einritzen* zurück. Eigentlich heißt Charakter *Gravur*. Gemeint ist damit ein wiedererkennbares Gefüge grundsätzlicher Eigenschaften und Merkmale der Persönlichkeit, das in der Regel über lange Zeiträume oder das ganze Leben hinweg gleich bleibt.

## Bestimmende Variablen des Charakters

Der Charakter wird von vielen Faktoren beeinflusst. Zum Teil sind Charaktermerkmale angeboren, zu einem anderen Teil werden sie im Laufe des Lebens erworben. Erworben werden Charaktermerkmale entweder durch reaktive Anpassung an Umweltbedingungen oder durch willentliche Anstrengung.

Typische Merkmale sind...

- Grad der Kontrolle des Gefühlsausdrucks
- Introversion / Extraversion
- Intelligenz
- soziale Kompromissbereitschaft
- Egozentrizität
- Fürsorgeverhalten gegenüber anderen
- Bedürfnis und Bereitschaft zur Übernahme von Verantwortung und Führungspositionen
- ästhetisches Gespür
- energetisches Niveau / Ausdauer / Beharrlichkeit / Willenskraft
- Grundmuster der Selbststeuerung und Problembewältigung
- Gebrauch von Abwehrmechanismen

> Man kann das Unangenehme vermeiden, das Angenehme anstreben oder das Richtige tun. Die Wahl des Mischungsverhältnisses entscheidet über das ganze Leben.
>
> Man kann sich für die Oberfläche der Ereignisse interessieren oder für das, was in der Tiefe des Lebens geschieht.
>
> Der Mensch ist ein vielschichtiges Phänomen. Man muss nicht glauben, dass man die Vielfalt erfasst, bloß weil man ein paar Skizzen entwirft. Je näher man den Einzelnen kennenlernt, desto mehr erkennt man, dass er in keine Schublade passt. Zuletzt ist jeder immer nur er selbst.
>
> Das eigene Wohl erreicht man eher, wenn man sich nicht ständig darum bemüht.

> Charaktermerkmale sind nicht voneinander unabhängig. Stets sind sie vielfältig ineinander verzahnt.

8. Charakter

Aus dem Feld der genannten Variablen können zwei herausgehoben werden, die als grundsätzliche Weichensteller beschreibbar sind:

1. das Grundmuster der Selbststeuerung

2. die Ausrichtung des persönlichen Interesses (Introversion / Extraversion)

## Grundmuster der Selbststeuerung

Erlebnisse können angenehm oder unangenehm sein. Der Charakter eines Menschen hängt davon ab, welches Grundmuster er bei Entscheidungen wählt, die entweder das eine oder das andere nach sich ziehen. Dabei sind zwei egozentrische und ein holozentrisches Muster auszumachen. Als holozentrisch gilt ein Muster, wenn es den Vorteil der eigenen Person nicht zum vorrangigen Maßstab aller Entscheidungen macht.

> Die Verwechselung von *richtig* und *angenehm* ist eine wesentliche Ursache zukünftigen Leids.

*Grundmuster*

|  | egozentrisch | holozentrisch |
|---|---|---|
| **vermeidend** | **strebsam** | **unparteiisch** |
| Ich gehe dem Unangenehmen aus dem Weg. | Ich versuche, Angenehmes zu erreichen. | Ich mache das Richtige. |

Mit *richtig* ist dabei das gemeint, was man nach redlicher Prüfung für *richtig* hält. Selbstverständlich kann das Richtige angenehm sein. *Richtig* und *angenehm* schließen einander nicht aus. Oft gehen sie Hand in Hand. Die Kategorien sind aber nicht deckungsgleich. Vielen fällt es schwer, im konkreten Fall zu unterscheiden.

### Egozentrische Muster

Das Leben wird überwiegend von egozentrischen Mustern bestimmt. Dem kann man sich nur schwer entziehen. Die Herausbildung eines Egos ist entwicklungspsychologisch quasi unvermeidbar. Sie bleibt wohl nur bei schwerem Intelligenzmangel aus. Die Entwicklung beginnt, sobald die kindliche Psyche zwischen sich und anderen unterscheidet. Aufgabe des Egos ist es, selektiv für das Wohl der eigenen Person zu sorgen.

Im ursprünglichen Zustand wird das Wohl der Person am Verhältnis angenehmer und unangenehmer Gefühle und Erlebnisweisen abgelesen. Daraus ergeben sich die beiden egozentrischen Grundmuster:

## 8. Charakter

1. unangenehmes vermeiden

2. angenehmes erstreben

Das Verhältnis beider Erlebnisqualitäten zueinander ist ein einfaches Messinstrument. Wir haben es von unseren animalischen Vorfahren geerbt. Vom Pantoffeltierchen bis zum Menschenaffen hat es gute Dienste geleistet. Bei der Aufgabe, komplexe Entwicklungen zu steuern, versagt es jedoch.

Da Angenehmes und Unangenehmes in einem wechselseitigen Spannungsverhältnis stehen, verwundert es nicht, dass fast jeder beide Muster miteinander kombiniert. Die Mehrzahl bevorzugt jedoch das eine oder das andere Muster, sodass sich zwei charakteristische Verhaltensvarianten ergeben.

### Paidakia

Schon das griechische Altertum hat sich bemüht, Charaktere zu unterscheiden. Im Glauben, sie würden durch Körpersäfte bestimmt, legte man sich auf vier Varianten fest:

- melancholisch / schwermütig
  *melaina chole [μελαινα χολη] = schwarze Galle*
- cholerisch / aufbrausend, hitzköpfig
  *chole [χολη] = (gelbe) Galle*
- sanguinisch / heiter, lebhaft
  lateinisch *sanguis = Blut* bzw. griechisch *aima [αιμα]*
- phlegmatisch / antriebsarm
  *phlegma [φλεγμα] = Schleim*

---

### Madrascurry

Wie kaum eine andere hat sich die indische Kultur mit dem Wesen des Menschen und seiner Stellung im Kosmos beschäftigt. Zur Fülle ihrer Erkenntnisse gehört eine griffige Einteilung, deren Parallelen zu den Grundmustern der Selbststeuerung augenscheinlich ist.

Die indische Philosophie unterscheidet drei Qualitäten: die **Gunas (गुण)**...

- **tamas**
  Sanskrit: तमस् = Unwissen, Dunkelheit
- **rajas**
  Sanskrit: रजस् ≅ Leidenschaft, Dynamik
- **sattva**
  Sanskrit: सत्त्व = Geist, Güte, Sein

*Tamas* entspricht dabei dem egozentrisch-vermeidenden, *rajas* dem egozentrisch-strebsamen und *sattva* dem unparteiischen Muster.

---

### Fallstrick der Strebsamkeit

In der Hoffnung, das Schicksal belohne jede Bereitschaft, etwas Unangenehmes zu ertragen, durch spätere Freuden und Vorteile, geht der Strebsame zuweilen in die Irre: Er nimmt Unangenehmes voreilig in Kauf... und ärgert sich dann, dass das Leben seine Rechenkunst nicht honoriert. Das Leben denkt Zukunft zwar mit, es hat aber kein Interesse daran, dass man die Gegenwart blindlings an sie verkauft.

## 8. Charakter

Die Zuordnung der griechischen Charaktere zu den hier aufgezeigten Grundmustern gelingt nur teilweise:

- Den phlegmatischen und den melancholischen Typus wird man eher der egozentrisch-vermeidenden Variante zuordnen.

- Der Choleriker handelt egozentrisch-strebsam; wenn er zum Beispiel wütend auf Hindernisse reagiert, die er beseitigen will.

- Die lebhafte Heiterkeit des Sanguinikers kann Ausdruck egozentrischer Strebsamkeit sein; wenn das Leben seiner Strebsamkeit den erwünschten Lohn beschert oder in Aussicht stellt. Oder aber seine gute Laune ist Ergebnis einer Gelassenheit, die sich eingestellt hat, weil er seine persönlichen Interessen nicht mehr so wichtig nimmt. Dann wäre sein Muster als holozentrisch bzw. unparteiisch einzustufen.

### Vermeidende Variante

Der vermeidende Mensch geht allem aus dem Weg, was sich mühsam, langweilig, beängstigend oder beunruhigend anfühlen könnte. Er...

- drückt sich ums Geschirrspülen.
- geht lieber für eine schlechte Pizza einen Kilometer als für eine gute zwei.
- schaut irgendwas im Fernsehen um sich nicht zu langweilen.
- verschiebt lästige Pflichten auf morgen.
- vermeidet es, Verantwortung zu übernehmen.
- fährt an der Unfallstelle vorbei, weil er sich beim Helfen blamieren könnte.
- betrinkt sich, wenn er Frust hat.
- lässt Termine platzen, wenn er unpässlich ist.
- hat eine Erklärung, warum er Absprachen nicht einhält.
- meldet sich krank, wenn es am Arbeitsplatz Konflikte gibt.
- wird am ersten Januar gegen 13 Uhr 45 mit dem Rauchen rückfällig.
- macht alles mit so wenig Aufwand wie möglich.

**Es liegt auf der Hand**: Die vermeidende Strategie führt sozial ins Hintertreffen.

### Strebsame Variante

Der strebsame Mensch bemüht sich um alles, was sich aufregend, bereichernd oder labend anfühlen könnte. Auf dem Weg zum Angenehmen nimmt er Unangenehmes in Kauf. Er...

- will im Beruf vorwärtskommen.
- macht Überstunden, auch wenn es schwerfällt.

- träumt von der Mercedes E-Klasse.
- legt sich für ein Häuschen im Grünen ins Zeug.
- kauft sich das Neueste, was die Technik bietet.
- betreibt Aufwand, um gut zu essen.
- will beim Tauchen unbedingt mal einem Mondfisch begegnen.
- wählt beim Joggen die Strecke mit der Steigung.
- plant den Absatz des Smartphone P57/03 bis zum Herbst um 34 % zu steigern.
- fahndet im Internet 2,5 Stunden lang nach einem preiswerten Anbieter für graue Socken der Marke Topfuß.

**Es liegt auf der Hand**: Die strebsame Strategie führt sozial auf die Ränge weiter oben... oder zum Herzinfarkt.

## Unparteiisches Muster

Die meisten Menschen stellen früher oder später fest, dass die Kraft egozentrischer Muster, das persönliche Wohl sicherzustellen, begrenzt ist.

> Im unparteiischen Muster, lässt der Mensch die Enge seiner Person hinter sich. Weil Enge unbehaglich ist, kann er annehmen, was über das persönlich Angenehme hinausgeht.

- Je hartnäckiger der Vermeider Unangenehmes umgeht, desto mehr Unangenehmes setzt ihm das Schicksal als zunehmend versalzene Suppe vor.

- Je emsiger der Strebsame dem Lohn seiner Strebsamkeit nachläuft, desto mehr Kraft muss er aufwenden und desto ungünstiger wird das Verhältnis zwischen Nutzen und Einsatz.

Solche Enttäuschungen können zu dreierlei führen:

1. zu einer Verstärkung des bisherigen Musters...

   o Klaus hat ziemlich oft krankgefeiert. Jetzt ist seine Stelle weg. Nun meint er erst recht, dass sich die ganze Mühe nicht lohnt. Er versäumt den Termin beim Arbeitsamt.

   o Andreas ist zunehmend erschöpft. Er träumt davon, mit 62 in Rente zu gehen. Damit er sich später den vorzeitigen Ausstieg leisten kann, klotzt er von jetzt ab so richtig ran.

2. zu einem Wechsel ins gegenläufige Muster...

- o Davon überzeugt, dass das Leben sie zu beschenken hat, ging Raffaela dem Unbequemen zwanzig Jahre aus dem Weg. Seit sie nicht mehr glauben kann, dass die große Schenkung noch erfolgt, versucht sie mit aller Kraft, Versäumtes nachzuholen.

- o Kirsten hat damit gerechnet, dass die Firma ihren jahrelangen Einsatz bei der Stellenplanung honoriert. Jetzt hat Britta die Abteilungsleitung übernommen. Seitdem kommt Kirsten morgens kaum noch aus dem Bett.

3. zur Bereitschaft, sich nicht nur am unmittelbaren Wohl der Person zu orientieren, sondern an dem, was man für richtig hält...

- o Ich bleibe mir treu. Was das Leben mir dafür geben wird, entscheidet es selbst. Das Angenehme nehme ich dankbar an, das Unangenehme weise.

**Es liegt auf der Hand**: Wer unparteiisch wird, befreit sich vom Zwang, ständig für das eigene Wohl zu sorgen. Statt Dienstbote seines Vorteils zu sein, qualifiziert er sich für Wesentliches.

*Zuordnungen*

| Die Person | | Das Selbst |
|---|---|---|
| tamas rajas | | sattva |
| Sosein | | Wachsein |

Die Person vermeidet oder begehrt. Sie will so sein und nicht anders. Das Selbst ist. Die Person will Reichtum, das Selbst Freiheit.

## Mischungen und Reifungsprozesse

Kaum ein Mensch praktiziert nur einen Pol. Kaum jemand heißt ohne Abstrich Tamas, Rajas oder Sattva; wenn wir uns einmal erlauben, die charakteristischen Pole als drei Inder zu personifizieren. Wie zehn Millionen Farben Mischungen aus rot, gelb und blau sind, bestehen zehn Millionen Charaktere aus tamas, rajas und sattva. Je nach Lage

**Muster und persönliche Reife...**

| | |
|---|---|
| vermeidend | + |
| strebsam | ++ |
| unparteiisch | +++ |

... oder wie groß die Chance ist, aus eigener Kraft glücklich zu werden.

der Dinge entscheidet man sich entweder dafür, etwas Unangenehmes zu vermeiden, es in Kauf zu nehmen, um etwas Angenehmes zu erreichen oder ungeachtet dessen das zu tun, was man für richtig hält.

Ob der eine charakteristische Pol wertvoller als der andere ist, sei dahingestellt. Eins ist aber ziemlich sicher:

- Die Chance, langfristig mit dem Leben ins Reine zu kommen, ist für den Unparteiischen größer als für den Strebsamen und für den Strebsamen größer als für den Vermeider.

Wenn man die Verwirklichung einer selbstbestimmten Persönlichkeit als Wert auffasst, können den Mustern unterschiedliche Reifegrade zugeordnet werden.

## Ausrichtung des persönlichen Interesses

Der Charakter einer Person wird davon mitbestimmt, welche Ebene ihres möglichen Erfahrungsfeldes sie vorwiegend ins Auge fasst. Das Erfahrungsfeld lässt sich in mehr oder weniger tiefe Schichten aufteilen. Manche Personen richten ihr Interesse auf oberflächliche Regionen, andere beachten tiefere Schichten des Erlebens. Die einen kann man als *introvertiert* bezeichnen, die anderen als *extravertiert*.

*Schichtenmodell der Wirklichkeitserfahrung*

| Pol | | Ebene | Themenkreis | Beispiel |
|---|---|---|---|---|
| Oberfläche | 1 | Ereignisse, denen das Ich nur mittelbar begegnet | Das Weltgeschehen, von dem das Ich erfährt und über das es sprechen oder sich Gedanken machen kann | Jennifer interessiert sich für Neuigkeiten aus der Welt der Promis. Marko erzählt Werner, wie Lewandowski den Ball über Hölzenbeins Schulter hinweg ins Tor geschlenzt hat. |
| | 2 | Ereignisse, an denen das Ich unmittelbar teilhat | Das, womit sich die Person beim Vollzug ihrer Lebensführung beschäftigt | Martin kauft bei REWE Tiefkühlpizza. Paula sammelt Backrezepte. Seit Jahren erforscht Roland die Biochemie der Propylgallate. |
| | 3 | Person soziale Rollen | Kontaktfläche zwischen der Person und ihrem Umfeld | Werner fragt Jennifer, ob sie mit ins Stadion kommt. |
| | 4 | Begriffliche Ebene des relativen Selbst | Gedanken, bildhafte Vorstellungen, Meinungen und Urteile, die im Bewusstsein | Beim Einkaufen denkt Martin darüber nach, was Mathilde wohl zur Pizza sagen wird. Roland denkt wie immer über die Gallate nach. |

| | | | | |
|---|---|---|---|---|
| | | | auftauchen und vergehen | |
| | 5 | Impulshaft-affektive Ebene des relativen Selbst | Gefühle und Impulse unterhalb der begrifflichen Ebene | Mathilde ist überrascht, als Martin mit der Pizza heimkommt. Das hat er noch nie gemacht. |
| Tiefe | 6 | Absolutes Selbst Subjekt | Wahrnehmende Instanz, die durch die Schichten der Wirklichkeit bis zu deren Oberfläche blickt | Theresa betrachtet ihre Person als Ausdrucksform der Wirklichkeit, der keine größere Bedeutung zukommt als anderen Ausdrucksformen auch. |

Die Auswirkungen der Wahl dessen, wofür man sich interessiert, sind für die charakteristische Färbung des Verhaltens beträchtlich. Es macht Sinn, sechs prägende Ausrichtungen zu beschreiben.

1. oberflächlich / extravertiert / außengewendet
2. pragmatisch / rollenkonform
3. narzisstisch
4. intellektuell
5. introspektiv / introvertiert
6. mystisch / transzendierend / überschreitend

## Begriffe

Wenn von oberflächlichen Ebenen des Erfahrungsfeldes die Rede ist, kann das missverstanden werden. *Oberflächlich* meint keine Abwertung derer, die sich für diese Erfahrungsebene interessieren.

> **intro und extra**
>
> In Analogie zu *introspektiv* könnte man auch von *extraspektiv* sprechen. *Introspektiv* heißt *hineinblickend*. Extraspektiv wäre dann mit *Ausschau haltend* passend übersetzt. Letztlich hält aber auch der introspektive Mensch Ausschau: nach dem, was in ihm vorgeht. Für den Verstand sind innen und außen nicht eindeutig zu trennen.

Der Begriff beschreibt vielmehr die Struktur der entsprechenden Ebene. Auf ihr begegnen uns die zehntausend Dinge der äußeren Wirklichkeit, die man jeweils voneinander unterscheiden kann; und jedes Ding wird durch eine Fläche definiert, die es von anderen Dingen abgrenzt.

Bleibt eine Betrachtungsweise rein oberflächlich, konzentriert sie sich auf die Unterscheidbarkeit voneinander abgegrenzter Dinge, nicht auf deren gemeinsamen Nenner oder gar auf den Zusammenhang zwischen dem betrachteten Ding und dem Betrachter selbst. Sie dringt nicht durch die Oberflächen der Erscheinungswelt in die Tiefe innerer Verbindungen vor.

## Außenwendung

Menschen, die sich einseitig den oberflächlichen Strukturen der Wirklichkeit zuwenden, haben oft Angst vor sich selbst und ihrer Tiefe; oder sie wissen gar nicht, dass sie eine Tiefe haben. So wie das Elektron in einem Kabel von Atom zu Atom wandert, ohne je den Kern der Dinge zu berühren, springt ihr Interesse von einem Thema zum nächsten. Da die Welt der zehntausend Dinge aus einer endlosen Kette flüchtiger Ereignisse besteht, ist für Abwechslung gesorgt.

Der auf die Oberfläche Ausgerichtete....

- beschreibt, was er sinnlich erlebt, ohne sich über die inneren Zusammenhänge seiner Erlebnisse abwägende Gedanken zu machen.
- bevorzugt konkrete Themen.
- redet viel über andere.
- bemüht sich kaum, Wesentliches von Unwesentlichem zu unterscheiden.

> Bei einseitiger Außenwendung fehlen dem Bewusstsein innere Inhalte. Der fehlende innere Inhalt wird durch geborgte Inhalte von außen ersetzt.
>
> Außenwendung kann ausgesprochen nützlich sein. Selbst wenn Roland seine innerseelische Dynamik völlig ignoriert, kann die Erforschung der Propylgallate zu Erkenntnissen führen, die der Menschheit dienen. Bei seiner Hinwendung zur Außenwelt redet Roland aber nicht nur über die Gallate. Er begegnet ihnen unmittelbar.
>
> Erst wenn die Außenwendung der Abwehr von Ängsten und Selbstwertzweifel dient und sich einseitig mit Dingen befasst, die nicht zum persönlichen Erleben gehören, führt sie zur Verarmung.

- benutzt gerne die wörtliche Wechselrede, so als schriebe er ein Hörspiel.

> Stell dir vor: Heute habe ich Frau Matzke getroffen. Sage ich zu ihr: Sind Sie denn schon aus dem Urlaub zurück? Sagt sie: Ach ja, so ein Urlaub geht schnell vorbei. Sage ich: Dabei waren Sie zwei Wochen weg. Sagt sie: Was sind schon zwei Wochen? Sage ich....

- lässt sich durch Unterhaltsames die Zeit vertreiben.
- neigt zur Weitschweifigkeit.
- schaut im Fernsehen, was er bei der nächsten Sendung schon wieder vergessen hat.
- passt sich Moden und Strömungen des Zeitgeists an.
- rückt die Ereignisse des Umfelds ins Zentrum seiner Aufmerksamkeit.
- beachtet, was geschieht, ohne zu fragen, was Geschehnisse bedeuten.

## Normales Rollenspiel

Die häufigste Ausrichtung ist das pragmatische Rollenspiel. Auch sie ist weitgehend oberflächlich. Wir fokussieren unsere Person, die Rollen, die wir als solche spielen, deren unmittelbare Erlebnisse und die Gedanken, die uns dazu durch den Kopf gehen.

Während wir uns bei oberflächlichster Ausrichtung mit dem befassen, was uns nicht unmittelbar betrifft, konzentriert sich der pragmatische Rollenspieler auf das, was ihm auf der Bühne

> Psychologisch gesehen wendet sich der normale Rollenspieler ziemlich weit nach außen. Von der besorgten Mutter über den redlichen Kaufmann bis zum Erfinder der Dampfmaschine, verdanken wir dieser Ausrichtung die Hälfte des Fortschritts, der Ordnung, der Zivilisation und der Kultur.

des Lebens tatsächlich begegnet: seine beruflichen und familiären Aufgaben, seine persönlichen Interessen sowie die Verrichtungen des Alltags. So mag sein Blick zwar enger sein als der des Oberflächlichen, dafür reicht er aber tiefer in die eigene Existenz.

Der pragmatische Rollenspieler...

- ist mit der Besorgung seiner Angelegenheiten beschäftigt.
- wird von allem beunruhigt, was ihm schaden könnte.
- blendet aus, was nicht unmittelbar für den eigenen Vorteil verwertbar erscheint.
- verwaltet sich als Individuum, ohne seine Individualität näher zu erforschen.
- hinterfragt Gefühle nicht, sondern steuert instinktiv die angenehmen an.
- ist erfolgsorientiert.
- rückt seine persönlichen Belange ins Zentrum seiner Aufmerksamkeit.

## Pflege des Selbstbilds

Die Frage, was die Person zu ihrem Wohl zu besorgen hat, beschäftigt den pragmatischen Rollenspieler. Steht stattdessen die Frage im Vordergrund, welchen Rang man innehat, wie viel man gilt und was andere von einem denken, wird die Ausrichtung narzisstisch. Die Person fokussiert nicht ihre Angelegenheiten, sondern ihre Außenwirkung.

Der narzisstisch ausgerichtete Mensch...

- rückt sein Selbstbild ins Zentrum seiner Aufmerksamkeit.
- bemüht sich vorrangig darum, vorteilhaft zu erscheinen.
- versucht, das Bild zu bestimmen, das andere von ihm haben.
- erträgt es kaum, übersehen zu werden.
- versucht andere zu überbieten.

## Innen und Außen

Das Schichtenmodell nennt sechs Ebenen. Aus der Perspektive der Person liegen zwei davon außen und drei innen. Dazwischen liegt ein Zwitter: die Person selbst.

- Außen liegt die Welt der 10000 Dinge; aufgeteilt in den Bereich, der die Person unmittelbar betrifft und den, den sie bestenfalls vom Hörensagen und Zuschauen kennt.

- Die Person ist innen und außen zugleich. Sie gehört als 10001. Ding zur Außenwelt und ist zugleich Repräsentant des Inneren.

- Innen liegen Gedanken, Vorstellungen, Meinung, Gefühle, Impulse und das absolute Selbst.

Aus der Sicht des absoluten Selbst fängt das Außerhalb bei den Impulsen der Person an und reicht von dort bis an den Außenrand des Universums. Da das absolute Selbst aber nicht dualistisch ist, ist die soeben getroffene Aussage im Grunde falsch. Dem absoluten Selbst ist alles innen und alles außen.

> **Wortwahl**
>
> Benutzt man das Begriffspaar *innen-außen* im Bezug zum absoluten Selbst, verweist es nicht auf eine topographische Unterteilung. Hilfreich ist es, zwischen *wesentlich* und *unwesentlich* zu unterscheiden. Wesentlich ist das Unentbehrliche, also das, ohne das das absolute Selbst nicht wäre. Unwesentlich ist, worauf es verzichten kann ohne in seinem Wesen geschmälert zu sein. Dazu gehört der physikalische Raum und sein Inhalt an flüchtigen Ereignissen. Raum und Inhalt sind Ausdruck, aber nicht Wesen.

## Intellektualität

Gewiss: Jeder benützt das Denken. Aber nicht jeder weist der Frage, was man richtigerweise von den Dingen denken sollte, vorrangige Bedeutung zu. Allein: Man kann es tun. Dann ist man ein Intellektueller.

Der Intellektuelle...

- betrachtet hauptsächlich, was ihm als Vorstellungsbild im Kopf umhergeht.
- will wissen um des Wissens willen.
- interessiert sich für den inneren Zusammenhang der äußeren Dinge.
- sucht nach logischen Verknüpfungen um Bruchstücke der Erkenntnis zu systematisieren.
- fragt, welche Sichtweise auf komplexe Sachverhalte als *richtig* zu bewerten ist.
- rückt sein Weltbild ins Zentrum seiner Aufmerksamkeit.

## Selbsterkenntnis

Unterhalb des begrifflichen Denkens liegt die Schicht des affektiv-impulshaften Erlebens. Es ist das Kerngebiet der (tiefenpsychologischen) Psychologie, ohne dessen Betrachtung Selbsterkenntnis blutleer bleibt. Durch Introspektion erhält der, der sich für sein tieferes Wesen interessiert, Einblick in das, woraus sein relatives Selbst besteht.

Der Introspektive...

- will verstehen, wann er was und warum er es fühlt.
- versucht, die Dynamik seiner Impulse, Ängste und Begierden zu begreifen.
- untersucht den Zusammenhang zwischen dem, was er erlebt hat und dem, was aus ihm geworden ist.
- rückt nicht das Erlebnis, sondern sein Erleben ins Zentrum seiner Aufmerksamkeit.

## Überschreitung

Wir können unsere Gefühle und Impulse wahrnehmen. Sie sind als virtuelle Objekte im Bewusstseinsraum betrachtbar. Jenseits des Betrachtbaren liegt der Betrachter selbst: das Subjekt bzw. das absolute Selbst. Um sich mit dem Betrachter zu verbinden, muss man alles überschreiten, was betrachtbar ist, also auch das relative Selbst, das zum Inventar des Individuums gehört. Wer über seine persönliche Individualität hinauswill, versucht, die Wirklichkeit mystisch zu betrachten.

Der Mystiker...

- versucht, sich durch Erkenntnis von seinen Gefühlen, Impulsen und Wünschen frei zu machen.
- fragt, wie er wirklich zu den Dingen steht.
- hält das Auf und Ab innerer und äußerer Ereignisse für nebensächlich.
- rückt sein absolutes Selbst ins Zentrum seiner Aufmerksamkeit.

*Typen der Wahrnehmungsausrichtung*

| | Schicht | | | | | | Fokus |
|---|---|---|---|---|---|---|---|
| | 1 | 2 | 3 | 4 | 5 | 6 | |
| extravertiert | xxx | xx | xx | x | | | Was um ihn herum geschieht |
| rollenkonform | x | xxx | xx | xx | x | | Persönliche Belange und Interessen |

| narzisstisch | | XX | XXX | XX | X | | Rang und Rolle der eigenen Person |
|---|---|---|---|---|---|---|---|
| intellektuell | | X | X | XXX | X | | Weltbild, gedankliche Vorstellungen |
| introspektiv | | X | X | XX | XXX | | Eigenes Erleben, innerseelische Vorgänge |
| mystisch | | X | X | X | XX | XXX | Bezug zur absoluten Wirklichkeit |

1. Ereignisse, denen das Ich nur mittelbar begegnet
2. Ereignisse, an denen das Ich unmittelbar teilhat
3. Eigene Person und deren soziale Rollen
4. Begriffliche Ebene des relativen Selbst
5. Impulshaft-affektive Ebene des relativen Selbst
6. Absolutes Selbst, Subjekt

Menschen, deren charakterlicher Schwerpunkt im mystischen Pol verankert ist, sind eine Rarität.

## Charakter und Persönlichkeit

Charakter und Persönlichkeit haben viel gemeinsam; aber sie sind nicht deckungsgleich. Der Begriff *Person*, geht auf das etruskische *phersu = Maske* zurück. Von daher wird es sprachgeschichtlich auch mit dem lateinischen *personare = hindurchtönen* in Verbindung gebracht. Die Römer dachten dabei an die Stimme des Schauspielers, die durch seine Bühnenmaske hindurchtönt.

Die Person ist dementsprechend der Repräsentant aller Rollen, die das Ich anderen Personen gegenüber spielt. Im Begriff der Persönlichkeit ist die Bezogenheit zu einer anderen Person also mitgedacht.

Nicht so beim Charakter. Robinson hatte auf seiner Insel keine Gelegenheit, als Person aufzutreten, aber er behielt auch dort seinen Charakter. Die Persönlichkeit ist folglich eine Teilmenge des Charakters.

### Persönlichkeitsstörung und Charakter

Seelische Probleme erscheinen meist nicht in beliebiger Mischung. Sie treten in typischen Mustern auf. Viele solcher Muster werden als Persönlichkeitsstörungen klassifiziert. Ein näherer Blick zeigt die Bedeutung charakterlicher Varianten bei der Entstehung der entsprechenden Persönlichkeitsstörungen. Dabei fällt auf....

8. Charakter

1. dass einige Persönlichkeitsstörungen eng mit der egozentrisch-vermeidenden Variante verbunden sind:

   - Abhängige Persönlichkeit
   - Ängstlich-vermeidende Persönlichkeit
   - Schizoide Persönlichkeit

2. dass andere Störungen eher den egozentrisch-strebsamen Typus zum Ausdruck bringen:

   - Narzisstische Persönlichkeit
   - Histrionische Persönlichkeit
   - Zwanghafte Persönlichkeit
   - Depressive Persönlichkeit

3. dass alle Persönlichkeitsstörungen mit der Neigung verknüpft sind, eher äußerliche Wahrnehmungsebenen zu fokussieren und der affektiv-impulshaften Ebene des relativen Selbst wenig Beachtung zu schenken.

*Persönlichkeitsvariante und Blickrichtung*

| Variante | Blickt auf... |
|---|---|
| abhängig | den Anderen, an dem er sich orientiert. |
| ängstlich-vermeidend | die Gefahren der Außenwelt. |
| depressiv | das Wohl des Anderen, für das er sorgen will. |
| dissozial | den Anderen als Beute. |
| emotional-instabil | den Anderen als bedingungslos Verbündeten oder empörenden Feind. |
| histrionisch | den Anderen als bestätigendes Publikum. |
| narzisstisch | die eigene Person als glänzendes Objekt. |
| paranoid | die Außenwelt als Quelle des Bösen. |
| schizoid | die Außenwelt als das störende Fremde. |
| zwanghaft | die Außenwelt als zu beherrschendes Chaos. |

Alle Persönlichkeitsstörungen schwächen sich ab, wenn der Betroffene sein charakteristisches Grundmuster von *tamas* und *rajas* nach *sattva* verschiebt.

# 9. Denken

Die Bevorzugung des Denkens zum Nachteil der Wahrnehmung ist eine Quelle seelischer Krankheit.

Indem es Vorstellungen entwirft, geht das Denken an der Wirklichkeit vorbei. Das ist seine Aufgabe, seine Chance, sein Risiko und sein Irrweg.

Der Gedanke liegt zwar in der Wirklichkeit, sein Inhalt bildet aber eine virtuelle Welt; die, der gedanklichen Vorstellung. Wer sein Denken wahrnimmt, statt sich mit ihm gleichzusetzen, findet auf den Boden der Tatsachen zurück.

Der Betrachter bezieht sich auf die absolute Gegenwart. Die relative Gegenwart bezieht sich auf den Betrachter. Das Ganze ist nur im Jetzt zu finden.

Wahrgenommen wird das Hier-und-Jetzt. Gedacht wird meist ans Dort-und-Dann oder an das Damals.

Meist wird beim Denken etwas vergessen: die Frage, wem der Gedanke wirklich guttut. Viele Denkinhalte sind Versuche der Person, das Selbst für persönliche Zwecke zu missbrauchen. Sie führen insofern in die Irre, als sie am Glück vorbeigehen. Das Glück liegt im Selbst, der Gewinn im Blickfeld der Person. Wer den Gewinn über das Glück stellt, hat es verloren.

## Begriffe

### Denken und dünken

Was uns bereits zu denken gibt, ist die Verwandtschaft zwischen *denken* und *dünken*. Beide gehen auf die indoeuropäische Wurzel *teng-* = *denken, empfinden* zurück. Dass das Denken mit der Empfindung verbunden ist, bringt neue Erkenntnis. Das Verb *empfinden* setzt sich aus *ent-* und *finden* zusammen. *Ent-* ist mit dem germanischen *and[a]* = *entgegen, von etwas weg* verwandt.

Wenn man der Wirklichkeit entgegentritt oder sie aus der Distanz betrachtet, findet man durch Empfindungen heraus, wie man sie erlebt. Danach weiß man, was man von der Welt zu halten und wie man über sie zu denken hat; zumindest, wenn das Herausgefundene Erkenntnisse bringt, die der Wirklichkeit entsprechen.

- Ich denke, dass Annabel eine liebevolle Mutter ist. Warum denke ich das? Weil ich sie als solche empfinde. Annabel könnte auch eine Rabenmutter sein; falls sie Mutterliebe bloß vorgaukelt, wenn andere dabei sind. Je feiner ich empfinden kann, desto eher werde ich die Wahrheit herausfinden.

Da es oft misslingt, Empfundenes eins zu eins in Gedanken umzumünzen, schleichen sich ins Gedachte Fehler ein, sodass das Denken über die Wirklichkeit oft ein Dünken ist, also ein Meinen ohne Gewähr.

## Fluch und Segen

Was uns vom Tier unterscheidet, ist die Fähigkeit zum komplexen Denken. Komplexes Denken kann Segen oder Fluch sein. Es ist Segen, weil es hilft, das Leben zu gestalten.

- Balte braucht einen Faxdrucker. Bevor er sich für ein Modell entscheidet, überlegt er, welche Funktionen ihm wichtig sind. Zum Glück: sonst hätte er sich den HP 6600e gekauft. Der empfängt Faxe am PC nur bei laufendem Computer. Baltes Zwecken dient das nicht.

Komplexes Denken ist Fluch, wenn es krank macht. Es macht krank, wenn es dazu missbraucht wird, dem Erleben der Wirklichkeit auszuweichen.

- Meike hat sich über Balte geärgert. Statt wie versprochen Tiefkühlcanneloni mitzubringen, hatte Balte nur noch seinen blöden Faxdrucker im Kopf.... und den Einkauf vergessen. Statt ihrem Ärger Luft zu machen, denkt Meike solange darüber nach, wie sie Baltes Verhalten optimal beeinflussen könnte, dass sie die halbe Nacht nicht schläft.

Die sprachgeschichtliche Verwandtschaft von Denken und Empfindung belegt zugleich, dass Gedanke und Gefühl miteinander verzahnt sind.

- Als Miriam Rolf-Werner von seinen Heldentaten im Urlaub schwadronieren hörte, war sie unangenehm berührt... und hielt ihn fortan für einen Angeber.

- Seit Rolf-Werner im Praktikum bei Schreckmann & Co unter dem Arbeitsklima gelitten hatte, war er der Meinung, dass die IT-Branche nicht für ihn geeignet ist.

- Tanja denkt, dass niemand sie mögen wird... und ist dementsprechend schlecht gelaunt.

- In der Depression sah Lars alles schwarz, in der Manie hielt er die Welt für einen Vergnügungspark.

## Kopplung

Einerseits unterscheiden sich Gedanke und Gefühl. Der Erste ist symbolisch, das Zweite analog. Tatsächlich hängen beide jedoch zusammen. Empfindungen, Stimmungen und Gefühle haben einen Einfluss auf das Denken. Sie verändern dessen Themenwahl und die Qualität gefällter Urteile. Umgekehrt gilt ähnliches: Was man über die Dinge denkt, entscheidet darüber mit, wie man sich dabei fühlt. Dieser Mechanismus ist ein wesentliches Einfallstor für den Missbrauch des Denkens für fragwürdige Zwecke. Vor allem bei der Formulierung weltanschaulicher Positionen werden Denk- und Verstandestätigkeiten missbraucht. Da werden die Dinge nicht so beurteilt, wie es ihnen objektiv zukommt, sondern so, wie es dem Urteilenden gefällt. Kaum je ist uns bewusst, wie sehr die Verknüpfung von Wohlgefühl und Urteil unser Denken und Meinen bestimmt.

Ebenso wenig ist uns bewusst, wie sehr unser Unbehagen durch Denkinhalte verursacht wird, die uns in die Irre führen. Das Wohlgefühl, das so mancher Gedanke oberflächlich verursachen mag, täuscht oft darüber hinweg, dass er in der Tiefe schadet.

## Überlegen

Ein Synonym des Denkens ist das Überlegen. Sprachlich verwandt mit der *Überlegung* ist die *Überlegenheit*. Es ist zwar nicht so, dass der eine Begriff unmittelbar aus dem anderen hervorgegangen ist, die Sprache hat beide aber aus denselben Bausteinen - *über* und *legen* - zusammengesetzt. Das ist kein Zufall.

Ziel des Denkens ist Überlegenheit. Der Mensch denkt nach, weil er den Kräften der Wirklichkeit nicht wehrlos unterliegen will.

- Vor der Jagd verstecken die San Wasservorräte im Gelände. So überstehen sie die Treibjagd auf Antilopen in der Kalahari, während die Antilopen vor Durst zusammenbrechen. Hätten die Antilopen bloß auch mal an Vorräte gedacht!

> **Grübelzwänge**
>
> Eine der häufigsten psychiatrischen Symptome sind Grübelzwänge. Millionen kommen nächtelang nicht zur Ruhe, weil sie nicht aufhören können, Überlegungen anzustellen. Meist tritt derartiges auf, wenn sich der ruhelose Denker der Gefahr ausgesetzt sieht, misslichen Umständen oder den Machenschaften unliebsamer Zeitgenossen zu unterliegen. Das ständige Denken im Kreise ist der verzweifelte Versuch, das gefürchtete Erleben von Unterlegenheit und Niederlage durch Überlegungen abzuwehren, die Überlegenheit verschaffen.

## Wirklichkeit und Vorstellung

Das Bewusstsein kann verschiedene Inhalte haben: Wahrnehmungen und Vorstellungen. Das Wahrgenommene ist unmittelbar mit dem Hier-und-Jetzt verbunden. Es entspricht der Wirklichkeit, zumindest soweit es die Sinnesorgane erlauben, Strukturen des Wahrnehmbaren ins Bewusstsein zu übertragen und soweit das Bewusstsein in der Lage ist, Wirklichkeit als solche zu erleben.

Der Begriff Hier-und-Jetzt meint kein exakt physikalisches, sondern das Hier-und-Jetzt des Betrachters. Das Licht ferner Galaxien, das der Betrachter sieht, erreicht ihn physikalisch gesehen verzögert. Existenziell erlebt er es im Jetzt.

## 9. Denken

Wahrnehmungen erreichen das Bewusstsein simultan. *Simultan* geht auf lateinisch *simul = gleichzeitig* zurück. Sobald man Wahrnehmbares beachtet, richtet man die Aufmerksamkeit auf die Ereigniskette, die in der *absoluten Gegenwart* abläuft.

Die *absolute Gegenwart* ist das Jetzt. Der Begriff *Gegenwart* wird auch im Sinne von *zeitnah* verwendet. Genau betrachtet ist ein begrenztes Zeitfenster um das Jetzt herum aber keine physikalische Gegenwart, sondern ein persönlich definierter Zeitraum, der einem Feld egozentrischer Themen entspricht. Was in dieser relativen Gegenwart geschieht, bezieht sich auf den Betrachter.

Das Bewusstsein kann Wirklichkeit aber nicht nur wahrnehmen. Es kann sie auch simulieren. *Simulieren* entstammt dem lateinischen *similis = ähnlich*. Die Bedeutungen des Verbs *simulare* verweisen auf wesentliche Eigenschaften jener Vorstellungen, die das Bewusstsein als Denkinhalte erzeugt. *Simulare* heißt:

- ähnlich machen
- nachbilden
- den Anschein erwecken
- etwas vortäuschen

> **Simulation und Symbolisierung**
>
> Zur Simulation potenzieller Wirklichkeiten benutzt das Bewusstsein eine Symbolisierungsfunktion: das begriffliche Denken. Begriffe sind Bausteine, die symbolisch für Wirkliches stehen, ohne das Wirkliche zu sein. Mit Hilfe der Bausteine werden Vorstellungen entworfen, die der Wirklichkeit mehr oder weniger ähneln.

> Denkinhalte sind oft Simulanten. Sie täuschen eine Wirklichkeit vor, die nicht gegeben ist. Falsch! Denkinhalte sind keine Simulanten. Sie sind Entwürfe. Ein Simulant muss die Wahrheit kennen, damit er sie im nächsten Schritt vertuschen kann. Der Denkinhalt selbst weiß aber gar nichts. Richtig ist, dass der Denkende dazu neigt, gedanklichen Entwürfen vorschnell eine Gewissheit zuzuschreiben, die nicht gegeben ist. Nicht der Gedanke täuscht den Denker, sondern der Denker täuscht sich über die Verlässlichkeit der Gedanken. Er tut es, weil er Ungewissheit fürchtet und sich durch blindes Vertrauen ins bloß Simulierte in Sicherheit wiegen will.

Denken besteht aus szenischen Vorstellungen und logischen Verknüpfungen vordefinierter Begriffe, durch die das Bewusstsein Wirklichkeitsverläufe simuliert bzw. Strukturen der Wirklichkeit untersucht und bewertet. Dabei werden...

- erlebte Episoden aus dem Gedächtnis wachgerufen.
- erwartete oder erwünschte Abläufe im Geist vorweggenommen.

> Das Denken ersetzt die Wirklichkeit durch abstrakte Symbole. Verstrickt in die Welt der Symbole, vergisst man, dass sie erfunden ist.

# 9. Denken

- erlebbare Wirklichkeiten durch phantasierte ersetzt.

- Strukturen der Wirklichkeit analysiert und beurteilt.

Sowohl das Wachrufen von Erinnerungen als auch die Vorwegnahme zukünftiger Abläufe und der Ersatz wahrnehmbarer Wirklichkeit durch phantasierte Bilder ist zweckgerichtet; ebenso die Analyse und Bewertung erkannter Strukturen. Verschiedene Zwecke sind auszumachen.

*Zwecke des Denkens*

| Funktion | Zweck |
|---|---|
| Wachru-fen | • Untersuchung vergangener Erlebnisse auf verwertbare Regeln für zukünftige Entscheidungen<br>• Ersatz gegenwärtigen Erlebens durch schöne Erinnerungen<br>• Erzeugung von Affekten zur Selbst-Manipulation<br>• Umdeutung von Erinnerungen zur Veränderung des Selbstbilds |
| Vorweg-nahme | • Probeläufe zukünftiger Herausforderungen<br>• Ersatz gegenwärtigen Erlebens durch angenehme Phantasien<br>• Erzeugung von Affekten zur Selbst-Manipulation<br>• Erzeugung virtueller Ersatzhandlungen zur Pflege des Selbstbilds |
| Analyse | • Vertieftes Verständnis der Wirklichkeit durch Untersuchung ihrer inneren Zusammenhänge |
| Bewer-tung | • Einordnung erkannter Strukturen in systematische Modellvorstellungen<br>   o Bosonen haben dem Spin-Statistik-Theorem zufolge einen Eigendrehimpuls.<br>• Einschätzung von Nutzbarkeit und möglichem Gefahrenpotenzial<br>   o Zum Wechseln der Zündkerzen beim Opel Omega dürfte ein 16-ner Schlüssel passen. Sind die Kerzen fest- |

gebacken und versuche ich sie mit Dynamit freizusprengen, könnte die obenliegende Nockenwelle aus der Verankerung springen.

- Abschirmung des Egos vor gefürchteten Erlebnissen durch rationalisierende, intellektualisierende und abwertende Urteile.

    o Die Trauben sind sowieso zu sauer.

## Zwecke des Denkens

Denkprozesse können vier Grundfunktionen zugeordnet werden:

1. Wachrufen von Erinnerungen

2. Vorwegnahme möglicher Ereignisse

3. Untersuchung / Analyse

4. Urteil / Bewertung

Die Zwecke, die die eine oder die andere Funktion hat, sind teils identisch, teils unterscheiden sie sich. In der Regel laufen Grundfunktionen nicht isoliert voneinander ab. Sie ergänzen sich. Je mehr sie sich voneinander unterscheiden, desto sinnvoller scheinen sie zu sein. Je mehr sie sich ähneln, desto fragwürdiger werden sie.

> **Der dümmste Bauer...**
>
> findet die dicksten Kartoffeln. Der dumme Bauer legt die Saatkartoffel in den Boden. Er vertraut auf Sonne, Regen und Erde. Die werden es schon richten. Der schlaue Bauer will mehr als eine Durchschnittsernte. Er denkt solange darüber nach, ob der Ertrag von Paprika nicht höher als der von Kartoffeln sein könnte, bis er die beste Zeit zur Aussaat beider verpasst hat.

## Wachrufen von Erinnerungen

### Sinnvolle Zwecke

Ursprüngliches Ziel des Wachrufens von Erinnerungen ist die Analyse vergangener Ereignisse. Erfahrungen sind Voraussetzung für ein erfolgreiches Leben. Erfahrungen sind aber nur dann nützlich, wenn ihnen eine Lehre entspringt. Die Lehre, die man Erfahrungen entnimmt, liegt in regelhaften Kausalverbindungen, die die Struktur von Ereignisketten bestimmen. Untersucht man vergangene Erlebnisse, hält man Ausschau nach Zusammenhängen zwischen Ursache und Wirkung. Ursachen lassen sich zwei Gruppen zuteilen:

1. Ursachen, auf die man keinen Einfluss hat, die aber Folgen nach sich ziehen.

- Falls man zum Spaziergang aufbricht, wenn sich Wolken türmen, ist die Gefahr groß, dass man nass wird.

2. Ereignisse, die man selbst verursacht.

- Heute war die Safran-Sahne-Soße lecker. Wie habe ich das noch mal gemacht?
- Nachdem ich dem Patienten Doxepin verschrieben habe, wurde seine Stimmung besser.

Der Nutzen dieser Denkfunktion ist offensichtlich: Je besser man die Regeln der Wirklichkeit als Auszug von Erfahrungen erkennt, desto bessere Entscheidungen kann man künftig treffen.

## Fragwürdige Zwecke

Ruft man Erinnerungen als Ersatz, zum Zwecke der Umdeutung oder zur Erzeugung manipulativer Affekte wach, wird der Nutzen vom Schaden überlagert, der derartige Zwecke begleitet.

- **Ersatz**

Gewiss: Erinnerungen als Ersatz für aktuelles Erleben müssen keine schlimmen Folgen haben. Je älter man wird, desto mehr Erinnerungen hat man. Gleichzeitig schrumpft die Möglichkeit, Neues zu erleben. Nicht umsonst sagt man über Greise: *Sie leben in ihren Erinnerungen.*

Endet die große Liebe eines jungen Menschen enttäuschend, ist es jedoch folgenschwer, wenn er an der Schwelle zum Alleinsein nicht weitergeht, sondern sich mit bittersüßen Erinnerungen tröstet. Statt neue Erfahrungen zu machen, klammert er sich an alte. Wenn er das zu lange tut, wird er es später bereuen.

---

### Schlaflose Nächte

Der Versuch, Schuld oder Scham zu verleugnen, ist einer der Hauptverdächtigen, wenn Grübelneigung Schlaf verhindert. Da wird ein Erlebnis immer wieder neu erinnert und gedanklich durchgekaut. Irgendwie muss es doch möglich sein, das Gewesene so umzudeuten, dass man sich für seinen Ablauf weder schämt noch Schuld empfindet. Da auch Schuld und Scham Unterlegenheit bedeuten, wird überlegt, wie der Unterlegenheit zu entkommen ist. Dauert ein solches Grübeln länger als eine halbe Stunde, ist das Eingeständnis der Unterlegenheit Mittel der Wahl.

---

Sich Unterlegenheit einzugestehen heißt: im Gefühl der Unterlegenheit stehen zu bleiben, ohne Versuch, ihm zu entfliehen.

---

- **Umdeutung**

Viele Ereignisse, die uns betrafen, hielten schmerzliche Erkenntnisse bereit. Oft reagiert wird darauf mit Gefühlen, auf die man lieber verzichten würde. Statt diese Gefühle zu durchleben, rufen wir im Geist die betreffende Episode wach und deuten sie mit der Absicht um, unliebsame Erkenntnisse und Gefühle aus der Welt zu schaffen.

Beim Bogenschießen war Ulrike besser als ich. Drei Möglichkeiten habe ich, damit umzugehen:

1. Die Dinge sind wie sie sind. Es ist in Ordnung.
2. Ich schäme mich für meine Unterlegenheit, da ich sie nicht hinnehmen will. Ich durchlebe das Schamgefühl.
3. Ich will weder meine Unterlegenheit noch mein Schamgefühl anerkennen. Ich deute die Dinge um. Eigentlich habe ich ja nur schlechter geschossen, weil ich durch Ralfs Geschwätz abgelenkt war.

Durch Umdeutungen manipulieren wir unser Selbstbild. Statt Wahrnehmungen ungehindert einwirken zu lassen, deuten wir sie um; denn wir fürchten die Auswirkungen ihres Wahrheitsgehalts. Umdeutungen sind fragwürdig, da sie uns von der Wirklichkeit entfernen. Das wird uns in Zukunft schaden.

- **Erzeugung von Affekten zur Selbst-Manipulation**

Dass Ulrike besser schießt als ich, erscheint mir unerträglich. Ich rufe die Erinnerung an mein Scheitern immer wieder wach; jedoch nicht, um die Erkenntnis aufzunehmen, die ihr entspringt, sondern um mich durch Erzeugung von Scham- und Wutgefühlen zu mehr Leistung anzustacheln.

Die Erzeugung überschüssiger Affekte kann zum Erfolg im Leben beitragen. Wenn ich mich durch Affekte zum Training zwinge, werde ich womöglich Schützenkönig. Tatsächlich ginge es mir dann aber nicht um die Kunst des Bogenschießens. Es ginge um die Bestätigung, die ich damit erreiche. Das kann eine Vergeudung von Ressourcen sein.

## Werkzeuge des Denkens

Das Denken benutzt zwei Werkzeuge:

### 1. Bilder

Erinnerungsbilder sind Lichtpausen dessen, was geschehen ist.

- Ich erinnere mich, wie ich mit Roshanak auf dem Jahrmarkt in Brüssel Kettenkarussell fuhr.

Vorstellungsbilder sind Modelle dessen, was ist oder werden könnte.

- Unsere Liebe ist ein Reigen um die Achse der Welt... und ein Flug über den Abgrund, in den sie stets zu stürzen droht.

Gedankliche Bilder sind nicht die Wirklichkeit selbst. Sie sind Darstellungen dessen, wofür man die Wirklichkeit hält.

## 2. Begriffe

Begriffe sind Symbole, die für Elemente der Wirklichkeit stehen. In der Regel vereinfachen sie stark. *Tisch* ist ein Wort für tausend verschiedene Dinge, *groß* ein Begriff, der zugleich Flöhe und Galaxien beschreibt.

- Mit stechendem Blick wandte sich der Floh dem Bakterienbaby zu und verschlang es mit grässlichem Schmatzen.
- Im Vergleich zum Virgo-Galaxienhaufen ist die Große Magellan'sche Wolke ein Mückenschiss.

Beim Denken werden Bilder, die die Wirklichkeit nur modellhaft beschreiben, mit Begriffen kommentiert, deren jeweilige Unschärfe sich in der Kombination zu gedachten Sätzen multipliziert.

- Bei Roshanaks strahlendem Blick auf dem Karussell denke ich beglückt: Wir sind uns in der Liebe einig. Was verstehe ich aber unter Liebe und sie unter Einigkeit? Und was verstehen wir beide von dem, was jenseits der Begriffe tatsächlich geschieht? Wie oft muss man sterben, um zu verstehen, wie man liebt?

## Vorwegnahme möglicher Ereignisse

### Sinnvolle Zwecke

Eine wichtige Funktion des Denkens ist die Vorbereitung zukünftiger Handlungen. Dazu können geplante Abläufe simuliert, durch die Simulation auf Anwendbarkeit hin überprüft und einstudiert werden. Durch die gedankliche Vorwegnahme eines erfreulichen Ausgangs wird zudem der Antrieb bereitgestellt, sich den Gefahren zu stellen, die jede Tat zu gewärtigen hat.

- Wenn Ravissa morgen die Uni verlässt, werde ich sie am Trevi-Brunnen abfangen. Dann knie ich vor ihr nieder und sage: Ravissa, der Himmel hat mir die Liebe ins Herz und die Leidenschaft in die Lenden gepflanzt. Deshalb nimmt unser Schicksal seinen Lauf. Wir werden eine Schar glücklicher Sprösslinge zeugen, deren liebliche Leiber Michelangelo als Modell für die Figuren dieses Brunnens wählen wird.

Eine weitere Funktion vorwegnehmenden Denkens ist die Analyse komplexer Probleme. Man kann zur Behebung eines Problems irgendetwas ausprobieren. Das trifft oft daneben und man braucht weitere Versuche. Schneller geht es, wenn man die Struktur des Problems begreift und gedanklich eine Lösung sucht.

- Katharina soll angeben, wie viel Meter das Spannseil der Akihiro-Kishigata-Hängebrücke 400 Meter vom ersten Stützpfeiler entfernt über der Fahrbahn hängt. Wie gut, wenn sie nicht ins Blaue hinein eine Zahl errät. Wie gut, wenn sie sich durch gedankliche Vorwegnahme der Berechnung von $f(x) = ax^2 + bx + c$ die richtige Antwort beschafft. Heute unterrichtet Katharina Mathematik und Sport in der Oberstufe.

### Fragwürdige Zwecke

Vorwegnehmendes Denken geht nicht immer Wege, die gezieltes Handeln vorbereiten. Auch die Vorwegnahme kann als Ersatz dienen, zu Zwecken der Selbst-Manipulation oder als Maßnahme zum Kitten eines irrigen Selbstbilds.

- **Ersatz zur Ablenkung von einer unangenehmen Gegenwart**

Als Tagtraum kann vorwegnehmendes Denken das unmittelbare Erleben der Gegenwart überlagern. Statt sich mit Prüfungsvorbereitungen für die Matheklausur zu plagen, ist es schöner, sich vorzustellen, wie man danach Ravissa am Trevibrunnen abfängt und mit ihr den Tempel der Lüste betritt. Derlei Phantasien sind verbreitet. Verhindern sie Handlung nicht, mögen sie harmlos sein. Oft gerät der Tagtraum aber zum Ersatz. Benutzt man genüssliche Phantasien im Überfluss, verpatzt man die Matheklausur. Man ist notwendigen Mühen der Gegenwart durch den geistigen Sprung in eine vorgestellte Zukunft aus dem Wege gegangen.

#### Von der Ablenkung zum Hemmschuh

Wenn sich phantasierter Befriedigung reale Angst vor Ravissas Ablehnung beimischt, besteht Gefahr, dass man echtes Erlebens vermeidet und es bei der Phantasie beruhen lässt. Dann verfehlt derart vorwegnehmendes Denken das eigentliche Ziel sogar ganz. Man scheitert auch an der Prüfung zum Troubadour, der für seine Leidenschaft geradesteht.

- Fange ich Ravissa am Brunnen tatsächlich ab, könnte ihre Antwort sein: *Mein lieber Heinrich, das Schicksal geht seltsame Wege. Meines wird in die Arme Michelangelos führen und das Deine in Kummer und Gram.*

Die Aussicht auf solcherlei Antwort kann dazu führen, dass man die Vorwegnahme niemals durch Taten ersetzt; sodass es beim bloßen Ersatz bleibt.

- **Ersatz zur Pflege des Selbstbilds**

Zum Selbstbild gehören Fähigkeiten, die man sich als Vermögen zurechnet oder die man zu erreichen wünscht. Der beste Weg wird sein, entsprechende Fähigkeiten anzuwenden oder sich um sie zu bemühen. Beides kann durch gedankliche Konstrukte gefördert werden. Gedankliche Konstrukte können es aber ebenso gut verhindern.

  o Silvia ist überzeugt, künstlerisch begabt zu sein. Sie stellt sich vor, wie sie die Presse zur Vernissage empfängt. Beflügelt von der verlockenden Phantasie opfert sie jede freie Minute, um ihre Begabung in Fähigkeiten umzuwandeln. Mit jedem Bild, das sie malt, steigt die Chance, dass sich ihre Phantasie verwirklicht.

  o Mechthild ist ebenfalls überzeugt, künstlerisch begabt zu sein. Sie ist mächtig stolz darauf. Statt aber mit Farbe und Pinsel zu malen, malt sie sich nach einer phantasierten Vernissage in Gedanken als nächstes aus, wie sie in Hong-Kong eine Modefirma gründet, deren Herbstkollektion in aller Munde ist.

Während Silvias Phantasien zu Handlungen führen, sind Mechthilds ein Ersatz dafür. Durch vorgestellte Taten und Erfolge vertreibt sie Zweifel an sich selbst.

- **Erzeugung von Affekten zur Selbst-Manipulation**

Wie die Erinnerung vergangener so kann auch die Vorwegnahme zukünftiger Ereignisse Emotionen wachrufen, deren Funktion darin besteht, sich selbst zu beeinflussen.

  o Lars tritt bald eine neue Stelle an. Er stellt sich vor, wie ihn die Kollegen kühl empfangen. Schon im Elternhaus hatte er sich nicht willkommen gefühlt. Durch den Gedanken an den unfreundlichen Empfang steigert er sich in Rage. *Unfassbar, wie unverschämt diese Leute sind! Die werden mich noch kennenlernen.* Dank seiner Wut spürt Lars keine Furcht mehr. Die Selbstmanipulation zum Verdecken der Ängste ist gelungen. Wenn er aber streitlustig in die erste Begegnung mit den Kollegen geht, steigt die Gefahr, dass er kühl empfangen wird.

## Untersuchung / Analyse

Neben der Wahrnehmung ist die analytische Untersuchung der wahrgenommenen Inhalte auf Zusammenhänge und Widersprüche ein zweiter Grundpfeiler der Erkenntnis.

- Wenn das Alter der Schädeldecke aus dem Neandertal auf 30000 Jahre datiert wurde, kann der Neandertaler kein Vorfahre des Zebrafischs sein.

Eine solche Anwendung des analytischen Denkens wird man als sinnvoll deuten. Wenn ich aber vor dem entscheidenden Schritt, der Träume verwirklichen kann, zu lange Ravissas Gewohnheiten analysiere, darüber nachdenke, welches der günstigste Moment zum begehrlichen Bekenntnis und die allerklügsten Worte dafür wären, kann es sein, dass ich den tatsächlich günstigen Augenblick verpasse... und dieser dreimal verfluchte Sausack von Michelangelo mit Ravissa von dannen zieht.

Mein Psychotherapeut würde dann denken: Zu den typischen Abwehrmechanismen des Patienten gehören Rationalisierung und Intellektualisierung hinter denen vermutlich ängstlich-vermeidende oder schizoide Persönlichkeitsanteile wirksam sind.

## Bewertung / Urteil

Viele Denkprozesse enden mit einem Urteil. Zum einen ist das ein wesentliches Ziel, zum anderen ein Risiko. Zum einen ist das Urteil eine Gebrauchsanweisung für den Umgang mit der Wirklichkeit. Es steht am Übergang von der Analyse zum konkreten Handeln.

- Wenn der Neandertaler kein Vorfahr des Zebrafischs ist, werde ich dessen Ursprung woanders suchen.

Zum anderen sperrt das Urteil Denkprozesse in einen Käfig. Falls das Urteil die Wirklichkeit verfehlt, kann es ins Desaster führen.

- Neulich hat Ravissa Michelangelo schöne Augen gemacht. Sie mag mich nicht. Mein Leben ist verpfuscht, die Welt mein Feind, der Tod meine Rache und mein Retter. Beim Sturz vom Trevibrunnen breche ich mir das Genick. Tränenüberströmt seufzt Bettina an meinem Grab: Wieso hat dieser Dummkopf nicht erkannt, dass er mit mir sowieso viel glücklicher geworden wäre?

# Freiheit und Verirrung

Die Gedanken sind frei. Das ist ihr Potenzial. Im Potenzial liegt zugleich das Risiko, dass man mit den Gedanken in die Irre geht.

Die Freiheit des Denkens hat aus Affen Menschen gemacht. Nicht dass Affen nicht ebenfalls dächten. Sie tun es. Aber nicht so viel, als dass aus ihnen bereits Menschen geworden sind.

| Chancen der Freiheit |
| --- |
| • Straflose Experimente<br>• "Zeitreisen" in Zukunft und Vergangenheit<br>• Sorgloses Spiel |

Dank des Denkens kann der Mensch das Hier-und-Jetzt verlassen. Dazu schafft er sich eine virtuelle Eigenwelt, die aus Bildern und Begriffen besteht. In dieser Eigenwelt kombiniert er das Inventar zu immer neuen Varianten und berechnet die Wahrscheinlichkeit, dass eine bestimmte Tat erfolgreich wird. Wir wissen, dass uns das Denken unfassbare Erfolge ermöglicht hat.

Während sich auf der einen Seite Erfolge türmen, herrscht auf der anderen Verwirrung. Der Genuss der Erfolge wird zum Teil durch Nebenwirkungen zunichtegemacht. Wahrscheinlich sind die meisten Menschen heute unglücklicher als früher die Affen im Wald. Auch die Verwirrung ist eine Folge des Denkens. Neben dem Missbrauch des Denkens zu fragwürdigen Zwecken, hat sie vier weitere Ursachen:

- Die Möglichkeiten der ausgedachten Eigenwelt fesseln den Menschen so, dass er fast nur noch auf deren Inhalte achtet. Er verwechselt die Eigenwelt in seinem Kopf mit der Wirklichkeit, die er als Folge missachtet.

- Während wir für faktische Taten von der Wirklichkeit Antworten bekommen, die uns auf den Boden der Tatsachen holen, können wir im Geist alles Mögliche tun, ohne dass es unmittelbar Konsequenzen hat. Im Kopf kann man sich scheinbar ungestraft soweit von der Realität entfernen, dass man den Weg zurück womöglich nicht mehr findet.

- Das Denken folgt nicht nur der Willkür. Es folgt auch Assoziationen. Assoziationen führen Gedanken schnell von hier nach dort. Man wundert sich, warum man im Supermarkt an Kängurus denkt, obwohl man Erbsen kaufen wollte.

> **Ursachen der Verwirrung**
>
> - Flucht vor den Regeln der Wirklichkeit in die Narrenfreiheit des Denkens
> - Keine Korrektur durch reale Konsequenzen
> - Umhertreiben im Strudel der freien Assoziation
> - Beschränkung auf persönlichen Erfahrungshorizont
> - Verlust der seelischen Freiheit durch pathogene Ideen

Wussten Sie, dass der Johannisbrotbaum zuckerreiche Schoten ausbildet und 1850 erstmals von Emigranten aus dem Mittelmeerraum in Australien angepflanzt wurde?

- Das Denken folgt nicht nur der Willkür und Assoziationen. Es folgt auch den Zufällen und Beschränkungen des begrifflichen Inventars, das die kulturelle Prägung und persönliche Erlebnisse im Gedächtnis hinterlassen haben. Während in der Wirklichkeit alles vorkommt, was es gibt, besteht die virtuelle Eigenwelt im Kopf des Denkers nur aus einer begrenzten Zahl von Stücken.

## Weltbild, Denken und Symptom

Fast alle psychiatrischen Symptome gehen mit gedanklichen Verirrungen einher. Mehr noch:

> Das Gespinst des Denkens und Meinens bildet einen Kokon gegen die Unendlichkeit; und es macht aus seinen Insassen Sklaven.

## 9. Denken

Sie werden durch Fehlanwendungen des Denkens verursacht oder verstärkt. Krankmachende Gedanken treten selten einzeln auf. Sie verzahnen sich zu komplexen Vorstellungen: zu Welt- und Selbstbildern.

---

### Vom Nutzen des Weltbilds

Neugeborene sind einer Flut von Sinneseindrücken ausgeliefert. Deren Zusammenhang entdecken sie erst schrittweise. Mit der Entdeckung der ersten Regel ist der Grundstein zum eigenen Weltbild gelegt. Je mehr Erfahrungen dazukommen, desto komplexer wird das Bild. Manche Bausteine liefern Botschaften des Umfelds. Sie übermitteln kollektive Denkmuster.

Dank des Weltbilds kann das Kind neue Erfahrungen bekannten Schubladen zuordnen. Es erwirbt eine Schablone, die ihm Orientierung gibt. Mit Hilfe der Schablone werden Entscheidungsprozesse automatisiert. Meist laufen sie unbewusst ab.

---

Welt- und Selbstbilder sind gedankliche Simulationen. Wir erinnern uns: *Simulare* heißt *ähnlich machen, nachbilden, den Anschein erwecken, etwas vortäuschen.* Simulationen ähneln der Wirklichkeit, aber entsprechen ihr nicht. Sie bilden nach, und verpassen zugleich ganze Dimensionen der Realität. Sie erwecken den Anschein der Echtheit und sind doch erfunden. Kurzum: Sie täuschen eine Welt vor, durch die die Wirklichkeit verschleiert wird.

### Von der Gefahr des Weltbilds

Je mehr sich das Weltbild festigt, desto mehr läuft man Gefahr, sich von der Wirklichkeit abzuwenden. Man richtet Realitätsurteile und Handlungsimpulse entlang des Weltbilds aus. Ergeben sich Misserfolge, sucht man die Lösung nicht mehr in der Wirklichkeit, sondern in der virtuellen Eigenwelt der Meinungen, Vermutungen, Erinnerungen und Vorstellungen, die man im Kopf bei sich trägt. Statt Wirklichkeit unmittelbar zu erleben, simuliert man sie. Automatisierte Entscheidungsprozesse übernehmen das Kommando. Aus dem freigesetzten Selbst wird eine Persönlichkeit mit festgefügten Eigenschaften.

Die größte Gefahr des Welt- und Selbstbilds liegt nicht darin, dass sie die Wirklichkeit verzerrt darstellen; und so zu Fehlentscheidungen führen. Die

Falls Sie sich für Werner Wellershagen aus Bad Oldesloe halten, halten Sie sich für eines von Milliarden Partikeln, das aus Angst vor der Bedeutungslosigkeit seine Bedeutung überschätzt. Halten Sie sich für einen Ausdruck des Abgrunds! Dann hat die eigene *Bedeutung* keine Bedeutung mehr für Sie. Sie erkennen sich als das, was Bedeutung vergibt, aber keine mehr braucht.

**größte Gefahr** liegt in der Identifikation des Ichs mit dem Bild, das es von sich hat. Identifiziert man sich mit dem Selbstbild, setzt man sich mit seiner Person gleich und wird von deren Begrenzung und Dynamik eingefangen.

Zur **Dynamik der Person** gehört die Überzeugung, als abgetrennte Einheit dem Rest der Welt gegenüberzustehen. Dem entspricht die Furcht, vom Rest der Welt überwältigt zu werden. Der Furcht entspringt ein Drang nach Sicherheit. In der Folge richtet die Person große Teile ihrer Kraft darauf aus, sich abzusichern. Da das Identitätsgefühl der Person aber nicht im Selbst, sondern im Selbstbild verankert ist, bemüht sie sich nicht um das Wohl ihrer selbst. Sie kämpft um den Bestand ihres Bildes; des Bildes, das sie von sich selbst hat, aber auch jenes Bildes, das von ihr in den Köpfen anderer erscheint. Resultat sind klassische psychiatrische Symptome: Angst, Depression, Zwang und Wahn.

## Vom Denken zur Angst

Alle Angst entspringt der Vermutung, dass zukünftige Ereignisse schädlich sein könnten. Ein Großteil der Ängste, mit denen sich die Menschheit plagt, entspricht keiner realen Gefahr. Sie sind das Werk eines Denkens, das die Wirklichkeit wie ein Radar hinter Barrikaden nach bedrohlichen Indizien absucht; und vorsichtshalber übertreibt. So führt Angst zum Denken und denken zu neuer Angst. Aus Angst vor der Bedrohung hält sich der Geist an Gedanken fest, die Ängste schüren, indem sie Bedrohungen wittern, wo keine sind.

> Der Begriff *Ereignis* entspringt dem niederhochdeutschen *eräugnen*. *Sich ereignen* heißt eigentlich *sich vor Augen stellen*. Im Ereignis stellt sich die Wirklichkeit dem Betrachter vor Augen.

> Meist hat Angst mit Denkmustern zu tun, die Bedrohungen für den Bestand der Person auf Kosten des Selbst in den Vordergrund rücken.

Statt das Leben anzunehmen, wie es ist, und sich in den Ereignissen selbst zu erkennen, kämpft das Ego um den Bestand einer Person, die am besten gegen die erdachten Gefahren gewappnet erscheint. Alles, was den Wert und die Bedeutung dieser Person infrage stellt, wird durch gedankliche Konstrukte abgewehrt. Resultat des Abwehrkampfes ist die Angst, im Kampf zu unterliegen.

## Vom Denken zur Depression

*Depression* (lateinisch *deprimere* = *niederdrücken*) benennt ein Niedergedrücktsein autonomer und expansiver Impulse. Sofern Depressionen nicht durch Stoffwechselstörungen bedingt

> Depressionen haben in der Regel mit Denkmustern zu tun, die die unbefangene Reaktion auf Erlebtes behindern.

sind, werden die Impulse durch psychologische Mechanismen niedergedrückt, durch die das Ego seine Position abzusichern versucht.

Geht das Ego davon aus, dass die Wahrnehmung der gefürchteten Impulse zu Konsequenzen führen könnte, die es bedrohen oder das Bild infrage stellen, das es von sich selber hat und anderen vermitteln will, sabotiert es ihren Ausdruck durch Verleugnung und Verdrängung.

- Eigentlich ist Holger verärgert, dass ihn Reinholt ständig verspottet. Er denkt jedoch, dass er auf Reinholts Freundschaft angewiesen ist und sich eine Abgrenzung nicht leisten kann. Daher schluckt er seinen Ärger. Mit der Zeit befällt ihn eine Schwermut, die er sich nicht erklären kann.

- Die ständigen Vorwürfe und Forderungen seiner Schwester schlagen Johannes mächtig aufs Gemüt. Er glaubt aber, dem Wohl seiner Schwester verpflichtet zu sein... und setzt ihr daher keine klare Grenze.

## Vom Denken zum Zwang

Zwangssymptome bestehen immer aus Denkakten. Entweder sind sie auf Denkakte beschränkt oder als Ausdruck des Denkaktes kommt es zu Zwangshandlungen. Zwangshandlungen sind stets von Denkinhalten abhängig.

- Jakob denkt, dass etwas Schlimmes passieren könnte, wenn er beim Gehen auf die Fugen zwischen den Pflastersteinen tritt. Also tritt er genau in die Mitte.

> Zwang ist Abwehr von Angst. Zwanghafte Denkmuster kreisen um die überwertige Idee, sich abzusichern.

Ursprung von Jakobs Zwang ist die Ahnung seines Egos, dass es nirgends sicher ist. Es flüchtet in die Illusion, dass es durch die Vermeidung "falscher" Schritte mehr Sicherheit schafft.

- Albert ist schon 50 Meter vom Auto entfernt, als ihm der Gedanke kommt, dass er die Handbremse möglicherweise nicht festgezogen hat.

Albert geht zurück um die Handbremse zu kontrollieren, weil er fürchtet, dass er den Gedanken an das Restrisiko sonst nicht mehr aus dem Kopf bekommt.

> Mancher glaubt lieber, er wird von der ganzen Welt verfolgt als von allen ignoriert.

## Vom Denken in den Wahn

Wahn ist verirrtes Denken in Reinkultur. Ausgangspunkt wahnhafter Entwicklungen sind Wahrheiten, die das Ego nicht akzeptieren will.

- Marian hatte als junger Mann hochfliegende Pläne. Statt dass er sich tatkräftig um ihre Verwirklichung bemühte, verließ er sich auf die Kraft der Vorsehung und führte ein Leben des Müßiggangs. Heute könnte er sich seine Irrtümer eingestehen. Stattdessen hat er sich auf die Überzeugung versteift, dass ihm boshafte Nachbarn und Neider von je her Knüppel zwischen die Beine warfen.

> Die Richtigkeit eines wahnhaften Denkinhalts erscheint dem Kranken so unentbehrlich, dass er dessen Abgleich mit der Wirklichkeit verweigert.

- Wenn Raimund zur Kenntnis nähme, wie bedeutungslos er sich fühlt, würde er darunter bitter leiden. Zum Trost hat er sich eine Theorie zurechtgelegt. Tatsächlich ist er kein Irgendwer, den niemand zur Kenntnis nimmt, sondern ein Beauftragter Gottes, mit dem sich die Tagesschau durch vielsagende Andeutungen befasst.

> Denken ist Simulation. Das Denken ist in der Wirklichkeit enthalten, die Wirklichkeit aber nicht im Denken. Da der Mensch wirklich ist, kann er sich nicht in seinen Gedanken finden.

Statt dass er die Wirklichkeit annimmt, ersetzt sie der Wahnkranke durch gedankliche Konstrukte, die die Bedeutung seiner Person teils absurd überhöhen.

## Stimmungsschwankungen

Viele psychische Erkrankungen werden von Stimmungsschwankungen begleitet. Bei der Bipolaren Störung und dem Borderline-Syndrom gehören sie zur Kernsymptomatik. Oft zeigen Stimmungsschwankungen an, dass die Aufmerksamkeit des Kranken einseitig auf Denkinhalte ausgerichtet ist.

> Im Denken liegt die Gefahr, sich mit dem Gedachten zu verwechseln. Tatsächlich ist man nicht, was man denkt. Man ist, was Gedanken erkennen kann. Die Person erdenkt sich. Man selbst ist.

Während sich die Wirklichkeit, der man begegnet, meist nur langsam ändert und emotionale Reaktionen, die sich darauf beziehen, daher eher träge schwingen, sind Denkinhalte in der Lage, assoziativ von einem Thema zum nächsten zu springen.

- Udo sieht bei Sonnenschein Autos mit Abblendlicht. Er erinnert sich, dass er schon zweimal die Glühbirnen wechseln musste. Da Neuwagen per Gesetz so gebaut werden, dass man das Licht nicht mehr ausschalten kann, werden in Zukunft noch mehr Glühbirnen auszutauschen sein. Von der Bevormundung beim Abblendlicht springt der Gedanke zu einem Steuerrecht mit tausend Formularen, dann zur Sommerzeit und von dort zu Parteien, die den Willen der Mehrheit dreist übergehen. Außerdem muss Udo die griechische Misswirtschaft mitfinanzieren. Als Udo losfuhr, war er guter Dinge. Dann sah er Lichter. Zwei Minuten später hat er Wut im Bauch.

> *Assoziativ.* von lateinisch *associare* = *vereinigen, vernetzen.* Über *grün* sind Tannenbäume, Ampeln, Frösche, Teenager, Kupfer, Oasen und die italienischen Liebesgeschichten vom dtv-Verlag gedanklich miteinander verknüpft. Wer die Liebesgeschichten liest, könnte assoziativ an die Dächer der St. Pauli-Landungsbrücken denken.

Emotional reagiert die Psyche ebenso heftig auf Vorstellungsbilder wie auf die Wirklichkeit selbst. Wer sich hauptsächlich mit seinem Denken beschäftigt und die Wahrnehmung des Gegenwärtigen aus den Augen verliert, droht emotional mit rasch wechselnden Denkinhalten mitzuschwingen. Hatte er eben noch ein Vorstellungsbild im Kopf, dem er positiv gegenüberstand, führen ihn assoziative Verkettungen seines Denkens im Nu zu einem Thema, das negativ behaftet ist. So kann seine Stimmung rasch zwischen Extremen schwanken.

## Kognitive Störungen

Die Psychiatrie als medizinische Wissenschaft beschäftigt sich zunächst nicht mit der individuellen Suche nach Wahrheit, Sinn oder gar dem eigenen Selbst. Sie stellt Abweichungen fest und versucht, abweichendes Erleben und Verhalten zu normalisieren. Ihr Ansatz folgt dabei der Erkenntnis, dass Normalität in der Regel nur so viel Leid verursacht, dass es im Rahmen bleibt. Es wundert daher nicht, dass der rein psychiatrische Blick auf Denken und Fühlen vergleicht und Normabweichungen beschreibt. Resultat ist eine Liste störender Symptome, die therapeutische Überlegungen veranlassen.

Beziehen sich die Störungen auf Gefühle und Stimmungen, spricht man von *affektiven Störungen*. Beziehen sie sich auf das Gedächtnis, heißen sie *mnestische Störungen*. Eine dritte Kategorie bilden die *kognitiven Störungen*. Diese können ihrerseits in zwei Kategorien eingeteilt werden:

1. Störungen des Denkens

2. Störungen des Verstandes

Obwohl es im klinischen Alltag oft schwerfällt, beide Kategorien voneinander zu unterscheiden, macht die Unterscheidung Sinn. Während der Verstand den Sinngehalt erkennbarer Strukturen erfasst, ist das Denken eine Symbolisierungsfunktion des Geistes. Mit Hilfe des Denkens werden erkannte Strukturen oder gewusste Zusammenhänge und Fakten dergestalt in Worte und Sätze gefasst, dass das Wissen einer anderen Person mitgeteilt bzw. vor dem eigenen geistigen Auge repräsentiert werden kann.

# 9. Denken

| Störungen des Denkens | | Störungen des Verstandes |
|---|---|---|
| Formale Denkstörungen | Inhaltliche Denkstörungen | |
| • Ideenflucht<br>• Verlangsamung<br>• Hemmung<br>• Weitschweifigkeit<br>• Sprunghaftigkeit<br>• Zerfahrenheit<br>• Perseveration<br>• Sperrung<br>• Gedankenabreißen | • Wahn<br>• Ich-Störungen<br>• Gedankenausbreitung<br>• Gedankenentzug<br>• Gedankeneingebung | • Störung der **Kritikfä-**<br>**higkeit** (**Kritik:** von<br>griechisch *krinein*<br>(*κρινειν*) = *scheiden, tren-*<br>*nen, voneinander unterschei-*<br>*den*)<br>• Störung der Urteilsfä-<br>higkeit<br>• Störung des Abstrakti-<br>onsvermögens |

## Denkstörungen

Psychiatrische Denkstörungen können in zwei Kategorien eingeteilt werden: inhaltliche und formale Denkstörungen.

## Inhaltliche Denkstörungen

Zu den inhaltlichen Denkstörungen wird meist nur der Wahn gezählt. Dabei wird Wahn als realitätswidriger Denkinhalt aufgefasst, der mehr ist als nur Mangel. Wahn ist kein Irrtum, also nicht Folge eines Defizits an korrekter Erkenntnis. Er hat vielmehr eine Funktion im Krankheitsgeschehen, was dazu führt, dass er nicht - wie ein Irrtum - durch Aufklärung über den korrekten Sachverhalt aufgelöst werden kann. Der krankhafte Inhalt widersteht dem Versuch, ihn durch Aufzeigen der Wirklichkeit zu ändern.

Neben dem bloßen Wahn gibt es weitere Störungen des Denkens, die man kaum als bloß formal betrachten kann; denn die Form der gedachten Gedanken entspricht vollständig dem, was man als einen normalen Gedankengang bezeichnen würde.

- Bei der **Gedankenausbreitung** wähnt der Kranke, dass andere seine Gedanken wissen, selbst dann, wenn er sie verschweigt.

- Beim **Gedankenentzug** wähnt der Kranke, dass andere ihm Gedanken entziehen, sodass der gedankliche Prozess in seinem Kopf durch Fremdeinwirkung abreißt.

- Bei der **Gedankeneingebung** geht der Kranke davon aus, dass seine Gedanken nicht Produkte seiner selbst sind, sondern von anderen gemacht. Er glaubt, seine Gedanken würden ihm von außen eingeflößt und ihr Fortgang werde von außen gesteuert.

Die Wahl des Verbs *wähnen* zur Beschreibung der genannten Phänomene begründet, warum sie hier den inhaltlichen Denkstörungen zugeordnet sind. Der Kranke hat bezüglich eines formal unauffälligen Gedankengangs realitätswidrige Vorstellung über den Ursprung oder den Kontext, in dem der Gedanke steht. Der Gedanke mag sich merkwürdig anfühlen, die Qualität des Gefühls, das den Gedanken begleitet, wird inhaltlich fehlerhaft interpretiert. Dabei gilt auch hier: Das wahnhafte Erleben des Kranken, dass jemand seine Gedanken liest, endet nicht durch den Hinweis darauf, dass das nicht stimmt. Der Kranke irrt sich nicht. Er wähnt.

## Formale Denkstörungen

Formale Denkstörungen zeichnen sich durch vom Normalen abweichende Gestaltungen der gedanklichen Symbolisierung aus.

- Bei der **Ideenflucht** ist das Denken beschleunigt. Dabei kann es zu gelockerter Assoziation kommen, sodass es sprunghaft wird.

- **Inkohärenz**, also **Denkzerfahrenheit** kann durch extreme Denkbeschleunigung mit stark gelockerter Assoziation zustande kommen. Oder aber, der Kranke weist Wörtern derart symbolhafte oder atypisch-mitschwingende Bedeutungen zu, dass ein anderer nichts mehr versteht.

- Beim **gehemmten Denken** kommt das Denken nicht voran, weil sein Fortgang durch Widerstände behindert wird. Das können wahnhafte Ängste sein, oder ein zwanghaftes Ringen um die 100% richtige Beschreibung eines Sachverhalts.

- **Denkverlangsamung** kann Folge von Depressionen, Müdigkeit oder Intoxikationen sein.

---

**Vorbeireden / Tangentialität**

In der Regel wird das sogenannte *Vorbeireden* als formale Denkstörung aufgefasst. Dabei antwortet der Kranke auf eine Frage ausweichend oder unscharf. Oft mag ein Vorbeireden aber keineswegs Denkstörung sein, sondern dem Versuch dienen, sich verdeckt zu halten.

---

**Abstraktion ⇆ Zerfahrenheit**

Zerfahrenheit ist keine Abstraktion. Abstraktion hebt verborgene Regeln heraus und macht sie deutlich. Zerfahrenheit übergeht Regeln und verbirgt.

- **Weitschweifigkeit** kann für den Zuhörer zwar Plage sein, oft ist aber kaum zu entscheiden, ob man sie als eigenständige Pathologie des Denkens bewertet oder als individuellen Kommunikationsstil, der den Zuhörer bloß langweilt. Entscheidet man sich dazu, sie als krankhaftes Defizit zu bezeichnen, vermutet man ein Unvermögen des Kranken, Wesentliches von Unwesentlichem zu unterscheiden, oder ein krankhaftes Bedürfnis zur Übergenauigkeit.

- **Gedankensperrung** und **Gedankenabreißen** sind ähnlich. In beiden Fällen bricht der Gedankengang mittendrin ab; bei der Sperrung mit dem Gefühl, nicht mehr denken zu dürfen oder nicht mehr denken zu wollen, beim Gedankenabreißen mit dem Gefühl, nicht mehr denken zu können. Deutet der Kranke ein Gedankenabreißen als Gedankenentzug, kommt zur formalen Störung eine inhaltliche hinzu.

> **Denken und Verstand**
>
> Im Prinzip ist Verstand nicht auf das Denken angewiesen. Der Hund versteht die Signale des Frauchens und wahrscheinlich sogar, in welcher Stimmung sie ist. Er symbolisiert sich sein Wissen aber nicht gedanklich. Er denkt nicht: *Oha! Das Frauchen ist missmutig. Da sollte ich besser artig sein.*

- Bei der **Perseveration** (lateinisch *perseverare = ausharren, beharren*) bleibt der Denker bei einem Gedanken stehen und greift ihn immer wieder auf; obwohl er schon x-fach gedacht und mitgeteilt wurde. Solches Gedankenkreisen kann im Rahmen besorgten Grübelns oder im Rahmen zwanghaften Denkens auftreten. Beim perseverierenden Kommunikationsstil mag die Befürchtung bestehen, vom anderen nicht verstanden worden zu sein; oder ein psychologisch begründetes Unvermögen, zu schweigen. Vielen fällt nur wenig ein. Also sagen sie es immer wieder.

## Störungen des Verstandes

Störungen des Verstandes sind oft strukturell; entweder im Sinne eines angeborenen Intelligenzdefizits oder im Sinne einer demenziellen Entwicklung, also eines erworbenen Intelligenzdefizits.

Bei der erworbenen Verstandesstörung ist es nicht so, dass der Kranke Gewusstes bloß nicht mehr in geordnete Gedankengänge fassen und mitteilen kann. Vielmehr verblasst das Wissen selbst. Die Fähigkeit, differenzierte Vorstellungen zu entwickeln und zu vergleichen, sich an einst bekannte Sachverhalte zu erinnern und logische Schlussfolgerungen zu ziehen, lässt nach.

In der Folge können daraus unlogische, differenzierungsarme und inhaltlich falsche Gedanken entstehen, aber nicht weil primär die gedankliche Symbolisierungsfunktion beeinträchtigt ist, sondern weil dem Kranken das Wissen fehlt, das überhaupt in richtige Gedankenketten symbolisiert werden könnte.

## Entkräftung pathogener Gedanken

> Am schädlichsten sind nicht bittere Erfahrungen, sondern falsche Ideen.

Kaum etwas verursacht mehr überflüssiges Leid als irreführende Gedanken. Gedanken ziehen Gefühle nach sich. Sie stiften dazu an, etwas zu tun.

* Gefühle, die von irreführenden Gedanken verursacht werden, sind entweder unangenehm oder bloß vorübergehend erfreulich, sodass sie zwar momentan entlasten, langfristig den Weg zu echtem Glück jedoch verbauen.

* Handelt man unter dem Einfluss irreführender Gedanken, landet man genau dort, wohin solche Gedanken führen: in der Irre. Das Glück liegt jedoch niemals in der Irre. Das Glück liegt im Herzen der Wahrheit.

Um sich dem Einfluss pathogener Gedanken zu entziehen, bedarf es großer Wachsamkeit. Auch gegenüber vermeintlich eigenen Gedanken ist Misstrauen angebracht. Für das Selbst sind viele Gedanken giftig. Sie stammen aus dem begrenzten Horizont der Person. Sie bewirken, dass sich die Person auf Kosten ihres Glücks wichtigmacht. Pathogene Gedanken vertauschen Glück und Bedeutung.

> Man kann darüber nachdenken, in welche Verirrung das Denken führen kann. Wie jedes Denken geht aber auch dieses nur dann nicht selbst in die Irre, wenn man den Gegenpol des Denkens nicht vergisst: die Wahrnehmung dessen, was hier und jetzt geschieht. Um sich vor der Verirrung ins Denken zu schützen, nehmen Sie wahr, was die jeweilige Idee mit Ihnen macht. Machen Sie sich klar, dass sie Erscheinung ist, aber kein Teil Ihrer selbst.

### Von Ideen und Pilzen

Ideen sind wie Pilze. Über Nacht sind sie da. Nur selten kann man nachvollziehen, woher sie stammen und warum genau dieser Pilz und kein anderer am Wegesrand steht. Damit nicht genug. Nicht nur, dass man den Ursprung des Pilzes kaum je erkennt, man erkennt auch nicht, ob er essbar oder giftig ist; es sei denn, man ist ein echter Pilzkenner. Mit Ideen ist es ähnlich. Es mag sein, dass man eine bestimmte Idee hört oder liest und dann meint, man kenne ihre Quelle. Das ist aber nur halb wahr. Denn woher stammte die Idee im Kopf dessen, von dem man sie übernahm?

## 9. Denken

Das größte Übel vieler Ideen ist aber nicht das Geheimnis ihres Ursprungs und des Motivs, das ihnen zum Dasein verhalf. Das größte Übel ist ihr Mangel an echter Genießbarkeit. Viele wirken auf den ersten Blick so harmlos wie der Hallimasch oder so hübsch wie der Wiesenchampignon. Tatsächlich enthalten sie Gift; oft eins, das so langsam wirkt, dass man übersieht, welcher Pilz für das Übel verantwortlich ist. Es sei denn, man wird zum Ideenerkenner.

Viele Vorstellungen sind Sperren des Bewusstseins. Sie verstellen den Blick auf die Wirklichkeit. Sie haben nur solange Bestand, wie es ihnen gelingt, die Wahrheit zu verdecken. Sie benutzen das Bewusstsein als Wirt für ihre falsche Existenz. Manche sind so programmiert, dass sie sich in Köpfen verbreiten wie Viren im Netz.

Drei Schritte genügen um sich vor der schädlichen Wirkung pathogener Gedanken zu schützen.

1. Identifizieren Sie Ideen, die Ihr Verhalten bestimmen.

2. Betrachten Sie Ideen, Gedanken, Vorstellungen und Meinungen nicht als die Ihren, bloß, weil sie in Ihrem Bewusstsein auffindbar sind. Meinung kommt nicht von *mein*. Der Begriff hat mit *wünschen* und *wähnen* zu tun. Sobald man *Das ist mein Gedanke* sagt, glaubt man, dessen Besitzer zu sein. Tatsächlich ist ein Gedanke unbesitzbar. Jeder kann ihn übernehmen. Glaubt man jedoch ein Gedanke sei mein, knüpft man zu ihm eine Verbindung, die einen kritischen Abstand verhindert. Tatsächlich besitzt niemand Gedanken. Man wird

**Drei Schritte in die Freiheit**

1.

Identifikation des Gedankens

2.

Des-Identifikation vom Gedanken

3.

Urteil über den Gedanken

Sorgen Sie dafür, dass Sie *über* jedem Gedanken stehen, statt unter seinem Einfluss.

vielmehr von jedem Gedanken besessen, den man für einen eigenen hält. Daher: Das ist *ein* Gedanke, aber nicht meiner. Ich kann ihm bewusst zu Wirkung verhelfen, indem ich Kraft an ihn verleihe. Trotzdem ist er mir niemals so nah, als dass ich der Vermutung verfalle, er sei ein Teil von mir.

3. Beurteilen Sie den Gedanken:

    o  Tut er Ihnen gut?
    o  Ermutigt er Sie?

## 9. Denken

- o  Vereinnahmt er Sie?
- o  Sagt er *Du musst oder Du sollst?*
- o  Zieht er schmerzhafte Affekte nach sich?
- o  Fordert er Sie dazu auf, eigene oder fremde Erwartungen zu erfüllen?
- o  Behauptet er, die Vergangenheit hätte anders sein müssen?
- o  Schmeichelt er Ihrer Person?
- o  Behauptet er, Sie müssten gehorsam sein?
- o  Verführt er dazu, bloß flüchtige Vergnügen zu suchen?
- o  Bringt er Argumente vor, warum Ihr Glück angeblich nicht möglich ist?
- o  Oder verweist er auf die Möglichkeit, heute schon frei und damit glücklich zu sein?

*Toxikologische Einordnung pathogener Vorstellungen*

| Gedanke | GdT (Grad der Toxizität) |
|---|---|
| In der Vergangenheit ist etwas passiert, was meinem Glück unwiederbringlich im Wege steht. | ☠☠☠ |
| Ich muss die Welt verändern, damit ich glücklich werden kann. | ☠☠ |
| Das Glück hängt vor allem von äußeren Bedingungen ab. | ☠☠ |
| Je mehr ich erleide, auf desto mehr Lohn kann ich hoffen. | ☠☠ |
| Ich bin auf die Bestätigung anderer angewiesen. | ☠ |
| Je mehr ich erreiche, desto besser geht es mir. | ☠ |

## 9. Denken

Jeder Gedanke, der Sie zu überzeugen versucht, dass das Glück von äußeren Umständen abhängt und nur auf komplizierten Wegen zu erreichen ist, führt in die Irre. Stellen Sie ihn. Nur was unmittelbar auf Ihr Glück verweist, ist wirklich wahr.

# 10. Eifersucht

## Begriffsbestimmung

Der Begriff *Eifersucht* setzt sich aus zwei Teilen zusammen: *Eifer* und *Sucht*.

Thematisch haben Süchte durchaus mit *suchen* zu tun: Der Süchtige sucht nach der Erfüllung von Sehnsüchten, deren Erfüllung er von seinem Suchtmittel erhofft. Obwohl *Sucht* so klingt, als stünde das Motiv der Suche im Vordergrund, entstammt es tatsächlich aber dem Verb *siechen*. Im Streben nach dem, was er zur Erfüllung für unentbehrlich hält, siecht der Süchtige dahin, weil er andere Ressourcen des Lebens übersieht. Das Siechtum ist dabei Resultat von zweierlei:

1.  der Illusion der Unentbehrlichkeit

2.  der Untauglichkeit des Mittels, das vermeintlich Unentbehrliche zu erreichen; ohne sich dabei schwerwiegende Nachteile einzuhandeln

Die Begriffe zur Bezeichnung der klassischen Süchte nennen das Suchtmittel in der Regel vorweg: Alkoholsucht, Drogensucht, Spielsucht, Magersucht. Bei der Eifersucht ist es ähnlich. Der Eifersüchtige erhofft sich die Erfüllung seiner Sehnsucht nach unvergänglicher Liebe vom Eifer, mit dem er das Objekt seiner Begierde bewacht. Er ist süchtig danach, alles zu tun, was die Person, deren Zuwendung er für unentbehrlich hält, daran hindern könnte, sich von ihm abzuwenden. Das Mittel, das zu seinem Siechtum führt, ist der Eifer, mit dem er hinter dem Menschen herjagt, den er für sich beansprucht.

Für den Liebenden ist der Wert des Geliebten unabhängig von dem, was er tut. Für den Eifersüchtigen hängt er von der Hoffnung ab, geliebt zu werden.

Je größer der Gewinn ist, den man im Vergleich zu dem, was man an sich selber hat, zu machen glaubt, desto größer ist die Angst, ihn zu verlieren.

Die Zahl derer, die ihre Partner durch Eifersucht auf Abstand brachten, ist größer als die, die sie damit enger an sich banden.

**Gemeinsamer Nenner aller Süchte**

Was ich jetzt bin, genügt mir nicht. Zum Ausgleich muss ich etwas haben.

**Bittere Mühen**

Unter *Eifer* versteht man ein intensives Bemühen. Sprachgeschichtlich geht das Wort auf althochdeutsch *eifar = bitter, scharf, schmerzlich* zurück (Heinrich Tischner). Den bitteren Beigeschmack, der den Eifer des Eifersüchtigen begleitet, bekommen Täter und Opfer schmerzlich zu spüren.

## 10. Eifersucht

Die Untersuchung des Verbs *siechen* gibt wesentliche Hinweise. Das althochdeutsche *si-chuan = lange Zeit krank sein* wurde vorwiegend zur Beschreibung Aussätziger verwendet. Es ist kein Zufall, dass der Aussätzige sprachgeschichtlich mit dem Süchtigen in besonderer Verbindung steht. Den Aussätzigen zeichnen zwei Eigenschaften aus.

1.  Es haftet ihm etwas Schlechtes an.

2.  Andere wollen daher nichts mit ihm zu tun haben.

Wie beim Aussatz geht es bei der Sucht um Wert und Zugehörigkeit. Das gilt auch für den Eifersüchtigen.

- Er fürchtet, nicht so liebenswert zu sein, als dass er Liebe ohne besonderes Zutun auf sich zieht.

- Er fürchtet, dass sich die begehrte Person von ihm abwenden wird.

- Er fürchtet aus der Verbundenheit ausgesetzt zu werden.

## Verwandte verschiedenen Grades

Die Sprache hat der Familie suchtbedingter Formen des Siechtums eine Reihe weiterer Mitglieder zugeordnet. Das ist stimmig. Das Elternpaar des Siechtums ist durch eine fruchtbare - oder nennen wir sie besser erfindungsreiche - Symbiose verbunden. Das Paar besteht aus zwei weltanschaulichen Komponenten, die gemeinsam das Grundmuster suchtbedingten Siechtums bilden:

1.  Ich oder das, was mein Leben ausmacht, kann mir nicht genügen.

2.  Was mir fehlt, ist ein Element der Außenwelt, das ich dazu haben müsste.

Die Eifersucht haben wir bereits als Sprössling des unglücklichen Elternpaares benannt. Weitere Familienmitglieder heißen...

1.  Sehnsucht
2.  Gefallsucht
3.  Tobsucht
4.  Habsucht

Im Titel ist von Verwandten verschiedenen Grades die Rede. Warum nicht von Geschwis-

*Problematische Mittel zum Zweck*

| Muster | Mittel |
|---|---|
| Sehnsucht | schmachten erleiden |
| Gefallsucht | verführen |
| Tobsucht | drohen |
| Habsucht | anhäufen |

tern? Der Grund ist folgender: Das ursprüngliche Elternpaar, das die Sippe gegründet hat, ist für alle gleich. Wie in menschlichen Problemfamilien so kommt es aber auch in psychologischen gehäuft zu Inzest. So kann aus Sehnsucht Habsucht hervorgehen. Alkoholsucht und Gefallsucht werden zu Vater und Mutter der Eifersucht; obwohl sie bereits Geschwister sind. Und Eifersucht bringt schließlich Tobsucht hervor.

Der jeweilige Verwandtschaftsgrad der Familienmitglieder zueinander ist daher unterschiedlich und im Einzelnen schwer zu orten. Die Geschwister können gleichzeitig Eltern oder Vettern und Cousinen verschiedenen Grades füreinander sein.

## Sehnsucht

Wäre der Nachname der Sehnsucht nicht der gleiche, wie der ihrer Geschwister, könnte man übersehen, dass sie eine Schwester der Tobsucht ist. Während man auf die Tobsucht leichten Herzens verzichten kann, liegt in der Sehnsucht etwas Bittersüßes, ohne das die Menschenseele eine Dimension ihrer Tiefe verlöre. Problematischem kann offensichtlich Gutes innewohnen. Falls man im einen viel davon erkennt und im anderen kaum etwas, läuft man jedoch Gefahr, die Verwandtschaft zu verkennen, die beide miteinander verbindet; so wie es bei der Sehn- und der Tobsucht der Fall ist.

Der Sehnsüchtige ortet das Gute nicht in sich. Er erkennt es in etwas Äußerem, das fehlt und dessen Fehlen ihn dazu bringt, es sehnsüchtig zu erwarten. Dem Erwarten liegt etwas Passives inne: zu warten und während der Wartezeit nichts zu tun, als leidend und vermissend Ausschau zu halten, ob das Erwartete endlich kommt.

Bis dahin beschäftigt sich der Sehnsüchtige nicht mit Vergnüglichem oder mit dem, was sinnvoll wäre. Er verbleibt in saugender Ausschau und erzeugt in sich einen Unterdruck, der das Ersehnte wie Schwerkraft in seine Nähe zieht; oder seine Lebensfreude vollends implodieren lässt.

Der Sehnsüchtige hofft, das Gute zu erlangen, indem er sein Fehlen erleidet. Obwohl er beim Erleiden verschmachten kann, wirkt sein Schmachten durch Tragik geadelt. Immerhin: Er leidet etwas Gutem zuliebe.

## Gefallsucht

Auch der Gefallsucht haften die problematischen Gene ihrer Eltern an. Auch der Gefallsüchtige genügt sich nicht. Auch er will etwas von außen haben: Bestätigung, Anerkennung, Bewunderung. Statt aber passiv leidend abzuwarten, bis der Überbringer der ersehnten Wohltaten eintrifft, wird der Gefallsüchtige tätig. Er macht sich schön, um zu gefallen.

Auch hier erkennen wir, dass dem Laster Schönes entspringen kann. Man bedenke nur, was der Welt entginge, wenn weder Mann noch Frau ein Interesse daran hätten, anderen zu gefallen. Ohne hübsch um Rundungen drapierte Stoffe, ohne Kosmetikläden und Frisörsalons, ohne jeden Widerstand betäubende Düfte aus dem Orient, wäre auch das Dasein des hartgesottensten Verfechters seelischer Gesundheit durch forcierte Selbstbetrachtung um so viel ärmer, dass er in einer Welt ohne die Blüten solcher Laster vorerst gar nicht davor warnen wollte, sich ihnen kopflos hinzugeben.

Gefallen zu wollen, ist noch keine Sucht. Es ist ein Treibstoff sozialer Dynamik. Es wird erst dann zur Sucht, wenn es für unentbehrlich gehalten wird und ungeprüft das Kommando über das Verhalten übernimmt. Dann kann eine narzisstische oder eine histrionische Persönlichkeit entstehen.

> **Verflechtungen und Zusammenhänge**
>
> Je sehnsüchtiger der Sehnsüchtige auf das Objekt seiner Begierde gewartet hat, desto größer ist die Gefahr, dass er es eifersüchtig bewacht.
>
> Der Eifersüchtige schäumt oft vor Wut. Um den Partner von Irrwegen abzuschrecken, droht er ihm harte Konsequenzen an.
>
> Da es dem Gefallsüchtigen besonders missfällt, wenn sein Partner Gefallen an anderen signalisiert, wird er schnell eifersüchtig.
>
> Wagt ein Eifersüchtiger es nicht, zu drohen, könnte es sein, dass er umso mehr zu gefallen versucht.

## Tobsucht

Das schwarze Schaf der Familie heißt Tobsucht. Wie alle Suchtbesessenen, glaubt auch der Tobsüchtige, bestimmter äußerer Umstände zu bedürfen, um in der Lage zu sein, sich wertzuschätzen. Der Lauf der Dinge sollte stets so sein, dass er Rang und Wert des Tobsüchtigen bestätigt. Läuft etwas seiner Forderung zuwider, zögert er nicht, alle Register der Einschüchterung zu ziehen, um die Unbotmäßigkeit des Umfelds zu korrigieren.

Eifersucht und wutschnaubende Entladung gekränkter Affekte schaukeln sich oft wechselseitig auf.

- Der Eifersüchtige tobt in der Hoffnung, den Partner damit an sich zu binden.

- Der Partner erlebt Szene, Kontrollversuch und Geschrei kaum je als Beweis echter Liebe. Er hält in der Folge, offen oder verdeckt, tatsächlich Ausschau nach einer wohltuenden Alternative.

### Versteckte und offene Tobsucht

Die meisten Menschen praktizieren im Umgang mit Bezugspersonen keine manifest tobsüchtigen Muster. Das ist eine kluge Entscheidung. Viele, die im Geiste das Feld

aber ihrer Wut überlassen, machen sich daher nicht klar, dass sie tatsächlich solche Muster praktizieren; wenn auch nur mental als phantasiertes Rollenspiel.

Während sich die Aggression bei der externalisierten Tobsucht nach außen entlädt, tobt die Wut bei der verdeckten Form zuweilen ganze Nächte lang im Verborgenen. Dort richtet sie durchaus Schaden an.

Der Mehrzahl wird es bekannt vorkommen: In ihrem Kopf entladen sich wüste Tiraden gegen Bezugspersonen, deren Verhalten sie empört; während sie im Kontakt gebotene Umgangsformen wahren. Zündfunke wütender Phantasiedialoge können auch soziale oder politische Umstände sein, da selbst eine redliche Politik kaum je in der Lage wäre, niemals für niemanden ein Ärgernis zu sein; und die Redlichkeit der Politik darüber hinaus leicht auf die schiefe Bahn gerät.

## Habsucht

Dass auch die Habsucht mit der Eifersucht verwandt ist, ist leicht zu belegen. Beide wollen über Äußeres verfügen. Im Unterschied zum Eifersüchtigen, der Qualität in den Vordergrund stellt, setzt der Habsüchtige vorwiegend auf Masse.

Aber auch hier gehen die Dinge fließend ineinander über. Zwar will der Eifersüchtige zunächst eine besondere Qualität: nämlich den besonderen Menschen, dem er eifersüchtig nachstellt.

Dann geht es aber auch ihm um Quantität. Von der Zuwendung seiner Zielperson will er einfach alles haben. Wehe, wenn diese einem potenziellen Konkurrenten auch nur ein harmloses Lächeln zukommen lässt. Blitzschnell

---

### Schiere Masse oder Selektion

Das klassische Konzept der Habsucht beschreibt sie als Gier nach schierer Masse. Der Habsüchtige bekommt den Hals nicht voll. Egal wovon.

Parallel dazu kann eine Spielart süchtigen Habenwollens beschrieben werden, die selektiert. Der Betroffene will nicht wahllos viel. Er will, was andere auch haben und was angesagt ist: Klamotten bestimmter Modelabels, Elektronikartikel mit 400% Gewinnspanne, Must-haves aller Art.

Bei dieser Art des Habenwollens stehen Neid und Gefallsucht Pate. Man will etwas Besonderes haben, weil man glaubt, nur zu gefallen, wenn man hippe Sachen hat.

---

kann sich der Eifersüchtige als tobsüchtig entpuppen und mit Entwertung, Liebesentzug oder Schlimmerem drohen. Nicht selten gehen dabei Türen, Tische, Tassen oder Smartphones zu Bruch.

# Biologische Grundlagen

Eifersucht ist mit der biologischen Struktur des Daseins verwoben. Ein Blick in die Natur belegt, dass sie nicht nur Menschen umtreibt. Sie taucht auf, wo Fortpflanzung geschlechtlich erfolgt. Spatzen sind eifersüchtig, Frösche und Geckos ebenfalls... und Hirsche erst recht. Zumindest verhalten sie sich so.

Im Tierreich ist Eifersucht vor allem eine männliche Funktion. Das ist logisch. Es verweist darauf, dass Eifersucht nicht nur ein Laster, sondern ein Werkzeug der Schöpfung ist.

---

### Biologische Funktionen von Rivalität und Eifersucht

- Der Sieg über die Rivalen im Kampf um die Gunst des Weibchens ist ein Testlauf für die Kraft der Gene. Da sich Eigenschaften genetisch verbreiten, ist das Weibchen daran interessiert, nur starke Bewerber zuzulassen. Das steigert die Chance, dass seine Gene im Nachwuchs überleben.

- Wenn Tiere gemeinsam Brutpflege betreiben, hat das Männchen einen Grund mehr, eifersüchtig zu sein. Das Weibchen ist sicher, dass seine Nachkommen tatsächlich seine sind; und es sich folglich nicht um fremde Gene bemüht. Beim Männchen ist das anders. Wenn es nicht aufpasst, füttert es die Brut des Konkurrenten.

---

Je wichtiger die männliche Rolle bei der Brutpflege wird, desto größer wird das weibliche Interesse, nicht nur seine Gene zu bekommen, sondern den ganzen Mann. Da die Aufzucht der Kinder beim Menschen sehr aufwändig ist, haben auch Frauen einen biologischen Grund dazu, eifersüchtig zu sein.

# Psychologie

Zur biologischen Funktion der Eifersucht kommt beim Menschen eine psychologische Dimension dazu. Partnerschaft ist bei uns nicht nur Basis der Vermehrung. Kaum jemand will mit siebzehn eigene Kinder zeugen. Fast jeder hätte aber gerne einen Menschen, für den er etwas ganz Besonderes ist. Dafür gibt es zwei Gründe.

### Psychologische Grundlagen der Eifersucht

1. Der Mensch ist sich seiner Individualität bewusst. Als Individuum will er eindeutig erkennbar sein. Deshalb wünscht er sich einen Liebespartner, der ihn und nur ihn erwählt und ihm damit bestätigt, dass er ein ganz besonderes Etwas ist, dessen Wert durch die empfangene Liebe bewiesen wird.

2.  Zur Dimension der Individualität gehört die Möglichkeit, ihre Grenze zu über-
    schreiten. Das ist riskant. Da es in Missbrauch, Demütigung und Kränkung enden
    kann, wenn man sich öffnet, ist der Mensch zur Verwirklichung seines seelischen
    Potenzials auf eine Vertrautheit angewiesen, in der er keine Entwertung zu fürch-
    ten braucht. Da Austauschbarkeit leicht als Entwertung empfunden wird, will er
    für den Partner einzigartig sein; und in intimsten Dingen nicht verglichen werden,
    denn jeder Vergleich macht das Verglichene zur Sache.

# Vorkommen

Die biologischen und psychologischen Grundlagen der Eifersucht verweisen auf das zwischenmenschliche Terrain, dessen Boden für das Ausschlagen des Keimlings optimal geeignet ist: die intime Zweierbeziehung. Daneben gibt es aber Randbezirke, in denen sich
die Eifersucht ebenso gründlich ausbreiten kann, wie die Wollhandkrabbe an der Un-
terelbe.

## Kerngebiet

Das Kerngebiet der Eifersucht ist legendär. Es braucht kaum eigens beschrieben zu werden. Der leidenschaftlich Liebende begehrt oft mehr, als dass er liebt; ohne dass er zwischen beidem einen Unterschied bemerkt. Da er die Liebe instinktiv als Heiligtum erkennt,
glaubt er, sein Anspruch auf Besitz sei sakrosankt. Die Folgen seines Irrtums füllen Regale
voll romantischer Romane und des Öfteren sogar das Grab. Das Gros der weniger spek-
takulären Fälle ist eine leidende Legion, die ihre Seele an ihren Illusionen blutig reibt.

## Randbezirke

Zu den Randbezirken der Eifersucht gehören alle übrigen Beziehungsarten.

*   Geschwister rivalisieren um die Liebe ihrer Eltern.

*   Geschwister bilden Koalitionen untereinander, die andere Geschwister ausgren-
    zen.

*   Nähe und Distanz sind in Freundescliquen ungleich verteilt. Nicht immer wird
    das von allen akzeptierend hingenommen.

*   Mitarbeiter beäugen eifersüchtig, wie Vorgesetzte Kollegen vorziehen.

*   Leistungssport und Showbusiness sind Wettkampfarenen der Eifersucht. Man
    will aufs Siegertreppchen, um die Zuwendung des Publikums auf sich zu ziehen.
    Viele geben davon nur widerstrebend etwas ab.

Radikale Zuspitzungen können sich ergeben, wenn sich in Randbezirken zusätzlich Intimbeziehungen bilden.

## Täter und Opfer

> Niemand überschätzt die Liebe, die er gibt, mehr als der Eifersüchtige.

Eifersucht ist ein häufiges Laster. Kaum jemand macht damit niemals Bekanntschaft. Wer die Höhen und Tiefen des Lebens durchquert hat, kann meist ein Lied davon singen. Im Regelfall kennt er das Problem aus zwei Perspektiven.

### Täter

Der Hunger nach Bestätigung des eigenen Wertes führt dazu, dass man in Sachen Eifersucht schnell zum Täter wird. Besonders leicht ereifern sich in Liebesdingen junge Leute. Das hat Gründe:

- Die Aufmerksamkeit junger Menschen ist nach außen gerichtet. Sich selbst nehmen sie wenig wahr, umso mehr das, was sie in der Welt gewinnen könnten.

- Wer jung ist, hat seine Position im Leben noch nicht bestimmt. Die Bestätigung durch andere ist ein Geländer, an dem er sich nach vorne ziehen kann; oder das ihn in den Abgrund führt.

- Wer seine Position noch nicht bestimmt hat, wird nach der Entbindung aus der Kinderwelt durch die Unverbindlichkeit des Daseins irritiert. Ungebremst glaubt er an das Paradies in Form eines Prinzen oder einer Prinzessin, die alle Ängste und Sorgen für immer vertreiben.

- Das junge Glück, das man als junger Mensch erobern kann, verführt durch unverbrauchte Lebendigkeit besonders stark dazu, in dem, was man gewinnen könnte, das zu sehen, was den einzig echten Wert verbürgt, mit dem man sich zufriedengeben könnte.

- Der Eifer, sich Partner wechselseitig auszuspannen, ist bei jungen Menschen größer.

Da das Bedürfnis nach Bestätigung mit wachsender Reife nachlässt, besteht auch bei unerträglichen Tyrannen die Chance, dass sie einst vernünftig werden. Dazu ist eine Entwicklung erforderlich, die nicht jedem gelingt.

- **Entweder** man sammelt so viel Bestätigung von außen durch Erfolge und Eroberung, dass man glaubt, man hätte genug davon...

- **oder** man entwickelt ein eigenständiges Selbstwertgefühl, das auf die Bestätigung von außen nicht mehr angewiesen ist.

Der Vorteil der ersten Variante liegt darin, dass der Kampf um Erfolg und Eroberung zu Erfahrungen führt, die die Persönlichkeitsentwicklung fördern. Der Nachteil ist, dass man bei alleinigem Verlass auf Erfolge von der Bestätigung durch andere abhängig bleibt.

> Wer liebt, gibt. Der Eifersüchtige fordert. Geben und Fordern sind nicht dasselbe.

Ganz erwachsen wird man dadurch nicht. Nur die zweite Variante führt dazu, dass man die Waffe des süchtigen Eifers endgültig aus der Hand gibt und sich im Unglücksfall weiser Trauer anvertraut.

## Opfer

Genauso schnell wie man zum Täter der Eifersucht wird, wird man zu ihrem Opfer. Ein bisschen Eifersucht mag die Lust an der Leidenschaft beleben. Wird man von seinem Partner aber dazu auserkoren, sämtliche Zweifel, die er an sich hegt, ratzekahl und für immer zu beseitigen, kann sich das Liebesglück in einen Alptraum verwandeln.

Manchmal ist das Opfer reines Opfer. Manchmal hat es einfach Pech gehabt. Der Partner, der anfangs reif erschien, entpuppt sich als Zweifler ohne echtes Selbstvertrauen und fordert als Heilmittel seiner inneren Wunde ständig neue Beweise dafür, dass keiner seiner Zweifel berechtigt ist.

Oft ist man aber nicht so schuldlos, wie es scheint. Wer sich seiner selbst nicht sicher ist, sucht sich eher einen Partner, der ihm Schutz verspricht. Beschützer in Liebesdingen sind aber kaum je selbstlos. Für ihre Dienste wollen sie Gegenwert. Meist ist damit die Freiheit des Beschützten gemeint. Vom Beschützer zum

> **Riskantes Spiel**
>
> Eifersucht wird nicht nur vom Opfer erlitten und vom Täter ausgeübt. Eifersucht wird auch bewusst provoziert. Wem die Aufmerksamkeit, die der Partner schenkt, zu wenig ist, kommt womöglich auf die Idee, Verlustängste gezielt zu schüren. Was in kleinen Dosen eine Neckerei unter Liebenden ist, wird leichtsinnig angewandt zu einer fatalen Erpressung, die eine große Liebe zerstören kann.

Gefängniswärter ist es daher nicht weit; und manchmal kann sich eine Frau vor ihrem Beschützer nur noch schützen, wenn sie eine einstweilige Verfügung erwirkt.

## Was man tun und lassen kann

Eifersucht zeigt einen Mangel an Selbstwertgefühl. Da der Eifersüchtige seinen Blick nach außen richtet, zur Beute, die er bewacht und den Rivalen, die er fürchtet, bleibt ihm wenig

10. Eifersucht

Achtsamkeit nach innen, wo er den Wert entdecken könnte, von dem er wenig weiß. So düngt Eifersucht ihr eigenes Feld.

Um der Plage zu entrinnen, gilt es, den Prozess umzukehren. Es gilt zu unterlassen, was den Blick nach außen richtet und zu üben, wie man sich selbst erkennt und im Erkennen anerkennt.

*Wie geht das?*

| Was man besser unterlässt | Was Sie tun können |
|---|---|
| • Erklärungen fordern, wo der Partner gewesen ist | • Sich klarmachen, dass Eifersucht Ihre Reaktion auf äußere Umstände ist. Sie ist ein Teil von Ihnen; kein Teil des Umstands. |
| • An seinem Handy kontrollieren, mit wem er telefoniert hat | |
| • Am PC überprüfen, welche Seiten er besucht | • Das Gefühl annehmen Nichts tun, um es zu beseitigen |
| • Seine Taschen durchsuchen | • Keine Sicherheit durch Kontrolle suchen |
| • Nach fremden Haaren und verdächtigen Duftspuren fahnden | • Das Gefühl eingehend wahrnehmen und erforschen |
| • Mal anrufen, wenn man einen Zettel mit einer Telefonnummer gefunden hat | • Verstehen, was Ihre Eifersucht mit Ihrem Mangel an Selbstvertrauen zu tun hat |
| • Dem Partner verbieten, Freunde zu treffen (auch nicht, wenn sie gegengeschlechtlich sind) | • Darauf vertrauen, dass es das Beste für Sie ist, wenn ein Partner geht, dem die Partnerschaft mit Ihnen nicht genügt |
| • Alles Übrige, was dazu dient, einschlägige Informationen zu sammeln | • Nicht glauben, dass Ihr Wert vom Verhalten eines anderen abhängt |
| • Eifersucht aktiv zu schüren, damit der Partner sich mehr Mühe gibt | • Den Partner verlassen, wenn seine Treue Ihrem Anspruch nicht genügt |
| • Drohen und Betteln, wenn der Partner untreu ist | |

# 11. Erwartung

Erwartungen sind Dominanzansprüche. Erwarten Sie nichts vom Leben. Es wird Ihre Herrschaft nicht dulden. Erfüllen Sie stattdessen, was das Leben von Ihnen erwartet. Dafür wird es Sie belohnen.

Das Leben hat Sie geschaffen. Damit hat es Sie bejaht und angenommen. Das Leben erwartet, dass auch Sie sich annehmen... und dass Sie das Leben so bejahen, wie sich das Leben Ihnen anvertraut.

Kann man denn nicht erwarten, dass...? Doch man kann alles erwarten, aber man muss nicht alles tun, was man kann.

> Wer vollständig zur Welt gekommen ist, hat keine Ansprüche mehr. Wer welche hat, steckt noch im Geburtskanal.

Das Beste, was Sie von einem Anderen erwarten können ist, dass er sich treu bleibt.

### Ein Wort macht den Unterschied

So wird es kommen. So soll es kommen!

### Erwarten und Bewirken

Erwarten ist das Gegenteil des Bewirkens. Während die Erwartung eine passive Grundhaltung benennt, spricht das Bewirken vom aktiven Pol. Wie nicht anders zu erwarten, bewirkt das Bewirken mehr als das Erwarten.

## Begriffsbestimmung

Der Begriff *Erwartung* besteht aus zwei Teilen: der Vorsilbe *er-* und dem Verb *warten*. Führt man sich vor Augen, was beide Teile bedeuten, gewinnt man Einblick ins Wesen einer problemträchtigen psychologischen Haltung: der Erwartung.

*Er-* signalisiert als Vorsilbe den Beginn eines Geschehens oder das Erfüllen eines Zwecks. Bei Verben, die mit *er-* beginnen, weist der auslautende Bestandteil auf das Mittel hin, durch das der Zweck erfüllt wird.

- Soll ein Berg erklommen werden, ist es das beste Mittel zum Zweck, ihn zu ersteigen.

- Ernannt wird durch die Nennung eines Namens. Die Nennung erfüllt den Zweck des Ernennens.

- Das Mittel zum Zweck des Ergreifens ist der Griff.

- Erleuchtet wird der Raum durch eine Leuchte.

- Den Sieg erringt man durch den Ringkampf.

Dementsprechend spricht das Wort *erwarten* davon, das ein Ziel, nämlich die Verwirklichung des Erwarteten durch die Tätigkeit des Wartens erreicht werden soll. Von dem Zeitpunkt an, ab dem man etwas erwartet, braucht man zu dessen Verwirklichung nichts mehr zu tun. *Warten* seinerseits geht auf das Hauptwort *Warte* zurück. Eine Warte ist ein Ausguck, von dem aus man Ausschau hält.

## Vermutung und Anspruch

Deutlicher wird das Wesen der Erwartung, wenn man ihre Varianten betrachtet. Hinter der Erwartung kann eine bloße Vermutung stecken oder ein Anspruch.

- Als Marian im Urlaub zu den Aleuten aufbrach, erwartete er pralle Sonne, Bikinimädchen und Beach-Live pur. Als er beim Verlassen des Flughafens von einem Eisbären angegriffen wurde, war er bitter enttäuscht. Seine Erwartung fußte auf einer Vermutung. Er dachte, die Aleuten liegen in der Südsee. Hätte er damals in Erdkunde beim alten Salzmann bloß mal besser aufgepasst!

  Marians Erwartung war antizipatorisch.

> **Antizipatorisch oder normativ**
>
> Von einer psychologischen Abhandlung kann man erwarten, dass sie sich an die Normen der wissenschaftlichen Wortwahl hält. Deshalb seien zwei Fremdwörter eingeführt: antizipatorisch und normativ.
>
> - Von einer **antizipatorischen Erwartung** spricht man, wenn man einen zukünftigen Ereignisverlauf für wahrscheinlich hält. Man geht davon aus, dass er eintrifft.
>
> - Eine **normative Erwartung** liegt vor, wenn man von einer Bezugsperson erwartet, dass sie sich in einer bestimmten Art verhalten sollte. Man besteht darauf, dass sie es tut.

- Als Karl-Friederich zu seiner Vortragsreihe über die gerichtsmedizinische Abgrenzung der Eisbärenbissverletzung vom Sonnenbrand abreiste, hatte er erwartet, dass ihn die Aleuten bei der Ankunft mit Blumengirlanden überschütten. Da nichts dergleichen geschah, war er indigniert. Unglaublich mit welch insularer Dilettanz man auf den Aleuten mit Ehrengästen umspringt. Hinter Karl-Friederichs Erwartung steckte ein Anspruch.

  Karl-Friederichs Erwartung war normativ.

## Erwartungen in zwischenmenschlichen Beziehungen

Erwartungen spielen in zwischenmenschlichen Beziehungen eine zentrale Rolle: entweder als Hypothesen, wie der Andere sich wahrscheinlich verhalten wird oder als Ansprüche, wie er sich verhalten sollte. Antizipatorische Erwartungen treffen umso eher zu, je besser man sich kennt.

- Nach 25 Jahren Ehe war es Mareike klar, dass Manuel Müslibrot nicht mögen wird. Sie kaufte in weiser Voraussicht nur ein halbes.

Normative Erwartungen werden umso problematischer, je enger eine Beziehung wird.

- Hätte die Verkäuferin Mareike statt des geordneten Müslibrots Schokocroissants in die Tüte gepackt, hätte Mareike auf ihrer Bestellung bestanden. Zum Glück war das nicht nötig. Die Verkäuferin erfüllte Mareikes Erwartung, ohne dass es zu Kampfhandlungen kommen musste.

- Kampfhandlungen könnten allerdings ausbrechen, ginge Manuel davon aus, dass Mareike wissen müsste, dass *er* ausgerechnet heute ein Schokocroissant haben will.

Wussten Sie, dass *Croissant* auf Deutsch *zunehmende Mondsichel* heißt? Ich auch nicht. Erst jetzt habe ich bei Wikipedia den Hinweis darauf gefunden. Mal schauen, wie die Verkäuferin kuckt, wenn ich die Dinger das nächste Mal auf Deutsch bestelle.

## Konstellationen

Gibt es zwei Varianten eines Phänomens und könnte jede davon eintreffen oder nicht, ergeben sich vier Konstellationen.

*Vier Konstellationen*

| Vari-ante | Erwartung erfüllt oder nicht | Psycho-soziale Problematik | Aus dem Alltag |
|---|---|---|---|
| Ver-mu-tung | + | - | Florian hatte erwartet, dass sich Annika über die Einladung zu seinem Geburtstag freut. Das tat sie auch. |
| | - | - | Annika hatte gedacht, dass sich Florian über den gelben Pullover zum Geburtstag freut. Als er es nicht tat, tauschte sie ihn gegen blaue Socken um... Wohlgemerkt: den Pullover, nicht den Freund. Hätte Annika gekränkt reagiert, weil Florian der Pullover nicht gefiel, hätte hinter ihrer Erwartung ein Anspruch gestanden: dass Florian ihr durch seine Begeisterung über das Geschenk |

| | | | |
|---|---|---|---|
| | | | bestätigt, wie gut sie seine Wünsche erraten kann. Dann hätte sie womöglich ihn ausgetauscht: gegen Jens. |
| An- spruch | + | + | Jens erwartet, dass ihm Silke morgens ein gebügeltes Hemd bereitlegt. Solange sie es tut, ist seine Welt in Ordnung. |
| | - | +++ | Silke macht wegen Depressionen eine Therapie. Als sie Jens darum bittet, zukünftig selbst seine Hemden aus dem Schrank zu holen, schmollt er drei Tage lang. |

Ob eine Erwartung auf einer bloßen Vermutung beruht oder ob ein Anspruch dahintersteckt, zeigt sich, wenn die Erwartung enttäuscht wird.

- Eine Erwartung, die sich als irrige Vermutung entpuppt, wird ohne emotionalen Aufwand korrigiert; oder die überraschende Erkenntnis des Irrtums führt gar zu Heiterkeit.

- Beim Anspruch fühlt sich der, dessen Erwartung unerfüllt bleibt, zurückgewiesen oder abgewertet. Er zieht sich gekränkt zurück, oder macht Druck, um seinen Anspruch durchzusetzen.

Irrtümliche Vermutungen machen wenig Probleme, Ansprüche umso mehr. Selbst wenn ein Anspruch konfliktfrei erfüllt wird, hat er unerwünschte Nebenwirkungen. Er fixiert die Beziehungspartner in ein starres System. Wird er nicht erfüllt, kommt es zu innerseelischen oder interaktionellen Konflikten.

> **Abwehrmechanismus**
>
> Ansprüchliche Erwartungshaltungen sind im Alltag weit verbreitet. Kaum jemand beachtet, dass dahinter ein unreifer Abwehrmechanismus steckt: die Projektive Identifikation. Durch Erwartungen, die als Anspruch empfunden werden, steigt man über den Zaun und wildert im Nachbarsgarten. Und der Nachbar hat gefälligst anzubauen, was man selbst am liebsten isst.

## Riskante Erwartungen

Je persönlicher eine Beziehung wird, desto riskanter ist es, den Anderen Erwartungen auszusetzen, hinter denen Ansprüche stehen. Nicht weil der Andere zu schlecht wäre, als dass man von ihm etwas erwarten könnte. Das wird er in der Regel nicht sein. Ansprüchliche Erwartungen führen jedoch zu eigener Passivität; und sie vergiften Beziehungen.

## 11. Erwartung

Wer etwas erwartet, ist in einer Warteposition. Statt im eigenen Interesse zu handeln, erwartet er, dass andere etwas für ihn tun: sich nämlich so zu verhalten, wie es zu den unerfüllten Bedürfnissen des Wartenden passt. So macht er sich abhängig. Abhängigkeit führt zum Gefühl der Ohnmacht und, falls das Erwartete ausbleibt, zu Aggression.

### Zwei Pole des Erwartens

Erwarten ist nicht gleich erwarten. Das Warten kann aus einer passiv-ergebenen Haltung heraus geschehen. Bleibt das Erwartete aus, führt das zur Resignation. Oder dem Erwarten ist ein Bewirkenwollen beigemischt. Dann ist das Erwarten fordernd. Aus der Forderung entsteht Zwietracht.

### Zwietracht

*Zwietracht* klingt so, als trachteten zwei Leute nach Verschiedenem. Faktisch ist es bei der Zwietracht so, etymologisch nicht. Tatsächlich geht das *-tracht* in *Zwietracht* nicht auf *trachten*, sondern auf *tragen* zurück. Während eine bestimmte Vorstellung vom Leben bei der Eintracht von beiden getragen wird, ist das bei der Zwietracht nicht der Fall.

Gehört eine normative Erwartung zum Weltbild des einen, ohne dass die Setzung vom anderen mitgetragen wird, entsteht Zwietracht.

*Zwei Formen des Bewirkens*

| Reifes Muster | Unreifes Muster |
|---|---|
| Je reifer man ist, desto mehr versucht man, Bedürfnisse und Wünsche durch eigene Fähigkeiten zu erfüllen. | Je unreifer man ist, desto mehr spannt man andere für die Erfüllung von Bedürfnissen und Wünschen ein. |
| Im reifen Muster strebt man nach Selbständigkeit. Man wirkt aus eigener Kraft unmittelbar auf die Wirklichkeit ein. | Im unreifen Muster bleibt man abhängig. Man wirkt selektiv, also einseitig mit gezielter Beeinflussungsabsicht auf den Anderen ein. |
| Das reife Muster setzt an überpersönlichen Tatsachen an. | Das unreife Muster setzt am Gegenüber an, ohne das Gegenüber als solches zu achten. |
| Das reife Muster setzt frei. | Das unreife Muster vereinnahmt. |

*Zwei Muster der Beziehung*

| Ich lasse Dich sein, wie Du bist... | Ich erwarte von Dir, dass... |
|---|---|

## 11. Erwartung

Etwas vom Anderen zu erwarten, führt beim Anderen zu einer Zuspitzung des psychologischen Grundkonflikts. Wer etwas erwartet, weist dem Anderen eine bestimmte Rolle zu. Da der Impuls zur Selbstbestimmung angeboren ist, aktiviert er damit Widerstand. Der Andere fühlt sich durch die Erwartung in seiner Freiheit eingeschränkt. Entweder, er verweigert das Erwartete, um seine Autonomie zu bewahren, oder er beugt sich im Interesse der Zugehörigkeit. Beugt er sich, wird er den Verlust an Autonomie an anderer Stelle in Rechnung stellen.

## Kinder und Erwachsene

Kinder sind von der Hilfe ihrer Eltern abhängig. Vieles können sie nicht selbstständig erreichen. Dementsprechend sind viele Erwartungen von Kindern an Erwachsene ein stimmiger Ausdruck ihres Wesens. Werden kindliche Erwartungen zu früh und zu drastisch enttäuscht, weil ihre Eltern von ihrer Rolle überfordert sind oder schlichtweg zu egoistisch, um Elternpflichten zu erfüllen, wird die kindliche Entwicklung gestört.

Statt unter dem Schutz achtsamer Eltern Mut und Selbständigkeit zu entwickeln, verlieren solche Kinder das Vertrauen in den guten Gang der Dinge. Sie werden übervorsichtig. Statt eigene Fähigkeiten auszutesten und durch ein ausgewogenes Wechselspiel von Erfolg und Scheitern persönlich auszureifen, verlassen sie sich lieber auf andere.

> **Riskante Methoden**
>
> - demonstratives Leiden
> - Erpressung
> - Verführung
> - eifersüchtig machen
> - Vorwürfe
> - Intrigen
> - Trennungsdrohungen
> - Vergleiche mit früheren Partnern
> - taktischer Liebesentzug
> - verheimlichen wichtiger Informationen

Die Psychologie spricht von einer Fixierung. Das Festhalten an der kindlichen Vorstellung, dass es fürsorgliche andere geben sollte, die sich um das Wohl des Fixierten kümmern, führt in einen Kreislauf, der das Problem vertieft.

Statt sich auf den Erwerb eigener Fähigkeiten zu konzentrieren, und dazu gehört auch die Fähigkeit, es gelassen hinzunehmen, wenn Bedürfnisse vorerst unerfüllt bleiben, spezialisiert sich so mancher auf die Techniken der Manipulation.

> **Vorwurf**
>
> Hinter jedem Vorwurf steckt eine normative Erwartung. Wird jemandem eine Schuld vorgeworfen, ergibt sich daraus nahtlos die Erwartung, dass er sie begleicht. Jeder Vorwurf ist ein Habenwollen.

Wer solche Techniken gut beherrscht und ein geeignetes Gegenüber findet, das unter Trennungsängsten leidet, kann damit recht erfolgreich sein. Auf Dauer werden asymmetrische Beziehungen, bei denen der eine den anderen für seine Bedürfnisse vereinnahmt, jedoch zerrüttet.

## Ansatzpunkte

Erwartungshaltungen entsprechen einer passiven Grundposition. Die fordernde Erwartungshaltung (englisch *demanding dependency*) wird aber erst durch ihre aktive Komponente wirklich problematisch. Um das Grundprinzip zu verstehen, das diese Art des Bewirkenwollens von der unproblematischen Art unterscheidet, gilt es zwischen den zwei Polen der menschlichen Existenz zu unterscheiden.

Der Mensch ist Subjekt und Objekt zugleich. Zum Wesen des Subjekts gehört eine besondere Dynamik. Zum einen ist es den Dingen ausgeliefert, zum anderen kann es sein Wesen nur erfüllen, wenn es die Erlösung aus dem Ausgeliefertsein betreibt. Daher liegt das Bedürfnis nach Selbstbestimmung im Wesen der Subjektivität verankert.

Je intimer eine zwischenmenschliche Beziehung ist, desto mehr gerät sie zu einer Begegnung zweier Subjektivitäten.

> Der Begriff *zwei Subjektivitäten* ist ein sprachliches Hilfskonstrukt. Tatsächlich gibt es nur ein Subjekt. In einer absolut erwartungsfreien Begegnung wird den Beteiligten die Einheit ihrer Subjektivität gewahr. Die indische Philosophie sagt: *Tat tvam asi*. Der Andere bist Du.

Da in der intimen Beziehung aber das Subjekt angesprochen ist, wirkt die Zuweisung einer objektiven Funktion durch eine Erwartung zerstörerisch. Je intimer eine Beziehung werden soll, desto mehr muss sie das ursprüngliche Sosein des Anderen beachten.

Begegnen sich Menschen nicht als Subjekte, sondern liegt der Schwerpunkt auf dem objektiven Pol, dann sind Erwartungen weniger problematisch. Der Schwerpunkt liegt auf dem objektiven Pol, wenn man sich im Rahmen definierter Rollen begegnet.

---

**Definierte Rollen**

- Kunde-Verkäufer
- Chirurg-Patient
- Kellner-Gast

---

Dass ein Kunde vom Verkäufer Beratung erwartet, wird das Verhältnis kaum trüben, ebenso wenig wenn ein Kellner vom Gast normativ erwartet, dass er die Speisen bezahlt.

**Das Erläuterte zeigt zweierlei:**

- Die Erwartung des Kellners ist nicht unreif, da sie sich nicht an das Subjekt des Gastes richtet, sondern an dessen objektive Rolle als Gast.

- Der Unterschied zwischen reifem und unreifem Bewirken liegt am Angriffspunkt der Aktivität. Die fordernde Erwartungshaltung ist verfehlt, weil sie ein Subjekt ohne Erklärung zum Objekt macht.

## Antizipatorische Grundmuster

Menschen neigen zu unterschiedlichen Grundmustern bei der Formulierung antizipatorischer Erwartungen. Es gibt Optimisten, Pessimisten und Realisten. Die Wahl des Musters kann über das ganze Leben entscheiden.

### Optimismus

Der Optimist glaubt, die Dinge laufen optimal (lateinisch *optimus = der Beste*). Optimal heißt: Gibt es in der Zukunft verschiedene Möglichkeiten, kommt es stets so, wie es für den Optimisten am besten ist.

- Nachdem Karl-Friederich Marians Eisbärenbissverletzung versorgt hatte - es handelte sich zum Glück nur um einen harmlosen Kratzer -, war Marian wieder zuversichtlich. Wenn das Schicksal ihn auf die Aleuten verschlug, dann gewiss nur, damit er hier der süßesten Aleutin begegnet, die der Archipel je zu Gesicht bekam. Und es wäre doch gelacht, wenn dieses Geschöpf einem Helden, der verletzt vom Kampf gegen Eisbären zurückkehrt, nicht seufzend in die Arme fiele.

> **Namensgebung**
>
> Entgegen optimistischer Annahmen, den Bewohnern der Aleuten werde zugestanden, den klangvollen Namen *Aleutinaken* zu tragen, gibt sich die deutsche Sprache nicht die Mühe, sie namentlich von ihren Inseln zu unterscheiden. Sie speist uns mit dem Begriff *Aleuten* ab. Das muss nicht sein. Hätte das Deutsche im Falle der *Guatemalteken* die gleiche Dummheit begangen, wären wir des schönen Begriffs beraubt und müssten uns mit einem tumben *Guatemaler* begnügen. Im Falle der Aleuten kommt das schlechte Wetter ihrer Heimat hinzu. Ein Volk, das so tapfer in Nässe, Nebel und Dunkelheit ausharrt, hat einen Namen verdient, der sich vom klammen Boden gischtumtoster Eilande ins Licht erhebt. Daher wird der Petitionsausschuss des Bundestages angerufen: Abgeordnete! Nutzen Sie Ihre Macht zu etwas Sinnvollem. Ändern Sie die Volksbezeichnung der Aleuten in *Aleutinaken*.

- Karl-Friedrich war derweil der Ansicht, dass das Fehlverhalten der Aleuten einem bloßen Bildungsdefizit anzurechnen sei und dass sie, wenn er den Vortrag erst einmal gehalten hat, ihn nicht nur mit Blumengirlanden überschütten, sondern zugleich in ekstatische Zuckungen verfallen würden.

Karl-Friederich und Marian hatten eins gemeinsam: Sie waren unverbesserliche Optimisten.

## Pessimismus

*Pessimismus* geht auf das lateinische *pessimus* zurück. *Pessimus* ist der Superlativ von *malus* = *schlecht*. Während der Optimist von der Zukunft erwartet, dass sie seine Wünsche erfüllen wird, erwartet der Pessimist das Gegenteil: die Verwirklichung all seiner Befürchtungen.

- Wären Karl-Friederich und Marian reine Pessimisten, wäre keiner von ihnen je zu einer Reise aufgebrochen, die den Weg des jeweils anderen auf den Aleuten kreuzt.

## Ausgestorbene Spezies

Früher gab es reine Pessimisten und reine Optimisten. Beide Spezies sind ausgestorben.

- Beim letzten reinen Pessimisten handelte es sich um einen nicht namentlich bekannten Australopithecinen. Man fand ihn in der Astgabel eines versteinerten Mangobaums. Der Australopithecine war davon überzeugt, dass die Mango, die unweit im Geäst des Baumes hing, herabfallen würde, bevor es ihm gelänge, sie zu ernten. Für den Fall, dass er vom Baum stiege, um die herabgefallene Mango am Boden zu verzehren, erwartete er mit tiefster Überzeugung, dass ihn dann prompt Hyänen fräßen. Der Australopithecine verhungerte, bevor er sein zögerliches Erbgut weitergeben konnte.

- Der letzte reine Optimist war der Westgote Ugudulf. In blauäugigster Verkennung der klimatischen Verhältnisse trat er in einer Hochsommernacht 2014 vor Christus ohne Pelzjacke ins Freie. Ugudulf erfror.

> **Nach Redaktionsschluss...**
>
> ... erreichte uns die Meldung, dass Ugudulf wohlauf ist. Er befindet sich im Paradies. Dort betreibt er eine Manufaktur für Wollpullover, mit denen er Reisende ausstattet, die unterwegs in die Berge sind um Fledermäuse zu beobachten. Keinen der Reisenden lässt Ugudulf jedoch weiterziehen ohne ihm von seiner wundersamen Rettung zu berichten. Als er nämlich der Kälte fast erlegen war und sich die Sterne am Himmel schon blau verfärbten, kam die Heilige Susanna mit einem Krug frisch aufgebrühten Husten- und Bronchialtees vom Firmament herab, taute den froststarren Optimisten mit ihrer Herzensgüte wieder auf und nahm ihn mit ins Reich der Herrlichkeit. Der Vorgang belegt, dass ungetrübter Optimismus zwar dem Wohlmeinen des Jenseits gegenüber angebracht sein mag, nicht jedoch der Witterung des Westgotenlands.

Der Zeitabstand vom Pleistozän, als der letzte reine Pessimist verhungerte, und dem Jahr 2014 vor Christus, als Ugudulf erfror, ist beträchtlich. Offensichtlich ist Optimismus eine bessere Erfolgsstrategie als Pessimismus; wenngleich auch Optimismus - zumindest in der reinen Form - als lebensgefährlich zu gelten hat.

## Realismus

Der Begriff *Realismus* geht auf das lateinische *res = Sache* zurück. Der Realist orientiert sich nicht an Hoffnungen, Wünschen und Befürchtungen, sondern an Tatsachen, die er feststellen kann.

Während *das Beste* und *das Schlechteste* Bewertungen sind, also Vorstellungen und Urteile im Kopf des Bewerters, liegen Tatsachen in der Wirklichkeit. Dort sind sie Leitschnur... für den, der sie beachtet.

Optimismus hat unter Psychologen mehr Fürsprecher als sein trüber Gegenpol: der Pessimismus. Doch Vorsicht: Optimismus ist nur dort behilflich, wo Realismus das Terrain bereits erkundet hat. Wer mit einem *Es wird schon gut gehen!* in die Eigernordwand steigt, könnte dort Dinge erleben, die er als Pessimist nicht einmal befürchtet hätte.

# Pathologische Entwicklungen

Erwartungen können Probleme schaffen... und sie können krank machen. Dabei sind zwei Störungsbereiche zu unterscheiden.

1. Antizipatorische Erwartungen sind nützliche Werkzeuge der Verhaltenssteuerung: wenn sie zutreffen. Ein mangelnder Realitätssinn oder fehlende Erfahrungen führen zu einem antizipatorischen Defizit, also einer irrigen Hypothesenbildung.

2. Normative Erwartungen sind in persönlichen Beziehungen Risiko per se. Ein Überschuss davon schafft die Grundlage für Persönlichkeitsstörungen.

## Antizipatorisches Defizit

Antizipatorische Erwartungen führen umso weniger in die Irre, je realistischer die Wirklichkeitseinschätzung dessen ist, der sie hegt. Faktoren, die zu unrealistischen Einschätzungen der Wirklichkeit beitragen, führen dementsprechend zu gehäuftem Scheitern.

- Schicksalhaft können Intelligenzdefizite sein. Wer den Zahlenraum nur bis 100 beherrscht, kann die Chancen eines Geschäftsmodells schlecht einschätzen. Möglicherweise erwartet er Unmögliches.

- Unerfahrenheit gehört zur Jugend wie die Glatze zum Alter. Die bloße Tatsache, erst zwanzig zu sein, kann dazu führen, dass man die Fliehkraft in einer Haarnadelkurve falsch einschätzt.

- Hat der junge Mann den Crash überlebt, heißt das nicht, dass aus ihm ein guter Fahrer wird. Erfahrungen führen nur dann zu einem Lerneffekt, wenn man die Schuld an einem Scheitern nicht von sich weist. Der junge Mann in unserem Fall ist leider von der Sorte, die genau das tut.

- Suchtmittelkonsum bremst psychologische Entwicklungen aus. Erfahrungen werden vermieden oder sie finden keinen Niederschlag im Erfahrungsschatz. Ein Trinker mag mit 40 aussehen, als sei er 50. Vom Reifegrad her ist er 30. Nach der Entgiftung hat er unrealistische Erwartungen an sein abstinentes Leben.

Jedes Scheitern durch irrige antizipatorische Erwartungen untergräbt Zuversicht und Selbstwertgefühl. Es drohen Depressionen und Ängste.

| Wer von anderen nichts mehr erwartet, hat zum Wohl der Menschheit beigetragen. |
|---|

## Normativer Überschuss

Bestimmte Persönlichkeitsvarianten sind ohne einen Überschuss an normativen Erwartungen nicht denkbar.

- Die narzisstische Persönlichkeit erwartet, bewundert zu werden.

- Die histrionische Persönlichkeit erwartet die Aufmerksamkeit aller.

- Die paranoide Persönlichkeit geht davon aus, dass an jedem Quäntchen Unglück, das sie trifft, das Umfeld schuld ist. Sie erwartet, dass es seine Schuld begleicht.

- Die emotional-instabile Persönlichkeit erwartet vom Partner absoluten Gleichklang in allen Lebenslagen.

- Die abhängige Persönlichkeit erwartet, dass andere für sie entscheiden.

Eine Sonderstellung nimmt die depressive Persönlichkeit ein. Sie erwartet vordergründig nicht, dass man ihre Erwartungen erfüllt. Sie verhält sich vielmehr so, als sei die Erfüllung der Bedürfnisse und Erwartungen anderer Gesetz. Ihre normative Erwartung, dafür gehörigen Dank zu erhalten, liegt aber stets sprungbereit auf der Lauer.

# Auswege

Normative Erwartungen formuliert man als Täter. Kaum jemand ist davon völlig frei. Fast jeder macht sich im Kopf zu einem Regisseur, der das Verhalten anderer bestimmen will und steuernd reagiert, wenn der Andere vom Drehbuch abweicht. Das ist ein Übel. Normativen Erwartungen ist man aber auch als Opfer ausgesetzt. Kaum jemand lebt in einem Umfeld selbstlos liebevoller Menschen. Fast jeder sieht sich mit Erwartungen konfrontiert und mit übergriffigen Reaktionen, wenn er sie nicht erfüllt. Das kann zu einer Plage werden.

Da normative Erwartungen das seelische Gleichgewicht bedrohen, Beziehungen zerrütten und die Kommunikation in Sackgassen führt, sucht so mancher einen Ausweg. Für Täter und Opfer seien Möglichkeiten dazu angedeutet...

## Täter

Respektieren Sie das Selbstbestimmungsrecht der anderen. Unterlassen sie alle Versuche der Manipulation und erst recht jede Drohung. Statt dem Anderen die Freiheit streitig zu machen, genau das zu tun, was *er* für richtig hält, nehmen Sie sich selbst die Freiheit, konsequent im eigenen Interesse zu handeln.

Sie sind unzufrieden mit dem Beitrag, den Ihr Partner im Haushalt leistet. Sie haben ihn darauf angesprochen, um einen Kompromiss zu finden. Ihr Partner hält Absprachen jedoch nicht ein. Die meiste Arbeit bleibt an Ihnen hängen. Falsch wäre es, über das Thema zu streiten. Besser ist, keine Hemden mehr für ihn zu bügeln.

Indem Sie die Hemden liegen lassen, sparen Sie Arbeit ein. Das gestörte Gleichgewicht des Gebens und Nehmens wird um das Gewicht des eingesparten Bügelns ausgeglichen. Indem die Hemden liegen bleiben, entstehen Tatsachen, denen Ihr Partner schwerer ausweichen kann, als beschwörenden Worten. Vermutlich wird er bald aktiv.

Größe erhebt keinen Anspruch. Das gilt selbst für Götter. Ein Gott, der Ansprüche erhebt und seine Entscheidungen danach ausrichtet, ob sie erfüllt werden oder nicht, ist nicht groß, sondern abhängig. Er wird von dem bestimmt, was andere tun. Was für Götter gilt, gilt für Menschen erst recht.

**Grundregel**

Statt die Freiheit des Anderen zu beschränken, befreien Sie sich selbst aus Ihren Schranken. Denn: Wer die Freiheit des Anderen beschränkt, macht sich unbeliebt. Wer den Mut zu freiem Handeln hat, wird respektiert.

## Opfer

Sehen Sie sich mit Erwartungen des Umfelds konfrontiert, gilt es zunächst zu unterscheiden.

    A.   Welche Erwartung ist für Sie stimmig?

    B.   Welche halten Sie für unangemessen?

## 11. Erwartung

Wenn Sie Erwartungen erfüllen, die Sie für stimmig halten, wird das zu Ihrem Vorteil sein. Problematisch wird es, wenn Ihnen eine Erwartung unberechtigt erscheint. Dann stellt das Leben Sie vor die Wahl...

- Um die Bindung zu sichern, tun Sie, was Ihrem Wesen widerspricht.

- Sie bleiben sich treu und halten den Druck des Anderen aus.

Das Erstere wird gelegentlich weise sein. Das Letztere fällt umso leichter, je weniger Sie Ihrerseits den Anderen mit normativen Erwartungen bedrängen. Erwarten Sie von ihm, dass er jede Ihrer Entscheidungen für gut befindet und Sie stets bejaht, führt das in eine Verstrickung wechselseitiger Bemächtigungsversuche.

Erlauben Sie dem Anderen, dass er emotional so reagiert, wie ihm tatsächlich zumute ist. Dann werden auch Sie dazu befreit, Sie selbst zu sein.

---

**Nichts....**

... wünscht sich das Selbst des Menschen mehr, als es selbst zu sein und nichts fürchtet sein Ego mit gleicher Wucht als eben das. Deshalb ist die Versuchung des Menschen groß, die Treue zu sich selbst gegen Schutz und Zugehörigkeit zu tauschen, wenn er Erwartungen des Umfelds gegenübersteht, die genau besehen ihn selbst verneinen.

Da niemand, der sich selbst verleugnet hat, es gerne sieht, wenn andere in Treue zu sich halten, geht von dem, der sich normativem Druck des Umfelds beugt, der Anspruch aus, dass andere das Gleiche tun.

---

Wenn man nicht die Kraft hat, alle Erwartungen zu erfüllen, muss man den Mut haben, es nicht zu tun.

# 12. Fremdbestimmung

## Begriffsbestimmung

Fremdbestimmung ist das Gegenteil der Selbstbestimmung. Während der selbstbestimmte Mensch mit dem übereinstimmt, was ihn selbst ausmacht, stimmt der fremdbestimmte Mensch mit etwas überein, was sein Wesen verfehlt. Das kann unmittelbare Bevormundung durch andere sein oder ein Selbstbild, das das eigene Wesen verkennt. Da Selbstbilder stark von den Einwirkungen durch andere mitbestimmt werden, ist auch die verfehlte Selbstbestimmung durch falsche Selbstbilder eine Spielart der Fremdbestimmung.

> Nur durch Selbstbestimmung kommt der Mensch zu sich selbst. Alles, was den Menschen in seiner Objekthaftigkeit festhält, widerspricht seinem innersten Wesen. Fremdbestimmung widerspricht seelischer Gesundheit.
>
> Über sich selbst zu bestimmen heißt, mit sich selbst übereinzustimmen.
>
> Seitdem man glaubt, die Freiheit sei gewonnen, wird sie durch Ansprüche wieder abgebaut.
>
> Das Subjekt erkennt sich selbst. Dem, was sich erkennt, fällt das Recht zu, über sich zu bestimmen. Was sich erkennt, ist Souverän (lateinisch *superanus = über allem stehend*) der Wirklichkeit.

So wie Selbstbestimmung als *Autonomie* (griechisch *autos [αυτος] = selbst*) bezeichnet wird, wird Fremdbestimmung auch *Heteronomie* (griechisch *heteros [ετερος] = der Andere* und *nomos [νομος] = Gesetz*) genannt. Der fremdbestimmte Mensch ist unter etwas anderes gesetzt. Er untersteht dem, was ihm selbst nicht entspricht.

Oft wird Selbstbestimmung mit der Willkür verwechselt, mit der eine Person nach eigenem Gutdünken handeln kann. Das ist zu kurz gedacht. Tatsächlich ist eine Person, die sich selbst nicht erkennt, auch dann fremdbestimmt, wenn sie machen kann, was sie will. Sie wird durch Vorstellungen bestimmt, die ihre Essenz (lateinisch *esse = sein*) übergehen. Sie ist eine Marionette von Irrtum und Selbstbetrug.

Echte Selbstbestimmung kann nur erreicht werden, wenn der Mensch sein Wesen erkennt. Erst wenn er entdeckt, was er in Wahrheit ist, setzt ihn die Wahrheit aus der Fremdbestimmung frei.

## Steuerungsinstanz und seelische Gesundheit

Die Essenz des Menschen ist nicht gegenständlich. Zwar ist sein Körper ein Objekt, an dem Kräfte ansetzen, je mehr man aber nach dem Selbst des Körpers fragt, desto mehr tritt Objektives zurück. Man entdeckt den Wesenskern des Individuums: seine Subjektivität.

Der Begriff *Kern* kann dabei in die Irre führen: wenn man ihn als ein kompaktes Etwas auffasst, dessen Substanz grundsätzlich von der gleichen Art ist, wie die der weichen Hülle, der er inneliegt; bloß härter und verdichtet. Tatsächlich ist der Wesenskern aber nicht verdichtet, sondern transparent. Was erscheint, erscheint durch ihn. Was erscheint, erscheint von ihm. Während am Objekt Kräfte ansetzen, gehen vom Subjekt Kräfte aus. Das Subjekt ist das Ununterworfene im Kraftfeld. Insofern es zuletzt ununterwerfbar ist, trifft der Begriff *Kern* aber zu. Der Kern bleibt, wenn alle Schale von ihm fällt.

Objekte sind fremdbestimmt. Der Eimer...

- hat die Form, die man ihm gab.
- besteht aus Materialen, die physikalisch möglich sind.
- steht dort, wo man ihn abgestellt hat.
- wird für das benutzt, was sein Besitzer für richtig hält.
- verrostet, wenn er schlecht verzinkt ist und mit Wasser in Berührung kommt.

Mehr noch: Der Eimer ist nicht nur fremdbestimmt. Er erfüllt sein Wesen, indem er einem fremden Willen dient und dessen Gesetzen unterworfen ist.

All das gilt für das Subjekt nicht. Das Wesen des Subjekts erfüllt sich in Selbstbestimmung. Subjekt ist, was erkennt und aus Kenntnis heraus bestimmen kann. Dabei sind zwei Bedeutungsvarianten zu berücksichtigen:

## Wesen und Ausdruck

Wesentlich ist der Mensch Subjekt. Im Ausdruck ist er Objekt. Was Objekt an ihm ist, drückt sein Wesen aus. Der Ausdruck des Wesens ist nicht das Wesen selbst. Das Wesen des Subjekts ist Möglichkeit. Es ist Geist, der erkennen und Kraft, die bewirken kann. Was von der Kraft verwirklicht wird, tritt erkennbar zu Tage. Es wird als Objekt erkannt.

## Seelische Gesundheit

Kann jemand, der nicht mit sich übereinstimmt, seelisch gesund sein? Wohl kaum. Also kann sich seelische Gesundheit nur in Selbstbestimmung verwirklichen. Wer nicht über sich selbst bestimmen kann, kann nicht mit sich selbst übereinstimmen. Er ist folglich seelisch krank.

Es gibt Dinge, die man tut, weil man sie in Verkennung dessen, was man ist, tun will. Was man will, hängt davon ab, wofür man sich hält... und damit von dem, was man von sich weiß.

1. Sich selbst zu bestimmen heißt, sich selbst zu erkennen; analog zur *Bestimmung* des Cholesterinspiegels im Blut.

2. Über sich selbst zu bestimmen heißt, zu entscheiden, was man tut.

Beide Bedeutungsvarianten der Selbstbestimmung gehen wechselseitig ineinander über.

## 12. Fremdbestimmung

- Man kann sich nur erkennen, wenn man die Freiheit hat, es zu tun.

- In Übereinstimmung mit sich kann nur entscheiden, wer sich selbst erkennt.

## Fremdbestimmung und Abhängigkeit

Fremdbestimmung und Abhängigkeit sind zwei Pole eines Kontinuums. Das Kontinuum deckt Zustände ab, bei denen die Steuerung des Individuums von außen erfolgt. Dennoch sind die Pole voneinander zu unterscheiden.

- Fremdbestimmung ist Zwang. Er wird dem Individuum von außen durch Gewalt oder Irreführung aufgedrängt.

    o Torsten ist zu schnell gefahren. Jetzt ist ein Bußgeld fällig.

    o Die Regierung stellt Tatsachen verzerrt dar. Indem sie den Wähler in die Irre führt, versucht sie, über ihn zu bestimmen.

- Abhängigkeit ist entweder Unvermögen oder fehlendes Selbstvertrauen.

    o Seitdem Gertrud an Demenz erkrankt ist, hängt sie von Personen ab, die ihre Interessen vertreten.

    o Eigentlich könnte Florian selbst entscheiden. Er macht aber, was seine Freunde sagen.

Zwischen Fremdbestimmung und Abhängigkeit gibt es Wechselwirkungen. Beide Komponenten verstärken einander. Der Abhängige wird gegen fremdbestimmende Kräfte kaum Widerstand leisten. Er lässt mit sich machen und übernimmt Vorstellungen, die ihm von außen vorgegeben werden. Fremdbestimmung ihrerseits hält Menschen in Abhängigkeit, um sich ihrer zu bedienen.

## Ebenen der Identifikation

Gewiss: Jeder Impuls, dem der Einzelne spontan folgen will, steht in Bezug zu ihm selbst; und jedes Hindernis, auf das er dabei trifft, zwingt ihm ein Maß an Fremdbestimmtheit auf. Entweder

### Soziale Konflikte

Die Wahrscheinlichkeit, dass individuelle Impulse soziale Konflikte verursachen, ist umso größer, je mehr die Impulse oberflächlichen Identifikationsebenen entspringen.

Selbstbestimmung, die aus dem absoluten Selbst heraus erfolgt, kann zwar in soziale Konflikte verwickelt werden, sie ist aber nie deren Ursache. Sie wird nur dann in Konflikte verwickelt, wenn sie durch Fremdbestimmung bedroht wird, die vom Selbstbestimmungsanspruch eines anderen ausgeht, der mit seinem relativen Selbst identifiziert ist.

wird er gezwungen, sein Ziel aufzugeben oder er muss das Hindernis überwinden. Hintergrund dessen ist zweierlei:

1. Das Ich kann sich mit verschiedenen Ebenen der Wirklichkeit identifizieren.

2. Je nachdem, womit sich das Ich identifiziert, fallen die Impulse, die von ihm ausgehen, unterschiedlich aus.

Je nachdem, welcher Art selbstbestimmte Impulse sind, verstoßen sie gegen das Selbstbestimmungsrecht anderer. Oder sie tun es nicht. Das hat mit der Struktur des Individuums zu tun. Das Ich kann sich mit verschiedenen Elementen seines relativen Selbst gleichsetzen. Oder es anerkennt das absolute Selbst als sein wahres Wesen.

- Identifiziert sich das Ich mit Aspekten seines relativen Selbst - dem Körper, dem Selbstbild, Gefühlen, Meinungen, Mitgliedschaften... - wird es die Belange der Person in den Vordergrund stellen. Seine Handlungsimpulse entspringen einem perspektivisch eingeengten Weltbild. Die Gefahr ist groß, dass Selbstbestimmung, die auf der Identifikation mit dem relativen Selbst beruht, egozentrisch ist und das Selbstbestimmungsrecht anderer ignoriert.

  Dirk lässt sich von niemandem etwas vorschreiben. Er stapft ungeniert durch Sabines frisch geputzte Küche.

- Anerkennt das Ich das Primat des absoluten Selbst, sieht es seine Person nur noch als eine unter vielen. Je nachdem, wie vollständig die Anerkennung erfolgt, geht die Egozentrizität selbstbestimmter Impulse zurück.

  Emil ist es nicht wichtig, dass ausgerechnet er den kürzesten Weg erwischt. Er macht einen Umweg über die Terrasse. Rücksicht auf Sabine erlebt er nicht als Unterwerfung unter deren Person.

Der eine bestimmt seine Person. Er kann aus Erkenntnis heraus über sie bestimmen. Der andere bestimmt aus seiner Person heraus, ohne deren Motive zu verstehen. Da ihm der Verstand fehlt, um von seiner Person Abstand zu nehmen, wird er durch deren Irrtümer fremdbestimmt; und meint umso mehr, Herr der Lage zu sein.

## Psychologischer Grundkonflikt

Der psychologische Grundkonflikt besteht im Ringen zweier Bedürfnisse um Vorherrschaft:

1. dem Bedürfnis nach Zugehörigkeit

2. dem Bedürfnis nach Selbstbestimmung

12. Fremdbestimmung

Kräfte, die sich dem Individuum fremdbestimmend aufzwängen, wirken tief in den Konflikt hinein:

1. Sie laufen dem Bedürfnis nach Selbstbestimmung unmittelbar zuwider.

2. Sie untergraben den Weg zu echter Zugehörigkeit, weil man dem, dem man unterworfen ist, nicht angehört, sondern ihm gegenübersteht.

Die Lösung des Grundkonfliktes heißt Zugehörigkeit in Selbstbestimmung. Wo Fremdbestimmung unabwendbar ist, ist eine solche Lösung erschwert.

## Einschränkungen der Entscheidungsfreiheit

Früher waren sich Kaiser und Kirche einig, dass der Mensch, von Papst und Kaiser einmal abgesehen, als Befehlsempfänger zu betrachten ist. Die sogenannten *Subjekte* der Obrigkeit wurden ohne zu verstehen, was das Subjekt überhaupt ist, als Objekte behandelt. Die Gesellschaft war unverblümt hierarchisch. Fremdbestimmung wurde allerorten offen praktiziert. Im Kinderzimmer befahl der Vater, in der Schule der Lehrer, in der Lehre der Meister, auf der Straße der Polizist, beim Militär der Oberst, in der Amtsstube der Staatsdiener, am Arbeitsplatz der Vorgesetzte, beim Beten der Priester.

Da der Einzelne den Strukturen der Entmündigung von der Wiege an ausgesetzt war, entstand eine Normalität, die so weit von seelischer Gesundheit entfernt war, dass es nur wenige gab, die den Unterschied zwischen Gesundheit und Normalität erkannten. Seelische Gesundheit wurde mit der Bereitschaft angepasster Untertanen verwechselt, reibungslos zu funktionieren.

> Das *Leiden an der Kultur* ist keineswegs ein Leiden an Kultiviertheit. Es ist ein Leiden an kulturellen Vorgaben, die irrigerweise mit Kultiviertheit verwechselt werden. Vieles, was als *Kultur* bezeichnet wird, ist eine tradierte Verkennung dessen, was dem Menschen entspricht.

> Früher platzte die Fremdbestimmung ohne zu klopfen ins Zimmer. Heute sickert sie durch Fugen ins Haus. Früher hieß sie *Befehl* und war ebenso schamlos wie unverschämt. Heute heißt sie *Verwaltungsvorschrift* oder *Regelungsbedarf.* Sie schaut arglos drein.

Heute gilt die autoritäre Gesellschaft als Phänomen überwundener Epochen. Trotzdem nimmt die Entscheidungsfreiheit des Einzelnen seit Jahrzehnten ab. Ursache ist ein schleichender Wertewandel: Der Geist der Freiheit wird durch den des Anspruchs ersetzt. Lieber als Risiken standzuhalten wollen die meisten maximale Sicherheit. Vom Baum könnte ein Ast auf die Straße fallen? Dann machen wir den Baum lieber weg.

## Anspruch und Abhängigkeit

Ein Anspruch ist die Befugnis, das Selbstbestimmungsrecht eines anderen einzuschränken. Im Anspruch wird der Andere angesprochen, um eine Forderung an ihn heranzutragen. Ein Anspruch sagt: *Du hast das und das zu tun. Du hast so und so zu sein.* Ansprüche beruhen auf existenziellen oder psychologischen Abhängigkeiten.

- **Existenziell**
  - Mit lautem Geplärr erhebt der Säugling Anspruch auf Zuwendung.

- **Psychologisch**
  - Wird Schultze nicht gegrüßt, wenn er ins Büro kommt, wackelt sein Selbstwertempfinden. Deshalb erhebt er den Anspruch, dass die Kollegen stets freundlich zu ihm sind.

> Wer sich dem Selbstbild unterwirft, wird durch sein Selbstbild fremdbestimmt.

### Anspruch an sich selbst

Ansprüche werden nicht nur an andere gerichtet, sodass deren Selbstbestimmung Schaden nimmt. Mit Ansprüchen bedrängt man auch sich selbst, wodurch sich der Einzelne aus eigenem Antrieb entmündigt.

- Ramona möchte von allen gemocht werden. Ohne sich dessen bewusst zu sein, zwingt sie sich, auf andere stets gefällig zu wirken.

- Hannes will immer der Beste sein. Selbst wenn er todmüde ist, arbeitet er weiter.

Echte Selbstbestimmung wird vereitelt, sobald man einem Bild von sich selbst entsprechen will.

## Mechanismen der Entmündigung

Ansprüche, die aus existenziellen Abhängigkeiten entstehen, sind nicht zu vermeiden, ohne dass die Menschheit ausstirbt. Dieselbe Menschheit könnte aber glücklicher sein, gelänge es ihr, psychologische Abhängigkeiten zu überwinden. Es sieht nicht so aus, als sei das ihr vorrangiges Ziel.

Stattdessen hat sich ein Zeitgeist durchgesetzt, die Anspruchsdenken als Treibstoff seiner Entwicklung begünstigt. Politik und Wirtschaft gehen dabei Hand in Hand. Dazu kommt, dass Selbstbestimmung das seelische Wohlbefinden zwar fördert, dass sie zugleich aber Mühe macht. In der Folge neigt der Mensch dazu, das Glück nicht in dem zu suchen, was er ist, sondern in dem, was er haben könnte. Deshalb erhebt er lieber Ansprüche, als sich selbst als einen Wert zu pflegen.

## Das politische System

Wir leben in einem Gesellschaftssystem, das als *repräsentative Demokratie* (griechisch: *demos [δῆμος]= Volk und kratia [κρατια] = Herrschaft*) bezeichnet wird. Tatsächlich ist die Herrschaft des Volkes in diesem System sehr begrenzt. Sein Mitbestimmungsrecht besteht darin, beim Urnengang dem Entzug echter Mitbestimmungsrechte zuzustimmen. Tatsächlich entscheidet ein winziger Kreis von Parteifunktionären in Abstimmung mit Vertretern großer Verbände, der Wirtschaft und den Regierungschefs anderer Staaten.

Die repräsentative Demokratie wird auch als *indirekte bzw. mittelbare Demokratie* bezeichnet. Passender wäre der Begriff *eingeschränkte Demokratie*. Durch die Einschränkung der Demokratie verhindern Interessensgruppen, dass das Volk tatsächlich über sich entscheidet. Dass der Einzelne in einem Staat, der das Selbstbestimmungsrecht des Volkes nicht ernst nimmt, im Interesse gesellschaftlicher Ziele zunehmender Fremdbestimmung preisgegeben wird, mag kaum verwundern.

> Die Wachstumsgesellschaft funktioniert wie ein Esel, der immer weiterläuft, weil ihn die Möhre lockt, die ihm sein Reiter vor die Nase hält. Da der Esel stehen bleibt, wenn er die Möhre bekommt, ist das Wachstum am höchsten, wenn die Menschen nie wirklich zufrieden sind. Das ist nicht nur dem Reiter anzulasten, der den Esel zum Narren hält, sondern auch der Narretei des Esels, der der Möhre folgt.
>
> Unsere Kultur kann sich das Glück ihrer Bürger nicht leisten. Im Bemühen um mehr Besitz, Erlebnis und Möglichkeit untergräbt sie deren Selbstwertgefühl... und langfristig den eigenen Bestand. Tatsächlich etwas wert ist ihr nicht der Mensch, sondern die Tatsache, dass er viel konsumiert.

> Beim Urnengang in der repräsentativen Demokratie wird das politische Mitbestimmungsrecht des Wählers beerdigt. Immerhin wird es, nachdem wichtige Entscheidungen ohne sein Zutun getroffen sind, nach vier Jahren wieder ausgegraben. So viel Glück hat der Leib des Wählers nicht, wenn er in der Urne verstaut im Grabe liegt.

Um welche Ziele es sich dabei handelt, ergibt sich aus dem Parteiensystem. Im Parteiensystem müssen Parteien dafür sorgen, dass sie Wähler finden. Zu diesem Zweck setzen sie die Ansprüche potenzieller Wählergruppen in Gesetze um. Mal wird der Anspruch dieser Gruppe gestärkt, dann der Anspruch jener; immer in der Hoffnung, dass genügend Wähler an der Urne dankbar sind. Die repräsentative Demokratie schürt Ansprüche, um den Machterhalt ihrer Vertreter zu sichern.

Da jeder Anspruch aber eine Fremdbestimmung derer zur Folge hat, an die sich der Anspruch richtet, führt die repräsentative Demokratie zu einem schleichenden Entzug von Selbstbestimmungsrechten. Als Ausgleich für entzogene Rechte werden neue Ansprüche verkündet. Die Lawine rollt...

**... und rollt und rollt...**

- Um die wachsenden Ansprüche zu bedienen, muss alles verbessert werden.

- Damit alles verbessert werden kann, muss die Wirtschaft wachsen.

- Damit die Wirtschaft wachsen kann, muss jeder effektiver werden.

- Damit jeder effektiver wird, werden Arbeitsabläufe optimiert.

Das Resultat der Anspruchsinflation ist eine Arbeitswelt, in der der Einzelne seiner Spielräume beraubt wird und gemäß fremdbestimmter Regeln reibungslos zu funktionieren hat. Immer mehr Menschen brennen dabei aus. Die Gesellschaft wird prozessoptimiert, der Einzelne zum Rad im Getriebe.

> Apropos Urnengang und Wirtschaftswachstum: Es ist unverstehbar, warum die EU noch nicht verordnet hat, dass Tote alle vier Jahre umzubetten sind. Veranschlagt man die Wertschöpfung einer Umbettung mit 3000 Euro und die Zahl potenzieller Urnengänger mit 10 Millionen jährlich, könnte das Sozialprodukt um 30 Milliarden gesteigert werden. Mit dem Geld könnte man so viel verbessern!

**Aus dem Leben eines rückläufig Selbstständigen**

- Früher nannte man eine Leberzirrhose *Leberzirrhose*. Heute muss man jeden Husten nach ICD-10 verschlüsseln.

- Früher schrieb man einen Bericht, wenn man etwas zu berichten hatte. Seit Einführung pauschaler Berichtspflichten produziert man Spam, den niemand liest.

- Früher hat man sich fortgebildet, wie und wann man es für richtig hielt. Heute sind festgelegte Zeitspannen und Punktzahlen vorgeschrieben; die man nur für staatlich zertifizierte Inhalte erhält.

- Früher hat man die Qualität seiner Arbeit nach eigener Entscheidung gesichert. Heute beruht Qualitätssicherung auf *mehreren gesetz- bzw. normgebenden Regelkreisen*; wie es die Ärztekammer nennt.

- Früher hat man dokumentiert, was man für notwendig hielt. Heute sind Dokumentationspflichten vorgeschrieben, die der ärztlichen Arbeit erhebliche Ressourcen rauben. Da der Arzt mit dem Anspruch konfrontiert ist, optimierte Dienstleistungen zu erbringen, dokumentiert er nicht im Interesse des Patienten, sondern zur Absicherung gegen Schadensersatzansprüche.

Nicht dass Regeln nur Nachteile bringen. Fundamentaler Schaden droht jedoch, wenn beim Regulierungsseifer *ein* Nachteil übersehen wird: die Entmündigung des Einzelnen durch die Normierung alltäglicher Vollzugsroutinen und die Widerstände, die man damit auf den Plan ruft.

## Die Globalisierung

Die Globalisierung begünstigt internationale und transkontinentale Strukturen.

Die Optimierungsdynamik der Wachstumsgesellschaft entfremdet den Einzelnen zunehmend von seiner existenziellen Position. Statt dort, wo er steht, zu entscheiden, was er für richtig hält und als dazu Befugter anerkannt zu sein, wird der Einzelne zum Exekutivorgan eines sich optimierenden Systems. Selbst die Höhe, wohin er den Feuerlöscher aufzuhängen hat, wird ihm in Zentimetern vorgeschrieben.

Je übergreifender Strukturen aber werden, desto mächtiger werden sie auch dem Einzelnen gegenüber. Ist der Einzelne auf Landesebene eine Ameise, schrumpft er international zum Bärtierchen. Über das Netzwerk globaler Wirkkräfte wird das Leben des Bärtierchens beeinflusst. Umgekehrt hat das Rudern des Tierchens auf die globale Strömung keinen nennenswerten Effekt. Nur wenn das Netzwerk der Globalisierung die Mitbestimmung aller ausdrücklich fördert und den Einfluss mächtiger Instanzen und Verbände in verträgliche Bahnen lenkt, bleibt der Ameise ein Schicksal als Bärtierchen erspart. *Big Data* könnte dazu führen, dass der Einzelne zum *Small Nothing* wird.

## Das Grundrauschen der Neurotizität

Es kostet nicht viel, Missstände der Gesellschaft für alles verantwortlich zu machen, was den Menschen in Unfreiheit hält. Oder etwa doch? Zeigt man zu viel mit dem Finger auf äußere Kräfte, die über den Menschen bestimmen, verliert man etwas Wesentliches aus dem Blick: Mehr als unter dem Zugriff anderer hat man meist unter dem zu leiden, dem man sich selbst aussetzt. Man zwingt sich zu Dingen, die dem eigenen Wesen fremd sind.

Verbal wird fast jeder das Recht auf Selbstbestimmung für gut befinden. In der Praxis wenden wir es oftmals gar nicht an. Zwei Gründe sind dafür zu nennen:

1. Selbstbestimmung heißt Selbsterkenntnis. Selbsterkenntnis fällt nicht zu. Man muss sich darum bemühen, und nicht immer ist das, was man erkennt, erfreulich.

2. Selbstbestimmung heißt Risiko. Man könnte Entscheidungen treffen, die man später bereut, oder man gerät mit dem Umfeld in Konflikt.

Beides, der Hang zur Bequemlichkeit und die Scheu vor dem Risiko, verleiten uns dazu, uns fremdbestimmen zu lassen: von anderen und vor allem vom Falschen, das sich in unseren Köpfen eingenistet hat. Bei den meisten bleiben die Symptome, die daraus entstehen, unterhalb der Schwelle, die als krankhaft angesehen wird. Sie führen zu einem Grundrauschen neurotischer Unzufriedenheit, die man, weil sie normal ist, nicht als pathologisch erkennt. Bei anderen führt die Bereitschaft, sich von unpassenden Vorstellungen bestimmen zu lassen, zu manifesten Störungen der Persönlichkeit. Sie werden zu Marionetten grundsätzlicher Irrtümer über die Struktur der Wirklichkeit.

- Die abhängige Persönlichkeit lässt andere für sich entscheiden. Sie glaubt, zur Eigenständigkeit unfähig zu sein oder dass das Risiko sich grundsätzlich nicht lohnt.

> Jede Persönlichkeitsstörung ist eine Bevormundung des Selbst durch den Vorsatz einer verblendeten Person.

- Was die narzisstische Persönlichkeit tut, diktiert ihr der Ehrgeiz. Sie erkennt ihren Wert nicht in sich selbst, sondern im Rang der Person.

- Der Auftritt der histrionischen Persönlichkeit wird vom Applaus des Publikums bestimmt. Beachtung ist die Droge, die ihre Taten steuert.

- Der Paranoide lebt in der Gefangenschaft seines Misstrauens. Im Glauben, sie beschütze ihn vor der Vereinnahmung durch andere, liefert er sich der Vorstellung aus, jedes Übel komme von außen.

- Meister der depressiven Persönlichkeit ist das Idealbild altruistischer Tugend. Sie glaubt, sich zum Guten entschieden zu haben. Dabei treibt sie die Angst, dass sie dem Guten nicht genügt.

- Den emotional-impulsiven Menschen beherrschen wogende Affekte. Ursache ist ein vereinfachtes Weltbild aus Schwarz und Weiß.

## Lästige Pflichten

Wer kennt sie nicht? Langweilige Aufgaben, die zu erledigen sind. Wann sind Aufgaben langweilig? Wenn sie bei dem, der sie zu erfüllen hat, auf kein Interesse stoßen. Wofür

**Apropos lästige Pflichten**

Wussten Sie, dass die Regierung Millionen Menschen zu *Maßnahmen* verdonnert, damit die Zahl der Arbeitslosen gefälliger erscheint? Statt dass der Staat ihnen echte Chancen zur Verfügung stellt, nutzt er die Chance, über sie zu verfügen.

sich jemand nicht interessiert, ist eigentlich nicht seine Sache. Durch die Pflicht, ihm zu entsprechen, wird er fremdbestimmt.

Da Fremdbestimmung dem Wesen des Menschen widerspricht, entwickelt der Fremdbestimmte Widerstand. Die Erfüllung des äußeren Anspruchs macht ihm doppelte Mühe. Er muss den Widerstand in sich brechen und in der Sache das Notwendige tun.

## 12. Fremdbestimmung

Um den Widerstand zu vermindern, nützt es zuweilen, die Möglichkeiten der Selbstbestimmung besser auszunutzen. Wenn Sie für die nächste Prüfung Lernstoff aufnehmen müssen, dessen Sinn Ihnen unverstehbar erscheint oder sich vor der Steuererklärung Ihre Nackenhaare sträuben, wenden Sie ein tibetisches Sprichwort an: *Es gibt keinen Weg, der nicht aus Schritten besteht.* Legen Sie von vornherein fest, wie lange Sie sich an einem Stück dem äußeren Anspruch beugen. Teilen Sie das Fremdbestimmende in selbstbestimmte Abschnitte auf.

## Vorsichtsmaßnahmen

Fremdbestimmtheit ist eine wesentliche Quelle seelischen Leids. Sie läuft einem der beiden psychischen Grundbedürfnisse diametral zuwider. Um seelisch zu gesunden, lohnt es, Fremdbestimmung zu erkennen und ihr abzuhelfen. Fremdbestimmung kommt durch zwei Mechanismen zustande:

1. Druck von außen: Bevormundung, Drohung, Erpressung, Manipulation, Verführung

2. Druck von innen: unreflektierte Verhaltensregeln, die ins Selbstbild übernommen wurden und vermeintlich auszuführen sind; sogenannte *Introjekte*

## Bevormundung

Drohung, Erpressung, Manipulation: Genau betrachtet sind das verschiedene Mittel und Varianten der Bevormundung. Bevormundend ist ein asymmetrisches Beziehungsverhältnis zwischen Personen, wobei die regressive Person von der dominanten fremdbestimmt wird. Bei der erotischen Verführung ist Fremdbestimmung zwar ein Element, zumeist wird dabei jedoch ein Einverständnis anzunehmen sein, das, falls keine missbräuchliche Absicht dahintersteckt, das dazugehörige Maß an Übergriff als Spiel rechtfertigt. Bevormundung kann offensiv oder verdeckt vonstattengehen.

---

### Kombinationen

In der Theorie lassen sich offensive und manipulative Bevormundungen leicht in zwei Kategorien unterteilen. In der Praxis werden beide Muster oft kombiniert:

- Wenn Du die Dinge anders siehst als ich, halte ich dich für einen schlechten Menschen. Wenn du aber denkst wie ich, sind wir beste Freunde.

Hier sind Drohung, Erpressung und Manipulation vermischt.

---

## Offensiv

Offensive Bevormundung benutzt Drohung und Erpressung. Oder sie überrumpelt unter Ausnutzung psychologischer und sozialer Machtgefälle.

12. Fremdbestimmung

- Wenn du nicht tust, was ich dir sage, erzähle ich Marlies von deinem Treffen mit Bianca.

- Der Juniorchef weiß genau, dass Juliane nicht aufmuckt, wenn er ihr zwei Überstunden aufbrummt.

- Wenn du noch mal zu spät nach Hause kommst, kannst du was erleben.

Wichtige Mittel gegen offensive Bevormundung sind Mut und Selbstvertrauen. Selbstvertrauen heißt: Ich setze darauf, den Schaden zu verkraften, wenn der andere seine Drohung wahrmacht.

## Verdeckt

Während offensive Bevormundungen leicht zu erkennen sind, ist es bei verdeckten anders. Verdeckte Bevormundungen verbergen ihre Absicht oder ummänteln sich mit vermeintlichem Wohlmeinen. Wer manipulativ bevormundet, tut oft so, als sei es zum Besten seines Opfers. *Sie sind ein Glückpilz! Wir können Ihnen ein sensationelles Angebot machen.*

Eine andere Variante manipulativer Bevormundung benutzt abwertende Botschaften, sobald die Zielscheibe des Bevormundungsversuchs sich anders verhält oder andere Meinungen vertritt als der, der ihn zu bevormunden versucht. *Empörung,* die angesichts abweichender Meinungsäußerungen anderer demonstriert wird, zeigt den Vorsatz des Empörten an. Der Empörte hebt sich empor um von oben herab über andere zu bestimmen.

> Oft ist es besser, selbst zu bestimmen und aus Fehlern zu lernen als Fehler grundsätzlich vermeiden zu wollen.

*Abwehrmaßnahmen gegen Bevormundung*

| Offensive Bevormundung | Lassen Sie sich nicht einschüchtern. Weisen Sie es ausdrücklich zurück, von oben herunter behandelt zu werden. Sorgen Sie dafür, dass andere so wenig wie möglich Macht über Sie haben. Gehen Sie zu Leuten auf Distanz, die über Sie bestimmen wollen. Vertrauen Sie mehr auf sich selbst. Riskieren Sie eigene Entscheidungen und beobachten Sie deren Folgen. |
|---|---|
| Verdeckte Bevormundung | Achten Sie darauf, ob Informationen von außen Handlungsimpulse erzeugen. Setzen Sie solche Impulse nur mit Verzögerung um; oder gar nicht. Bleiben Sie nüchtern, wenn jemand es ausdrücklich *gut* mit Ihnen meint. Lassen Sie sich nicht von abwertenden Botschaften beeindrucken. |

## Introjekte

Fremdbestimmung durch äußere Kräfte kann durch Abgrenzung verhindert werden. Anders ist es mit Introjekten. Als Introjekt (lateinisch *intro* = *hinein* und *iacere* = *werfen*) bezeichnet die Psychoanalyse eine verhaltenssteuernde Bewertung, die, ohne an die besonderen Bedürfnisse des Individuums angepasst zu sein, in dessen Selbstbild übernommen wurde.

- Erst kommt die Arbeit, dann das Vergnügen.
- Wichtig ist, was andere von dir denken.
- Ein gutes Kind widerspricht nicht.
- Lass dir bloß nichts gefallen.

Introjekte werden als Erziehungsbotschaften vermittelt. Sie spiegeln kultur- oder familienspezifische Weltbilder wider, die dem Kind zu einem erfolgreichen Leben verhelfen sollen. Die Regeln, die sie enthalten, werden konkret verbalisiert oder fraglos vorgelebt. Meist sind solche

---

**Eine Übung für zwischendurch**

Um der Fremdbestimmung abzuhelfen, lohnt es sich, zweimal täglich zu fragen:

- Welchem Impuls folge ich jetzt? Stimmt er mit mir überein? Oder tue ich, was Umstände von mir erwarten?

Sie müssen nicht alles verweigern, was nicht nahtlos Ihrem Wesen entspricht. Es ist aber heilsam zu sehen, wie oft Sie sich untreu sind.

---

Botschaften gut gemeint und werden ungeprüft übernommen; oder man zieht aus eigenen Erfahrungen Rückschlüsse, an deren Allgemeingültigkeit man unreflektiert glaubt. Dann hat man ein eigenes Denkmuster erzeugt, das man gegebenenfalls als Introjekt an seine Kinder weiterreicht.

In der Pubertät (lateinisch *pubertas* = *Geschlechtsreife*) werden Introjekte oft pauschal entsorgt. Vieles, was er bislang fraglos für richtig hielt, wirft der Pubertierende über Bord. Dann geht er eigene Wege. Im Grundsatz nicht schlecht. Die Natur hat mit der Pubertät einen Reinigungsprozess entwickelt, der die Übertragung unsinniger Denkmuster in die Zukunft beschränkt. Da die Kühnheit des Pubertierenden aber außer Stande ist, für den Rest des Lebens Weisheit zu sichern, macht es auch später Sinn, Grundüberzeugungen kritisch zu hinterfragen.

Fremdbestimmung ist ein Problem zwischen innen und außen; aber nicht nur zwischen der Person und der Außenwelt, sondern auch eins zwischen der Person und sich selbst. Fremdbestimmung durch Introjekte wird nicht durch Abgrenzung nach außen verhindert, sondern durch die Emanzipation der Person aus der Vormundschaft ihrer

# 13. Gefühle

Unangenehme Gefühle sind bittere Medizin. Wer sie verweigert, wird krank. Legen Sie den Schwerpunkt nicht darauf, angenehme Gefühle zu haben, sondern darauf, sich allen Gefühlen zu stellen.

> Im Vergleich zur Macht des Lebens ist die der Vorstellungen zwar gering, aber nur wer Vorstellungen durchschaut, setzt die Macht des Lebens in sich frei.

Strategien der Gefühlsvermeidung sind Ausgangspunkte eines großen Teils der Psychopathologie. Strategien, die dazu dienen, die Wirklichkeit zu übersehen, sind es ebenfalls.

Der Macht unangenehmer Gefühle entzieht man sich, indem man die Erfahrung annimmt, die sie mit sich bringen. Eine Erfahrung anzunehmen heißt nicht, sich Gefühlen hinzugeben. Eine Erfahrung anzunehmen heißt, das Stück der Wirklichkeit zur Kenntnis zu nehmen, von dem man bisher nichts wusste... oder nichts wissen wollte.

Gefühle sind Wahrnehmungsprozesse. Je mehr man Gefühle bloß von sich weist, desto mehr drängen sie heran. Wer vor Gefühlen flüchtet wird rücklings beherrscht. Versteht man den Zusammenhang, aus dem heraus sie entstehen, weisen sie den Weg in die Freiheit.

## Wesen

Seelische Gefühle sind unmittelbare Wahrnehmungen. Sie sind summarische Resultate eines geistigen Abtastens der Wirklichkeit... oder dessen, was man für Wirklichkeit hält. Die Vorsilbe *Ge-* zeigt eine Versammlung an. Das Gefühl sammelt fragmentierte Wirklichkeitsabtastungen und bündelt sie zu einem integrierten Gesamturteil über die existenzielle Lage der Person.

### Summarische Resultate

Wie man emotional reagiert, hängt von der Summe aller in das emotionale Urteil einbezogenen Wirklichkeitsaspekte ab. Die jeweilige Bedeutung der Wirklichkeitsaspekte wird überwiegend unbewusst abgewogen und dem Bewusstsein als unmittelbar wahrnehmbare, spezifische Einstimmung zugeführt.

Messlatten des Abwägens sind Ängste, Bedürfnisse, Wünsche, Erwartungen, Meinungen, Begierden, Abneigungen und bislang gemachte Erfahrungen. All diese hängen ihrerseits mit dem Welt- und Selbstbild zusammen.

## 13. Gefühle

*Wie Gefühle von dem abhängen, was man weiß oder glaubt*

| Einbezogene Aspekte | Mögliches Gefühl |
|---|---|
| Jonas hat Laura mit einer Rose in der Hand um ein Rendezvous gebeten. | Laura schwelgt in süßer Hoffnung. |
| Michelle erzählt Laura, dass Jonas Marie und Vanessa mit der gleichen Masche flachgelegt hat. | Laura schämt sich ihrer Blauäugigkeit. Sie ist wütend und fühlt sich von Jonas gedemütigt. |
| Laura sieht Michelle Arm in Arm mit Jonas. | Laura reut es, Michelle jemals als Freundin betrachtet zu haben. |
| Als Michelle schwanger ist, lässt Jonas sie sitzen. | Laura dankt dem Himmel, dass er sie durch Michelles Intrige vor deren Schicksal bewahrt hat. |
| Michelle entschuldigt sich bei Laura. Als sie Laura Jonas damals madigmachte, war sie von eigener Verliebtheit verblendet. Jonas flirtet derweil mit Chantal. | Lauras Wut auf Michelle verfliegt. Jetzt hat sie Mitleid. |
| Drei Tage nachdem der Dummkopf ihre Schulden übernommen hat, wird Jonas von Chantal abserviert. Man fasst es nicht! Aus Kummer um den Verlust der schicksalhaften Liebe tritt er dem Kartäuserorden bei. | Laura und Michelle vereint Schadenfreude. Auch Chantal gegenüber haben sich ihre Gefühle verändert. Deren raffinierte Berechnung schürt Respekt und Misstrauen zugleich. |

Tatsächlich hängen Gefühle nicht nur von einer Handvoll abgetasteter Wirklichkeitsaspekte ab, sondern von allen möglichen. Unabhängig davon, wie sie Jonas und Michelle erlebt, fließen zu Lauras jeweiligem Empfinden sämtliche Strukturen der Wirklichkeit zusammen, die sie bewusst oder unbewusst zur Kenntnis nimmt:

- die Lage am Arbeitsplatz
- die Beziehung zu Eltern und Geschwistern
- die Meldungen der Tagesschau
- das Wetter
- der Stand des körperlichen Befindens
- Trauminhalte der letzten Nacht
- die Staulage im Berufsverkehr
- und vieles andere mehr

Wenn von *Strukturen der Wirklichkeit* die Rede ist, die die Gefühle bestimmen, ist ein Aspekt von zentraler Bedeutung: Seelische Gefühle entspringen nur dann der Wirklichkeit, wenn man die Wirklichkeit so wahrnimmt, wie sie ist. Ansonsten sind sie Produkte irreführender Vorstellungen, die man sich über die Wirklichkeit macht.

- Als Laura in süßer Hoffnung schwelgte, war das kein Resultat einer korrekten Wahrnehmung der Wirklichkeit, sondern des Gaukelspiels ihrer Illusionen: der irrigen Vorstellungen, die sie über Jonas Absichten hatte, vor allem jedoch irriger Vorstellungen über sich selbst. Sie war der Meinung, dass ein anderer ihr endgültiges Glück vermitteln könnte.

## Schichten der Wahrnehmung

Die Palette der Gefühle ist vielfältig. Zudem ist unklar, was als Gefühl zu gelten hat und was nicht. Selbst bezüglich der sogenannten *Grundgefühle* gibt es keine Einigkeit. Als Kandidaten werden Freude, Wut, Ekel, Furcht, Verachtung, Traurigkeit und Überraschung genannt (Paul Ekman 2010), andernorts zusätzlich Neugier, Ärger, Scham und Schuld (Martin Dornes 1995).

---

**Gefühl und Impuls**

Gefühl ist Gelenk zwischen Urteil und Impuls. Es ist nicht nur Einschätzung und signalisiert Befindlichkeit, es schlägt zugleich ein Verhalten vor. Angst rät zum Rückzug, Wut zu Angriff, Lust zu Hingabe oder Zugriff. Eifersucht ermuntert, den Anderen zu beschränken, Neid, ihn zu überflügeln oder abzuwerten. Bevor man etwas unter dem Einfluss eines Impulses tut, kann es nützlich sein, dem Gefühl Beachtung zu schenken, ohne in den Lauf der Dinge einzugreifen. Nicht jeder Impuls entspringt einer Kenntnis der Wirklichkeit, die verlässlich wäre. Indem man das Gefühl erkennt, entdeckt man ein Stück Wirklichkeit, das deren Beurteilung verbessert.

---

**Vom Urteil zum Impuls**

In dem Moment als Björn bewusstwurde, dass das knusprige Knirschen zwischen seinen Zähnen nicht von Kartoffelchips ausging, sondern von Kartoffelkäfern, schlug sein Genuss in Ekel um und löste schlagartig den Impuls aus, das Knabberzeug auszuspucken. Auslöser der Kettenreaktion war ein revidiertes Urteil.

---

Blickt man über den Horizont der verschiedentlich definierten Grundgefühle hinaus, wobei unklar ist, was der Unterschied zwischen einem *Gefühl* und einem *Grundgefühl* sein soll, ergeben sich neue Fragen:

- Warum sollte Verachtung ein Grundgefühl sein, aber nicht Hochmut?

- Warum Überraschung, aber nicht Erschrecken?

## 13. Gefühle

- Sind Geiz und Gier überhaupt Gefühle? Oder sind es Eigenschaften?

Bei der Gier ist der Gefühlscharakter offensichtlich: Der Süchtige im Entzug verspürt Substanzgier... Aber auch wenn es nicht heißt: *Ich fühle mich geizig*, ist dem Geiz eine subtile Gefühlsqualität unterlagert, die man beim Knausern introspektiv wahrnehmen kann.

> Gefühl ist wahrgenommener Impuls. Geiz und Gier sind so selbstverständlich in die Verhaltensstruktur normaler Menschen eingewoben, dass sie nur selten als fühlbare Impulse bewusst spürbar werden.

- Welche weiteren Gefühle könnten wir benennen, wenn die Sprache Begriffe dafür hätte?

- Was wird in einen Topf geworfen, das sich bei größerer Trennschärfe der Wahrnehmung als unterschiedlich erwiese?

- Liegt nicht jedem Bewusstseinszustand eine emotionale Färbung inne, sodass das Spektrum der Gefühle so breit gefächert ist, wie die Farben des Regenbogens?

Wie dem auch immer sei: Zum besseren Verständnis ihres Wesens kann man die Gefühle zwei Schichten des Selbst zuordnen.

- Es gibt egozentrische Gefühle, die im relativen Selbst verankert sind.

- Es gibt transpersonale Gefühle, die als Ausdruck des absoluten Selbst erscheinen.

*Ebenen des Gefühlserlebens*

| Relatives Selbst | | Absolutes Selbst |
|---|---|---|
| Verliebtheit | Angst | Liebe |
| Triumph | Sorge | Mitleid / Mitgefühl |
| Geiz | Neid | Glückseligkeit |
| Gier | Schuld | Dankbarkeit |
| Eifersucht | Wut | |
| Scham | Hass | |
| Lust | Reue | |
| Trauer | Ekel | |
| Erschrecken | Hoffnung | |
| Langeweile | Neugier | |
| Überraschung | Verachtung | |
| Verzweiflung | Entsetzen | |
| Freude | Zuversicht | |

| egozentrisch | transpersonal |
|---|---|
| Egozentrische Gefühle sind durch Umstände bedingt. | Transpersonale Gefühle sind bedingungslos. |

Die pauschale Zuordnung der Dankbarkeit zum transpersonalen Spektrum ist fraglich. Es gibt zwei Formen der Dankbarkeit: eine, die sich nur auf das bezieht, was bereits gegeben ist. Diese Form ist transpersonal. Sie will der Person keine Vorteile verschaffen. Einer zweiten Form liegt Erwartung inne; nämlich die, sich durch Zeichen der Dankbarkeit die Gunst dessen zu sichern, bei dem man sich bedankt. Das ist egozentrisch.

Egozentrische Gefühle befassen sich mit der Absicherung der persönlichen Existenz. Ihr Ursprung ist die Absicht des Individuums, sich Vorteile zu verschaffen… oder sich vor Nachteilen zu schützen. Egozentrische Gefühle betonen die Bedeutung der Person. Sie versuchen, deren Wert und Stabilität zu erhöhen.

Transpersonale Gefühle lassen persönliche Vor- und Nachteile außer Acht. Sie relativieren die Bedeutung der Person. Ihr Ursprung liegt in der Erkenntnis der Wirklichkeit. Sie erfüllen den, der deren Wert und Folgerichtigkeit erkennt.

## Egozentrische Gefühle

Alle Gefühle, die dem relativen Selbst entspringen, sind egozentrisch. Charakter und Ausmaß der Egozentrizität sind jedoch verschieden. Zu unterscheiden sind…

1. Gefühle, die Rivalität motivieren und deren Zielsetzung in einer unreflektierten Festigung des Egos liegt,
2. Gefühle, die die Sicherheit der Person infrage stellen…
3. und solche, die sie bestätigen.

Infrage stellende Gefühle haben je nach Lage der Dinge unterschiedliche Konsequenzen. Sie können den Bezug des Ich zum Ego festigen oder lockern.

## Gefühle, Stimmungen und Affekte

Wo von *Gefühlen* die Rede ist, denkt man auch an Stimmungen und Affekte. Obwohl alle drei fließend ineinander übergehen, benennen die Begriffe unterschiedliche Pole einer seelischen Dynamik.

- Der Begriff *Gefühl* spricht vom Abtasten der Wirklichkeit, wodurch ihre Struktur erfasst und summarisch bewertet wird. Auch wenn es sie allzu oft mit Vorstellungen verwechselt, wendet sich das Abtasten prinzipiell der Wirklichkeit zu; um sie zu erkennen.

- Der Begriff *Stimmung* benennt die Reaktion des Subjekts, das sich gemäß der gefühlten Qualität der Wirklichkeit auf diese einstimmt. Nachdem man überwiegend schmerzhafte Gefühle erlebt hat, trübt sich die Stimmung dementsprechend ein.

- Der Begriff *Affekt* entstand durch Fusion und Vokalabschwächung aus lateinisch *ad = hinzu* und *facere = machen, tun*. *Afficere* heißt *hinzutun*. Affekte gehen unmittelbar in Handlungsimpulse über. Man handelt aus dem Affekt heraus. Der Affekt würzt die Handlung mit einer spezifischen Note. Man reagiert gereizt. Man springt freudig auf. Man schließt das wiedergefundene Kind schluchzend in die Arme. Man fällt gierig über die Spaghetti her. Man schlägt sich verzweifelt an die Brust.

## Konkurrenz

Als rivalitätsfördernd können Gefühle bezeichnet werden, die sich mit dem Vergleich der Person mit anderen Personen befassen. Sie zielen darauf ab, die eigene Position, gegebenenfalls auf Kosten anderer, zu stärken. Dazu gehören: Neid, Wut, Hass, Eifersucht, Gier, Geiz, Verachtung und Missgunst. Oft werden solche Gefühle nicht bewusst wahrgenommen, sondern im sozialen Umfeld ausagiert... also in Taten und Verhaltensmuster umgesetzt, deren Motive im Halbdunkel verborgen bleiben.

- Lukas drängelt ungeduldig auf der Autobahn. Wenn er über andere redet, wählt er kritische Töne. Wenn Mia ihn fragt, ob er verärgert ist, gibt er gereizt zu verstehen, dass das keineswegs zutrifft.

- Wenn Melina über Lea erzählt, handelt es sich oft um deren Schwächen. Sie macht sich nicht klar, dass ihr Leas Erfolg in der Firma missfällt.

## Bestätigung

Bestätigende Gefühle aktivieren das Selbstwerterleben der Person. Triumphgefühle, glückliche Verliebtheit, Hoffnung, Hochmut, Stolz und erlebte Lust stärken den Glauben des Egos an die eigene Bedeutung.

### Radikale Gesichter

Die Verliebtheit hat zwei verschiedene Gesichter. Die glückliche hebt das Selbstwertgefühl des Beglückten in den Himmel. Unglückliche Verliebtheit kann im Gegensatz dazu das Selbstwerterleben bis ins Mark erschüttern.

## Infragestellung

Die dritte Kategorie von Gefühlen stellt das Ego infrage. Zu nennen sind Angst, Sorge, Schuldgefühle, Reue, Verzweiflung, Liebeskummer, Langeweile, Erschrecken, Scham und

Trauer. Entweder reagiert das Ego auf solche Gefühle mit dem Versuch, sich erneut zu sichern, oder das Ich lockert seine Bindung ans Ego, weil es dessen grundsätzliche Schwäche erkennt.

## Transpersonale Gefühle

Transpersonale Gefühle sind Ausdruck des absoluten Selbst, also der Seinsweise des Ich, die die Person überschreitet. Je größer die Egozentrizität einer Person ist, desto mehr wird das Erleben transpersonaler Gefühle durch die überwertige Beschäftigung des relativen Selbst mit dessen begrenzten Belangen eingeschränkt.

Nur wenige Menschen (z.B.: dissoziale Persönlichkeiten) sind so auf ihre Person bezogen, dass transpersonale Gefühle vollständig aus ihrem Bewusstsein verdrängt werden; und noch weniger sind so frei, dass die genannten Gefühle völlig unbehindert ins Bewusstsein strömen.

Rein transpersonal sind:

- universelle Liebe
- Glückseligkeit
- Mitgefühl
- existenzielle Dankbarkeit; die womöglich Teilaspekt der Glückseligkeit ist.

Im Regelfall leuchten transpersonale Gefühle ins relative Selbst hinein... und sind dort in abgeschwächter und bedingter Weise wahrzunehmen. *Abgeschwächt* und *bedingt* heißt: Ihre Ausdruckskraft wird durch den persönlichen Horizont des Individuums beschränkt. Die Fähigkeit, sie unvermindert wahrzunehmen, fällt der Fokussierung des Blicks auf persönliche Vorteile zum Opfer.

## Das Absolute im Relativen

- Universelle Liebe erkennt den Wert des absoluten Selbst in jeder Form. Im normalen Leben ist Liebe zumeist auf die wichtigsten Bezugspersonen beschränkt. Solcherlei Nächstenliebe macht zur Bedingung, dass den Geliebten im Horizont der Person besondere Funktionen zugeordnet sind. Universelle Liebe ist unbedingt.

- Existenzielle Dankbarkeit ist unbedingter Dank für die Existenz der Wirklichkeit. Im relativen Selbst taucht Dankbarkeit ebenfalls auf: Im Regelfall aber nicht unbedingt. Im Regelfall ist man für einen besonderen Vorteil dankbar, der einem zuteilgeworden ist und man hofft, durch Dankbarkeit für die Zukunft vorzusorgen.

- Wir wissen fast alle, was Mitgefühl ist. Aber kaum je vergessen wir uns selbst dabei so, dass unsere persönlichen Interessen uns nicht erfolgreich zu Maß und Ziel ermahnten.

- Im absoluten Selbst ist Glückseligkeit zeitlos; weil sie von nichts abhängt, was zum Glücksempfinden in Erfüllung gehen müsste. In der Welt der alltäglichen Geschäftigkeit erleben wir Zeiten der Freude und Momente des Glücks; sobald ein persönlicher Wunsch verwirklicht wird oder ein Leid zu Ende geht. Die Freude hält aber nur solange an, bis uns die Wirklichkeit die Erfüllung des nächsten Wunschs verwehrt.

> Alles Relative ist Erscheinung des Absoluten. Relatives nimmt an, was das Absolute ihm gibt, oder es versucht, die Gabe zu verweigern. Die Gabe des Absoluten ans Relative ist die Art wie es ist. Je mehr das Relative die Gabe des Absoluten verweigert, desto mehr wird es sein Dasein erleiden.

## Funktionen

Gefühle sind nicht nur da und haben keinen weiteren Sinn, als dass man entscheiden kann, ob man die schönen genießt und die hässlichen tapfer erleidet oder sich dagegen sträubt. Gefühle haben Funktionen. Gefühle...

- informieren
- steuern
- verwandeln

## Information

Gefühle informieren über das grundlegende Muster unserer Einschätzung der Realität. Wir halten unsere Lage für...

- beängstigend
- bedrohlich
- verheißungsvoll
- begeisternd
- bedauerlich
- besorgniserregend
- ärgerlich
- verzweifelt
- demütigend

> Gefühle informieren nicht nur. Sie wirken ein; sowohl unmittelbar als auch langfristig. Sie sind notwendige Erfahrungen im seelischen Reifungsprozess. Sie steuern Entwicklungen, erweitern das Bewusstsein und führen das Ich an sich selbst heran.

- schändlich
- erheiternd
- sorglos

Die Information, die das jeweilige Gefühl bzw. die jeweilige Stimmung liefert, bedeutet zugleich eine Einformung des geistigen Binnenraums. Diese Einformung stellt die Weichen für die steuernde Funktion der Gefühle.

> Wie weit man von Gefühlen gesteuert wird und wie viel Freiheit man bewahrt, hängt davon ab, wie klar man Gefühle erkennt.

## Steuerung

Die Einformung, die durch die Information des Gefühls vorbewusst bewirkt wird, bahnt unmittelbar die Wahrscheinlichkeit dieser oder jener bewussten Entscheidung.

- Wer Angst hat, neigt zum Rückzug. Er hält expansive Impulse zurück.

- Wer eifersüchtig ist, neigt zu Wachsamkeit. Er richtet die Aufmerksamkeit auf den, den er zu verlieren fürchtet; oder auf den Konkurrenten, dessen Zugriff abzuwehren ist.

- Wer wütend ist, durchbricht Grenzen, die er sonst nicht überschreiten würde.

- Wer Scham empfindet, neigt dazu, sich zu verstecken.

Trotz emotionaler Vorgaben bleibt die Entscheidungsfreiheit in der Regel bestehen. Auch wenn von dieser Freiheit oft kein Gebrauch gemacht wird, heißt das:

- Wer Angst hat, kann mutig vorwärtsgehen.

- Wer wütend ist, kann sich auf Vernunft besinnen.

- Wer sich schämt, kann trotzdem zeigen, wie er ist.

- Wer eifersüchtig ist, kann dem Anderen seine Freiheit lassen.

## Steuerungsfähigkeit

Die Macht der Gefühle, Verhalten zu steuern, erregt das Interesse der Rechtsprechung:

### §20 StGB

Ohne Schuld handelt, wer bei Begehung der Tat wegen einer krankhaften seelischen Störung, wegen einer tiefgreifenden Bewusstseinsstörung oder wegen Schwachsinns oder einer schweren anderen seelischen Abartigkeit unfähig ist, das Unrecht der Tat einzusehen oder nach dieser Einsicht zu handeln.

> **§21 StGB**
>
> Ist die Fähigkeit des Täters, das Unrecht der Tat einzusehen oder nach dieser Einsicht zu handeln, aus einem der in § 20 bezeichneten Gründe bei Begehung der Tat erheblich vermindert, so kann die Strafe nach § 49 Abs. 1 gemildert werden.
>
> Bei der Beurteilung der Schuldfähigkeit im Rahmen von Straftaten wird nach der Steuerungsfähigkeit des Täters gefragt. Die Schuldfähigkeit kann entweder durch kognitives Unvermögen (z.B.: Schwachsinn, akute Psychose) oder durch Verlust der Steuerungsfähigkeit aufgrund übermächtiger Affekte vermindert sein.
>
> Wann einem Täter zugestanden werden kann, dass er seinen Gefühlen wehrlos ausgeliefert war, ist eine gutachterliche Frage, die kaum je objektiv zu beantworten ist.

Auch jenseits des Gerichtssaals ist die Frage, welche Instanz ein Verhalten bestimmt, von großer Bedeutung. Bestimmt das reflektierende Ich oder bestimmt die Stimmung, die gerade über es bestimmt?

## Verwandlung / Transformation

Gefühle wirken nicht nur steuernd auf aktuelle Entscheidungen. Langfristig führen sie zu biographischem Wachstum und der Transformation grundlegender seelischer Reaktionsmuster. Dadurch verbessern sie die Fähigkeit, komplexe Strukturen der Wirklichkeit zu erfassen; und die eigene Position darin zu bestimmen. Dies gilt vor allem für die Position in zwischenmenschlichen Beziehungen.

Gefühle lenken die Aufmerksamkeit im Grundsatz nach innen. Dadurch erhöhen sie das Selbstbewusstsein. Achtsam durchlebte Gefühle steigern in der Folge die Selbstsicherheit. Das Potenzial der Gefühle zur Transformation seelischer Grundmuster kommt aber nur dann ungestört zum Zuge, wenn man sie bewusst durchlebt und die Verantwortung für das Gefühl bei sich belässt.

## Schuldzuweisung und Ausrichtung der Aufmerksamkeit

Gefühle sind innerseelische Erscheinungen. Sie entstehen im Inneren und werden dort erkennbar. Nicht jeder will jedes Gefühl aber als Produkt der eigenen Weltsicht erkennen: entweder, weil es ihm unannehmbar erscheint oder weil er die Verantwortung nicht dafür übernehmen will.

> **Ursprung und Auslöser**
>
> Der Ursprung eines Gefühls liegt in der Vorstellung, wie die Welt sein sollte. Der Auslöser liegt in der Übereinstimmung oder Abweichung von diesem Bild. Der Ursprung der Wut liegt in der Bereitschaft brachiale Mittel anzuwenden, um die Wirklichkeit der Vorstellung anzupassen. Ihre Auslöser sind Umstände, die als bedrohlich gedeutet werden.

Dann richtet sich die Aufmerksamkeit nicht nach innen auf das Gefühl, sondern auf die vermeintlich äußere Ursache, der man die Schuld an der emotionalen Reaktion zuweist.

Typisch ist dieser Mechanismus bei aggressiven Gefühlen. In der Wut schaut man auf deren Zielscheibe; aber nicht auf ihren wahren Ursprung. Man geht davon aus, dass die Zielscheibe der Wut deren Ursprung ist. Das trifft nicht zu. Sie ist bloß deren Anlass.

## Herausbewegung

Gefühle werden auch *Emotionen* genannt. E-motion (lateinisch *emovere = herausbewegen*) heißt *Heraus-Bewegung*. Betrachtet man den Sinngehalt des Begriffs genauer, wird die doppelte Funktion der Gefühle bei Transformation und Steuerung deutlich.

Der Impuls der Emotion kann nach innen oder nach außen wirken. Wirkt er nach außen, steuert er Ereignisse der Außenwelt. Wirkt er nach innen, führt er zu psychischen Veränderungen. In beiden Fällen bewegt der Impuls den Fühlenden aus der bisherigen Position heraus.

*Herausbewegungen - Ausrichtung und Auswirkungen von Emotionen*

| Steuernd nach außen | Verwandelnd nach innen |
| --- | --- |
| Jonas hat sich in Laura verknallt. | Jan hat sich in Sonja verknallt. |
| Jonas beschließt, Laura um ein Rendez-vous zu bitten. | Jan glaubt, dass Sonja längst vergeben ist. |
| Beim Treffen im Eiscafé Arnoldo entflammt Jonas Lauras romantische Phantasie durch selbstverfasste Liebesschwüre. | Jan stellt sich der unerfüllten Sehnsucht und durchlebt den Kummer unerschrocken bis zu dessen Ende. |
| Jahre später wohnen Laura, Jonas und ihre drei Blagen in der Bahnhofstraße. Jonas hat Laura dreimal betrogen. Enttäuscht vom jeweils anderen, lassen sie ihre Wut aneinander aus. Als ihre Tochter Lilly ins Alter kommt, wo die Jungs ihre Hälse recken, warnt Laura in zynischer Bitterkeit. | Jan ist durch das Leid unerfüllter Sehnsucht reif geworden. Mit Tanja hat er eine gute Beziehung aufgebaut. Die Kinder gedeihen prächtig. Ihr Sohn Max hat sich in Lilly verknallt... Falls Max an der Lust auf Lilly leiden muss, ist Jan ein Vater, der aus eigener Erfahrung trösten kann. |

Gefühle können nach außen gewendet werden. Dort steuern sie Ereignisse. Nicht jedes Ereignis, dass durch Emotionen bewirkt wird, stellt sich hinterher als Glücksgriff dar.

> Gefühle können im Stillen durchlebt werden. Selbst wenn das manchmal schmerzhaft ist, kann es der Beginn eines erfolgreichen Lebens sein.

Gewiss: Gefühle werden auch *Emotionen* genannt. Das heißt aber nicht, dass die Herausbewegung bei egozentrischen und transpersonalen Gefühlen den gleichen Charakter hätte. Egozentrische Gefühle bewegen die Person im sozialen Umfeld um ihr Vorteile zu sichern. Transpersonale Gefühle heben das Ich aus der Identifikation mit der Person heraus.

Ein Sonderfall ist Glückseligkeit. Glückseligkeit ist keine Emotion. In der Glückseligkeit erlebt das Subjekt die vollständige Übereinstimmung mit der Wirklichkeit. Daraus ergibt sich keinerlei Impuls etwas aus einer Position herauszubewegen. Alles ist so, wie es sein soll.

## Bewertungen

Wie alles, was im Blickfeld des Menschen auftaucht, so werden auch Gefühle bewertet. Die Art der Bewertung von Gefühlen ist eine wesentliche Weichenstellung. Sie legt fest, wie sich der weitere Umgang mit ihnen gestaltet. Drei Paar Schubladen werden häufig gebraucht. Gefühle gelten als...

- gesund oder krank
- angenehm oder unangenehm
- gut oder schlecht
- positiv oder negativ
- konstruktiv oder destruktiv

> **Bewusst und unbewusst**
>
> Das Gefühl selbst ist bereits Resultat einer unbewusst vollzogenen Bewertung. Sobald es bewusstwird, haben bewusstseinsferne geistige Prozesse längst über die Qualität des Gefühls entschieden. Liegt das Gefühl im Bewusstsein vor, wird eine zweite Bewertung vollzogen.

### Gesund oder krank

Der Übergang zwischen einem gesunden Gefühlsleben und seelischer Krankheit ist meist fließend. Die Gefühle, die auch der Gesunde kennt, machen in übersteigerter Form den größten Teil der Pathologie des seelisch Kranken aus. Als krankhaft kann dabei sowohl die gesteigerte Intensität des Gefühls

> Gefühle anzunehmen heißt, nichts zu unternehmen, um das Fühlen der Gefühle zu verhindern oder abzuschwächen. Am besten gelingt das, wenn man nicht unter dem Einfluss des Gefühls handelt.

erlebt werden als auch die Ausschließlichkeit mit der der Kranke an bestimmte Gefühlsqualitäten gebunden scheint.

- Trauer ist jedem bekannt. Beim Depressiven kann sie in eine Schwermut übergehen, deren Ursache unerkannt bleibt oder nicht nachvollziehbaren Auslösern zugeschrieben wird.

- Angst kommt in jedem Leben vor. Beim Angstkranken wird Angst zum ständigen Begleiter, der das Kommando übernimmt.

- Eifersucht ist ein verbreitetes Laster. Beim Eifersuchtswahn beherrscht sie das gesamte Denken.

- Misstrauen ist ein bewusst erlebter oder verdeckter Grundzug jedes egozentrischen Erlebens. In milder Form kommt es als Vorsicht zum Ausdruck. Kaum jemand lässt die Haustür offen oder am Auto den Schlüssel stecken. Beim paranoiden Wahn wird das Misstrauen totalitär.

---

**Mehr oder weniger gefährliche Schubladen**

Das Risiko psychologischer Probleme hängt davon ab, welche Begriffe man zur Bewertung der Gefühle wählt.

- Keine oder geringe Risiken entstehen bei der Einordnung als *angenehm oder unangenehm*.

- Mittlere Risiken entstehen bei der Einordnung als *gesund oder krank*.

- Hohe Risiken entstehen bei der Einordnung als *gut oder schlecht* bzw. *positiv oder negativ*.

Das Risiko psychologischer Probleme im Gefolge der Bewertung von Gefühlen hängt davon ab, wie viel Wahrnehmbares dem bewertenden Urteil zugrunde liegt. Ob ein Gefühl als *angenehm* erlebt wird oder nicht, kann durch Wahrnehmung festgestellt werden. Beim Unterschied zwischen *gesund und krank* spielen Urteilskonventionen eine große Rolle, die ihrerseits auf der objektivierenden Wahrnehmung der psychiatrischen Wissenschaft beruhen; und objektivierend heißt dabei auch verkürzend.

Die Unterscheidung zwischen *gut und schlecht* ist ein persönlicher Willkürakt. So kann der eine sagen: Meine Trauer ist gut, weil sie mich von Eitelkeiten reinigen wird. Ein anderer sagt: Meine Trauer ist schlecht, weil sie mich am Genuss des Lebens hindert.

---

## Angenehm oder unangenehm

Je nachdem wie sie uns schmecken, teilen wir Gefühle in zwei Kategorien ein: angenehme und unangenehme. Freude, Heiterkeit, Lust und Glück sind uns angenehm. Wir suchen danach. Trauer, Angst, Schuld, Scham, Langeweile und Neid sind uns unangenehm. Diesen Gefühlen geht man lieber aus dem Weg.

Abweichungen von dieser Regel kommen aber vor:

- Bergsteiger, Bungeespringer oder die Zuschauer von Horrorfilmen streben prickelnde Formen der Angst an.

- Im portugiesischen Kulturkreis wird traurige Sehnsucht (saudade) zuweilen genüsslich zelebriert.

- Ein Asket empfindet Lust und Heiterkeit möglicherweise als unangenehm, weil er fürchtet, damit sein Recht auf Höheres zu verscherzen.

## Gut oder schlecht

Oft teilen wir Gefühle in *gute* oder *schlechte* ein, oder aber in *positive* und *negative*. Solche Einteilungen führen in die Irre. Die Einteilung in *gute* und *schlechte* Gefühle ist ein Resultat willkürlicher Urteile. Entspricht die Wirklichkeit unseren Wünschen, bewerten wir die entstehenden Gefühle als *gut*. Ist die Wirklichkeit anders, als wir es für richtig halten, bezeichnen wir die Gefühle als *schlecht*.

> Man kann sich *dem* Leben stellen oder Ansprüche *an das* Leben stellen. Die Mischung ist entscheidend. Zu viel des Ersten gibt es kaum. Zu viel des Zweiten ist gefährlich.

Tatsächlich nehmen wir eine Wirklichkeit, die nicht unseren Erwartungen entspricht, als unangenehm wahr. Das unangenehme Gefühl jedoch als *schlecht* zu bezeichnen, verführt dazu, sich davon abzuwenden. Statt der Wirklichkeit zu begegnen und durch die Begegnung zu wachsen, vermeiden wir sie.

Die polare Einteilung der Wirklichkeit in die Kategorien *gut* und *schlecht* entspricht dem Abwehrmechanismus der Spaltung.

> *Negative* Gefühle sind positive Gefühle, deren Wert und Bedeutung verneint wird.

## Positiv oder negativ

*Negativ* geht auf das lateinische Verb *negare = nein sagen, verneinen, bestreiten* zurück. Bestimmte Gefühle als *negativ* einzuordnen, wie es allenthalben betrieben wird, zeigt im gewählten Begriff an, wie sich der Fühlende seinem Gefühl gegenüber verhalten will: Er sagt *nein* dazu. Er verneint den Wert des eigenen Erlebens. Er bestreitet, dass es das erlebte Gefühl überhaupt verdient, erlebt zu werden. Welcher Irrweg in dieser Einteilung steckt, zeigt die Untersuchung des Begriffs *positiv*. Dieser entstammt dem spätlateinischen Adjektiv *positivus = gesetzt, gegeben*. Das Positive ist das Gegebene. Es ist das in die Wirklichkeit Gesetzte, das somit tatsächlich da ist. Der sprachliche Zusammenhang zum Begriff *Position* ist offensichtlich. Das Positive ist an die Position gesetzt, auf die es die Wirklichkeit positioniert hat.

Obwohl jedes Gefühl, unabhängig davon, ob es als *angenehm* oder *unangenehm* empfunden wird, ein Inhalt ist, das dem Bewusstsein gegeben, also in es hineingesetzt ist, spricht man mit dem Begriff *negativ* einem Teil des Erlebens ihr faktisches Gegebensein ab. Eine solche Missachtung lässt sich das Leben nicht ungestraft bieten. Das Abgelehnte neigt dazu, sich aufzudrängen. Um es in der Verdrängung zu halten, bedarf es wachsender Energie; die dann dort fehlt, wo ihr Einsatz nützlicher wäre.

> Viele sind im Umgang mit sich zurückweisend und wählerisch. Sie lassen ihre Gefühle im Stich und wenden sich ab, wenn diese nicht ihren Vorstellungen entsprechen. Wie soll eine Seele gedeihen, wenn sie ständig erlebt, dass sie nicht so akzeptiert wird, wie sie ist?

## Konstruktiv oder destruktiv

Gefühle regen zu Handlungen an und beeinflussen das Klima zwischenmenschlicher Beziehungen. Sie können bindend wirken und zu wechselseitiger Förderung führen oder sie führen zu Distanz, Misstrauen und Trennung. *Konstruktiv* (lateinisch *construere = aufbauen, errichten*) sind folglich Gefühle, die Gemeinschaften aufbauen, jedoch nur dann, wenn die Gemeinschaft von wechselseitigem Respekt und der Anerkennung des ebenbürtigen Wertes ihrer Mitglieder bestimmt ist.

Destruktive Gefühle (lateinisch *dis- = entzwei*) spalten Gemeinschaften auf. Ist der Gemeinschaft eine missbräuchliche Komponente eingewoben, kann ein eigentlich destruktives Gefühl im Grundsatz auch konstruktive Wirkungen haben.

- Werner hatte Alina oft von oben herab behandelt. Nachdem Alina ihren Ärger zum Ausdruck brachte, sah Werner seinen Fehler ein. Seitdem geht es beiden miteinander gut.

- Julia hatte Dominic oft von oben herab behandelt. Nachdem sich Dominic das nicht mehr gefallen ließ, servierte Julia ihn ab. Heute ist Dominic mit Clara glücklich. Julia hat mit Hannes Probleme.

## "Verletzte" Gefühle"

Ebenfalls Folge einer Bewertung ist der Begriff des *verletzten Gefühls*. Die Verletzung eines Gefühls kann nicht wahrgenommen werden. Tatsächlich wahrnehmbar sind Gefühle unterschiedlicher Qualität. Die Qualität des eigenen Gefühls durch den Begriff *verletzt* einem äußeren Aggressor zuzuschreiben, ist das Werk psychologischer Abwehrmechanismen.

Durch projektive Desidentifikation weist der Betreffende die Verantwortung für seine seelischen Reaktionen von sich.

## Verschieden oder verletzt

*Er hat meine Gefühle verletzt.* Das ist eine Redensart, die man oft zu hören bekommt. Hier wird ein Begriff zur Zustandsbeschreibung materieller Strukturen, nämlich biologischer Körper, auf seelische Befindlichkeiten übertragen. Das stiftet Verwirrung.

Der Begriff *Verletzung* beschreibt eine Abweichung von einem definierbaren

Die Metapher vom *verletzten Gefühl* beschreibt keine psychologische Realität. Sie ist eine projektive Schuldzuweisung. Tatsächliche Schuld kommt dem Anderen nur zu, wenn die Erzeugung eines unangenehmen Gefühls die eigentliche Absicht seines Handelns war. Wer die Metapher benutzt, riskiert, sich in eine Opferrolle zu begeben.

Soll. Das Loch im Kopf gehört da nicht hin. Gebrochene Knochen erfüllen nicht ihre Funktion. Gefühle sind aber keine festen Strukturen, denen man ein definierbares Soll zuschreiben kann. Man kann allenfalls entscheiden, ob man ein bestimmtes Gefühl gerne hätte oder eben nicht.

Gefühle sind innerseelische Erlebnisweisen mit oft erheblicher Flüchtigkeit. Sie reagieren lebhaft auf Ereignisse, Bilder und Illusionen. Je nachdem, was geschieht, wandeln sie sich, schwächen sich ab oder schlagen ins Gegenteil um.

Keines der neu entstanden Gefühle ist aber sinnvoll als sein *verletzter* Vorgänger zu beschreiben. Das hieße, Gefühle könnten defekt sein. Das Anderssein des späteren Gefühls ist kein Defektzustand des früheren. Es ist einfach nur ein anderes Gefühl.

Dementsprechend würde niemand behaupten, eine Stechmücke habe seine Sorglosigkeit verletzt, weil sie wider Erwarten die Malaria übertrug. Sinnvoll heißt es: Von jetzt ab bin ich Mücken gegenüber misstrauisch und passe bei Tropenreisen besser auf.

Verletzt wird durch ein Ereignis nicht das Gefühl. Vielmehr wird das Weltbild infrage gestellt, das dem Gefühl bis dahin zugrunde lag. Da eine solche Infragestellung auch das Selbstbild in Mitleidenschaft zieht, an dem man festhalten möchte, wird die Infragestellung als illegitime Zumutung gedeutet und anderen als Schuld zur Last gelegt.

## Gefühl, Illusion und Wirklichkeit

Es ist im Text schon angeklungen. Emotional reagieren wird nicht nur auf die Wirklichkeit...

- Als bei Douglas hinter der Theke ein Löwe hervorsprang, erschreckte sich Jasmina fast zu Tode.

13. Gefühle

- Als sich ein Rotkehlchen auf ihren Finger setzte, zerfloss Mechthild vor Rührung.

- Als Tante Erna erzählte, was Frau Flickschuster sagte, als sie - Tante Erna - Frau Flickschuster erzählt hatte, was Frau Suhrbier über ihre Begegnung mit Frau Söders gesagt hatte, die ihrerseits gesagt hatte, dass Frau Suhrbier und Frau Flickschuster Tante Erna nicht gesagt hatten, was sie über Frau Söders sagten, fing Melanie an, sich zu langweilen.

Fast in gleicher Weise wie auf die Wirklichkeit reagieren wir emotional auf Vorstellungen, die wir uns über sie machen.

- Dirk stellt sich vor, dass Jasmina lachen könnte; sollte er ihr seine Liebe beichten. Schon beim Gedanken daran, würde er am liebsten im Boden versinken.

- Kai fürchtet, dass Angela ans Fremdgehen denkt. Als er sich vorstellt, wie sie lustvoll nach Alexanders Lenden lechzt, bringt ihn seine Eifersucht zur Raserei.

- Ohne Geld in den Händen glaubt Hans in den Augen Mechthilds wertlos zu sein. Als er entlassen wird, springt er von der Müngstener Brücke.

Bei der Unterscheidung zwischen Vorstellung und Wirklichkeit lässt die Sorgfalt oft zu wünschen übrig. Das hat bittere Folgen. Stimmungen und Gefühle mäandern im Schlepptau wechselnder Kognitionen, die sich, aus diversen Quellen gespeist, in unseren Köpfen selbständig machen.

## Quellgebiete

Vorstellungsbilder, die die Gefühlswelt beherrschen, stammen aus vier Quellen:

- Zwei davon liegen in uns selbst...

  - das Gedächtnis:
    Was man anders hätte machen sollen... Was andere hätten anders machen müssen...

  - die Phantasie:
    Was Schlimmes passieren könnte...

- Zwei sprudeln draußen...

  - Was andere uns erzählen:
    Daniela hört ihrer Mutter zu, wenn die sich über die Welt beklagt. In den letzten fünf Jahren war sie 2947 Stunden und 43 Minuten auf Empfang. Ihre Antennen sind so abgenutzt wie ein Treppenhaus aus den 30er Jahren.

> o   Was durch Medien ins Wohnzimmer schwappt:
>     Nachdem Daniel die Tagesschau gesehen hatte, war der Spiegel seiner
>     Stresshormone von 12,5 auf 187,2 mg/l gestiegen. Die WHO emp-
>     fiehlt einen Grenzwert von 13 mg/l.

## Gedanke und Gefühl

Gedanken und Gefühle befeuern sich wechselseitig:

- Ist man trüber Stimmung, denkt man an Themen, die zur Schwermut passen. Ist man verärgert, fallen einem Sachen ein, über die man sich noch mehr ärgern könnte.

- Denkt man an traurige Themen, trübt sich prompt die Stimmung ein. Hört man von Dingen, über die man sich ärgern könnte, ist die Wahrscheinlichkeit groß, dass man es tut.

Das Wechselspiel zwischen Gedanke und Gefühl führt dazu, dass die Stimmung oft kaum der Wirklichkeit entspricht, der man momentan begegnet, sondern einem Gebräu toxischer Vorstellungen, in denen sich Angst, Wut und unerfüllte Begierde bildlich vermengen.

## Übereinstimmungen

Ob Gefühle und Stimmungen mit dem übereinstimmen, der sie erlebt, hängt von der Ausrichtung der Achtsamkeit ab. Blickt man zur Welt hinaus, wird man emotional von dem beherrscht, was man von ihr erfährt und über sie denkt. Blickt man nach innen ohne Gedanken zu folgen, tritt der Wellengang äußerer Ereignisse und dazu passender Bilder im Kopf in den Hintergrund. Aus Seegang wird Dünung. Aus Dünung wird Stille. Aus der Stille heraus kann man den Seegang betrachten, ohne dass man von ihm umhergeworfen wird.

## Was man tun kann

### Wahrnehmen oder vermeiden

Im Umgang mit Gefühlen hat man zwei Möglichkeiten:

1. Man kann versuchen, unangenehme Gefühle zu vermeiden oder auszublenden.

   Zur Vermeidung von Gefühlen, die wir nicht wahrhaben wollen, betreiben wir beträchtlichen

---

**Abwehrmechanismen**

Unangenehme Gefühle nicht anzunehmen, führt zu...

- Verdrängung
- Verleugnung
- Spaltung

Aufwand. Neben den klassischen Abwehrmechanismen, setzen wir eine Palette von Maßnahmen in Gang:

o Wir betäuben Gefühle durch Drogen und Alkohol.
o Wir stürzen uns in Arbeit.
o Wir erfinden neue Ziele, die wir noch erreichen müssen.
o Wir lenken uns durch Konsum und Medien ab.
o Wir agieren Gefühle aus, ohne sie zu erkennen.

Der Versuch, unangenehme Gefühle aus dem Bewusstsein zu verbannen, verursacht Nebenwirkungen. Zum einen verbraucht man viel Kraft; denn je mehr man bestimmte Gefühle vermeiden will, desto mehr drängen sie heran. Der Widerstand gegen das Vermiedene macht zunehmend Mühe.

Zum anderen sind Gefühle notwendige Kräfte im seelischen Entwicklungsprozess. Wer ihre Wirkung behindert, stört die Reifung.

2. Man kann Gefühle annehmen, wie sie sind.

Um im Gleichgewicht zu bleiben, ist es sinnvoll, alle Gefühle so anzunehmen, wie sie sind. Nicht umsonst heißen Gefühle lateinisch *Emotionen*, also *Heraus-Bewegungen*. Wer Gefühle aufzuhalten versucht, wird durch ihre Kraft ebenso aus seiner Mitte herausbewegt, wie der, der sich ihnen überlässt. Wer Gefühlen erlaubt, das Bewusstsein zu durchqueren und im Vorübergehen auf die Psyche einzuwirken, schwingt nach jeder Emotion in die Mitte zurück.

Viele glauben, bestimmte Gefühle seien unerträglich. Sie glauben, ein Gefühl könne stärker sein als sie selbst, sodass man eine Begegnung damit nicht riskieren könne, ohne durch die Wucht des Gefühls Schaden zu erleiden. Schaden erleidet man aber nicht durch das Gefühl, sondern durch die untaugliche Art

## Aufgabe und Entbindung

Gefühle sind für das relative und das absolute Selbst keinesfalls das Gleiche. Für das relative Selbst sind sie Aufgabe. Das relative Selbst hat die Aufgabe, zum Gefühl zu stehen. Es sagt: Ich anerkenne dieses Gefühl als das meine. Dem absoluten Selbst sind Gefühle Gelegenheit zur Entbindung. Es entbindet sich aus der Identifikation mit Bedingtem. Es sagt: Das Gefühl ist nur Erscheinung. Wirklich bin nur ich selbst.

## Praktisch umzusetzen

Stellen Sie sich Ihren Gefühlen. Nicht um sie zu bewerten oder gar zu bekämpfen, sondern um sie zu erleben und anzuerkennen. Gefühle sind Gäste Ihres Bewusstseins. Seien Sie zu Gästen freundlich. Überschreiben sie ihnen aber nicht das Haus.

damit umzugehen. Bedenken Sie: Gefühle sind Ihre Reaktionen auf die Vorstellung, die Sie sich von der Wirklichkeit machen. Da es Ihre Reaktionen sind, können sie nicht stärker sein als Sie. Die Kraft eines Gefühls ist niemals größer als Ihre eigene. Kommt Ihnen ein Gefühl besonders mächtig vor, dann ist es Ihre Macht, die Sie darin erkennen.

## Handeln oder zuschauen

Gefühle anzunehmen heißt nicht, ihnen die Steuerung des Verhaltens zu überlassen. Im Gegenteil: Gefühle blind auszuagieren ist eine Variante, sich der Wahrnehmung der Gefühle zu entziehen.

Gefühle anzunehmen heißt vielmehr, sie wahrzunehmen - wörtlich: sie als wahr anzunehmen - und sie vertrauensvoll in den seelischen Entwicklungsprozess eingreifen zu lassen. Am besten gelingt das, wenn man Gefühle ohne sie zu bewerten aus achtsamer Stille heraus betrachtet. Je drängender sich Gefühle bemerkbar machen, desto besser ist es meist, ihr Erscheinen tatenlos zu beobachten statt unter ihrem Einfluss irgendetwas zu tun.

## Gaukelspiel erkennen

Richtig: Man sollte seine Gefühle ernst nehmen. Aber nicht immer allzu ernst.

- Wenn Jasmina beim Anblick des Löwen erschrickt, hat sie gute Gründe, ihren Schrecken ernst zu nehmen und solange hinter dem Parfümregal in Deckung zu gehen, bis der Löwe seinen gröbsten Hunger an der Verkäuferin gestillt hat.

- Wenn Kai merkt, wie die Eifersucht mit ihm durchgeht, täte er besser daran, sein Gefühl als Gaukelspiel irrlichternder Ängste zu deuten; und erst einmal gar nichts zu machen.

> Es gibt nichts Falsches, dessen Falschsein nicht durch das Wahre verbürgt wird, das in ihm steckt.

Es gilt zu unterscheiden: Gefühle können realitätsgerecht sein. Dann weisen sie die Richtung. Gefühle können aber auch durch Vorstellungen veranlasst sein, die unbewussten Wünschen und Ängsten oder dem Zufall äußerer Einflüsse entspringen.

> Besser als mit Gefühlen unbewusst identifiziert zu sein, ist es, Gefühle bewusst zu identifizieren und sie aus sicherer Distanz zu betrachten. Es geht nicht darum, Gefühle zu beherrschen. Es geht darum, nicht von Gefühlen beherrscht zu sein.

Neulich sah ich eine Doku über Jimi Hendrix. Prompt wurde ich nostalgisch und hatte Lust, eine zu rauchen.

Dann kann der Begriff *Gaukelspiel* passen, obwohl auch im Gaukelspiel Wahres zu entdecken ist: Die Bilder von damals weckten die Sehnsucht nach der Sorglosigkeit, mit der man seinerzeit Impulsen folgte. Wer das Wahre entdecken will, muss hinter die Maske des Gaukelspiels schauen.

## Positives Denken

Der Tatsache, dass Gedanken Gefühle verändern, entspringt ein therapeutischer Ansatz: das positive Denken. Dessen Technik besteht darin, Gedanken, die zu *negativen* Gefühlen führen könnten, aktiv zu vermeiden und stattdessen zu denken, was Zuversicht weckt.

- Wenn ich die Prüfung angehe, wird es schon klappen.

Jede Therapie zielt letztlich darauf ab, dass man sich besser fühlt. Zuversicht ist angenehmer als Pessimismus. Darüber hinaus kann sie bewirken, dass man die Prüfung angeht und im Erfolgsfall Aussicht auf Positionen hat, von denen aus das Leben leichter wird.

Doch Vorsicht: Recht verstanden *positiv* ist ein Denken nur, wenn es den Wert des Gegebenen anerkennt; und nicht nur den des Optimalen, das der blanke Optimismus verspricht, ohne je für die Einlösung zu haften.

Wer vor der Prüfung denkt: *Wenn ich durchfalle, ist es auch in Ordnung. Dann lerne ich aus dem Scheitern*, der denkt positiv im wahren Sinne. Er hat gute Chancen, dass er sich im Leben nicht allzu lange übel fühlt.

Wer aber meint, dass man das Leben durch die *Macht der Gedanken* austricksen kann, ist auf dem Holzweg.

Kai denkt: Im Vergleich zu mir war Tarzan ein Hänfling, die Monroe eine Schreckschraube und Einstein ein Dummkopf. Es ist ausgeschlossen, dass sich Angela von so einem wie mir jemals abwenden könnte.

Das Leben verschont niemanden vor schmerzlichem Scheitern, bloß, weil er denkt, dass es das in seinem Fall tun wird. So billig ist das Glück nicht zu haben.

# 14. Gelassenheit

## Begriffsbestimmung

Die Vorsilbe *Ge-* zeigt eine Versammlung an. Im Falle der Gelassenheit ist es eine Versammlung des Geistes. Der gelassene Geist versammelt sich dort, von wo aus er die Dinge geschehen lässt, ohne steuernd in sie einzugreifen. Das können sowohl äußere als auch innere Ereignisse sein. Der Versammlung steht Zerstreuung gegenüber. Der gelassen versammelte Geist steht über dem Wogen der Dinge, der zerstreute stürzt sich hinein und ergreift Partei.

## Bedingungen

Gelassenheit ist ein Bewusstseinszustand. Er umfasst mehr als dass man Ereignisse bloß nicht verhindert. Der Fernseher verhindert nicht, dass das Bügeleisen bügelt. Trotzdem ist er nicht gelassen. Offensichtlich gibt es Bedingungen, ohne deren Erfüllung von Gelassenheit keine Rede sein kann. Dazu gehört, dass...

1. man vom Sachverhalt weiß, dem gegenüber man gelassen reagiert.

2. man darauf vertraut, dass der Lauf der Dinge, die man zulässt, grundsätzlich in Ordnung ist.

## Kenntnis

Gelassenheit setzt voraus, dass man weiß, was man geschehen lässt. Es stimmt zwar: Was ich nicht weiß, macht mich nicht heiß. Niemanden würde man aber tatsächlich als *gelassen* bezeich-

---

Klar sieht nur, wer von keinem Ziel besessen ist.

Der Wechsel von Tun und Lassen verhindert, dass das Leben entgleist.

Wer denkt, ist nicht da, wo er ist, aber auch nicht dort, wo er hinwill.

Fünf Minuten Nichtstun kann nützlicher sein als eine Stunde Strebsamkeit; wenn das Nichtstun achtsam vollzogen wird.

Gelassenheit ist Überlegenheit.

### Paradox

Gelassenheit erfüllt sich keineswegs darin, dass man einfach nichts tut. Zur Gelassenheit gehört auch, dass man eigene Impulse gewähren lässt. Eigene Impulse können dazu führen, dass man eine Menge macht. Der Gelassene bewirkt oft mehr als der, der es bloß nicht lassen kann, ständig etwas zu tun.

### Paradox II

Gelassenheit erschöpft sich nicht in unentwegtem Gleichmut. Der tatsächlich Gelassene lässt auch Phasen der Anspannung zu. Wer Anspannung nicht umgehend auflösen will, sondern sie achtsam hinnimmt, entspannt sich meist schneller als der, der sie offensiv zu entsorgen versucht.

nen, bloß weil er hinter dem Mond lebt. Gelassenheit ist eine Reaktion auf Ereignisse, von denen man etwas weiß.

Lukas weiß nichts davon, dass Lara mit Ludger flirtet. Dass er nicht einschreitet, ist kein Resultat von Gelassenheit. Es ist seiner Ahnungslosigkeit zu verdanken.

Es mag sein, dass man hinter dem Mond seine Ruhe hat; weil dort einfach gar nichts passiert. Das Einzige, dem gegenüber man dort gelassen sein könnte, wäre die Tatsache, dass es sonst keine gibt.

## Vertrauen

Tatenlosigkeit gegenüber dem, was geschieht, heißt noch nicht, dass man es gelassen geschehen lässt; obwohl, weil man weiß, was vorgeht.

Lukas beobachtet, wie Lara Ludger schöne Augen macht. Er unternimmt nichts, weil er fürchtet, dass man über seine Eifersucht lachen wird. Dass Lukas Laras Flirt geschehen lässt, heißt nicht, dass er dem Lauf der Dinge gelassen entgegensieht.

Die zweite Bedingung der Gelassenheit erfüllt nur, wer darauf vertraut, dass das, was geschieht, auch dann in Ordnung ist, wenn es seinen persönlichen Interessen momentan zuwiderläuft.

Lukas sieht Laras bedenkliches Treiben. Obwohl er fürchtet, sie zu verlieren, erträgt er seine Eifersucht mit Zuversicht. Wenn es so sein sollte, dass seine Liebe Lara nicht genügt, wird es auch für ihn auf lange Sicht das Beste sein, wenn sie ihn verlässt.

### Die Geschichte vom Bauern, dessen Pferd weglief

Eines Morgens war Changs Pferd weg. Als die Nachbarn es erfuhren, hatten sie Mitleid mit ihm. Chang blieb gelassen: Woher soll man wissen, ob es nicht besser ist, dass das Pferd weglief? Die Nachbarn waren über Changs Haltung verwundert. Der Verlust des Pferdes erschien ihnen als großes Unglück.

Tags darauf kam das Pferd zurück. Es lief ihm ein Wildpferd nach. Die Nachbarn sagten: Chang, Du hattest Recht. Es war ein Glücksfall, dass Dein Pferd weglief. Jetzt hast Du zwei. Chang blieb gelassen: Woher soll man wissen, ob es gut ist, wenn man zwei hat? Die Nachbarn wunderten sich erneut. Zwei Pferde sind doch besser als eins!

Changs Sohn ritt das neue Pferd zu. Es warf ihn ab. Er brach sich ein Bein. Erneut hatten die Nachbarn Mitleid: Oh je! Ausgerechnet zur Erntezeit fällt Dein Sohn aus. Chang blieb gelassen: Wer weiß, ob das gebrochene Bein kein Segen ist? Die Nachbarn schüttelten erneut den Kopf. Chang schien nicht zu wissen, wovon er redet.

Krieg brach aus. Alle Söhne des Dorfes mussten an die Front. Nur Changs Sohn nicht. Dessen Bein war gebrochen.

All das geschah im September 438 in Wuyuan in der Provinz Jiangxi. Seitdem fanden dort Abertausende von Ereignissen statt, von denen man nie genau sagen konnte, ob sie zu begrüßen oder zu bedauern waren. Gelernt haben die Nachbarn trotzdem nichts.

## Störfaktoren

Gelassenheit ist störanfällig. Fast jeder weiß, wie schwer sie zu erreichen ist... und erst recht, sie zu behalten. Fünf Faktoren sind es, die der Gelassenheit regelmäßig in die Quere kommen und gegen die sie stets aufs Neue zu behaupten ist:

1. zielstrebiges Handeln
2. ruheloses Denken
3. schieres Wissen
4. gefühltes Leiden
5. Selbstbild

## Handeln

Was liegt dem Menschen mehr am Herzen als sein Vorteil? Was fürchtet er mehr als seinen Nachteil? Kein Wunder, dass er ständig versucht, sich das eine zu verschaffen und das andere abzuwehren. Dazu tut er etwas. Er...

- gräbt den Acker um,
- bringt Dünger aus,
- sät Stielmus, Mangold und Zuckererbsen,
- legt Kartoffeln in die Furche,
- jätet Unkraut,
- bekämpft Wühlmäuse,
- und legt Vorräte an.

### Hindernisse

Hindernisse regen den Geist **an**...

- wenn man Erfahrungen grundsätzlich als Gewinn betrachtet; selbst wenn sie bitter sind.
- wenn man sich herausfordern lässt, seine Kraft am Hindernis zu schulen.
- wenn man im Falle eines Falles wieder aufsteht und andere Wege geht.

Hindernisse regen den Geist **auf**...

- wenn man nur an den Erfolg denkt.
- wenn man vor ihnen aufgibt.
- wenn man dem Leben böse Absichten unterstellt.

Der Mensch ist meist in Handlungsabläufe verstrickt, durch die er Ziele erreichen will. Wäre das Erreichen der Ziele durch passende Handlungsabläufe garantiert, wäre es leicht,

## 14. Gelassenheit

die Dinge so geschehen zu lassen, wie sie kommen. Doch das wäre dem Himmel zu langweilig.

Der Himmel scheint nicht damit zufrieden zu sein, dass irgendetwas abläuft. Es scheint ihm vielmehr zu gefallen, dass den Bewohnern seiner Wirklichkeit beim Streben nach tausenderlei Zielen ein Licht aufgeht. Deshalb streut er Hindernisse aus, die den Geist anregen. Schauen wir also, was beim täglichen Kampf um den Vor- und gegen den Nachteil des Gärtners tatsächlich geschieht. Ich...

- grabe den Acker um...

Dabei stoße ich auch 18 Jahre nach dem ersten Spatenstich auf Glasscherben. Wenn ich mich daran verletze, kriege ich Wundstarrkrampf und sterbe mit gefletschten Zähnen. Wo zum Teufel ist mein Impfpass?

- bringe Dünger aus...

Die gehäckselten Äste vom letztjährigen Oktoberschnitt sind schlecht kompostiert. Wenn die mir mal nicht mein C/N-Verhältnis durcheinanderbringen.

- säe Stielmus, Mangold und Zuckererbsen...

Das geht ja noch. Wenn ich aber Möhren pflanze, muss ich mich mit Netzen gegen die Möhrenfliege wehren; sonst sähen die Möhren so aus, dass nur noch ein Pferd sie fräße. Ich habe aber keins.

- lege Kartoffeln in die Furche...

Die fünf Kilo Saatkartoffeln von Raiffeisen reichen für die geplante Fläche nicht aus. Also auf in den Laden. Das auch noch! Cilena ist ausverkauft. Annalisa bringt wenig Ertrag und kocht mehlig. Und außerdem: Nach 18 Jahren Kartoffelanbau hat sich der Speiseplan der spanischen Wegschnecke durch Mutation erweitert. Machte sie früher einen Bogen ums Kartoffelgrün, macht sie heute einen meterweiten Satz, um vor ihren gierigen Kolleginnen am Buffet zu sein. Ätzend!

- jäte Unkraut...

Beim Bücken kriege ich einen Hexenschuss.

- bekämpfe Wühlmäuse...

Der elektronische Wühlmausschreck aus dem Baumarkt gibt nach einer Saison den Geist auf. Solarzelle kaputt. Na ja: Ob er überhaupt geholfen hat? Besser als Elektronik wirken übrigens Hundehaare, wenn man sie in die Gänge der Wühlmäuse stopft. Haben Sie keinen Hund? Dann nehmen Sie Ihre eigenen Haare. Menschengeruch mögen die Mäuse ebenso wenig.

- lege Vorräte an...

Heute ist der 8. Januar... und im Keller keimen die Kartoffeln von der letzten Ernte schon aus. Bald sind wir wieder auf Wasserkartoffeln aus dem Supermarkt angewiesen. Hoffentlich kriegt man davon keine Osteoporose.

Kurzum: Wenn alles läuft, wie man es erwartet, kann man die Dinge laufen lassen. Handlungsabläufe stoßen jedoch oft auf Hindernisse. Dann ist es mit der Gelassenheit schnell vorbei. Man meint, es geschehe, was eigentlich nicht geschehen soll.

## Denken

Man könnte meinen, dass ein Mensch, wenn er nichts Erkennbares tut - sondern bloß nachdenkt - die Dinge so sein lässt, wie sie sind. Das trügt: Jedes Denken ist bereits Tat. Es zielt darauf ab, in den Lauf der Dinge einzugreifen.

Entweder analysiert es Vergangenes, um daraus Schlüsse zu ziehen, die künftig nützlich sind. Oder es entwirft Modelle der Zukunft und simuliert den Einfluss tätiger Eingriffe auf den weiteren Verlauf der Wirklichkeit.

**Wer kennt das nicht?**

Als Lena Lars von ihrem Treffen mit Lisa erzählte, war Lars in Gedanken so mit dem Ärger am Arbeitsplatz beschäftigt, also mit der Frage, wie er sich den Ärger vom Halse schaffen kann, dass er nicht mitbekam, wovon Lena eigentlich sprach. Ab und an nickte er geflissentlich. Er wollte nicht, dass sie merkt, dass er sie und ihre Themen gar nicht wahrnahm.

Je intensiver man mit Denkvorgängen beschäftigt ist, desto weniger richtet man die Aufmerksamkeit auf das Jetzt der Wirklichkeit, in der man Ereignisse erkennend und zustimmend geschehen lassen kann.

Zu allem Überfluss frönt das Denken nicht selten seinem größten Laster. Es beschäftigt sich mit unerfreulichen Tatsachen, die man nicht verändern kann.

---

**Entzugserscheinungen**

Die Wahrnehmung dessen, der nachdenkt, ist eingeschränkt. Warum ist das so? Es ist so, weil sich alles, was wahrgenommen werden kann, im unmittelbaren Jetzt befindet. Da jeder Gedanke den Geist aber auf Vorstellungsbilder ausrichtet, entzieht man der Wirklichkeit beim Denken einen Teil jener Achtsamkeit, mit der man sie erkennen könnte.

---

**Sorglosigkeit**

Sorglosigkeit heißt, für nichts Sorge zu tragen. Für nichts Sorge zu tragen heißt, nichts zu tun, um einen zukünftigen Zustand der Dinge bereits heute vorherzubestimmen. Der Sorglose sagt: Wenn es soweit ist, kann ich immer noch handeln.

## Wissen

Was ich nicht weiß, macht mich nicht heiß. So hieß es schon oben. Die Hitze, die durch die Kenntnis eines Sachverhalts entsteht, entspringt der Kraft, die man aufbietet, um sich gegen unliebsame Sachverhalte im Geiste aufzubäumen.

Acht Wochen vor ihrer Geburt schwamm Sabrina im Fruchtwasser. Sie lutschte sorglos am Daumen. Hätte sie damals schon gewusst, welche Strapazen jenseits der Dunkelheit auf sie warten, wäre ihre Gelassenheit ernsthaft in Gefahr gewesen.

Das bloße Wissen um Sachverhalte und Entwicklungen, die man als bedrohlich empfindet, reicht oft aus, um dem Gang der Dinge jene Zustimmung zu entziehen, die Grundlage eines gelassenen Gemütes ist.

## Leiden

Leid besteht aus unangenehmen Gefühlen. Wie das Wort *un-an-genehm* schon sagt, neigt man dazu, das Unangenehme nicht so anzunehmen, wie es ist. Man sträubt sich dagegen. Sich gegen Gefühle zu sträuben ist das schiere Gegenteil der Gelassenheit.

Noch niemand hat Gelassenheit je erlitten. Da sie selbst zu den angenehmen Erfahrungen im Leben gehört, neigt man dazu, genau dem gegenüber nicht gelassen zu sein, was unangenehm ist. Tritt Leid auf, was im Leben unvermeidlich ist, reagieren viele nicht mit Gelassen-, sondern mit übertriebener Betriebsamkeit. Das Leid muss so schnell wie möglich weg! So lautet die Devise. Und schon stürzt sich das Opfer des Irrtums in dem Kampf. Viel Leid verfliegt von selbst, wenn man so weise ist, ihm ohne Empörung zu begegnen.

> Gelassen bleibt, wer sich nicht mit der Person verwechselt, deren Rolle er spielt.

## Selbstbild

Große Bedeutung beim Thema Gelassenheit hat die Frage, womit man sich identifiziert. *Identifizieren* heißt etwas *gleichmachen*. Eigentlich ist Identifikation aber ein Sichgleichsetzen. Wer sich mit etwas identifiziert, hält sich für dies oder das, ohne es tatsächlich zu sein. Falls ich mich mit Napoleon identifiziere, heißt das nicht, dass ich mich zu ihm gemacht hätte. Ich bilde mir bloß ein, ich sei er. Identifikation ist Illusion.

Der Mensch kann sich für alles Mögliche halten:

- Der Verrückte hält sich für Napoleon.

- Der Normale hält sich für die Person, als die er auftritt.

> Der Gelassene sagt nicht:
> Ich bin diese Person.
>
> Er sagt:
> Meine Person ist Ausdruck und Spielart meiner selbst.

- Der Befreite hält sich für das Subjekt, das die Identifikation mit der Person als Illusion durchschaut.

Je mehr man mit seiner Person identifiziert ist, desto mehr ist man Anwalt egozentrischer Interessen... und dadurch ins Konkurrenzgerangel mit tausend anderen Anwälten verstrickt. Bei deren Kampf um Positionen ist Gelassenheit nur schwer zu halten.

## Formen der Gelassenheit

Vollgültig gelassen ist, wer keine Ziele verfolgt, seine Achtsamkeit ins Hier-und-Jetzt versammelt und von dort aus vertrauensvoll den Lauf der Dinge betrachtet, ohne willentlich einzugreifen. Das kann aus zwei verschiedenen Perspektiven geschehen und damit zwei Grundmuster der Gelassenheit begründen.

*Grundmuster der Gelassenheit*

| Aus der Perspektive... | Grundmuster |
| --- | --- |
| motorischer Reglosigkeit | kontemplative Gelassenheit |
| einer handelnden Person | tätige Gelassenheit |

### Kontemplative Gelassenheit

Gelassenheit kann sich als kontemplative Haltung zum Ausdruck bringen, bei der der Körper bewegungslos bleibt. *Kontemplation* geht auf das lateinische Verb *contemplari* = *betrachten* zurück. Eine Übung in solcher Gelassenheit ist die Meditation.

Rein kontemplativ ist eine Haltung dann, wenn das erkennende Subjekt alle erkennbaren Elemente der Wirklichkeit, die in seinem Bewusstsein auftauchen, wahrnimmt, ohne darauf handelnd zu reagieren.

> Ich sitze im Sessel und betrachte die wechselnden Inhalte meines inneren und äußeren Wahrnehmungsfeldes.

Was aber, wenn die Lust auf Joghurt- und Zitroneneis aufkommt? Dann gibt es zwei Wege der Gelassenheit.

> Jedes Bewusstsein ist ein bewusstes Sein der Wirklichkeit. Der Mensch verwirklicht sich, indem er die Wirklichkeit wissentlich zulässt.

> Die Einübung kontemplativer Gelassenheit kann dazu führen, dass man die Person erkennt, deren Rollen man spielt, statt sich mit dieser Person gleichzusetzen. Je weniger man sich mit der Person gleichsetzt, deren Rolle man spielt, desto eher kann man im alltäglichen Handeln gelassen sein.

14. Gelassenheit

1. Ich schaue dem Impuls zu, wie er kommt, wie er versucht, mich in Bewegung zu versetzen und wie er schließlich abebbt. Ich lasse damit zu, dass er mein Befinden durch seine Präsenz verändert, ohne dass ich auf ihn einwirke, indem ich etwas tue, was ihn beseitigt.

2. Ich lasse es geschehen, dass der Impuls den Lauf der Welt verändert... und gehe zu Mandoliti.

Im ersten Fall behalte ich die rein kontemplative Haltung bei. Im zweiten wechsele ich in den Modus tätiger Gelassenheit.

## Tätige Gelassenheit

Der Impuls, Eis zu essen, gehört ebenso zum Lauf der Welt wie zur Person, deren Rolle ich spiele. Der Gang zu Mandoliti ist aber nur dann Ausdruck tätiger Gelassenheit, wenn ich mich nicht mit der handelnden Person identifiziere, die ihn ausführt. Dann lasse ich zu, dass sich diese Person mit der Welt ins Befinden setzt und vertraue darauf, dass die Wechselwirkung - ohne Eingriff meinerseits - in Ordnung ist. Es geschieht, was geschieht.

Identifiziere ich mich mit der handelnden Person, dann sehe ich mich selbst als Handelnden, der im Handeln Gefahr läuft, die Position vollständiger Gelassenheit aufzugeben, um als Parteigänger egozentrische Absichten zu verfolgen.

---

### Gespielte Gelassenheit

Unbeeinflussbarkeit durch äußere Ereignisse gilt als Zeichen persönlicher Souveränität. Entspringt die Abschirmung nach außen echter Sammlung des Geistes in einer erhöhten Position, von der aus die Welt betrachtet wird, liegt echte Gelassenheit vor.

Nicht jeder, der sich unbeeinflussbar gibt, ist es tatsächlich. Da cooles Verhalten vielerorts als *cool* gilt, wird es als Verhaltensmaske praktiziert; aber nicht, weil der Betreffende über den Dingen steht, sondern gerade deshalb, weil er den Effekt seines Auftretens im Auge hat.

Gespielte und echte Gelassenheit sind keine Spielarten desselben. Sie gleichen sich nur. Sie sind ihr jeweiliges Gegenteil. Der Gelassene hat kein Interesse an Wirkung. Der scheinbar Gelassene wirkt, indem er Desinteresse vorspielt.

---

## Was man tun kann, um zu lassen

Bekanntermaßen wird Gelassenheit geübt. Dabei helfen zwei Schlüsselfragen der Selbsterkenntnis und ein kluger Umgang mit den Störfaktoren.

## Schlüsselfragen

1. **Was geschieht jetzt?**

   Diese Frage führt das Bewusstsein in die Wirklichkeit; und nur dort kann es erkennen, was es lassen kann. Uneingeschränkt kann das Bewusstsein die Wirklichkeit aber nur erkennen, wenn die Beachtung dessen, was ist, nicht durch Absichten eingeschränkt wird.

   > **Absichten**
   >
   > Weil das Absehen ein Wegsehen ist, neigen Absichten dazu, unerkannt zu bleiben. Absichten löschen sich aus dem Licht, das sie beleuchten könnte. Nur wer keine Absicht hat, ist sicher, dass sie ihn nicht im Unklaren lässt.

2. **Was beabsichtige ich jetzt?**

   Diese Frage klärt, welche Absichten mich beschränken. Wer die Absicht erkennt, die ihn bislang steuert, kann sich der Steuerung durch die Absicht entziehen. Und nur wer sich der Lenkung durch unerkannte Absichten entzieht, kann Impulse zulassen, von deren Zulassung er bisher abgesehen hat.

## Umgang mit Störfaktoren

Wir erinnern uns: Zu den Störfaktoren der Gelassenheit gehören Handeln, Denken, Wissen, Leiden und Vorstellungen, die man über sich selbst hat. Allerdings stehen die fünf Faktoren nicht grundsätzlich im Widerspruch zur Gelassenheit, sondern nur unter bestimmten Bedingungen. Wenn es Bedingungen gibt, unter denen sie stören, dann gibt es auch solche, unter denen sie es nicht tun. Ein paar Regeln können helfen, das potenziell Störende der Störfaktoren zu umgehen.

1. Betrachten Sie Hindernisse, denen Sie unterwegs begegnen nicht als Feinde. Betrachten Sie sie als Spielkameraden, durch die das Leben Ihnen Aufgaben stellt. Jeder Grund, sich zu ärgern, ist auch eine Gelegenheit, loszulassen.

   > Machen Sie es sich nicht zu schwer: Um die Welt zu verbessern, genügt es zu lernen, man selbst zu sein. Und ohne das, bewirkt man sowieso nur selten Gutes.

2. Wenn sich Ihr Denken immer wieder um dasselbe Thema dreht und keinen Ausweg findet, dann suchen Sie nach dem Gefühl, das unterhalb des Denkens als ungeliebte Erlebnismöglichkeit verborgen liegt. Erleben Sie auch das Unliebsame, das das Leben Ihnen zumutet, bis zum Ende. Das wird Sie von sinnlosem Denken befreien.

3. Wenn Sie von Dingen wissen, die Sie weder gutheißen noch ändern können, dann nehmen Sie Ohnmacht und Heimatlosigkeit nicht als Zumutung von außen, sondern als Teil des eigenen Wesens an; oder sorgen Sie dafür, dass Sie von dem, was

14. Gelassenheit

jenseits Ihres Einflusshorizontes liegt, nur so viel in Erfahrung bringen, wie Ihnen guttut.

4. Wenn Leid aufkommt, das Sie nicht wenden können, dann flüchten Sie nicht. Erkunden Sie Ihr Leid wie ein Forscher die Wüste.

5. Glauben Sie nicht, dass Sie das sind, was Sie im Spiegel sehen.

# 15. Psychologischer Grundkonflikt

Sobald ich nicht mehr glaube, etwas begrenze mich, gehöre ich für immer dazu. Sobald ich erkenne, dass ich wirklich bin, ist alles an mir selbstbestimmt.

Über sich selbst bestimmt, wer Prägungen hinter sich lässt und die Identifikation mit Äußerlichem aufgibt. Sich gleichzusetzen, heißt nicht man selbst zu sein.

Bewässerung ist die Vergabe von Wasser an das bewässerte Land. Analog dazu ist Selbst-be-stimmung die Vergabe der Stimme an das Selbst. Durch Selbstbestimmung macht das Ich die Person zur Stimme ihrer selbst. Selbstbestimmung wird gewagt. Man bekommt sie nicht geschenkt.

Das Leben ermöglicht nicht nur, zugleich zugehörig und selbstbestimmt zu sein, es belohnt auch den, der den Mut zu beidem hat.

## Definition

Die meisten psychiatrischen Erkrankungen hängen mit dem psychologischen Grundkonflikt zusammen. Er verursacht sie oder gestaltet sie aus. Dieser Konflikt heißt Abhängigkeits-Autonomie-Konflikt oder besser **Zugehörigkeits-Selbstbestimmungs-Konflikt**.

Der Grundkonflikt besteht zwischen zwei Bedürfnissen. Es gibt aber kein Bedürfnis nach Abhängigkeit, sondern eines nach Zugehörigkeit. Abhängigkeit ist eine einschränkende Folge fehlender Autonomie. Deshalb ist der im psychologischen Sprachgebrauch eingebürgerte Gegensatz von Abhängigkeit und Autonomie unglücklich gewählt.

Die Ursache des Konflikts liegt in den Existenzbedingungen des Lebens selbst. Er ist unvermeidbar. Leben ist wachsende Selbständigkeit verbündeter Strukturen gegenüber dem Umfeld, in das sie eingebettet sind. Das Ziel des Lebens ist Selbstbestimmung, seine innere Struktur

---

**Das Erbe der Steinzeit**

Wichtige Strukturen der menschlichen Psyche wurden von 100000 Generationen erprobt, deren Leben in der Steinzeit verlief. Die Mehrzahl unserer Vorfahren schlug sich in kleinen Gruppen durch die Wildnis. Da es dort von Hyänen, Löwen, Bären und Säbelzahntigern nur so wimmelte, hatte jeder ein vorrangiges Interesse daran, im Schoß der Gemeinschaft zu bleiben. Jenseits davon lauerte der Tod. Diese Erbschaft sitzt uns in der Seele. Oft sind wir bereit, unsere Selbstbestimmung einer Zugehörigkeit zu opfern, die unser Potenzial beschränkt. Wir gehen auf Nummer sicher; und vergessen, dass Sicherheit allein das Leben nicht enthalten kann.

Zugehörigkeit. Leben setzt einfache Elemente gemäß passender Zugehörigkeit zu Strukturen entbundener Selbständigkeit zusammen.

Eine Struktur entbundener Selbständigkeit ist der Frosch. Die Zugehörigkeit seiner inneren Organe sorgt dafür, dass er sich vor dem Storch durch einen selbstbestimmten Sprung ins Wasser retten kann.

Gleichzeitig versucht Lebendiges, den Kontakt zum Umfeld, aus dem heraus es entsteht, zu erhalten; denn das Leben ist auf Zugehörigkeiten angewiesen. Oft widersprechen sich beide Impulse.

Im Alltag zeigt sich der Konflikt, wenn man etwas will, was den Erwartungen anderer widerspricht. Dann muss man entscheiden: Bleibe ich selbstbestimmt oder passe ich mich an, um dazuzugehören? Was ist mir wichtiger?

Je mehr man glaubt, auf die Zustimmung des Umfelds angewiesen zu sein, obwohl man eigene Wege gehen könnte, desto öfter wird man auf Selbstbestimmung verzichten. Man fügt sich ein und bremst sich dadurch aus. Man widerspricht dem Leben in sich selbst. Resultat sind seelische Spannungen, die sich in zahlreichen Symptomen bemerkbar machen:

- Angst
- Depression
- Zwang
- Sucht
- Persönlichkeitsstörungen
- Psychose
- Essstörungen

> Das Zugehörigkeitsbedürfnis wirkt sich auch auf Textilgeschäfte aus. In deren Schaufenstern wird Mode präsentiert. *Mode* geht sprachgeschichtlich auf lateinisch *modus = Regel, Art und Weise* zurück. Moden definieren Muster, die zu übernehmen sind, um Zugehörigkeiten anzuzeigen. Wer der Mode nicht folgt, ist *out*, also außen vor. Um nicht out zu sein, ist sich der modebewusste Mensch seiner äußeren Erscheinung bewusst, aber nur selten seines inneren Motivs.

Die genannten Symptome und Erkrankungen sind aber nicht nur Folge fehlender Selbstbestimmung, sondern auch mangelnder Zugehörigkeit. Auch Zugehörigkeit kann gewagt oder vermieden werden. Oft wird sie vermieden, wenn der Betreffende nicht darauf vertraut, dass er auch über sich selbst bestimmen kann, wenn er sich bindet.

# Begriffe

Der Konflikt (lateinisch: *confligere = zusammenprallen*) zwischen den beiden Grundbedürfnissen, dem nach Zugehörigkeit und dem nach Selbstbestimmung, durchsetzt das gesamte psychosoziale Verhalten. Wer die Verästelungen des Konflikts aufmerksam beobachtet, kann eine Menge typischer Probleme und Muster im Welt- und Selbstbezug des Menschen verstehen. Dadurch wird sowohl die Selbstfindung als auch die Kommunikationsfähigkeit verbessert. Wichtige Aspekte werden bei genauerer Betrachtung der Begriffe deutlich.

## Zugehörigkeit

*Zugehörigkeit* ist eine Ableitung des Verbs *hören*. *Hören* wiederum geht auf die indoeuropäische Wurzel *keu[s]- = beachten, bemerken* zurück.

Das Wesen der Zugehörigkeit liegt sowohl in der Beachtung des Umfelds als auch darin, selbst vom Umfeld beachtet zu werden. Wer dazugehört, achtet auf die Strukturen der Gemeinschaft und richtet sein Verhalten daran aus. Er ordnet sich in eine bestehende Struktur ein und übernimmt von der Gemeinschaft erprobte Verhaltensmuster.

### Oknophil oder philobatisch

Die Fachbegriffe *Oknophilie* (griechisch *okneo* (οκνεω) = *sich anklammern, zurückscheuen, zögern*) und *Philobatismus* benennen weitere Aspekte des Zugehörigkeits-Selbstbestimmungs-Konflikts. Der Begriff *Philobat* ist in Analogie zum Begriff *Akrobat* gebildet. Wer sich vorsichtig anklammert, verhält sich oknophil. Wer es im Gegensatz dazu riskant liebt, sucht das Wagnis, fernab schützender Strukturen in freier Selbstbestimmung die eigenen Möglichkeiten auszutesten. Der oknophile Mensch sucht Bindung, der Philobat scheut im Interesse der Freiheit davor zurück.

Andererseits wird der Zugehörige von der Gemeinschaft erkannt und damit anerkannt. Durch die Mitgliedschaft gewinnt er Schutz vor den Gefahren der Außenwelt und ein Betätigungsfeld zur persönlichen Selbstverwirklichung. Da sich der Mensch als soziales Wesen nur verwirklichen kann, wenn er wechselseitige Bezogenheit findet, ist sein Zugehörigkeitsbedürfnis groß.

Der Zugehörige gehört dazu, obwohl er auch anders kann. Der Abhängige kann nicht anders, obwohl er nicht wirklich dazugehört.

Dem Bedürfnis nach Zugehörigkeit liegt die Gefahr inne, in Hörigkeit zu geraten oder darin stecken zu bleiben. Bei der Hörigkeit verschiebt sich der Schwerpunkt von der Einordnung zur Unterordnung. Hörigkeit entsteht, wenn es einem Mitglied der Gemeinschaft misslingt, sein Bedürfnis nach Zugehörigkeit durch ein entsprechendes Maß an Selbstbestimmung auszugleichen.

Aus dem Zugehörigen, der das Umfeld beachtet, wird ein Abhängiger, der ihm gehorcht.

## Felder der Zugehörigkeit

Es gibt drei Felder der Zugehörigkeit, die gemeinsam das Selbstbild ausformen:

1. Identifikation
2. Kommunikation
3. Unpersönliche Bezugsverhältnisse

Mittel der identifikatorischen Zugehörigkeit ist die Zuordnung bestimmter materieller oder virtueller Objekte zum eigenen Ich: *Dieser Körper ist mir zugehörig. Das ist mein Gedanke. Es war mein Impuls.* Störungen der identifikatorischen Zugehörigkeit bilden die Basis psychotischer oder neurotischer Fehlentwicklungen.

Zur kommunikativen Zugehörigkeit gehört das Netzwerk von Bezugspersonen, durch deren persönliche Kenntnis man in ein soziales Umfeld eingebunden ist. Auf dem Feld der kommunikativen Zugehörigkeit läuft das Spektrum praktizierter Rollenspiele ab.

Auch unpersönliche Bezugsverhältnisse bilden Zugehörigkeiten aus. Unpersönliche Bezugsverhältnisse bestehen zu materiellen Objekten, mit denen man zu tun hat, zu Orten und Landschaften, in denen man lebt, zu Kulturkreisen, in die man eingebunden ist oder zu Weltanschauungen, in denen man sich eingerichtet hat.

## Selbstbestimmung

Selbstbestimmung besteht aus zwei Komponenten:

1. der Ermittlung dessen, was mich selbst ausmacht

2. dem selbst-konformen Handeln im sozialen Umfeld

Beide Komponenten begünstigen sich wechselseitig. Je besser ich mich wahrnehme, desto klarer sind meine Entscheidungen. Je klarer ich entscheide, desto deutlicher treten in der Beziehung zum Umfeld weitere Strukturen hervor, über die im nächsten Schritt aufs Neue zu entscheiden ist.

*Zwei Komponenten der Selbstbestimmung*

| Wahrnehmung | Entscheidung |
|---|---|
| Im Bezug zu mir selbst, stelle ich fest, was ich bin. Ich nehme mein Sosein als Wahres an. | In der Beziehung zu anderen, entscheide ich mich, meinem Wesen gemäß zu handeln. Ich gebe meinem Selbst eine Stimme. |

## Wahrnehmung

Selbstbestimmung beginnt mit Selbstwahrnehmung. Ein bloßes *Ich-mache-was-mir-gefällt* kann durchaus fremdbestimmt sein: wenn es ein trotziges *Anders-als-die-anderen* ist, das sich durch das bloße Tun des Gegenteils an dem orientiert, was andere vorgeben. Oder aber: Wenn sich das, was mir gefällt, nicht an mir selbst ausrichtet, sondern an einem Selbstbild, das der Zufall, die Prägung durch andere sowie meine Ängste und Begierden gemeinsam in die Welt gesetzt haben.

> Je unreifer ein Erwachsener ist, desto eher akzeptiert er Fremdbestimmung. Die Wut, die daraus entsteht, lässt er offen oder verdeckt an der Gemeinschaft aus.

Analog zu einem Arzt, der bei der Bestimmung des Blutzuckers nicht etwa festlegt, wie hoch er ist, sondern den Zuckerspiegel ermittelt, kann das Individuum bei echter Selbstbestimmung nicht aus freier Willkür handeln, sondern nur aus dem Verständnis dessen heraus, was die Wirklichkeit als sein wahres Sosein vorgibt.

Dementsprechend kann die Orientierung an dem, was andere vorgeben, in vielen Situationen durchaus eine Spielart angemessener Selbstbestimmung sein; zum Beispiel dann, wenn die organismische Unreife, wie beim Kind, eine Orientierung an anderen nahelegt.

## Wer, wie oder was?

Selbstbestimmung im Sinne der Feststellung dessen, was mich ausmacht, kann zwei Fragen stellen:

1. Wer bin ich?
2. Wie oder was bin ich?

Frage ich nach dem Wer, dann frage ich nach einer Person. Die Person ist ein Gefüge individueller Eigenschaften und Erfahrungen, das sich über eine Zeitspanne hinweg manifestiert. Im Konzept des Ich-bin-diese-oder-jene-Person vermengen sich Wunsch, Anspruch, Erwartung und Wirklichkeit. Zu keinem Zeitpunkt kann auf die Frage *Wer bin ich?* eine Antwort gegeben werden, die sich mit der Wirklichkeit vollständig deckt. Die Frage nach dem Wer übergeht oft das Wie oder Was, weil es das tatsächlich erfahrbare Was mit dem vermengt, wer man gerne wäre oder wofür man sich hält.

> **Hier stehe ich...**
>
> ... und kann nicht anders. Authentische Selbstbestimmung ist kein willkürliches *Festlegen*, sondern ein Entdecken, Erkennen, Bejahen, Befreien und Einstehen für das, was bereits *festliegt*. Das, worin das Selbst liegt, ist kein Gefängnis, sondern die Freiheit unbedingten Seins. Es liegt nicht, weil es gefangen ist, sondern weil es von dort, wo es liegt, gar nicht wegwill.

> Auf der Betriebsfeier kann ich fragen, wer ich bin. Die Antwort mag sein: ein beliebter Unterhalter. Oder ich frage, wie oder was ich bin. Die Antwort mag sein: müde und gelangweilt. Je nachdem, welche Frage ich mir stelle, kann das Resultat meiner Selbstbestimmung ein völlig anderes sein.

Frage ich nach dem Wie oder Was, richtet sich meine Aufmerksamkeit auf das unmittelbare Jetzt. Ich stelle fest, wie oder was ich jetzt bin. Als Grundlage echter Selbstbestimmung ist es unverzichtbar, genau das zu erkennen.

## Entscheidung

Selbstbestimmtes Handeln im sozialen Umfeld setzt Bindung und Ablösung voraus.

- Bindung nach innen: an das, was mich tatsächlich ausmacht.

- Ablösung vom Umfeld: indem ich den Mut finde, entgegen äußeren Erwartungen zu mir zu stehen.

Die Grundlage des Mutes, zu mir selbst zu stehen, beruht auf Selbstvertrauen. Wer zu sich steht, vertraut darauf, dass das, was er in sich findet, in die richtige Richtung weist.

Man beachte die sprachliche Verknüpfung von *richtig* und *Richtung*. *Richtung* benennt ein Ungefähr. Wir fahren Richtung Wuppertal. Die Wirklichkeit ist großzügig: Dem, der das Ungefähr einhält, bestätigt sie bereits, dass er richtigliegt.

---

**Grundregeln**

- Das Kind braucht Zugehörigkeit und dann erst Selbstbestimmung. Beim Erwachsenen ist es umgekehrt.

- Die kindliche Psyche reagiert auf Ausgrenzung mit Angst, die erwachsene auf Bevormundung mit Wut.

- Wer nach der Anerkennung sucht, die er als Kind nicht bekam, ist kein freier Mensch. Wer Wut nicht zur Umsicht sublimiert, ist es ebenso wenig.

---

# Individualpsychologische Entwicklungen

Im Laufe einer ungehinderten individualpsychologischen Entwicklung verschiebt sich der Schwerpunkt der Bedürfnisse im Grundkonflikt von der Zugehörigkeit zur Autonomie. Dieser Prozess verstärkt sich von selbst. Es ist logisch: Je autonomer ich werde, desto weniger bin ich auf Gemeinschaft angewiesen. Je weniger ich angewiesen bin, desto freier werden meine Entscheidungen.

---

**Authentisch oder zickig**

Zickigkeit mag selbstbestimmt erscheinen. Authentisch ist eine solche Selbstbestimmung nicht. Zickigkeit ist ein passiv-aggressives Muster und als archaisches Werkzeug der Abgrenzung vorgegeben. Authentische Selbstbestimmung setzt Selbstbewusstheit voraus. Die Zicke ist nicht selbstbewusst, sondern ein Spielball ihrer Launen.

---

## Störungen

Der Erfolg dieser Entwicklung wird durch biographische Belastungen, insbesondere frühkindliche Traumata, problematische Bezugspersonen, soziale Umstände oder ein pathogenes kulturelles Umfeld bedroht. Eine weitere Quelle von Entwicklungsstörungen liegt im Einzelnen selbst: dass er sich gar nicht erst um authentische Selbstbestimmung bemüht.

---

Erziehung kann zu einem Gefängnis werden, das seine Insassen niemals entlässt.

---

## Biographische Belastungen

Biographische Belastungen sind Überbleibsel der Vergangenheit. Die größte Rolle spielen kindliche Erfahrungen. Durch solche Erfahrungen werden Verhaltensmuster gebahnt, die auch dann noch wirken, wenn die Bedingungen, unter denen sie entstanden, längst vergangen sind.

- Erleben Kinder Desinteresse vonseiten ihrer Eltern und Ausgrenzung durch Altersgenossen, reagieren sie mit Angst. Instinktiv unterdrücken sie autonome Impulse, weil sie Selbstbestimmung als Gefährdung ihrer brüchigen Zugehörigkeit empfinden. Der Wunsch, geliebt zu werden, bleibt übermächtig.

- Reagieren Eltern strafend auf zunehmend autonome Entscheidungen ihrer Kinder, weil sie sich aufgrund ihrer Verlustangst vor deren Selbständigkeit fürchten, passiert ähnliches. Das Kind erlebt die Bestrafung seiner autonomen Impulse als Liebesentzug und damit als Bedrohung seiner Zugehörigkeit. Auch hier besteht die Gefahr, dass es aus Angst darauf verzichtet, erwachsen zu werden.

> **Strenge Eltern**
>
> Strenge Eltern signalisieren dem Kind: Sorge dafür, dass wir freundlich bleiben. Statt inneren Impulsen zu folgen, richtet sich das Kind einseitig nach außen aus. Wie soll es sein Selbst bestimmen, wenn es sein Selbst nicht beachten darf?

## Soziale Umstände

Selbst wenn die Bedingungen in der Kindheit günstig waren und Selbstbestimmung ermutigten, kann die Entwicklung zu einer autonomen Persönlichkeit auch später noch durch psychosoziale Faktoren beeinträchtigt werden. Häufige Ursachen dafür sind:

- Beeinflussung durch vereinnahmende Partner
- Verunsicherung durch ausgrenzende Bedingungen in der Arbeitswelt
- Armut
- Gewaltbereitschaft des Umfelds

## Kulturelles Umfeld

Während soziale Umstände, die der Selbstbestimmung des Einzelnen zuwiderlaufen, eher zufällig sind oder Begleiterscheinungen sozialer Missstände, gibt es auch kulturelle Umfelder, die die Blockade der persönlichen

> In der repräsentativen Demokratie hat der Lobbyist der Firma *Umsatz & Cashflow* mehr Einfluss auf politische Entscheidungen als 100000 Wähler. Es ist kaum zu erwarten, dass seinem Auftraggeber selbstbestimmte Bürger lieber wären als solche, deren Verhalten marktstrategisch zu steuern ist.

Selbstbestimmung vorsätzlich betreiben. Das geschieht vor allem vor dem Hintergrund politischer und konfessionell-religiöser Weltanschauungen.

Vor allem rechts- oder linksextreme Gesellschaftssysteme haben kaum ein Interesse an selbstbestimmten Bürgern. Sie üben massiven Druck aus, um den Einzelnen von sich selbst zu entfremden. Aber auch die Grundstruktur der repräsentativen Demokratie, die die politische Selbstbestimmung der Regierten nur im Ansatz bejaht, trägt zur Störung psychologischer Reifungsprozesse bei. Bürger, die inhaltlich mitentscheiden dürften, hätten einen größeren Anreiz, selbstverantwortlich zu ermitteln, wo sie in dieser oder jener Frage stehen.

## Zögerlichkeit

Es liegt im Wesen der Selbstbestimmung: Sie kann zwar von außen ent- oder ermutigt, aber nicht von dort aus vergeben werden. Selbstbestimmt leben kann nur, wer es aus sich heraus tut. Geht aus der primär kindlichen Zugehörigkeit ein abhängiger Erwachsener hervor, dann niemals als reines Opfer äußerer Umstände. Wer abhängig wird, dessen Selbstbestimmung ist nicht nur an äußeren Hemmnissen gescheitert. Es hat sie aus Angst und Bequemlichkeit nicht ernsthaft gewagt.

## Existenzielle Dynamik

Es stimmt: Die Bedürfnisse nach Zugehörigkeit und Selbstbestimmung können sich wechselseitig im Wege stehen. Sie konkurrieren um den dominierenden Einfluss auf das Verhalten. Es ist jedoch nicht so, dass sich beide um ein einmal festgelegtes Territorium balgen, sodass der Gewinn des einen grundsätzlich den Schaden des anderen bedeutet.

Vielmehr bleibt Zugehörigkeit ohne Selbstbestimmung auf Dauer oberflächlich und ist letztendlich nichts anderes als eine brüchige Abhängigkeit vom Wohlmeinen des Umfelds. Wer sich jedoch zunehmend selbstbestimmt, gewinnt zweierlei:

1. erkennbare Individualität, Autorität und Selbstvertrauen, was ihn für andere als Bezugspartner wertvoll macht.

2. die Kraft, sich dem Umfeld auch dann noch zugehörig zu fühlen, wenn dessen Wohlmeinen zu wünschen übriglässt und somit die Fähigkeit, Zugehörigkeiten über Krisen hinweg zu stabilisieren.

Beides führt dazu, dass das Territorium, auf dem der Konflikt stattfindet, mit wachsender Selbstbestimmung größer wird. Die Fähigkeit, auf oberflächliche Zugehörigkeit zu verzichten, steigert die Fähigkeit, sich auf vertiefte einzulassen. Andererseits riskiert überwertige Selbstbestimmung den Selbstbestimmten vom Umfeld zu isolieren. Das kann zu einem Verlust kommunikativer Möglichkeiten führen, die sein Leben verarmt.

# Psychosoziale Dynamik

Der Psychologische Grundkonflikt ist nicht nur prägende Basis individueller Verhaltensmuster, er greift auch in die psychosoziale Dynamik der Gesellschaft ein. Damit wird er zu einem Weichensteller politischer Strukturen. Er steuert Einbindung und Rollenverteilung sozialer Gruppen. Er bestimmt eine wesentliche Bruchlinie gesellschaftlicher Konflikte. Wenn es zwischen beiden Polen des Konflikts nicht zur Synthese, sondern zum Machtkampf kommt, gefährdet er den Zusammenhalt der Gesellschaft als Ganzes.

Die Dynamik des Prozesses kann am Konflikt zwischen zwei rivalisierenden gesellschaftlichen Gruppen aufgezeigt werden: das Lager der "Gutmenschen" und das Lager der "Wutmenschen". Dabei ist klar, dass diese Begriffe wegen ihrer Ausdrucksstärke gewählt sind und nicht um den grundsätzlichen Wert der Benannten herabzusetzen oder ihnen gar Wut oder Güte als feststehende Eigenschaften zuzuordnen. Ziel der Ausführungen ist es....

1. den "Gutmenschen" als einen Parteigänger des Zugehörigkeitsbedürfnisses zu beschreiben...

2. den "Wutmenschen" als einen Parteigänger des Selbstbestimmungsbedürfnisses...

3. und aufzuzeigen, wie sich beide Gruppen in eine dynamische Interaktion verstricken, die durch symmetrische Eskalation den sozialen Frieden gefährdet.

---

**Symmetrische Eskalation**

Eine symmetrische Eskalation ist ein Beziehungskonflikt in der zwei ungefähr gleich starke Parteien um die Herrschaft ringen und das Verhalten der einen Partei den Eifer der jeweils anderen antreibt.

---

## Zur Psychologie des Gutmenschen

Beim Gutmenschen überwiegt das Bedürfnis nach Zugehörigkeit. Das kann verschiedene Ursachen haben. Der Gutmensch...

- ist in der Lage, ein soweit selbstbestimmtes Leben zu führen, dass das entsprechende Bedürfnis erfüllt ist.

- fürchtet Selbstbestimmung so sehr, dass er vorwiegend auf den Nutzen der Zugehörigkeit setzt.

---

**Absichten**

*Absicht* kommt von *absehen*. Absicht fokussiert ihr Ziel. Sie blendet aus, was ihrer Umsetzung nicht dient. So bündelt sie Kraft auf das, was ihr wichtig erscheint und rückt es in den Vordergrund. Auch die gute Absicht sieht weg. Sie übersieht systemische Folgen ihres Tuns. Bei der Verantwortung für eigenes Tun zählt aber nicht nur die Qualität der Absicht, sondern auch deren unerwünschte Folgen. *Gut gemeint* ist, wie man weiß, nur allzu oft das Gegenteil von *gut*.

---

- deutet Selbstbestimmung als Beharren auf einer egozentrischen Identität, die er als begrenzend erlebt oder für verwerflich hält.

- ordnet der Selbstbestimmung beim Selbstwerturteil eine nachrangige Rolle zu.

> Edel sei der Mensch, hilfreich und gut. Gewiss! Eine nüchterne Politik orientiert sich aber nicht an dem, wie der Mensch sein sollte, sondern daran, wie er tatsächlich ist.

Die Umstände, die den Gutmenschen in die Lage versetzen, ein selbstbestimmtes Leben zu führen, können unterschiedlich sein. Beim einen mag es eine psychologische Reife sein, die ihn befähigt, gut für sich selbst zu sorgen und in der Folge zum Wohle anderer abzugeben. Ein anderer ist lediglich gut situiert. Der Gutsituierte kann sich das Gutsein gut leisten, solange er seinen Wohlstand gesichert sieht.

> Aufgabe eines freiheitlichen Staates ist es nicht, seine Bürger zu erziehen, sondern ihre Interessen zu vertreten.

Menschen, die Selbstbestimmung für verwerflich halten, neigen dazu, Selbstaufgabe zu idealisieren und zu glauben, dass man dafür belohnt werden wird.

## Zur Psychologie des Wutmenschen

Beim Wutmenschen überwiegt das Bedürfnis nach Selbstbestimmung. Fühlt er diese bedroht, grenzt er sich reaktiv ab. Das verengt in der Folge das Spektrum möglicher Zugehörigkeiten. Eine zweite Sorge entsteht. Der Wutmensch sieht sich nicht nur von Bevormundung bedroht, sondern zusätzlich ausgegrenzt.

Die Dominanz des Bedürfnisses nach Selbstbestimmung kann verschiedene Ursachen haben. Der Wutmensch...

- hat Schwierigkeiten, individuelle Selbstbestimmtheit in einem übergriffigen Umfeld aufrechtzuerhalten.

- hat biographische Erfahrungen mit betonter Fremdbestimmung gemacht; intrafamiliär oder in kollektivistischen Systemen.

> **Wut und Ohnmacht**
>
> Die häufigste Quelle der Wut ist die fehlende Bereitschaft, sich die Ohnmacht der eigenen Person einzugestehen. Indem der Wütende sich in Wut versteift, manipuliert er sein Selbsterleben. Statt die heilsame Erfahrung von Ohnmacht und Bedeutungslosigkeit zuzulassen, aus der heraus er frei werden könnte, spürt er seine Wut als eine Kraft, die ihn scheinbar mächtig macht. Wut ist wie eine Droge. Sie gaukelt dem Wütenden Stärke vor. Tatsächlich schwächt sie ihn noch mehr.

- sieht in Veränderungen, die von außen angestoßen werden, nicht die Chancen, sondern die Gefahr, durch andersartige Sichtweisen in der eigenen Selbstentfaltung eingeengt oder ins soziale Abseits abgedrängt zu werden.

- glaubt nicht an seine Möglichkeit, sich Neues nutzbar zu machen; oder er hat sie tatsächlich nicht, weil ihm die persönliche Flexibilität fehlt, sich auf Neues einzustellen.

> Je mehr man sich selbst als begrenzt erlebt, desto eher wird man die Entgrenzung anderer missbilligen.

*Gegensätze einer dynamischen Polarität*

| Gutmensch | Wutmensch |
|---|---|
| Erweiterung der Zugehörigkeit | Bewahrung der Identität |
| Fürchtet Selbstbegrenzung | Fürchtet Selbstverlust |
| Anpassungsbereitschaft<br>Absorption<br>Konfluenz<br>Selbstaufgabe | Erstarrung<br>Widerstand<br>Abgrenzung<br>Machtanspruch |
| Bloß keine Abschottung: Dann kann das, was uns bereichern könnte, nicht zu uns kommen. | Bloß keine Entgrenzung: Dann kann das, was uns ausmacht, nicht verloren gehen. |
| Nationalität ist ein Übel, weil sie die Erweiterung von Zugehörigkeiten beschränkt. | Nationalität ist ein rettender Hafen, weil sie Identität und überschaubare Zugehörigkeit in einem verheißt. |
| Wo man im Spannungsfeld der Pole steht, hängt von angeborenen Neigungen, persönlichen Erfahrungen und daraus resultierenden Realitätsdeutungen sowie der aktuellen gesellschaftlichen Position ab, an der man sich befindet. | |

## Integration und Desintegration

Wird eine Gesellschaft mit Fremden konfrontiert, polarisiert sie sich. Die einen empfinden das Neue als Bereicherung des Potenzials auf Zugriff und Zugehörigkeit, die anderen als Gefährdung ihrer Selbstbestimmung. Das reaktive Verhalten beider Gruppen auf die Ankunft der Fremden dient auch der Angstabwehr.

> Die Einbindung von Fremden kann zur Ausgrenzung jener führen, deren Einbindung bereits brüchig ist. Die Integrationsbereitschaft sozialer Systeme ist begrenzt. Wird sie überfordert, kann sie in kurzer Zeit dramatisch sinken.

- Die erste Gruppe sagt: Wenn wir Grenzen aufgeben, werden wir zur geeinten Kinderschar der großen Mutter Menschheit. Sind wir in deren Schoß geborgen, gibt es keinen Grund mehr zur Furcht. Das Beste wäre, wir lösten uns im Ganzen auf; denn wenn wir uns mit allem vereinen, gibt es niemanden mehr, der gegen uns ist. Diese Gruppe neigt dazu, mögliche Bedenken gegen den Zuzug Fremder durch Reaktionsbildung und altruistische Abtretung abzuwehren.

- Die zweite Gruppe sagt: Wenn wir anderen keine Grenze setzen, werden sie uns beherrschen. Wir können dann nicht mehr wir selbst sein. Grenzen wir uns also ab. Dann brauchen wir den Verlust unserer selbst nicht zu fürchten. Diese Gruppe neigt zu Spaltung und zur Projektion verleugneter Selbstanteile auf Gruppenfremde.

> Sich abzuschotten, führt Gesellschaften in sterile Erstarrung. Der Zustrom neuer Ideen, Gebräuche und Muster, den Fremde mit sich bringen, war von je her ein wichtiger Impuls, der gesellschaftliche Entwicklungen lebendig erhielt.

Jede Polarisierung beruht darauf, dass Zielsetzungen aus psychologischen Gründen überwertig werden. Aus Bedürfnis wird Absicht. Aus Absicht wird Verdrängung jener Aspekte der Absicht, die ihrer Umsetzung nicht dienen oder ihr gar im Wege stehen. Dabei wirken die jeweils bevorzugten Abwehrmechanismen der polaren Gruppen als Treibstoff zusätzlicher Polarisierung.

*Abwehrmechanismen und ihre Folgen*

| Gutmensch | Wutmensch |
| --- | --- |
| Der Gutmensch spaltet die Welt in Gut und Böse; und setzt sich mit dem Guten gleich. Als Guter schwelgt der Gute unbesorgt im Selbstgefallen. | Der Wutmensch spaltet ebenfalls. Da er in der Position des Abgrenzenden steht, kann er sich dem Prinzip des Guten, das nämlich ein Prinzip des Passens ist, nicht ungebrochen anvertrauen. Der Wutmensch tobt zerrissen. |
| Der Gutmensch verleugnet, was nicht zur Vision umfassenden Zusammenseins gehört. Als Hüter des Guten sieht er sich verpflichtet, das Böse auszugrenzen. | Der Wutmensch glaubt, in dem, was seine Selbstbestimmung von außen bedroht, die alleinige Ursache all seiner Übel zu sehen. Projektiv schreibt er alle Schuld der äußeren Bedrohung zu. |
| Der Gutmensch ist bereit, aus Angst vor dem Verlust seines guten Gewissens und einer Begrenzung seiner | Der Wutmensch bricht aus Angst vor Selbstverlust lieber alle Brücken ab. Er sagt und tut, was Grenzen zementiert. Er träumt davon, so |

| Zugehörigkeit, immer Neues von sich preiszugeben. | mächtig zu sein, dass er durch eine Herrschaft über alles die Gefahr, beherrscht zu werden, endgültig bannt. |
|---|---|

**Zwei Wege, Fremden zu begegnen:**

- Bündnis, Fusion, Preisgabe, Kapitulation, Identifikation

- Widerstand, Selbstbetonung, Idealisierung eigener Werte, Entwertung Fremder, Machtausübung, Selbstermächtigung

Im Eifer für die Vision umfassender Zugehörigkeit versucht der Gutmensch, an dem Ende der Wurst, an dem ihm Dank, Bestätigung und Freude entgegenkommen, unbeirrt Neues einzubinden. Er achtet nicht darauf, dass das Gefäß am anderen Ende, vieles, was bislang zu einer hinreichend integrierten Gemeinschaft gehört hat, nicht mehr in der Zugehörigkeit halten kann. Er glaubt, man könne den Pluspol zum einzig gültigen Prinzip erheben, indem man den Minuspol aus dem Ganzen ausgrenzt. In seinem Eifer einzugrenzen, grenzt er bedenkenlos aus, was seinem Eingrenzungseifer im Wege steht. So droht das Bemühen um Integration dialektisch das Gegenteil davon zu fördern.

Im Gegensatz dazu versucht sich der Wutmensch im Eifer für die Vision vollständiger Selbstbestimmung, gegen alles Neue abzugrenzen. Er übersieht, dass Strukturen dem Wandel der Wirklichkeit niemals auf Dauer widerstehen. Sobald er den Widerstand gegen den Verlust seiner selbst übertreibt, führt er den Verlust erst recht herbei.

## Vom Wutmenschen zum Bösmenschen

Ist das Erleben des Wutmenschen zunächst auch defensiv, so ist die Gefahr eines Umschlags in Fremdaggressivität groß. Dabei sind projektive Abwehrmechanismen ausschlaggebend. Der Mensch in xenophober Stimmung fürchtet nicht nur, von einer Übermacht des Fremden übermannt und abgedrängt zu werden, er

**Xenophobie**

Oft wird Xenophobie (griechisch *xenos* (ξένος) = *Fremder* und *phobos* (φοβία) = *Angst*) mit Fremdenfeindlichkeit gleichgesetzt. Das ist übereilt. Die Furcht vor Fremden bereits als feindselige Handlung zu betrachten, übersieht die Tatsache, dass von Fremden durchaus Gefahr ausgehen kann. Die Weltgeschichte beinhaltet eindrückliche Beispiele dafür, dass die Ankunft von Fremden für Eingesessene durchaus Nachteile mit sich brachte; und es ist nicht lange her, dass man Kinder ins Haus rief, wenn Unbekannte auftauchten. Insofern entspricht Fremdenfurcht einer phylogenetischen Erfahrung. Sie ähnelt dem Fremdeln eines ängstlichen Kindes. Erst wenn aus Angst Hass wird, kommt Feindseligkeit ins Spiel.

sieht sich auch der Verachtung der Xenophilen ausgesetzt, die für seine abwehrende Haltung kein Verständnis haben und ihm signalisieren, dass er die Zugehörigkeit zu der Gemeinschaft, der er bislang angehörte, durch seinen Widerstand verwirkt.

Die doppelte Gefahr, der Verlust von Selbstbestimmung und Zugehörigkeit zugleich, steigert die Wut des Xenophoben bis zu jener Stelle, an der er glaubt, sich nur noch durch Angriff wehren zu können. Wegbereiter dazu sind projektive Abwehrprozesse, durch die der bislang bloß Xenophobe eine erlösende Erklärung für alle Missstände seines Daseins auszumachen glaubt. Er bildet sich ein, die Quelle all seiner Übel sei ein einziger äußerer Umstand, den es um jeden Preis zu beseitigen gilt. Der Wutmensch, dessen Wut bislang lautstark demonstriertes Schutzschild war, wird zu einem Bösmenschen, der grenzüberschreitend angreift. Am liebsten hätte er totale Macht um sich hinter deren Schutzwall sicher zu fühlen.

## Harmoniebedürfnis

*Harmoniebedürfnis*: Das hört sich harmlos an. Wer vom Harmoniebedürfnis angetrieben ist, tut gewiss nur Gutes. So scheint es. Tatsächlich ist das Verhältnis zwischen dem Bedürfnis nach Zugehörigkeit und Harmonie und dem nach Selbstbestimmung verwickelt und dramatisch. Die These sei gewagt: Am psychodynamischen Ursprung vieler Verbrechen wider die Menschlichkeit stand scheinbar paradoxerweise ein ungestilltes Harmoniebedürfnis. Das kann für linke wie für rechte Diktatoren gelten.

- Auf dem Weg ins Arbeiterparadies, wo einst alle harmonisch zusammengehören, wird bedenkenlos niedergemacht, was dem Heilsplan untauglich erscheint.

- Das Dritte Reich war von der Vision nationalen Einigkeit getrieben, einem harmonischen Miteinander aller Volksgenossen, zu dessen Verwirklichung es notwendig erschien, unüberbietbar Böses zu tun.

## Vom Konflikt zur Vernunft

Wenn von der Gefahr die Rede ist, dass der Konflikt zwischen Gut- und Wutmensch Böses hervorbringen könnte, ist es Zeit, auf die Möglichkeit einer kreativen Lösung zu verweisen: die Besinnung auf die Mittel der Vernunft. Vernunft kommt von vernehmen. *Vernehmen* ist das Gegenteil von *ausblenden*.

Der Gutmensch neigt dazu, unerwünschte Folgen auszublenden, die bedenkenloses Gutsein nach sich ziehen könnte. Dazu gehören soziale Probleme und Spannungen, an denen selbst eine hundertprozentige Bereitschaft zu geben, scheitern muss; aber auch der dialektische Beitrag, den sein Gutsein dabei leistet, das Böse, auf das er mit dem Finger zeigt, überhaupt erst auf den Plan zu rufen.

Auch der Wutmensch blendet gerne aus; vor allem die Tatsache, dass sein Leiden am Leben nicht nur anderen anzulasten ist, sondern vor allem eigenen Widersprüchen; und damit Aufgaben, die er in sich selbst zu lösen hat. Selbstbestimmung ist mehr als ein Kampf gegen alles, was von außen kommt. Selbstbestimmung ist vor allem ein Ringen um innere Freiheit.

Gelänge es uns, im Widerstreit der konflikthaften Pole mehr von der Wirklichkeit zu vernehmen, statt von Idealen und ideologischen Positionen auszugehen, könnte der Vernunftmensch die Führung übernehmen.

> Das Ideal hat sich schon oft als eine Maske des Teufels entpuppt. Ursache ist eine Verwechslung der Reihenfolge. Ideale gehen aus der Wirklichkeit hervor. Sie sind ihr daher untergeordnet. Der Mensch als Erfinder des Ideals, will diese Tatsache leugnen. Er stellt das Ideal über die Wirklichkeit. Das trübt ihm den Verstand.

## Zusammenhang und Kehrseite

Der Grundkonflikt zwischen dem Bedürfnis nach Zugehörigkeit und dem nach Selbstbestimmung ist mehr als ein individualpsychologisches und ein psychosoziales Problem. Er ist Ausdruck eines kosmischen Gesetzes.

Die Wirklichkeit als Ganzes ist aus Teilen aufgebaut, deren jeweiliges Sosein seinerseits etwas Ganzem entspricht, das sich zugleich aber als Teil in höhere Ganzheiten einfügt: Nukleonen bilden Atome. Atome verbinden sich zu Molekülen. Moleküle setzen sich zu Zellen zusammen. Zellen bilden individuelle Körper. Individuen bilden Arten oder Gemeinschaften. Arten leben in Biotopen. Biotope sind Bestandteile evolutionärer Entwicklungen.

Auch die Person ist ein bestimmtes Sosein, das als Teil eines übergeordneten Ganzen aufzufassen ist. Deshalb sind Zugehörigkeit und Selbstsein nicht nur Bedürfnisse, die der Person entspringen und zu deren Wohlbefinden zu erfüllen sind. Sie sind auch Bedingungen, denen die Person unterworfen ist. Sie sind existenzielle Aufgaben.

Als Teil eines höheren Ganzen kann die Person ihrem Wesen nur entsprechen, wenn sie beide Aufgaben erfüllt:

1. Unverstellt sie selbst zu sein.

   - Zu dem zu stehen, was sie tatsächlich ist.

### Egozentrik

Im egozentrischen Muster deutet das Bewusstsein die Person als separate Einheit, die dem Nicht-Ich gegenübersteht. Es verkennt, dass das Individuum in die Wirklichkeit, aus der es entstanden ist, nahtlos eingewoben ist. Dieser Deutung entspringt eine Verweigerung vollständiger Zugehörigkeit, in deren Folge das Ego seine Vernichtung fürchtet und zu deren Abwehr es um Überlegenheit kämpft.

2. Sich dem Ganzen zu überlassen.

- Sich nicht für sich selbst in Anspruch zu nehmen, sondern sich als Ausdruck einer umfassen-
den Dynamik zu verstehen, die alle Gegensätze
in sich vereint.

> Zur Akzeptanz voll-
> ständiger Zugehörigkeit
> gehört das Einverständ-
> nis mit dem Tod.

Die Person entspricht nur dann ihrem Wesen, wenn sie sich als authentisches Sie-selbst-
sein dem Ganzen überlässt.

## Erfüllung und Verweigerung

Betrachtet man den psychologischen Grundkonflikt aus dem Blickwinkel konkurrierender Bedürfnisse, sieht man nur die halbe Wahrheit. Der Begriff *Bedürfnis* denkt ein Anrecht auf Erfüllung mit. Ein Anrecht ist ein Anspruch gegenüber einem anderen. Es ist eine Anwartschaft, die sich *an* etwas anderes wendet.

Gemäß Kant (Metaphysik der Sitten, 1785) ist ein Recht die Befugnis, einen anderen zu etwas zu zwingen. Eigentlich ist das aber ein Anspruch. Ein Recht ist im Gegensatz dazu die Freiheit, von den Ansprüchen anderer nicht gezwungen werden zu können. Einerseits verzahnen sich Recht und Anspruch ineinander, andererseits entsteht Verwirrung, weil beide oft verwechselt werden.

Da der Grundkonflikt aber Ausdruck eines kosmischen Strukturprinzips ist, sind Zugehörigkeit und selbstbestimmtes So-sein nicht nur Ansprüche, auf deren Erfüllung man pochen kann. Sie sind ebenso gut Aufgaben, die man zu lösen hat.

*Zwei Pole der Selbstbetrachtung*

| Ich bin... | |
|---|---|
| mein Ego. | ich selbst. |
| die Person, deren Rollen ich spiele. | der, der die Rollen wählt, die er spielen will. |
| Ich suche Erfolg in der Welt. | Ich suche Übereinstimmung mit mir selbst. |

Es ist ein Erfolg, etwas zu werden. Der größte Erfolg ist jedoch, man selbst zu sein.

Die Übereinstimmung mit sich selbst steht einem Erfolg in der Welt aber nicht entgegen. Die Schwerpunkte sind anders gesetzt, sodass der egozentrische Mensch unter mangelndem Welterfolg mehr leidet als der, der die Übereinstimmung mit sich selbst als höheren Wert zu schätzen weiß.

So gesehen sind Zugehörigkeit und Selbstbestimmung nicht nur Ansprüche, deren Einlösung scheitern kann, sondern auch Aufgaben, deren Lösung man vernachlässigt oder gar verweigert. Im Normalfall handeln Personen egozentrisch. Dem entspricht eine Verweigerung vollständiger Zugehörigkeit.

# Lösungen

Der psychologische Grundkonflikt fordert zu seiner Lösung heraus. Je nachdem, aus welcher Perspektive sich das Ich betrachtet, ergeben sich unterschiedliche Lösungen. Dabei gibt es zwei polare Möglichkeiten, zwischen denen das Ich im Regelfall eine Übergangslösung wählt:

> Das Ich ist Vereinigung von Gegensätzen. Mehr als entweder-oder ist es sowohl-als-auch.

A. Es kann die Frage nach seiner Zugehörigkeit aus dem Blickwinkel des Egos stellen.

B. Es kann Zugehörigkeit auf dem Boden seiner selbst bestimmen.

## Egozentrisches Selbstbild

Im egozentrischen Muster identifiziert sich das Ich mit der Person, deren Rolle es im Umfeld spielt.

> Ich bin Werner Fliehenkamp aus Obersprockhövel und lege Wert darauf, mir das Wohlmeinen von Familie und Nachbarschaft zu erhalten.

> Ich gehöre dazu, weil ich zu den anderen passe.
>
> Ich gehöre zur Gruppe.
>
> Ich beeinflusse die anderen, damit sie besser zu mir passen.

Die psychologische Repräsentanz der Person ist das Ego. Da sich das egozentrische Ich vorwiegend als sozialer Rollenspieler begreift, der anderen Rollenspielern gegenübersteht, wendet sich sein Zugehörigkeitsbedürfnis an die soziale Gruppe, von der es sich als abgetrennt erlebt und in die es in der Folge eingebettet werden will. Es wendet sich an die Familie, den Freundeskreis, das Kollegium, den Ortsverband, die Partei, die Glaubensgemeinschaft, die Nation...

Aus der Perspektive des egozentrischen Egos bezieht sich sein Zugehörigkeitsbedürfnis auf etwas, das grundsätzlich außerhalb seiner selbst zu liegen scheint. Daher sind in diesem Modus zwischen dem Bedürfnis nach Selbstbestimmung und dem nach Zugehörigkeit nur situative Kompromisse möglich.

> Eigentlich möchte ich zunächst Asien bereisen. Mein Vater erwartet jedoch, dass ich den Betrieb übernehme. Daher habe ich eine Ausbildung zum KFZ-Mechatroniker begonnen und plane nach dem ersten Lehrjahr einen Urlaub in Thailand.

Eine Fusion der rivalisierenden Bedürfnisse und damit eine Aufhebung des Konflikts bleiben unerreichbar. Jedem Gefühl der Zugehörigkeit bleibt als tragende Grundlage das einer fundamentalen Gegensätzlichkeit unterlagert.

## Existenzielles Selbstbild

Im existenziellen Muster identifiziert sich das Ich mit sich selbst.

Ich bin, was die Möglichkeit meiner Existenz verwirklicht hat.

Das Zugehörigkeitsgefühl bezieht sich auf die gesamte Wirklichkeit, als deren Ausdruck sich das Ich begreift. Es bezieht die soziale Gruppe mit ein, geht jedoch darüber hinaus, sodass es aus deren Begrenzungen entbunden ist. Daher können sich Zugehörigkeit und Selbstbestimmung in einer Art ergänzen, die die Nützlichkeit sozialer Absprachen übersteigt. Im Konflikt zwischen den Polen orientiert sich das Ich nicht nur an den Erfordernissen seiner Existenz als Person, sondern an dem, was es als *wahr* erkennen kann.

> Ich gehöre dazu, weil die Wirklichkeit mich selbst bestimmt.
>
> Ich gehöre zu allem, weil ich die Wirklichkeit bin.
>
> Ich brauche niemanden zu verändern, weil mir jeder bereits so, wie er ist, entspricht.

An seinem Endpunkt kann das existenzielle Selbstbild in ein mystisches Selbsterleben übergehen. Dabei erfährt sich das Ich nicht mehr als umgrenzte Person, sondern als entgrenzte Wirklichkeit, sodass sich der vordergründige Gegensatz zwischen Zugehörigkeit und Selbstbestimmung aufhebt. Die Wirklichkeit gehört sich an und bestimmt sich selbst.

---

### Hürde der Sehnsucht

Das ultimative Ziel der spirituellen Meditation ist für die meisten Praktizierenden das sogenannte *Erleuchtungserlebnis*. Im christlichen Kulturkreis wird es als *Unio mystica* bezeichnet. Darunter versteht man das Erlebnis unbegrenzter Zugehörigkeit, bei dem sich die Grenze zwischen Ich und Nicht-Ich als durchgängig erweist, sodass der Mensch sich auch als wesensgleich mit Gott erlebt, und das heißt, als wesensgleich mit der Instanz unbegrenzter Selbstbestimmung.

Die größte Hürde auf dem Weg dorthin ist der unbewusste Widerstand, die Identifikation mit dem Ego aufzugeben. Es ist zwar leicht, sich die Einheit im Geiste vorzustellen, die Vorstellung allein überwindet aber kaum je die egozentrische Einstellung, die die Person der Wirklichkeit gegenüber vorsichtshalber einnimmt. Zu akzeptieren, dass es keine Grenze gibt, heißt völlig zu vertrauen. Der Anspruch des Egos, über sich selbst zu bestimmen, steht der Übereinstimmung mit sich selbst im Weg. Das Ego möchte Gott begegnen, ohne zu erkennen, dass es neben Gott nichts gibt.

---

# 16. Identität und Identifikation

> Nur wer bestimmt, was er wirklich ist, ist in der Lage, selbstbestimmt zu sein.

Um zu beantworten, wer man ist, darf man Begriffe nur als Taten verwenden; nicht aber zur Benennung seiner selbst. Wer handelt, gibt eine Antwort darauf, wer er wirklich ist. Wer sich benennt, entwirft Bilder.

Leid hat zwei Quellen: Was ich bin und wofür ich mich halte. Leide ich an dem, was ich bin, kann mich das Leid bereichern. Leide ich für das, wofür ich mich halte, leide ich lieber als ich selbst zu sein.

Oberflächen verweisen auf das, was ihnen zugrunde liegt. Die Welle ist eine Schwingung des Ozeans. Darüber hinaus hat sie kein eigenes Wesen. Der Person geht es ebenso. Sie ist nur Ausdruck dessen, was tatsächlich ist.

**Grundregel**

Je mehr ich mich mit dem identifiziere, was ich von mir wahrnehme, desto größer ist die Wahrscheinlichkeit, dass ich mich für das halte, was ich tatsächlich bin. Je mehr ich mich an Vermutungen und Urteilen orientiere, desto größer ist das Risiko, dass ich mich irre. Je mehr ich mich über mein Wesen irre, desto größer sind die Umwege, die ich nach meinen Entscheidungen gehen muss.

## Begriffsbestimmungen

Sagt man *Ich bin...*, spricht man über das, wofür man sich hält. Entweder man hält sich für das, was man ist, oder man hält sich für das, was man zu sein glaubt. Die Begriffe Identität und Identifikation verdeutlichen den Unterschied:

Je näher man sich kommt, desto weniger ist man ein Wer und desto mehr ein Was. Hat man sich erreicht, ist man selbst das nicht mehr.

- **Identität** geht auf das lateinische *idem = eben der, derselbe* zurück.

- Im Begriff **Identifikation** ist das *idem* mit dem Verb *facere = machen* verknüpft. Identifizieren heißt *sich zu eben dem machen*; also *sich gleichsetzen mit*. Die Gleichsetzung führt in der Regel zu einer Anpassung der Erscheinungsform an die Muster dessen, womit man sich identifiziert.

Dass sich Identität nicht irren kann, ist offensichtlich. Was ist, ist, was es ist; egal ob es richtig erkannt wird oder nicht. Dass jede Identifikation einer Irrtumsgefahr unterliegt, ist ebenso offensichtlich. Man kann sich mit allem gleichsetzen, wofür man sich hält, was man zu sein glaubt oder was man gerne wäre. In der Regel ist dem Menschen seine Identität nicht bewusst. Stattdessen setzt er sich mit etwas gleich, das er dann als seine Identität definiert.

*Ich* geht auf die indoeuropäische Wurzel *eǵ[ō]* = *ich* zurück. Die phonetische Nähe des ursprünglichen *eǵ[ō]* zum Fachbegriff *Ego* weist darauf hin, dass unsere Vorfahren ihr *eǵ[ō]* zum Zwecke der Abgrenzung einsetzten. Sie sagten: *Das bin ich und das bist Du.*

---

**Filmgeschichte**

*Ich Tarzan, Du Jane.* Wer kennt diesen Satz nicht? Er ist so berühmt wie *Ich schau' Dir in die Augen, Kleines.* Wenig bekannt ist, wie es zum ersten Satz kam.

Eigentlich wollte Johnny Weissmüller Maureen O'Sullivan sagen, dass sie ihm gefiel. Das intendierte *Du bist schön* klang durch die donauschwäbische Grammatikalverkürzung im Freidörfer Dialekt Weissmüllers jedoch wie *Du dschein.* In der englischen Transkription wurde daraus *Du Jane,* woraus die Amerikaner schlossen, Weissmüller schlage für seine Partnerin einen Namen vor. So kam 1932 ein hübscher Mädchenname in die Neue Welt.

Im Netz kursieren auch andere Darstellungen des Sachverhalts; sodass nicht ausgeschlossen werden kann, dass die hier vorliegende Variante von Käpt'n Blaubär erfunden ist.

---

Bemerkenswert ist, dass westgermanische Sprachen bei der Konjugation zwei indoeuropäische Wurzeln miteinander mischen: *es-* = *sein* und *bheu-* = *wachsen, werden, entstehen, wohnen, sein.* So kommt es zur erstaunlichen Konjugation des Verbs *sein*:

- Ich bin.
- Du bist.
- Er ist.

Mit der Wahl der Wurzel *bheu-*, die auch zum Verb *bauen* und dem *Bauern* führt, beschreibt das Deutsche das Sein des Ich nicht als Zustand, sondern als Prozess. *Ich bin* heißt *Ich werde.* Die Sprache berücksichtigt, dass sich das Ich und das Du in der Begegnung unumkehrbar verändern. Spricht das Ich über einen Er, eine Sie oder ein Es, lässt es das Werden außer Acht. Den, *über* den es spricht, fasst es vereinfacht als Zustand auf. Den, *mit* dem es spricht, betrachtet es als Vorgang.

---

> Was kommt und geht, ist Welt. Was ist und bleibt, sind Sie.

## Selbst und Selbstbild

Die leibliche Identität der Person wird durch den Körper verwirklicht. Gemäß materialistischem Weltbild entspringt dem

Körper ein Bewusstsein, das als physiologische Funktion des Körpers dessen Überleben dient. Wer diesem Denkmodell folgt, meint mit dem Begriff *Ich* eine Person. Das heißt: einen seiner selbst bewussten Leib, der mit dem sozialen Umfeld interagiert und dessen Identität mit dem leiblichen Horizont zusammenfällt.

Im Gegensatz dazu geht das spirituelle Selbstbild davon aus, dass der Person eine seelische Dimension innewohnt, die den Horizont des Körpers überschreitet. Gemäß dieser Sichtweise wird die Psyche nicht als bloße Funktion des Körpers gedeutet. Vielmehr fasst sie den Körper als ein Werkzeug der Seele auf, das deren Existenz in der Raumzeit verwirklicht.

Während die leibliche Identität im Rahmen beider Weltbilder leicht zu bestimmen ist - ein Blick in den Spiegel genügt -, ist es mit der psychischen bzw. seelischen schwer.

Abgesehen vom Körper, hat das Ich keine feste Form; und selbst dessen Form ist nur scheinbar fest. Was es ist, weiß das Ich nicht von vornherein. Es macht sich erst ein Bild davon. Dazu nimmt es wahr, stellt Vermutungen an und identifiziert sich mit dem, wofür es sich jeweils hält.

- Ich bin mein Körper.
- Ich bin, was ich empfinde und habe einen Körper.
- Ich bin Mitglied dieser und jener Gemeinschaft.
- Ich bin Harald Potrafke aus Kleinblittersdorf.

---

**Definition**

Als Ich wird eine Gestalt bzw. die Instanz aufgefasst, die über ihre angenommene Außengrenze hinweg die Wirklichkeit interpretiert. Was nichts hat, was als Außengrenze aufgefasst werden kann, kann kein Ich im umgangssprachlich definierten Sinn sein.

---

**Existenzbedingung**

Ein Ich ist eine Instanz, die weiß, dass sie sich als Ich auffasst. Ohne Bewusstsein gibt es kein Ich.

---

**Sein oder Nichtsein**

Seiend ist, was direkt oder indirekt eine Spur im Bewusstsein hinterlässt oder hinterlassen könnte. Was das nicht kann, ist nicht. Einen Unterschied zwischen Sein und Nichtsein gibt es nur, wenn ein Bewusstsein gegenwärtig ist, das das Sein dessen verwirklicht, was bewusstwerden kann.

---

Das Ich wird seiner selbst bewusst, sobald es bemerkt, dass es etwas bewirken kann. In der frühen Kindheit setzt es sich mit dem Körper gleich. Es kann dessen Glieder bewegen und damit Geräusche machen. Später bemerkt es, dass es nicht nur den Körper durch die Außenwelt steuert, sondern Zugang zu einer geistigen Innenwelt hat, die andere nicht unmittelbar erkennen. In dieser Innenwelt begegnet es Gedanken, Gefühlen, Impulsen und

Wünschen, die es bald für wesensnäher hält als seine bloße Körperlichkeit. Es verschiebt den Schwerpunkt seines Selbstbilds vom Stofflichen ins Geistige.

Parallel zur Gleichsetzung mit Körper und Psyche identifiziert sich das Ich mit sozialen Gemeinschaften, denen es sich zugehörig fühlt. Es sagt: Ich bin Deutscher, Europäer, Christ, Opelaner... Es identifiziert sich mit Rollen, die es in Gemeinschaften spielen will und mit Werten und Eigenschaften, die zur Gemeinschaft und zur Rolle passen.

- Ich bin ein guter Sohn.
- Ich bin tüchtig.
- Ich bin Schalke-Fan.
- Ich bin Abteilungsleiter.

Auswahl und Intensität dieser Identifikationen entscheiden darüber mit, was das Ich erlebt.

- Je mehr ich mich mit dem Körper identifiziere, desto mehr fürchte ich das Alter.
- Je wichtiger mir ist, ein guter Sohn zu sein, desto mehr achte ich auf die Erwartungen meiner Eltern.
- Je mehr ich Tüchtigkeit als Wesensmerkmal meiner selbst betrachte, desto mehr strenge ich mich an.
- Je mehr ich hinter Schalke stehe, desto abhängiger ist meine Stimmung vom Tabellenplatz *meines* Vereins.

Grundsätzlich stehen dem Ich zur Bestimmung dessen, was es ist, zwei Mittel zur Verfügung:

1. **Wahrnehmungen**

   *Ich bin ärgerlich.* Ärger kann ich wahrnehmen. Wenn ich Ärger wahrnehme, ist bewiesen, dass ich ärgerlich bin; wobei sich die Qualität *ärgerlich* jedoch auf das relative Selbst bezieht. Sie ist damit eine wahrnehmbare Eigenschaft der Person, nicht des absoluten Selbst (siehe unten).

2. **Vermutungen und Urteile**

   *Ich bin tüchtig.* Wenn ich mich für tüchtig halte, ist nicht bewiesen, dass ich es bin. *Ich bin tüchtig* ist ein Urteil. In jedem Urteil stecken Willkür und Zufall. Ich urteile vor dem Hintergrund von Erfahrungen, die ich zufällig gemacht habe und gemäß dem, was ich für meinen Vorteil halte. Urteile stellen nicht

   > Urteile verändern auch Wahrnehmungen. Wer urteilt *Ich kenne keine Bosheit*, bahnt die Verdrängung der Erkenntnis, dass er missgünstig sein kann.

nur fest, was ist. Sie steuern auch auf das zu, was sein soll, was möglicherweise also nicht *ist*, sondern bloß gewünscht wird.

### Große und kleine Fragen

Fragt das Ich nach sich selbst, kann es große oder kleine Fragen stellen.

- Die kleine Frage lautet: *Wer bin ich?*

- Die große Frage lautet: *Was bin ich?*

Wer fragt, *wer* er ist, fragt nach einer Person. Personen sind Mitspieler im sozialen Kontext. Wer die kleine Frage stellt, blickt nicht über den sozialen Horizont hinaus.

Wer nach dem fragt, *was* er ist, fragt nach seiner Position in der Wirklichkeit. Sein Blick sucht nach der Quelle seiner Existenz. Auf dem Weg zur Antwort nach dem Was, lohnt sich hundertmal die Frage: *Wie bin ich?* Das Wie fragt nach den Eigenschaften und Erscheinungsformen der Person. Je mehr davon erkannt werden, desto eher gelingt es, sich aus der Identifikation mit der Person zu lösen.

| |
|---|
| Das Ego ist ein Dorthin, das Selbst ein Jetzt. |

## Struktur des Ich

| |
|---|
| Indem sich das Selbst erkennt, wird es zum Ich. Ein Ich ist, was weiß, dass es erkennt. |

Zur Klärung des Unterschieds zwischen dem, was man ist und dem, wofür man sich hält, dienen acht Begriffe:

- Das **Selbst** ist, was man wirklich ist. Dem Selbst seinerseits kann eine relative und eine absolute Seinsform zugeordnet werden. Das relative Selbst ist Objekt. Seine Objekthaftigkeit beruht auf den jeweiligen Eigenschaften der Person. Das absolute Selbst geht über den Gegensatz von Objekt und Subjekt hinaus. Es ist die Ebene des Selbst, die keinen bevorzugten Bezug zur Person hat.

- Das **Subjekt** ist Repräsentant des absoluten Selbst in der Person. Es ist die erkennende Instanz, also der Zeuge, dem Objekte gegenwärtig sind. Es selbst ist kein Objekt, also kein Etwas, das durch feste Eigenschaften einem Sosein verpflichtet ist. Das Subjekt erkennt sich daher nicht als Etwas, sondern verwirklicht sich als Gegenwärtigsein. Es kann das Sosein des relativen Selbst durch Erkenntnis und Selbstbestimmung beeinflussen.

- Mein **Selbstbild** ist das, wofür ich mich halte. Das Selbstbild kann dem Selbst entsprechen oder es verfehlen. *Entsprechen* heißt zugleich: Das Selbstbild bleibt Sprache. Entspricht es dem Selbst, beschreibt es das Selbst, wie es ist, ohne es je zu sein.

- Die **Person** ist das zusammenhängende Gefüge körperlicher und seelischer Aspekte, das anderen Personen in der Raumzeit ichbewusst gegenübertritt. Ihr körperlicher Ausdruck ist ein reales Objekt, ihr psychischer ein virtuelles.

- Das **Individuum** umfasst die Person und das Selbst, das jeder Person zugrunde liegt. Da das Selbst als Person auftritt und jeder Person innewohnt, gilt die Verbindung beider als unteilbar. Deshalb heißt es Individuum (lateinisch *in-* = *un-* und *dividere* = *teilen*). Das Individuum ist das Unaufteilbare.

> Das separate Ego ist eine alltagspraktische Abstraktion. Es ist keine Realität im strengen Sinne. Es ist das Selbstverständnis des Ich, aus dem heraus es so handelt, als ob es separat wäre.
>
> ───────────
>
> Ich bin das Selbst meiner Person. Aber ich bin nicht mit ihr gleichzusetzen. Die Person ist der Ausdruck meiner selbst, durch den ich anderen begegne.

- Das **Ego** ist eine Funktionsweise des Bewusstseins. Im egozentrischen Modus geht es von einem Selbstbild mit spezifischen Merkmalen aus. Das egozentrische Selbstbild besagt...

1. dass das Ich ein separater Wirklichkeitsbereich ist, der dem Nicht-Ich in dualer Polarität gegenübersteht.

2. dass es die wichtigste Aufgabe der Person ist, Nachteile von sich abzuwenden und sich vorrangig Vorteile zu verschaffen.

3. dass es den Tod des Ich um jeden Preis verhindern sollte.

- Das **Nicht-Ich** umfasst sämtliche Aspekte der Wirklichkeit, die sich das Ich beim Entwurf eines egozentrischen Selbstbilds nicht zuordnet.

- Die **Wirklichkeit** umfasst das Gefüge sämtlicher Kräfte und Formen, die jetzt gegenwärtig sind und wechselseitig aufeinander einwirken. Als Ganzes liegt sie jenseits der Unterscheidungen, die sie selbst enthält. Zur Wirklichkeit gehören Verwirklichtes und Mögliches.

*Definitionen im Überblick*

| Begriff | Was benennt er? |
| --- | --- |
| Ich | Das, was sich gleichsetzt... <br> ... mit dem, was es wahrnimmt, mit dem, was es zu sein glaubt oder mit dem, was es sein will. <br> Das, was das Selbstbild zu sich selbst erklärt. |

| Ego | Die Rolle, die das Ich gegenüber anderen spielen will. Das, was glaubt, von der Welt getrennt zu sein. Das, was der eigenen Person einseitig Vorteile verschaffen will. Vorsatz der individuellen Parteilichkeit. |
|---|---|
| Relatives Selbst | Der eigene Körper und das, was das Ich unmittelbar wahrnehmen kann: Gefühle, Gedanken, Impulse. Inhalt, Struktur und Dynamik der eigenen Person; persönliche Interessen und Zielsetzungen. |
| Absolutes Selbst | Das, was wahrnimmt und entscheidet. Das, was wahr ist, wahrmacht und verwirklicht. Potenzial, sich als Subjekt in die Person zu erstrecken. Wesen der Wirklichkeit. Das, was sich selbst erschafft. |
| Wirklich-keit | Gemeinsamer Nenner aller wirksamen Kräfte und Formen. Inhalt der Wirklichkeit ist alles, was unterschieden werden kann, ihr Wesen, was nicht zu unterscheiden ist. Die objektive Wirklichkeit ist das Verwirklichte. Zur absoluten Wirklichkeit gehört auch das Mögliche. Das Verwirklichte verweist auf einen Zeitpunkt. Das Mögliche ist zeitlos. |

Das Ich definiert sich anhand zwei grundsätzlicher Regeln: Ausgrenzung und Einschluss.

1. Es ist das, was ausgrenzt: Ich bin dies, aber nicht das.

2. Es ist das, was einschließt: Ich bin dies und das.

Das egozentrisch deutende Ich grenzt das Nicht-Ich aus und schließt die Inhalte des relativen Selbst ein. Das spirituell deutende Ich überschreitet das dualistische Selbstbild. Es schließt alles konkret Seiende als Grundlage seines Wesens aus. *All dies bin ich nicht, aber ich bin.* Zugleich schließt es alles Seiende als seinen Ausdruck ein. *Was ist, ist Verwirklichung meiner Möglichkeit.*

### Zwei verschiedene Ich-Konzepte

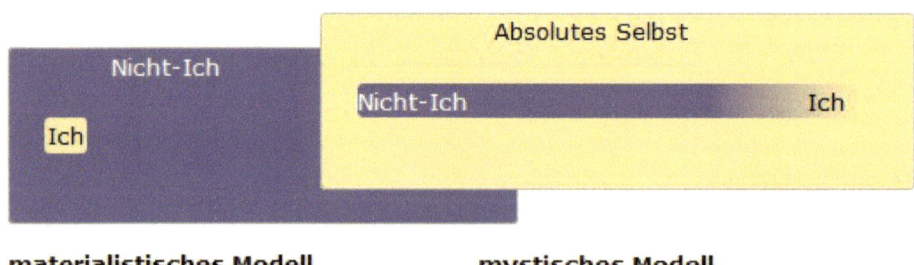

materialistisches Modell        mystisches Modell

- Im materialistischen Weltmodell ist das Ich vom Nicht-Ich (der Welt) umschlossen und erscheint als separates, also vom Nicht-Ich abgegrenztes Phänomen. Im materialistischen Bild fallen Person und Selbst zusammen. Materialistisch ist ein Weltbild, wenn es die Materie als primäre Ursache des Geistes betrachtet.

- Im mystischen Weltmodell bilden Ich und Nicht-Ich eine Einheit, die im absoluten Selbst erscheint. Im mystischen Bild ist das Selbst des Ich umfassend. Es umfasst die jeweilige Individualität des Subjekts und die Objekte, die es erkennt.

Je nach Selbstverständnis ist das Ich Illusion oder Wirklichkeit. Soweit es Illusion ist, ist der Tod sein Ende. Soweit es wirklich ist, ist der Tod das Ende einer Illusion.

Es gibt kein Ich, das nicht zugleich durch ein Nicht-Ich mitbedingt wäre. Das absolute Selbst als Unbedingtes geht über das Wesen des Ichseins hinaus. Ich und Welt sind Aspekte der Wirklichkeit, die eine Einheit bilden. Eine Einheit bilden heißt: In jedem Nicht-Ich ist Ich enthalten. Jedes Nicht-Ich ragt ins Ich hinein. Das persönliche Ich ist in die Erinnerung an die individuelle Ereigniskette eingewoben, an der der Körper teilgenommen hat. Es ist ein Fall der Ichhaltigkeit. Ichhaltigkeit ist eine Eigenschaft des Universums. Das Universum hat die Eigenschaft, Bewusstseinsfelder zu enthalten, die sich als abgegrenzte Ichs begreifen.

## Das Ego

Das Ego ist nicht angeboren. Das Ego entwickelt sich im Laufe der frühen Kindheit parallel zum Erwachen des Ich-Bewusstseins. Es besitzt keine primäre Existenz, die mit der biologischen Geburt ins Dasein tritt. Das Ego ist vielmehr ein Konzept des Bewusstseins, mit dessen Hilfe sich das

> Der Begriff *Ego* ist wohlgemerkt irreführend. Das Substantiv *Ego* unterstellt, dass das Ego ein eigenständiges Etwas ist, das aus sich heraus handelt. Tatsächlich ist das Ego eine Funktionsweise des Ich, die durch Absichten, Notwendigkeiten, Sichtweisen und Irrtümer des Ich ins Leben gerufen, gestaltet und gesteuert wird.

Ich in der Welt zurechtzufinden versucht. Das Konzept besagt, dass das Ich als abgegrenzte Einheit mit dem Umfeld nicht wesenhaft verbunden ist, sondern ihm bloß dialogisch, als Rivale und Handelspartner, entgegentritt.

> Wer die Grenze zwischen Ich und Nicht-Ich als Illusion erkennt, setzt das Ego an eine Position, vor der aus es ihn nicht mehr beherrschen kann.

Obwohl das Ego nicht als seelisches Organ des Körpers gemeinsam mit diesem geboren wird, ist sein Wesen untrennbar mit dem körperlichen Aspekt der Person verbunden. Es ist darauf ausgerichtet, das Wohl der in ihrer Körperlichkeit verankerten Person bedingungslos zu fördern. Wie ein treuer Hund ist es bereit, nach allem zu beißen, was dem Wohl der Person im Weg zu stehen scheint; oder es achtlos zu übergehen.

Das Ego hat wichtige Funktionen:

- Es identifiziert sich mit der benennbaren Person, als die man dem Umfeld begegnet.
- Es ist Werkzeug und Anwalt der Person im Umgang mit der Welt.
- Es erhebt Ansprüche, kämpft um Positionen, Rechte und Privilegien.
- Es wehrt unliebsame und schädlich Einflüsse von außen ab; ...allerdings auch nützliche Einflüsse, die es für schädlich hält.

---

**Unterwerfung oder Erkenntnis**

Das Ego ist ein Instrument der Psyche. Sein Ziel ist die Kontrolle dessen, was geschieht. Es dient der Abgrenzung vom Umfeld und der Vertretung persönlicher, also egozentrischer Interessen. Damit gerät es in Verdacht, böse zu sein und uns die Teilhabe am Ganzen zu verwehren. Dem Verdacht entspringt die Vorstellung, ein guter Mensch müsse das Ego bekämpfen.

Der Vorsatz, sich zu verbessern, indem man das Ego bekämpft, ist jedoch seinerseits egoistisch. Es ist der Versuch, das Kontrollorgan zu kontrollieren. Es ist der Versuch, den Gewinn zu maximieren, indem man den Eifer beim Gewinnen zügelt. So beißt sich die Katze in den Schwanz.

Die Grenzen des egozentrischen Selbstbilds übersteigt, wer es als gedankliches Konzept erkennt und in seinen Grenzen wirken lässt. Wer das Ego zu unterwerfen versucht, stärkt es. Wer es erkennt, hört auf, sich mit ihm zu verwechseln. Wer es sieht, kehrt zu sich selbst zurück. Wer es bekämpft, stachelt es ebenso an, wie der, der ihm bedenkenlos die Führung überlässt.

---

Das Ego ermöglicht es, als eigenständiges Individuum gegenüber der sozialen und physikalischen Umwelt aufzutreten. Es sagt: *Ich bin ich und nicht ihr.*

## Das biologische Erbe

Das Ego ist eine notwendige Bedingung der biologischen Evolution. Die Entwicklung der Arten ging Hand in Hand mit einem Phänomen, das als instinktiver Vorgänger des egozentrischen Ich-Bewusstseins aufgefasst werden kann: der Bereitschaft biologischer Strukturen, im Interesse ihrer selbst oder ihrer Gene rücksichtslos zu sein. Das gilt für röhrende Hirsche auf dem Brunftplatz ebenso wie für Zuckererbsen im Gemüsebeet.

Man wird dort kaum eine Erbse finden, die bereit wäre, zum Vorteil ihrer Miterbsen auf den hellsten Platz am Rankgitter zu verzichten.

Obwohl das Ego ein wichtiges Werkzeug des Lebens ist, ist seine Erfindung nicht der Weisheit letzter Schluss; erst recht nicht als alleiniges Prinzip persönlichen Handelns. Der Mensch selbst ist dafür Beispiel. Sein evolutionärer Erfolg beruht vor allem auf dem Zusammenschluss zu solidarischen Gemeinschaften; ohne den bereits die Sprachentwicklung unmöglich wäre. Der Erfolg solcher Gemeinschaften wäre ohne Fortentwicklung des blanken Egoismus bescheiden. Beim Zusammenschluss sozialer Gemeinschaften wird das Ego nicht abgeschafft. Es wird fortentwickelt. Zum bloßen *Ich will für mich* kommt ein *Was uns dient, nützt auch mir.*

Das Ego als *Anwalt* zu bezeichnen macht Sinn. Anwälte sind streitbare Kräfte im Konflikt. Das Ego als Streitkraft zu erkennen, ermöglicht es, seine Wirkungen im innerseelischen Raum besser zu verstehen. Analog zu den Streitkräften auf nationaler Ebene, folgt die individuelle Streitkraft militärischen Mustern. Ihr geht es um Fragen der inneren und äußeren Sicherheit, um Ressourcenverteidigung, Geländegewinn, Rang, Schlagkraft und Rivalität.

> Der Egoist ist eine Militärdiktatur. Er bedroht das Umfeld, aber nicht zuletzt auch alle übrigen Möglichkeiten seiner selbst.
>
> Geistige Scheingefechte zwecks Ego-Ertüchtigung sind eine wesentliche Ursache der Psycho-physiologischen Schlafstörung.

Im Eifer, seine Rolle zu erfüllen, versucht das Ego stets, sich kampfbereit zu halten. Daher kämpft es nicht nur, sobald Konflikte mit dem Umfeld auszutragen sind. Zur Steigerung der Kampfkraft führt es zwischen den Kämpfen Manöver aus. Es macht sich mobil durch Scheingefechte, die es als Simulationen im Geiste vollzieht.

> Das Ego mag ein guter Diener sein, ein guter Meister ist es nicht.

Die Scheingefechte zur Ertüchtigung des Egos erleben wir als phantasierte Dialoge, in denen wir unseren Widersachern Vorwürfe machen, Forderungen an sie richten oder uns rechtfertigen. Fühlen wir uns unter Druck, können solche Ego-Ertüchtigungen in stundenlangem Gedankenkreisen vonstattengehen. Das Ego übt und übt und übt; bis die Erschöpfung endlich so groß ist, dass man einschläft.

## Das Selbstbild

Die Funktion des Egos ist untrennbar mit einem typischen Selbstbild verbunden: dem Bild des Ich, ein polarer Gegensatz zum Nicht-Ich zu sein, und als Zentrum die Perspektive zu bestimmen, aus der die Wirklichkeit betrachtet wird. Dieses Bild ist egozentrisch. Es formt das Grundgerüst des nackten Ego.

Zum egozentrischen Selbstbild gehört aber nicht nur die Hypothese vom grundsätzlichen Gegensatz zwischen dem Ich und dem Rest der Welt. Um sich selbst erkennbare Formen zu geben und damit Anker, an denen es sich in der Wirklichkeit vertäut, bestückt sich das egozentrische Selbstbild mit einem jeweils individuellen Repertoire eingrenzender Identifikationen. Dazu gehören Meinungen und vermeintlich unverrückbare Glaubenssätze ebenso wie Zugehörigkeiten zu sozialen Gruppen.

Gerade jungen Menschen verschafft ein klar umgrenztes Selbstbild Sicherheit. Es verengt den Blick auf das, was der Person unmittelbar nützlich ist und Schutz zu vermitteln scheint. Wenn ich daran glaube, Schalke-Fan zu sein, weiß ich, in welcher Kurve ich am Samstag sitze. Das Selbstbild legt den Platz fest, von dem aus man sich am Rollenspiel der Welt beteiligt.

Die Verengung auf das egozentrische Selbstbild ist aber auch eine Quelle der Angst. Das Ego setzt der Welt eine Behauptung entgegen, ein konkretes So-und-nicht-anders-sein, ein *Ich will!* und *Ich bin!*, ein *Das-ist-gut!* und *Das-ist-schlecht!*. So formuliert es Positionen, die nach außen hin zu verteidigen sind. Im egozentrischen Modus definiert sich das Ich als eingegrenztes Etwas, das den großen Anspruch seiner kleinen Existenz gegenüber der

## Wechselwirkungen

Wie eine Person ist, hängt davon ab, als was sie sich betrachtet. Das wahrnehmbare Objekt *Person* und die Wahrnehmung ihrer Eigenschaften beeinflussen sich gegenseitig. Sie sind unauflösbar miteinander verbunden. Nimmt man ein Merkmal bei sich wahr, verändert man sich.

## Ego und Verantwortung

Aufgabe des Egos ist es, Unheil von der Person abzuwenden. Da verantwortlich zu sein, Unheil bedeuten kann, neigt das Ego dazu, Verantwortung auf andere abzuschieben. Mit seinem Mandanten meint es Anwalt Ego damit gut. *Gut gemeint* ist aber oft nicht wirklich gut; weder für den Mandanten, der sich seiner Verantwortung entzieht noch für die anderen, denen er sie in die Schuhe schiebt.

Übermacht des Nicht-Ich zu behaupten hat. Unterschwellig ist es daher kampfbereit und fühlt sich stets bedroht. Die Endstrecke des egozentrischen Selbstbilds ist das paranoide Erleben. Eine Befreiung aus der Grundbereitschaft zur Angst kann es ohne Auflösung des egozentrischen Selbstbilds nicht geben.

## Sprachprobleme

Das Wort *Ich* ist immer polar. Es ist ein *Ich-Du* oder ein *Ich-Er*. Es denkt die Spaltung der Wirklichkeit in *Ich* und *Nicht-Ich* mit.

Deshalb ist der Satz *Ich bin die Wirklichkeit* irreführend. Er stimmt nur insoweit es in Wirklichkeit ein abgetrenntes Ich nicht gibt. Das Subjekt *der* Wirklichkeit ist anders als *die Subjekte* in der Wirklichkeit.

Das Subjekt *der* Wirklichkeit (das absolute Subjekt) kann sich durch Subjekte *in der* manifesten Wirklichkeit (relative Subjekte) zum Ausdruck bringen. Ohne tatsächlich aufgeteilt zu sein, unterteilt es sich in Erscheinungsformen. Jede Seinsart des relativen Selbst verwirklicht eine Seinsmöglichkeit des absoluten. Die Subjekte in der Wirklichkeit können sich nicht unterteilen. Sie können zum Charakter des Subjekts der Wirklichkeit zurückfinden, indem sie ihre Wesensgleichheit damit erkennen. *Erkennen* ist dabei mehr als ein Akt intellektueller Hypothesenbildung. Die Wahrnehmung absoluter Wirklichkeit ist ihrerseits Verwirklichung.

## Das Selbst

Das Selbst des Menschen ist das, was er tatsächlich ist; nicht das, was er zu sein meint oder sein will.

Das **relative Selbst** ist angeboren. Seine Inhalte werden stark vom Ego beeinflusst. Es besteht aus dem Körper und den unmittelbar wahrnehmbaren innerseelischen Ereignissen, die das Ich als *mein Gefühl, mein Impuls, meine Meinung, mein Gedanke* bezeichnet. Es bildet die Struktur der Person, die sich als Rollenspieler mit dem Umfeld in Verbindung setzt. Die innerseelischen Anteile des relativen Selbst sind durch Achtsamkeit nach innen wahrnehmbar. Damit ist es Objekt.

Das **absolute Selbst** ist ungeboren. Es entspricht der Wirklichkeit als Ganzes, aus deren Sicht Geburt und Tod nur Formen sind. Weil das egozentrische Individuum zwecks Unterscheidung von persönlichem Vor- und Nachteil zwar die innerweltlichen Gegensätze fokussiert (nützlich/schädlich, mein/dein etc.), kaum aber den Zusammenhang des bloß vordergründig Gegensätzlichen, ist das absolute Selbst der Wahrnehmung kaum je zugänglich. In der Regel wird bestenfalls an seine Existenz geglaubt, oder es wird auf sie durch Denkprozesse schlussgefolgert. *Wahrnehmung* heißt dabei nicht, dass es als Objekt der Betrachtung erkannt werden könnte. *Wahrnehmung* heißt hier, dass es als *wahr* erkannt und somit angenommen werden kann. Das absolute Selbst ist kein geformtes Sosein, sondern der Wahrheitsgehalt des jeweils Wahrnehmbaren.

Das absolute Selbst ist die höchste Instanz des Universums. Es ist das, auf das das Universum ausgerichtet ist. Der Begriff *Universum* enthält die lateinischen Wörter *unus = eins, einer* und *vertere = drehen, wenden*. Das Universum ist das zum Einen Hingewendete. Das Eine, zu dem es sich hinwendet, ist das Wahre, das alles Wahre zu sich vereint.

## 16. Identität und Identifikation

Je mehr sich die Betrachtung der Struktur des Ich dem absoluten Pol zu nähern versucht, desto weniger lässt sich begrifflich davon fassen. Da Begriffe Formen und Formen Begrenzungen sind, entzieht sich die formlose Quelle des Ich der Begreifbarkeit. Eine Gegenüberstellung deutet darauf hin, was das Wesen des absoluten Selbst von dem des Egos unterscheidet.

> Der Begriff *existent* wird als Adjektiv realen Objekten beigestellt. Er reicht daher nicht aus, um den Wirklichkeitscharakter des absoluten Selbst zu beschreiben. Würde man sagen, das absolute Selbst sei existent, dann lediglich um das Gefälle anzudeuten, das zwischen dem virtuellen Realitätsgrad des Egos und dem Wirklichkeitscharakter des absoluten Selbst besteht.

*Tatsächliche und virtuelle Identität*

| Das Ego ist... | Das Selbst ist... |
| --- | --- |
| virtuell | nicht existent, aber wirklich |
| austauschbar | grundsätzlich |
| gemacht | gegeben |
| ein Gefüge sozialer Rollen und Eigenschaften, die man sich zuschreibt | das Wesen, das hinter dem bewussten Dasein steht |
| Organisator der Person, als die man der Außenwelt begegnet | transpersonal |
| objektivierbar | Ursprung der eigentlichen Subjektivität |
| an Wirkung orientiert | auf das Sein bezogen |
| körpernah und aktualitätsbezogen | zeit- und formlos |
| parteiisch | unparteiisch |
| trennend | verbindend |
| kampfbereit | friedfertig |
| ausgesetzt | unverletzbar |
| auf etwas ausgerichtet | in sich ruhend |
| **Das Ego hat, aber es ist nicht. Das Selbst ist, aber es hat nicht.** | |

| Die Person... | Das Selbst... |
|---|---|
| erscheint als Begrenztes.<br>erlebt sich begrenzt.<br>ist aus Begrenztem aufgebaut.<br>versucht, Grenzen zu erweitern. | ist unbegrenzt. |
| befasst sich mit Inhalten im Raum.<br>ist Inhalt im Raum. | bietet Inhalten Raum. |
| erzeugt durch Zuordnung von Wissen Bewusstsein. | ist gewahr. |
| verfolgt Ziele. | nimmt wahr, was die Person tut. |
| ist verwirklicht. | geht als Möglichkeit über Verwirklichtes hinaus.<br>liegt Verwirklichtem zugrunde. |

Absolut es selbst ist, was sich selbst erschaffen kann. Das absolute Selbst eines jeden Geschaffenen ist die Kraft, die es schuf. Soweit das Individuum in der Lage ist, sich selbst in freier Wahl zu erschaffen, kommt absolutes Selbst in ihm zum Ausdruck.

## Horizonte der Wahrnehmung

Das egozentrische Selbstbild geht von der Existenz eines eng umgrenzten Ich aus, das einem schier unermesslichen Nicht-Ich gegenübersteht. Trotz oder gerade wegen der Unermesslichkeit des Nicht-Ich schreibt es dem umgrenzten Ich eine alles überragende Bedeutung für das eigene Tun zu. Verursacht wird das verengte Selbstbild durch drei Faktoren:

1. **begrenzte Wahrnehmung**

   Das individuelle Bewusstsein nimmt wahr, dass seine Inhalte (z.B. Gedanken und Gefühle) vom Bewusstsein anderer Individuen nicht unmittelbar erkannt werden. Daher glaubt es, sein Bewusstsein unterliege der Hoheit einer separaten Instanz. Tatsächlich besteht die Abgetrenntheit aber nur in der Abschirmung der Bewusstseinsinhalte gegenüber dem unmittelbaren Einblick von außen. Die Inhalte selbst werden im Gegensatz dazu unauflösbar von dem Kontext mitbestimmt, in den das Individuum jeweils eingebettet ist; oder früher eingebettet war. Außerdem wirkt sich jeder Bewusstseinsinhalt auf das Verhalten aus, sodass das Umfeld auch dann durch einen Gedanken beeinflusst wird, wenn das Individuum ihn nicht ausspricht.

2. **spaltende Fehlurteile über die Struktur der Wirklichkeit**

   Das Ego deutet die Wirklichkeit nicht als organische Einheit, sondern als gigantisches Stückwerk, in dessen unendlichen Weiten Millionen vereinzelter Existenzialisten einen heroischen Kampf gegen das eigene Ende ausfechten.

3. **das Kontrollbedürfnis einer ins Dasein ausgesetzten Zerbrechlichkeit**

   Dasein heißt ausgesetzt sein. Als Reaktion auf das Ausgesetztsein in grenzenloser Weite entwirft sich das Ego als überschaubares Interessensgeflecht, für dessen Wohlergehen es sich verantwortlich sieht. Die Verantwortung für das Nicht-Ich lässt es jenseits seiner vermeintlichen Grenze liegen.

Das Ego entwirft das Bild seiner selbst in Anlehnung an die Losgelöstheit des Körpers vom Umfeld, die sich in der Fähigkeit des Körpers zeigt, sich willkürlich im Raum zu bewegen. Es deutet die Seele als virtuellen Körper, der wie ein Raumschiffkapitän hinter den Augen auf der Brücke sitzt und das Schiff von dort aus durch die Einsamkeit ihm wesensfremder Räume steuert.

Dem Gegenpol der Losgelöstheit, dem Eingebundensein, misst es im Gegensatz dazu bei der Bestimmung seines Selbstbilds kaum Bedeutung zu. Seiner Wahrnehmung fällt dieser Gegenpol nur schemenhaft ins Auge. Die willkürliche Beweglichkeit im Raum rechnet es sich selbst und dem Körper zu, nicht aber den Raum, dessen Existenz unauflösbar mit der Willkür seiner Bewegung verwoben ist. Das Ego sieht sich im Raum, aber nicht als Raum. Es glaubt, in der Welt zu atmen, erkennt aber nicht, dass es von ihr beatmet wird. Es glaubt, aus sich heraus zu leben und übersieht, dass sich sein Leben ereignet, indem es aus dem Abgrund der Wirklichkeit heraus geschieht.

> Ins Ganze eingebunden zu sein heißt zugleich, aus allem heraus entbunden zu sein.

> Früher habe ich versucht, mich in meine Person zu fügen. Heute will ich aus ihr entbunden sein.

> Wer sagt: *Ich bin, was ich bin*, und das Sein mit keinem Wort verwechselt, ist was er ist.

Das Ego erkennt nicht, dass sein Selbst nicht allein in der abgegrenzten Person, als die es sich betrachtet, liegen kann, sondern nur im Netzwerk sämtlicher Kräfte, die deren Existenz bedingen. Das absolute Selbst der Person liegt in und außerhalb von ihr.

> Ich brauche mich nicht gleichzusetzen, weil ich bereits von allem dasselbe bin.

Den geistigen Raum als Binnenraum aufzufassen, ist eine sprachliche Konvention. Tatsächlich bezieht sich die Polarität *innen-außen* auf die Welt der Formen und Dinge. Das Selbst einer Person innerhalb von etwas - zum Beispiel ihres Körpers - zu verorten, ist widersinnig, wenn damit gemeint ist, dass es nicht auch außerhalb liegt.

## Entwicklungsprozesse

Selbstbilder unterliegen Entwicklungsprozessen. Ein junges Gemüt glaubt womöglich, nichts als der sichtbare Körper im Spiegel zu sein. Mit der Zeit erweitern sich meist die Konzepte; sodass man sagen kann: je mehr sich

> Das Ego spielt die Rolle, für die es sich hält. Für das Selbst ist das Ego eine Rolle, die es spielt.

das Selbstbild aus der Enge festgefügter Definitionen löst, desto reifer wird es. Mehr noch: Erst wenn das Ich alle Gleichsetzungen aufgibt, kommt es vom Bild zu sich selbst.

Die Preisgabe aller Gleichsetzungen ist keineswegs ein bloßer Denkakt, sondern eine existenzielle Positionierung in der Wirklichkeit. Die letzte Gleichsetzung ist die mit dem Ich. Das Ich hat alle Gleichsetzungen aufgegeben, wenn es dementsprechend handelt. Wer er selbst ist, steht handelnd über dem Ich. Er positioniert sich nicht *gegenüber* der Wirklichkeit, sondern steht *in* der Wirklichkeit und handelt *aus* ihr heraus.

> Die Person ist eine Erfahrung des Selbst. Als Person ist das Selbst ins Konkrete gebeugt.

## Die Person

Der Begriff *Person* geht auf etruskisch *phersu = Maske* zurück. Er wird auch mit dem lateinischen *personare = hindurchtönen* in Verbindung gebracht.

*Maske* ist untrennbar mit der Dualität von Ich und Du verbunden. Wo kein Du ist, an das sich das Ich wendet, macht keine Maske Sinn. Maske ist, wodurch sich das Ich des Individuums einem Du hindurchtönend verlautbar macht und hinter dem es sein wahres Gesicht zugleich vor dem Du verbirgt.

Die Person ist der Aspekt des Individuums, der sich an ein Du wendet. Sie setzt daher Trennung voraus... und ist somit der Mandant des Egos, das die Interessen der Person dem Nicht-Ich gegenüber vertritt.

Zur Person gehört das relative Selbst, dessen Inhalte in ständiger Wechselwir-

> ### Partikel und Feld
>
> Die Person ist ein verwirklichtes Gefüge. Sie liegt als konkreter (lateinisch: *concrescere = zusammenwachsen*) Partikel (lateinisch: *particulum = Teilchen*, Verkleinerungsform von *pars = Teil*) im Raum und bewegt sich dort. Raum ist das Existenzfeld des Unterteilten so wie Zeit das Existenzfeld des Veränderlichen ist. Das absolute Selbst ist weder unterteilt noch abteilbar. Es liegt somit nicht als Partikel im Raum. Es schafft *der* Möglichkeit Raum, die von ihm jeweils verwirklicht ist. Es liegt auch nicht in der Zeit. Es bestimmt die Zeit, die Unterteiltes braucht, um vom einen ins andere überzugehen.

kung mit dem Nicht-Ich stehen; und von dort aus mitbedingt werden. Ins relative Selbst hinein wirkt auch das absolute, das Inhalte des relativen Selbst bestimmen kann; und somit in der Lage ist, die Bedingtheit der Person zu überwinden.

## Entscheidungsfreiheit

Entscheidungen können aus verschiedener Perspektive heraus getroffen werden:

> Der Begriff *Individuum* zeigt an, dass das Ungeteilte im Einzelnen anwesend ist. Da das Ungeteilte der Teilung vorausgeht, ist der Kern des Einzelnen nondual.

1. aus der des Ego
2. aus der des Selbst

Das Ego ist mit dem Umfeld verstrickt. Seine Entscheidungen sind stets auch Reflex. Sie hängen eng von momentanen Gegebenheiten ab und unterliegen dem Vorurteil seiner weltanschaulichen Konzepte. Das Ego trifft seine Entscheidungen gemäß voreingestellter Algorithmen; gewissermaßen wie ein Apparat. Soweit der Apparat *über* Sachverhalte entscheiden kann, ist er frei. Soweit er seinen Entscheidungsalgorithmen unterliegt, ist er es nicht. Da seine Entscheidungen bedingt sind, sind sie immer nur so frei, wie das Ich sich über sein Ego erheben kann.

Je mehr das Ich sich selbst vertraut, desto mehr löst es sich von den Wechselfällen der Welt. Die Anschauungen des absoluten Selbst sind vorurteilsfrei.

> Das Selbst wirkt nicht gemäß Plänen, wie die Welt sein sollte, sondern gemäß dem, wie es selbst ist. Im Voraus geurteilt wird auf der Basis bislang gesammelten Wissens; das in der Regel beschränkt und Extrakt vergangener Erkenntnisepisoden ist. Das absolute Selbst weiß nichts. Es sammelt kein Wissen, da sein Wesen darauf beruht, allem, was wahr ist, gegenwärtig zu sein.

Entscheidungen sind umso unbedingter, je weniger sich das Ich mit Dinglichem gleichsetzt. Dinglich sind auch Ego und Person.

## Das Individuum

Das Individuum besteht aus zwei Aspekten: Sein und Ausdruck. Das Sein des Individuums ist das Selbst. Dessen Ausdruck ist die Person. Die Unaufteilbarkeit ist im absoluten Selbst verankert; das seinerseits unveränderlich ist.

> Die Kontinuität zwischen einem sabbernden Säugling, einem pubertierenden Lulatsch und einem abgeklärten Greis ist nur durch rechtsmedizinische Analysen nachweisbar.

Die Person des Individuums ist zusammengesetzt. Sie ist somit wandel- und auflösbar. Zu jedem Zeitpunkt besteht sie aus einem Gefüge unterschiedlicher Elemente: körperlichen Strukturen, Gefühlen, Gedanken, Sichtweisen, Bewusstseinszuständen.

Die Zusammensetzung der Person ist fließend. Keines ihrer Elemente hat dauerhaft Bestand. Als jeweiliges Konstrukt fluktuierender Elemente ist die Person als das verwirklicht, was sie jeweils ist. Durch Altersprozesse und Persönlichkeitsentwicklung kann sich die Qualität einer Person im Laufe der Zeit drastisch verändern.

Im üblichen Sprachgebrauch wird der Begriff *Individualität* zumeist der Person zugeordnet. Dort benennt er die Einzigartigkeit einer persönlichen Gestalt; also ein bestimmtes Muster, das eine Person A von allen anderen auffällig unterscheidet.

Das tatsächlich Individuelle liegt jedoch nicht in der vordergründigen Unverwechselbarkeit eines persönlichen Soseins, sondern im Unabgetrenntsein des Ich von seinem Selbst. Eine individuelle Person ist keine, die sich von anderen auffällig unterscheidet, sondern eine, die sich treu bleibt.

Die Struktur des Individuums ist bipolar. Als Person steht es als verwirklichte Struktur im Raum. Als Selbst ist es Raum, der die Verwirklichung von Strukturen ermöglicht. Dabei bedarf die Person immer des Selbst. Das Selbst bedarf keiner bestimmten Person.

## Symptome egozentrischen Erlebens

Im Gegensatz zum absoluten Selbst, das zeitloser Wirklichkeit entspricht, ist das egozentrische Selbstbild speziell, willkürlich, kompliziert, widersprüchlich, verschachtelt und zerbrechlich. Von den Umständen wird es laufend infrage gestellt. Wenn man dem Ego und dessen Ringen mit der Welt zu viel Bedeutung schenkt, verliert man die zeitlose Dimension des Selbst aus dem Blick.

Setzt sich das Ich mit der Person gleich, als deren Anwalt das Ego wirkt, wird es vom Ego vereinnahmt. Statt dass das Ego Anwalt des Ich bleibt, wird das Ich zum Werkzeug des Ego. Die Verteidigung des Egos wird zum Selbstzweck. Es verteidigt nicht mehr das Selbst, sondern sich selbst. Daraus resultieren Unsicherheit, Angst, Neid, Missgunst, Aggression und Zwietracht.

**Wer sich mit seinem Ego gleichsetzt...**

- ist ständig mit den Ärgernissen des Alltags beschäftigt.
- grübelt viel.
- ist angespannt.
- ist zwischen Entscheidungen hin und her gerissen.
- ist leicht kränkbar.
- wird eifersüchtig.
- leidet unter Existenzängsten.
- macht sich Sorgen um die Zukunft.
- hadert mit der Vergangenheit.

**Die Meinung der anderen**

Der egozentrische Mensch interessiert sich vor allem für die Rolle, die er in Bezug zu anderen spielt. Daher legt er Wert darauf, deren Meinungen in seinem Sinne zu beeinflussen. Die anderen sollen...

- etwas Gutes über ihn denken.
- nichts Falsches über ihn denken.
- seiner Meinung sein.

Wer sich mit seinem Ego gleichsetzt, ist durch Abwertungen kränkbar. Wer mit sich selbst identisch ist, weiß, dass er durch nichts zu entwerten ist.

- befasst sich mit dem, was andere über ihn denken.
- hat Angst, etwas Wichtiges zu verpassen.
- verhält sich bei Verunsicherung überheblich oder befangen.
- stellt Vergleiche zwischen sich und anderen an.

Aus der Identifizierung des Ich mit dem Ego entstehen problematische Gefühle. Sie gehen nahtlos in die psychopathologischen Symptome über, die Grundlage neurotischer Störungen sind. Mein Ego verstellt mir den Weg zu mir selbst. Um das zu vermeiden, gilt es, das Ego als bloßes Werkzeug zu sehen.

## Ich komme nicht...

... aus meiner Haut heraus. Das beklagt so mancher, wenn er auf die immer gleichen Grenzen seines Verhaltensrepertoires stößt und sich einfach nicht anders verhalten kann wie gewohnt; obwohl er überzeugt ist, dass es für ihn besser wäre. Das kann daran liegen, dass er sich mit einer bestimmten Rolle oder bestimmten Eigenschaften identifiziert, die er unbewusst gegen jede Infragestellung verteidigt.

### Selbstbild und Wirklichkeit

Das Ego geht von Bildern aus. Es meint zu wissen, wie die Welt sein sollte. Das Bild, das es von sich selbst und der Welt entwirft, ist Resultat seiner Ängste und Wünsche, seiner persönlichen Erfahrungen und der Urteile, die es von anderen übernimmt. Daher ist das Bild verzerrt und eingeschränkt. Wenn das Ego die Führung übernimmt, versucht es, die Wirklichkeit seinen Bildern anzupassen. Der Wirklichkeit gegenüber wird man dadurch blind. Je weniger man die Wirklichkeit beachtet, desto härter wird der Aufprall, wenn man ihr begegnet. Der Schmerz rüttelt entweder wach oder liefert den Anlass, den Kampfauftrag ans Ego zu verstärken.

Das Ich verteidigt stets, wofür es sich selbst hält. Hat es sich mit einer psychologischen Rolle identifiziert, lehnt es ab, was diese Rolle in Frage stellt. Glaubt es nett zu sein, kann es nicht böse werden. Glaubt es bescheiden zu sein, kann es nicht ausgreifen. Glaubt es überlegt zu sein, blockiert es die eigene Spontaneität.

Mit der Haut, aus der man nicht herauskommt, sind die charakteristischen Persönlichkeitsmerkmale gemeint, die man für die eigenen hält. Die Haut ist ein Schutzorgan; körperlich sowieso, aber auch im übertragenen Sinn. In der Haut unserer Persönlichkeit fühlen wir uns zuhause. Ist die Identifikation damit unverrückbar, wird das Schutzorgan zur Zwangsjacke.

Sie wollen freier sein? Dann machen Sie sich klar: Sie haben keine Eigenschaften. Dass Sie so oder anders sind, ist bloß Erscheinung. Tatsächlich sind Sie die Wirklichkeit. Sie sind, was allem Verwirklichten verliehen ist, ohne ihm jemals zu gehören.

# Selbstbestimmung

Während Identifikation mit dem Ego neurotisches Leid verursacht, ist Selbstbestimmung das, was aus neurotischem Leid entlässt. *Selbstbestimmung* heißt zweierlei:

> Die Ursache neurotischen Leids ist stets ein Nicht-Erkennen oder ein Nicht-Anerkennen dessen, was tatsächlich wahr ist. Neurotisches Leid ist Leid durch falsche Bilder.

1. festzustellen, was man selbst tatsächlich ist.

2. dem Festgestellten die Stimme zu geben, die ihm zusteht.

Das Selbst nimmt wahr, was ist. Das Ego will bestimmen, wie die Welt sein soll. Das Selbst ruht in sich und sieht zu. Es bestimmt sich durch Wahrnehmung. Es wirkt durch Sosein. Es wirkt, indem es Wahrheit Anerkennung verschafft. Das Ego urteilt und greift ein, sobald die Welt nicht seinen Wünschen entspricht. Es wirkt, indem es festlegen will, was als wahr zu gelten hat. Um der Herrschaft des Egos zu entrinnen, muss man den Schwerpunkt der Aufmerksamkeit verschieben: weg von dem, was zu bedenken, zu beurteilen, zu bewerten, willkürlich zu steuern und zu verändern ist, hin zu dem, was wahrgenommen werden kann. Das Selbst erkennt die Wirklichkeit an, weil es das Subjekt der Wirklichkeit stellt.

Es gibt sinnlich und unmittelbar Wahrnehmbares. Das sinnlich Wahrnehmbare informiert über Ereignisse der äußeren Welt, das unmittelbar Wahrnehmbare über die innerseelische Dynamik des Ich. Unmittelbar wahrnehmbar sind Gedanken, Gefühle und Impulse.

Das unmittelbar Wahrnehmbare ist noch nicht das absolute Selbst. Das absolute Selbst ist der Raum, in dem das unmittelbar Wahrnehmbare (das relative Selbst) geschieht. Das relative Selbst kann als Übergang zwischen Ego und absolutem Selbst aufgefasst werden. Je ungetrübter ich das, was ist, so wahrnehme, wie es ist, ohne es zu bewerten oder Absichten zu unterwerfen, desto mehr verlagert sich das Zentrum meiner erlebten Identität ins absolute Selbst hinein.

### Praktische Möglichkeiten

> Alles, was geschieht, geht gerade vorüber. Alles, was nicht vorübergeht, ist absolutes Selbst. Es geschieht nicht, sondern ist.

- Schulen Sie Ihre Achtsamkeit.

- Rufen Sie Ihre Aufmerksamkeit immer wieder ins Hier-und-Jetzt zurück. Nur dort sind Sie selbst zu finden.

- Nehmen Sie Phänomene um Sie herum wahr, ohne voreilig steuernd einzugreifen.

- Lassen Sie geschehen, was geschieht. Begleiten Sie es mit Ihrer Achtsamkeit.

- Nehmen Sie Ihre Gefühle wahr. Beurteilen Sie sie nicht. Nehmen Sie alle bedingungslos an. Lassen Sie tatenlos zu, dass Ihre Gefühle Sie durchdringen. Unternehmen Sie nichts, um Gefühle zu verändern. Warten Sie ab, bis Ihre Gefühle von allein verebben.

- Verwechseln Sie Ihren Gedankenfluss nicht mit sich selbst. Sie sind der, der die Gedanken wahrnimmt. Daher sind Sie außerhalb des Denkens.

- Handeln Sie nicht gemäß erwarteter Effekte. Handeln Sie in Übereinstimmung mit sich selbst.

- Nehmen Sie Ihre Person nicht so wichtig.

Man hätte mindestens 13 Milliarden Jahre im Kosmos suchen müssen, um Ihre Person überhaupt zu finden. Gefunden hätte man Sie auch nur, wenn man im richtigen Zeitfenster beim richtigen Meldeamt auf dem richtigen Planeten nachgefragt hätte. Die Wahrscheinlichkeit dazu liegt bei...

$$2{,}7189 \times 10^{-134}.$$

Nun aber mal ernsthaft: Bei der Landtagswahl in NRW gibt es pro Sitz 73000 Wahlberechtigte. Damit sich Ihre Entscheidung auch nur einmal auf einen dieser Sitze auswirkt, müssten Sie 365000 Jahre lang wählen. Bis dahin tun die Knochen so weh, dass Sie es nicht einmal mit dem Rollator bis zur Urne schaffen; oder längst darin verschwunden sind. Befreien Sie sich also vom Kleingeist der eigennützigen Wahl. Wählen Sie eine Partei, die für Sie nicht in Frage kommt. Die Wahrscheinlichkeit, dass Sie sich oder sonst wem damit schaden, tendiert gegen Null. Die Chance, der Illusion zu entkommen, dass Ihre Person wichtig ist, steigt.

- Nehmen Sie sich selbst wichtig genug. Sie sind immer und überall. Das reicht als Grund dafür, dreimal täglich zu fragen: Was geht jetzt wirklich in mir vor?

> Am nächsten ist man sich, wenn man nicht mehr glaubt, etwas Bestimmtes zu sein.

## Spirituelle Wege

Verschiedene spirituelle Traditionen führen den Prozess der Des-Identifikation vom Ego als meditative Technik konsequent zu Ende. In der Meditation versucht man, sich von der Anhaftung ans Ego zu lösen. Dazu übt man, die Inhalte des relativen Selbst - also Gedanken, Gefühle und Impulse - als flüchtige Formen einer fundamentalen Wirklichkeit zu betrachten, die als formgebende Leere verstanden wird. Man deutet die Folge der Wahrnehmungen als Reigen bunter Bilder, als Spiele der Wirklichkeit, die kommen und gehen, ohne dass eines der Bilder das Wesentliche des eigenen Selbst umfasst. *Ich bin das alles und doch nichts von alledem.*

Zunächst gelangt man in eine Geisteshaltung, aus der heraus man den Interessen der eigenen Person keine größere Bedeutung mehr beimisst, als den Interessen anderer. Man erlebt die Welt nicht mehr aus der Sicht eines Mitspielers, der gegen die anderen seinen Vorteil sucht, der bangt, hofft, konkurriert, kämpft und sich verweigert, sondern aus der Sicht eines Zuschauers, der keinerlei Partei ergreift.

Gelingt es, das Bewusstsein vollständig aus der Identifikation mit unmittelbaren Wahrnehmungen und Urteilen zu lösen, erreicht man die Schwelle zu einer Stille, die innerhalb, vor und jenseits aller Formen liegt.

Da zum Gewahrsein der Stille kein vom Umfeld getrennter Willensentscheid gehört, ist der Schritt über die Schwelle nicht machbar. Geschieht er, wird das als Gnade erlebt. Jenseits der Schwelle ist das Ich mit dem Sein identisch ohne eigentlich noch Ich zu sein. Das Formlose hat sein Wesen entdeckt. Nach der Rückkehr ins Feld flüchtiger Formen kennt es reine Dankbarkeit.

## Experimentelle Identifikation

Als fruchtbarer Gegensatz zur Des-Identifikation durch Meditation kann die experimentelle Identifikation angewandt werden. Dabei handelt es sich um eine Technik der Selbsterkenntnis, die in unterschiedlicher Form von verschiedenen Therapieschulen und therapeutischen Ansätzen (Gestalttherapie, Psychodrama, Familienaufstellung) angewandt wird.

Während sich das Ich bei der Des-Identifikation seiner Mäntel entledigt, um der nackten Wahrheit beizukommen, probiert es bei der experimentellen Identifikation neue Mäntel aus. Dadurch fühlt es sich in bisher unentdeckte Aspekte des eigenen Daseins ein. Oder es lernt die Welt aus der Sicht anderer kennen.

> **Experimentelle Identifikation**
> - Rollenspiel
> - Polarisierung innerseelischer Konflikte
> - Traumverständnis

So können im **Rollenspiel** soziale Konflikte nachgestellt und die Sichtweisen der Konfliktgegner durch Rollentausch nachempfunden werden.

Bei der **Stuhlarbeit** im Rahmen einer Gestalttherapie werden innerseelische Konflikte durch Polarisierung verdeutlicht. Ist mir unklar, ob ich Anna heiraten oder nach St. Helena in See stechen sollte, kann ich mich abwechselnd mit einem Bräutigam und einem Seemann identifizieren, um den Konflikt durch Eskalation zu lösen. Dazu gilt es, sich möglichst tief in das jeweilige Bild einzufühlen.

Auch beim **Verständnis von Träumen** hilft experimentelle Identifikation. Dabei wird der Trauminhalt nicht durch assoziative Ideen gedeutet, sondern der Träumer fühlt sich in die Figuren und Elemente des Traumes ein. Dadurch nimmt er abgespaltene Anteile in sein Selbstbild auf.

**Beispiel**

Ich habe geträumt, wie ich mich auf der Flucht vor einer Schlange durch einen Sprung über den Abgrund gerettet habe und schließlich auf einem Baum saß. Ich identifiziere mich nacheinander mit der Schlange, dem Abgrund und dem Baum.

- Ich bin eine Schlange...

- Ich bin ein Abgrund...

- Ich bin ein Baum...

Empfand ich den Traum zunächst nur aus der Sicht dessen, der flüchtet, verstehe ich ihn nun aus der Sicht seiner verschiedenen Elemente. Die experimentelle Identifikation kann auch als **integrative Identifikation** bezeichnet werden.

# 17. Kommunikation

## Begriffsbestimmungen

Störungen der Kommunikation gehen mit Störungen der seelischen Gesundheit Hand in Hand. Sie bedingen und verstärken sich wechselseitig. Bei genauem Hinsehen erkennt man, dass der Begriff *Kommunikationsstörung* als Sammelbegriff verwendet wird. Tatsächlich ist Kommunikation im eigentlichen Sinne von anderen Formen des sprachlichen Austauschs abzugrenzen.

Zur Benennung des sprachlichen Kontakts zwischen Personen gibt es verschiedene Begriffe.

- Kommunikation
- Konversation
- Dialog
- Diskussion
- Gespräch

> Sich wahrnehmbar zu machen und wahrzunehmen, wie der Andere tatsächlich ist...
> Das zu tun, ist bereits die halbe Miete.
>
> Was von innen kommt, kommt von innen. Was von außen kommt, kommt von außen. Wo Leben ist, fließt beides ineinander.
>
> Kommunikation heißt mitwissen lassen, was im Inneren dessen vorgeht, der mitteilt. Oft wird sie mit Manipulation verwechselt. Manipulation ist keine Mitteilung. Sie ist eine gezielte Einflussnahme auf das Verhalten anderer.
>
> Manche können problemlos kommunizieren, haben aber Schwierigkeiten bei der Konversation. Bei anderen ist es umgekehrt.

Ihre jeweilige Bedeutung spiegelt unterschiedliche psychologische und interaktionelle Muster wider, die die Qualität des Kontakts entscheidend bestimmen.

## Kommunikation

*Kommunikation* geht auf das lateinische *communicare = gemeinschaftlich tun, mitteilen* zurück. *Communicare* wiederum leitet sich von *communis = allen gemeinsam* ab, das seinerseits aus *kon = mit, zusammen* und *munus = Leistung, Pflicht* gebildet ist.

Bei der Kommunikation werden Informationen miteinander geteilt, um Pflichten zu erfüllen und Leistungen zu bewerkstelligen, die nur gemeinsam erbracht werden können. Erst das Zusammentragen von Informationen schafft die Basis,

*Kommunikationsbedarf*

| Technische Projekte | Beziehungsgestaltung |
|---|---|
| Zur Lösung komplexer technischer Probleme muss das Fachwissen mehrerer Personen zusammengetragen werden. | Zur Gestaltung zwischenmenschlicher Beziehungen müssen Informationen über die jeweiligen Sichtweisen, Motive und Impulse ausgetauscht werden. |

Aufgaben zu lösen, deren Lösung informativer Ergänzung und gemeinschaftlicher Absprache bedarf. Kommunikation weist ihrem Wesen nach auf weiterführende Ziele hin.

Dient die Kommunikation der Beziehungsgestaltung, spielen neben dem verbalen Ausdruck nonverbale Botschaften eine große Rolle. Mimik, Gestik, Sprachmelodie sowie die Qualität der benutzten Wörter und Wendungen entscheiden maßgeblich darüber mit, welche Inhalte gesendet und empfangen werden. Sind sie sachlich, polemisch, metaphorisch, abwertend oder schmeichelnd gemeint?

Unterschiede in den Kommunikationsmöglichkeiten ergeben sich auch durch das unterschiedliche Vokabular verschiedener Sprachen. Bei der Übersetzung komplexer Texte von einer Sprache in eine andere gehen Sinngehalte verloren oder sie verfärben sich.

- Das englische *you* entspricht keineswegs nahtlos dem deutschen *du*. Es heißt ebenso *Sie*.

- Das Wörterbuch nennt zehn verschiedene Übersetzungen des englischen *mind*. Welche davon hat der Angelsachse im Sinn? Und erst Recht ein Inder, dessen Marathi über den Umweg des Englischen das Deutsche erreicht?

## Konversation

*Konversation* ist ebenfalls ein Begriff lateinischen Ursprungs. Er geht auf *conversari = sich aufhalten, mit jemandem umgehen* zurück. Auch hier ist die Silbe *kon = mit, zusammen* erkennbar; diesmal in Verbindung mit einer Abwandlung des Verbs *vertere = wenden, drehen*. Der Begriff *Konversation* benennt eine zweifache Wendebewegung: Die Gesprächspartner wenden sich...

---

**Taktik oder Ausdruck**

Reden und Schweigen können Taktik oder Ausdruck sein. Sie sind Taktik, wenn der Schwerpunkt auf dem liegt, was sie beim Anderen bewirken. Sie sind Ausdruck, wenn der Schwerpunkt in dem liegt, was sie bei mir selbst bewirken. Ich merke, dass Reden und Schweigen Ausdruck sind, wenn die Tatsache, etwas gesagt oder geschwiegen zu haben, mich freier macht.

Je mehr das, was ich sage, auf andere einwirken soll, desto mehr hänge ich von anderen ab.

---

Je weniger man versucht, verdeckt auf andere einzuwirken, desto weniger Gefahr besteht, neurotisch zu sein.

---

**Wechselseitiger Vorteil**

Was will ich beim Anderen bewirken, indem ich ihm dies oder das sage? Sich das zu fragen, verbessert zweierlei:

1. die Selbsterkenntnis

2. die Fähigkeit manipulationsfrei zu kommunizieren

- einem gemeinsamen Thema zu.

- beim Gespräch über das Thema einander zu.

Im Gegensatz zur Kommunikation fehlt bei der bloßen Konversation ein konkretes Ziel, das über das Gespräch hinausweist. Wie das Verb *conversari* es anzeigt, hält man sich bei der Konversation am Thema auf... und wechselt es, wenn der Umgang mit dem anderen durch ein Aufbrauchen des Gesprächsstoffs auseinanderzufallen droht. Konversation hat eine Binde-, aber keine progressive Gestaltungsfunktion.

Der englische Begriff *small talk = kleines Gespräch* bezeichnet die klassische Form der Konversation. Er zeigt an, dass Konversation als qualitativ untergeordnete Spielart des Gesprächs anzusehen ist, die nicht dem hohen Anspruch vollgültiger Kommunikation zu genügen hat.

## Dialog

*Dialog* ist eine griechisch-stämmige Wortbildung. Sie setzt sich aus *dia (δια) = durch, hindurch, zwischen* und dem Verb *legesthai (λεγεσθαι)* zusammen. *Legesthai* geht auf *legein (λεγειν) = aufsammeln, lesen, reden* zurück, wovon seinerseits *logos (λογος) = Vernunft, Wort* abgeleitet ist.

> - Was stets nützt: zuhören
> - Was meist schadet: beeinflussen wollen

Im Dialog werden Vorstellungsbilder durch sprachlichen Austausch begrifflich erfasst und aufgesammelt. Dialog führt zum Aufbau logisch stimmiger Anschauungen und somit zu Erkenntnisgewinn und Klärung persönlicher Positionen.

Der Nutzen des Dialogs ist zweifach:

1.  Durch Formulierung dessen, was man dem Anderen sagen will, unterzieht man die eigenen Anschauungen einer Überprüfung durch die Vernunft. Man formuliert Gedanken aus, die sonst verschwommen blieben... oder man sortiert Vorstellungen aus, die im Lichtschein des Gesprächs als unvertretbar erscheinen.

2.  Indem der Andere zum gleichen Thema Sichtweisen beisteuert, die aus einem anderen Erfahrungshintergrund heraus entstanden sind, bekommt man gedankliche Alternativen angeboten, auf die man selbst nur schwer gekommen wäre.

Wie das Wort *Gespräch* kann *Dialog* als neutraler Oberbegriff verwendet werden. Seine inhaltliche Bedeutung weist auf wesentliche Aspekte, Wirkungen und Funktionen sprachlicher Kontakte hin. In jedem Fall kommt dem Dialog eine beiläufig aufbauende Wirkung auf bewusste Vorstellungsbilder zu. Dialog macht bewusst, was man eigentlich denkt... oder was man zu wissen glaubt, aber doch nicht weiß.

## Diskussion

Im Gegensatz zu den bisher beschriebenen Begriffen, deren Grundtendenz konstruktiv aufbauend ist, hat die *Diskussion* einen destruktiven und feindseligen Charakter.

*Diskussion* geht auf lateinisch *discutere = zerschlagen, zerteilen, zerlegen* zurück. Bei der Diskussion geht es um keine Mitteilung von Wissen. Diskussion stellt nicht zur Verfügung. Es geht auch nicht um die Hinwendung zu einem Thema. Vielmehr dient Diskussion dem Versuch, die Sichtweise des Gegenübers zu zerschlagen; um an ihre Stelle die eigene zu setzen. Motiv der Diskutanten ist dabei die Überzeugung,

- bereits über alle wesentlichen Informationen zum Thema zu verfügen,

- im Besitz einer umfassend-objektiven Sichtweise zu sein und

- Vorteile davon zu haben, wenn auch der Andere die Dinge so sieht, wie man selbst.

Wie die Kommunikation hat die Diskussion eine Zielsetzung, die über das Gespräch hinausweist: den Sieg über die gegnerische Meinung.

---

**Konstruktion und Destruktion**

Die Betonung bei der Diskussion liegt, wie der Name es verrät, auf der destruktiven Komponente. Trotzdem hat das Diskutieren auch einen aufbauenden und bewahrenden Charakter.

- Diskussion bewahrt, wenn sie zur reinen Verteidigung der eigenen Position eingesetzt wird.

- Diskussion ist insofern konstruktiv, weil man im Kampfgetümmel der Meinungen unklare eigene Positionen schärfer herausarbeiten kann.

Zu guter Letzt gibt es auch Übergänge: Nicht jede Diskussion zielt so unverrückbar auf Sieg und Niederlage ab, als dass man im Streitgespräch nicht doch in der Lage wäre, der Sichtweise des Gegners etwas abzugewinnen.

---

## Gespräch

Das deutsche Wort *Gespräch* kann als **neutraler Oberbegriff** der verschiedenen sprachlichen Kontaktformen verwendet werden. Die Vorsilbe *Ge-* im *Gespräch* verweist auf die Zusammensetzung einfacher sprachlicher Elemente zu einem komplexen verbalen Kontaktablauf. Das *Ge-* im Gespräch signalisiert zugleich eine Versammlung von Personen zwecks Austausch sprachlicher Inhalte.

Die Funktion der Vorsilbe *ge-* zur Bezeichnung einer Versammlung zusammengehöriger Elemente ist in analogen Wortbildungen erkennbar: Gewässer, Gewölbe, Gebüsch, Gewürm.

Gespräch ist mehr als Zuruf. *Hallo Du!* kann Zündfunke sein. Ohne dass der Funke überspringt und zündet, kommt aber kein Gespräch zustande. Oft wird auch der Monolog mit dem Gespräch verwechselt; vor allem von dem, der ihn vorträgt. So mancher glaubt, er habe sich unterhalten, etwas vereinbart oder abgesprochen. Dabei hat er nur einseitig zum Ausdruck gebracht, was er mitteilen wollte; und das, was der Andere dazu sagte oder hätte sagen können, blieb außer völlig Acht.

Im Alltag gehen verschiedene Formen des Gesprächs oft ineinander über. Sie überlappen sich oder wechseln sich in unterschiedlichem Tempo ab.

*Gesprächsformen im Überblick*

| | Kommuni-kation | Konversa-tion | Dialog | Diskussion |
|---|---|---|---|---|
| Zielsetzung | ausdrücklich aufbauend | beiläufig bindend | beiläufig aufbauend | ausdrücklich destruktiv (beiläufig aufbauend) |
| Störanfälligkeit | +++ | + | + | (+) |
| Störfaktoren | Egozentrische Ansprüche | Sozialphobische Ängste | variabel | Abhängige, ängstlich-vermeidende oder passiv-aggressive Verhaltensmuster |
| Betroffene Funktion bei Störung | Gestaltung enger Beziehungen | Kontaktanbahnung Kontaktpflege | variabel | Austragung von Konflikten, Klärung unterschiedlicher Positionen |

## Small-, Medium- und Bigtalk

Spricht man über Kommunikationsformen, ist auch eine alternative Einteilung denkbar. Bekannt ist der Begriff *Smalltalk*. Wenn es aber einen Smalltalk gibt, wieso dann keinen *Bigtalk*? Und wenn es beide gibt, was befindet sich dazwischen? Doch wohl *Mediumtalk*. Machen wir uns also daran, zu definieren, was unter den drei Varianten verstanden werden könnte.

## 17. Kommunikation

*Große, kleine und mittlere Themen*

| Smalltalk | Mediumtalk | Bigtalk |
|---|---|---|
| Details der Wirklichkeit, deren Aufgabe sich als Inhalt einer Gesprächsepisode erfüllt | Details der Wirklichkeit, denen eine weiterführende Bedeutung zukommt | Wesen und Grundstruktur der Wirklichkeit |
| • der Unfall in der Nachbarschaft<br>• das Spiel des Zweit- gegen den Erstligisten<br>• Jennifers Benehmen am Gründonnerstag | • Wie läuft das Bewerbungsverfahren für Münster?<br>• Was hat die Elektrophorese ergeben?<br>• Wie kann man unter Linux ein Laufwerk mounten? | • Wo kommen wir her?<br>• Wo gehen wir hin?<br>• Was soll das Ganze?<br>• Was sind wir?<br>• Wie stehen wir beide zueinander? |
| kontaktknüpfend | problemlösend | selbstfindend |

Die Funktionen der drei Talkvarianten sind hier so zugeordnet, als sei die eine kontaktknüpfend, die andere selbstfindend. Tatsächlich deckt die selbstfindende Variante aber auch die beiden anderen Funktionen ab und die problemlösende ist auch kontaktknüpfend. Mehr noch: Eine gemeinsame Problemlösung verbindet mehr als bloßes Geplauder. Ein Gespräch über das eigene Selbst tut das erst recht. Dementsprechend können Talkvarianten als Stufengrade der Intensität aufgefasst werden.

*Stufengrade der Kontaktintensität*

| | kontaktknüpfend | problemlösend | selbstfindend |
|---|---|---|---|
| Smalltalk | + | | |
| Mediumtalk | ++ | + | |
| Bigtalk | +++ | ++ | + |

**Grundtendenz**: Je mehr Menschen zusammenkommen, desto oberflächlicher wird die Kommunikation, weil der gemeinsame Nenner mit der Zahl der Gesprächsteilnehmer schrumpft. Auf Partys wird eher über Unwichtiges gesprochen. Geht es um Wichtiges, sucht man das Gespräch zu zweit. Ausnahmen bestätigen die Regel.

282

Es liegt auf der Hand: Die problemlösende Funktion selbstfindender Gespräche bezieht sich nicht auf technische Fragen. Wie man sich an der Uni Münster bewirbt, lässt sich nicht klären, indem man sich gemeinsam über tiefergehende Fragen des Daseins austauscht. Selbstfindende Gespräche sind aber problemlösend, weil sich der Vollzug des alltäglichen Lebens vereinfacht, sobald man sich selbst erkennt und über sich selbst bestimmt.

> **Kompromisse**
>
> Die Politik hat ein Dilemma: Viele befassen sich gleichzeitig mit Wichtigem. Da die Anwesenheit vieler echte Kommunikation erschwert, sind ihre Resultate oft kein Ergebnis vertieften Verstehens, sondern komplizierte Konstrukte.

Warum ist selbstfindender Bigtalk aber stärker kontaktknüpfend als selbstfindend? Weil man zur Selbstfindung viel introspektives Schweigen braucht.

## Transparenz

Kommunikation ist Transparenz (lateinisch *trans = hindurch* und *parere = sichtbar sein, erscheinen*). Ihr Wesen liegt darin, dem Gegenüber Wissen zur Verfügung zu stellen, das ihm ohne aktive Offenlegung nicht zugänglich wäre. Kommunikation macht die Ich-Grenze durchscheinend.

### Wesen und Funktionen

Kommunizierbares Wissen kann zwei Kategorien zugeordnet werden:

1. **Sachkenntnissen bezüglich der objektiven Realität**

   Lukas berichtet Manuel, dass sich beim Colliding-Beam-Experiment Hinweise darauf ergeben haben, dass das Quark-Gluon-Plasma durch eine CP-Verletzung mit der scheinbaren Invarianz des $B_s^0$-Mesons interagieren könnte.

   Hätte Manuel die leiseste Ahnung davon, worüber Lukas spricht, wäre es denkbar, dass die Verbindung beider Wissensmengen den Bau eines Stargates ermöglichte, durch das man im Nu von Hattingen nach Wuppertal käme. Da Manuel aber das passende Wissen zu Lukas' Mitteilung fehlt, bleibt er auch weiterhin auf der A46 im Dauerstau stecken. Zur Abhilfe beschließt er, zunächst ein Buch von Richard Feynman zu lesen. Nach der Lektüre einer erhellenden Schrift Feynmans hat sich Manuels Verständnis der Quantenphysik um das 7,3-fache einer durchschnittlichen Bosonenmasse erhöht. Zu wenig, um den Bau des Stargates anzugehen. Im Stau versucht er nun, auf spirituellem Wege das Nirvana zu erreichen. Immerhin: Indische Mystiker gehen davon aus, dass das mindestens so lange dauert, bis im

Verkehrsministerium zielführende Tatkraft keimt. So fügt sich Kalis Spiel zu Shivas Tanz.

2. **Informationen bezüglich subjektiver Befindlichkeiten**

Ulrike erklärt Holger, was sie beim Besuch bei Tante Adelheid dazu bewogen hatte, zwischen Hauptgang und Nachtisch auf die Terrasse eine rauchen zu gehen.

Sie hatte sich darüber geärgert, dass ihr Holgers Tante ständig ins Wort fiel, wollte der alten Dame aber keine Vorhaltungen machen, weil sie ja wusste, wie sehr sich Holger über deren Einladung zum Abendessen gefreut hatte. Es gab Sauerbraten mit Schneebällchen ohne Rotkohl, da der farblich nicht zu den Schneebällchen passt.

Während die Kommunikation objektiver Sachkenntnisse nicht nur zur Bewältigung alltagspraktischer Angelegenheiten beiträgt, sondern eine wesentliche Grundlage zivilisatorischer Errungenschaften ist, verhindert die Kommunikation subjektiver Befindlichkeiten, dass sich die Menschheit wechselseitig vollends missversteht. Der Mensch ist ein Wesen, dessen Existenz sich in interpersonellen Netzwerken abspielt. Teilte der eine dem anderen nicht mit, was in ihm vorgeht, blieben Beziehungen oberflächlich.

Die Kommunikation subjektiver Befindlichkeiten erfüllt wichtige Aufgaben:

Ein Beispiel technischer Kommunikation ist die Mitteilung des **Grundrezepts** für **saarländische Schneebällchen**. Dabei handelt es sich um eine Variante festlicher Klöße, die zu allerlei Bratengerichten mit üppigem Soßenanteil gereicht werden kann.

Sie brauchen:

- Pellkartoffeln
- Ei
- Mehl
- viel gehackte Petersilie
- Muskatnuss
- Salz und weißen Pfeffer

Vermengen Sie das Ganze zu einer homogenen Masse, formen Sie Klöße daraus und erhitzen Sie diese in einem großen Topf mit heißem Wasser. Das Wasser sollte dabei nicht kochen, sondern bloß simmern. Was die Mischungsverhältnisse von Kartoffel, Ei und Mehl betrifft, so ist zu sagen, dass die Klöße mit viel Mehl fester werden, mit weniger bleiben sie leichter und fluffiger. Nehmen Sie allerdings zu wenig Mehl, besteht die Gefahr, dass die Klöße im Wasser zerfallen. Die Schneebällchen sind fertig, wenn sie an die Wasseroberfläche steigen.

- Der Vorsatz, authentisch zu kommunizieren, fördert das Selbstbewusstsein; denn nur, was ich mir selbst bewusstmache, kann ich auch mitteilen.

- Kommunikation ermöglicht es anderen, mein Verhalten zu verstehen. Das erleichtert es ihnen, angemessen auf mich zu reagieren.

- Kommunikation fördert Vertrauen und öffnet dadurch Türen. Wenn ich anderen meine Motive erkennbar mache, neigen sie eher dazu, sich für die Erfüllung meiner Wünsche einzusetzen.

- Kommunikation erleichtert es, sich in sozialen Netzwerken zurechtzufinden.

- Kommunikation beugt zwischenmenschlichen Problemen vor, weil die resultierende Klarheit es den Beteiligten erleichtert, aufeinander Rücksicht zu nehmen.

> **Alltagspraktische Angelegenheiten**
>
> Ulrike, weißt Du wo die Knoblauchpresse geblieben ist?
>
> **Zivilisatorische Errungenschaften**
>
> Wer hätte jemals eine Knoblauchpresse hergestellt, wenn ihm das grundsätzliche Wissen um Metallurgie und Schmiedekunst nicht von anderen vermittelt worden wäre?

## Missbrauch

Liest man so viel Lobpreis über den Wert der Kommunikation, könnte man glauben, Transparenz, also die Mitteilung subjektiver Befindlichkeiten oder objektiver Tatsachen, sei immer und überall ratsam. Das ist sie nicht. Kommunikation kann Probleme erzeugen und unangebracht sein.

Um das zu verstehen, rufen wir uns den lateinischen Wortsinn ins Gedächtnis. *Kommunikation* heißt nicht nur, dass man anderen Wissen um dies oder das zugänglich macht. Der Begriff spricht auch von gemeinsamer Aufgabe, denn der Bestandteil *munus* verweist auf eine Leistung, die gemeinsam zu erbringen ist. Ohne ein gemeinsames Projekt, dem die Mitteilung dient, kann Kommunikation Missbrauch sein oder bedenkliche Nebenwirkungen nach sich ziehen.

> **Irreführung**
>
> Der Missbrauch kommunikativer Mittel ist von der Irreführung zu unterscheiden. Wird wahres Wissen zu anderen Zwecken mitgeteilt, als im Dienste einer gemeinsamen Sache, dann ist es pseudo-kommunikativer Missbrauch. Wird vorgetäuschtes Wissen übergeben und wahres Wissen dadurch verheimlicht, ist es Irreführung.

- Patrick sitzt im Straßencafé. Am Nachbartisch versucht eine verzweifelte Mutter, ihr schreiendes Baby zu beruhigen. Patrick sagt: *Boh ey, Sie glauben gar nicht, wie mir das Geplärre von Ihrem Blag auf die Nerven geht.*

- Nele hatte geglaubt, dass Steffen die Bergtour mit Andre absagt, um ihr beim Umzug zu helfen. Steffen tut es nicht. In der Wut sagt Nele: *Nur damit Du es weißt. Neulich war ich mit Moritz im Bett und das war besser als alles, was ich je mit Dir erlebt habe.*

Sowohl Nele als auch Patrick stellen ihrem Gegenüber Wissen zur Verfügung, das sie sonst nicht hätten haben können. Ein Wesenszug von Kommunikation ist somit erfüllt. Trotzdem ist das, was beide tun, keine vollgültige Kommunikation. Der Zweck der Mitteilungen dient keiner gemeinsamen Beziehungsgestaltung, sondern der Abfuhr unangenehmer Affekte.

## Zurückhalten oder nicht?

Auch wenn es nicht um die Abfuhr affektiver Spannungen geht, kann Abwägung geboten sein.

- Als Claudia mit Nele bereits schwanger war, genoss Peter mit Heidemarie ein Schäferstündchen. Nach Neles Umzug ins Studentenwohnheim an der Alsterkrugchaussee, kam Peter auf die Idee, durch eine späte Beichte reinen Tisch zu machen. Macht es aber Sinn, Claudias Vertrauen durch eine Sache zu erschüttern, die man als verjährt betrachten kann? Das Gewissen durch eine Beichte zu erleichtern, kann gewissenlos sein, wenn sie den Beichtenden zwar erleichtert, dem, dem gebeichtet wird, das Herz aber schwerer macht.

- Als Lukas das Ergebnis des Colliding-Beam-Experiments Y-276-4u4 überprüfte, machte er eine sensationelle Entdeckung: Die Strangeness der mittleren Masse skalarer Pseudovektor-Mesonen steigert das Yukawa-Potenzial um ein Planck'sches Wirkungsquantum!

Lukas weiß, dass ihn seine Entdeckung dem Nobelpreis mit Siebenmeilenstiefeln näherbringt. Er weiß aber auch, dass Dr. Mabuse an einer Vorrichtung bastelt, mit der er die Gegner seiner Machenschaften in ein unterirdisches Verlies auf dem Exoplaneten Gliese 581c beamen könnte; wovon ihn nur noch jene Wissenslücke trennt, die durch Lukas' Entdeckung geschlossen wird.

Was wird Lukas bei der Konferenz in Barcelona also tun? Reden oder schweigen? Redet er, teilt er mit. Wenn er sich aber der Gemeinschaft derer verpflichtet fühlt, die ein Missbrauch seiner Erkenntnis träfe, könnte es sein, dass er solange schweigt, bis der Beamstrahlreflektor marktreif ist, an dem er nach Feierabend schraubt... oder bis Mabuse im Kittchen sitzt.

Ob Transparenz heilsam ist oder bedenklich, hängt von vielen Faktoren ab. Der Sender einer Mitteilung ist gut beraten, vor dem Versand zu überprüfen, ob der Empfänger die Botschaft überhaupt erhalten will bzw. ob er etwas Nützliches damit anfangen kann.

- Wie viel teilt ein Arzt über das Ergebnis einer Leberbiopsie mit, wenn der Patient offensichtlich nichts davon wissen will?

- Macht es Sinn, dass eine Mutter ihre Kinder ins Vertrauen zieht, wenn sie Probleme mit deren Vater hat?

- Ist es rechtens, gezielt den Glauben eines Menschen zu erschüttern, wenn ihm dieser Glaube eine Stütze ist?

> **Grundregel**
>
> Je weniger das Wohlbefinden eines Menschen von bloßen Bildern abhängt, desto geringer ist die Gefahr, dass ihn die Mitteilung einer Wahrheit aus der Bahn wirft.

Am besten folgt man keiner starren Regel. Am besten übt man sich in Achtsamkeit und vertraut auf das, was man für richtig hält.

## Kommunikationsstörungen

Störungen können bei allen Gesprächsformen auftreten. Umgangssprachlich kommt bei allen der Begriff *Kommunikationsstörung* zum Einsatz. Eigentlich sind aber drei psychologisch begründbare Störungen der Gesprächsführung voneinander abzugrenzen:

- Störung der Kommunikation im eigentlichen Sinne

- Störung der Konversationsfähigkeit

- Störung der Diskussionsfähigkeit

> **Diskussionsstörung**
>
> Den Begriff *Diskussionsstörung* kennt die Sprache nicht; den der *Kommunikationsstörung* sehr wohl. Das ist kein Zufall. Im Vergleich zum konstruktiven Anspruch der Kommunikation ist Diskussion nichts, bei dem viel misslingen könnte. Draufzuhauen ist leichter als gemeinsam etwas aufzubauen; zumindest, wenn man sich nicht vor dem Schlagabtausch fürchtet.

### Eigentliche Kommunikationsstörung

Kommunikationsstörungen im eigentlichen Sinne kommen im Rahmen zwischenmenschlicher Beziehungsklärungen besonders häufig vor. Das ist nicht anders zu erwarten. Kommunikation ist die psychologisch anspruchsvollste Form des verbalen Kontakts. Es gilt, den Wissenstand zweier oder mehrerer Personen miteinander abzugleichen. Das geht nur bei wechselseitigem Respekt vor unterschiedlichen Sichtweisen und tatsächlichem Interesse daran, zu erfahren, was der Andere fühlt, denkt, meint und will. Sowohl am Respekt als auch am Interesse mangelt es oft.

Kommunikationsstörungen werden durch **Überaktivität des Egos** verursacht.

Das Ego als Anwalt der Person versucht seinem Mandanten Vorteile zu verschaffen. Nachteile anderer nimmt es oft bedenkenlos in Kauf. Menschen, die sich ihrer selbst nicht sicher sind, neigen dazu, dem Ego eine Menge Raum zu lassen. Sie erteilen dem Anwalt eine Vollmacht und überlassen dann alles andere ihm. Aus dem Gefühl heraus, sich selbst nicht zu genügen, suchen sie nach Bestätigung. Abweichende Sichtweisen erleben sie zurecht als Infragestellung der eigenen Position. Es fehlt ihnen aber das Selbstvertrauen, dieser Infragestellung gelassen ins Auge zu sehen.

Bei der echten Kommunikationsstörung sind zwei **Kernsymptome** festzustellen:

1. Mangelnde Bereitschaft, tatsächlich zuzuhören.

    o Statt an der Information interessiert zu sein, die der Andere geben kann, warten die Beteiligten auf eine passende Lücke oder ein Stichwort, um die Sichtweise des Anderen anzugreifen. Die Kommunikation fällt dadurch auf die Stufe einer Diskussion zurück.

2. Mangelnde Bereitschaft, offen zu bekennen, was man denkt und fühlt.

    o Um sich nicht angreifbar zu machen oder um ein erwünschtes Bild in den Augen anderer zu erzeugen, werden wichtige Informationen zurückgehalten. Die Kommunikation verflacht und geht ins Manipulative über.

Nicht selten liegt der mangelnden Kommunikationsbereitschaft ein individualpsychologisches Problem zugrunde: die fehlende Fähigkeit zur vertieften Selbstwahrnehmung. Nur, was ich von mir selbst weiß, kann ich auch anderen mitteilen.

---

### Pilzgespräche

*Pilzgespräche* sind nach einer Szene in Tolstois Roman Anna Karenina benannt. Einer der Romanhelden geht mit seiner heimlich Angebeteten spazieren. Eigentlich ist der Moment gekommen, Liebe, Lust und Leidenschaft zu offenbaren. Aber ach! Der Held findet nicht den Mut... und redet stattdessen über die Pilze am Wegesrand.

Statt Kommunikation zu wagen, beließ er es bei bloßer Konversation. Statt sich zu vertiefen, bleibt die Beziehung der Liebenden flach.

## Störung der Konversationsfähigkeit

Vielen fällt es schwer, unverbindliche Gespräche anzuknüpfen. Im Zugabteil, im Fahrstuhl oder an der Bushaltestelle weichen sie Blickkontakten aus. Partys vermeiden sie grundsätzlich; und wenn eine Einladung nicht abzuwehren ist, greifen sie zu Alkohol und Zigarettenrauch, um Hemmungen zu beseitigen, die einem Smalltalk im Wege stehen.

> Nicht wollen und nicht können, verstärken sich oft wechselseitig.

Solche Störungen der Konversationsfähigkeit werden oft durch sozialphobische Ängste verursacht.

> Sobald ich mich auf ein Gespräch einlasse, ziehe ich Aufmerksamkeit auf mich. Was ich im Gespräch von mir gebe, lässt Rückschlüsse zu, was von mir zu halten ist. Somit setze ich mich der Gefahr aus, beurteilt zu werden.

Grundlage der sozialen Phobie ist zum einen das Bedürfnis, positiv beurteilt zu werden, zum anderen die Furcht, das Urteil des Anderen könnte gegenteilig sein. Aus beidem entwickelt sich eine Spannung, die zur Blockade der Fähigkeit führt, unverbindliche Gespräche anzuknüpfen.

**Ansprüche**

Hinter der sozialen Phobie können Ansprüche stehen. Wer anderen gegenüber als etwas Besonderes gelten will, kann es sich nicht leisten, durchschnittliche oder gar belanglose Gesprächsbeträge von sich zu geben. Er setzt sich unter Druck, um sich mit Bemerkenswertem hervorzutun; und wenn ihm nichts Bemerkenswertes einfällt, schweigt er. So kann ein verborgener Selbstwertzweifel einen narzisstischen Anspruch schüren, dessen Kehrseite als Schüchternheit und Hemmung in Erscheinung tritt.

Statt über beliebige Themen zu plaudern und dabei ungefiltert von sich zu geben, was ihm in den Sinn kommt, zensiert der Phobiker die eigenen Gedanken: Ist das, was mir gerade einfällt auch wirklich klug oder witzig genug, als dass ich riskieren kann, es zu sagen. Bis die Zensur den Fall entschieden hat, ist die Gelegenheit, den Gedanken auszusprechen, vorüber. Resultat ist betretenes Schweigen.

## Störung der Diskussionsfähigkeit

Auch wenn die Sprache *Diskussionsstörungen* nicht kennt, gibt es das Phänomen durchaus. Die Angst, eigene Positionen im Wortgefecht offen auszutragen, bremst vor allem Menschen aus, die sich so abhängig vom Wohlwollen anderer erleben, dass ihnen der Mut fehlt, sich durch eine eigenständige Position aus der Gemeinschaft mit dem Gegenüber abzunabeln. Dazu gehören vor allem Personen, deren Bindungsbedürfnis überwertig ist; also solche, die entsprechenden Persönlichkeitsvarianten zugeordnet werden können:

- Abhängige (dependente) Persönlichkeiten
- Ängstlich-vermeidende Persönlichkeiten
- Depressive Persönlichkeiten
- Passiv-aggressive Persönlichkeiten

Statt über strittige Fragen zu streiten, geben solche Persönlichkeiten ihrem Gegenüber Recht, ohne es im Herzen tatsächlich zu tun. Auch das kann einer echten Kommunikationsstörung entsprechen: sobald das Vermeidungsverhalten Informationen verbirgt, die für eine kreative Beziehungsgestaltung notwendig sind.

# Lösungen

Schwere Kommunikationsstörungen sind als Ausdruck und Ursache komplexer Persönlichkeitsproblematiken eng mit Psychodynamik und Lebenserfahrung verzahnt. Sinnvolle Kommunikation kann als funktionales Verhalten eingeübt und erlernt werden. Dem bloßem Einüben stehen verborgene Ängste entgegen. Daher ist eine aufdeckende Therapie oft unentbehrlich. *Aufdeckend* ist eine Therapie, wenn sie unbewusste Motive bewusstmacht. Zum Einsatz kommen sämtliche Verfahren der Psychotherapie.

Auch ohne therapeutische Hilfe kann man im Alltag aber einiges tun, um zumindest echte Kommunikationsstörungen zu beheben. Drei mögliche Mittel dazu sind...

1. der verzögerte Dialog.

2. die irrtumsfreie Kommunikation.

3. der Verzicht auf verdeckte Beeinflussung.

Alle drei sind sich weitgehend überlappende Facetten einer erfolgversprechenden Kommunikation.

## Verzögerter Dialog

Enge zwischenmenschliche Beziehungen leiden unter hohen Ansprüchen. Jede Seite erwartet von der anderen, sich so zu verhalten, wie es dem eigenen Wohlbefinden entspricht. Das Problem ist in der Partnerschaft am größten, weil die wechselseitigen Erwartungen hier besonders groß sind. Der Andere wird in Haftung genommen, das ersehnte Glück zu garantieren... und durch diese Erwartung überfordert.

Statt sich der Tatsache zu stellen, dass der Andere Wünsche nur teilweise erfüllen kann und durch echtes Hinhören in Erfahrung zu bringen, wer der Andere tatsächlich ist, versucht man ihn den eigenen Bedürfnissen anzupassen. Kommunikation entartet in fruchtlose Diskussion. Statt die Sichtweise des Anderen stehen zu lassen, holt man sekundenschnell zum Gegenschlag aus.

## Dem kann man entgegenwirken:

Vereinbaren Sie mit ihrem Partner feste Zeiten, in denen nur einer spricht. Wer mit dem Sprechen an der Reihe ist, kann ungehindert darstellen, was ihn bewegt. Vereinbaren Sie eine ausreichende Zeitspanne, die einzuhalten ist, bis der Andere zur Antwort berechtigt ist. Das können 15 Minuten oder 24 Stunden sein.

Durch die Verzögerung wird aus dem Schlagabtausch womöglich ein echter Dialog, weil das Gesagte durch die Verzögerung eine Chance hat, den Adressaten zu erreichen... und diesen dadurch befähigt, klüger zu antworten, als er es im Eifer eines hastigen Gefechtes jemals täte.

> Irrtumsfreie Kommunikation ist nur möglich, wenn man nichts anderes bezweckt, als sich sichtbar zu machen.

## Irrtumsfreie Kommunikation

Das klingt plausibel: Kommunikation hat eine umso größere Chance, fruchtbar zu wirken, je weniger sich der Mitteilende irrt. Nun ist es schwierig, Irrtum immer auszuschließen. Es gibt aber Bereiche, über die irrtumsfrei kommuniziert werden kann. Diese Bereiche sind darüber hinaus die, die für eine erfolgreiche Gestaltung zwischenmenschlicher Beziehungen wichtig sind: die innerseelische Erfahrung, die der Mitteilende gerade macht.

Um irrtumsfrei kommunizieren zu können, sind vier Kriterien im Umgang mit sich selbst und dem Anderen unabdingbar:

1. Ich muss erkennen, was in mir vorgeht.

2. Ich muss in der Lage sein, tatsächlich Wahrnehmbares von Urteilen zu unterscheiden.

3. Ich muss die volle Verantwortung für mein Erleben übernehmen.

4. Ich muss bereit sein, das Erkannte unzensiert zu schildern.

Bei der irrtumsfreien Kommunikation spricht der Mitteilende immer nur über sich selbst. Er sagt nicht: *Du hast* oder *Es ist so und so.* Er sagt:

- Ich bin...
- Ich denke, dass...
- Ich wünsche mir...
- Ich mag dies, aber nicht das.

- Ich fühle mich....
- Der Grund, dies oder das zu tun, war der...
- Gemäß meiner Erinnerung...
- Ich weiß nicht, warum...

## Verzicht auf asymmetrische Beeinflussung

Kommunikation stellt Wissen zur Verfügung. Sie dient primär dem Anderen. Dem Anderen wird etwas über-geben, das er dann für sich nutzen kann. Nur selten ist der, der sein Wissen übergibt, aber so selbstlos, als dass er bei der Übergabe nicht an den eigenen Vorteil dächte. Das ist kein Problem, solange der Adressat

> **Kernfrage**
>
> Was will ich beim Anderen bezwecken, indem ich ihm diese oder jene Botschaft sende?

nicht manipuliert, sondern transparent informiert wird und es der Sender akzeptiert, wenn der Vorteil, den er sich für sich selbst wünscht, ausbleibt.

| | |
|---|---|
| Kannst Du mal die Schubkarre holen? Ich glaube, sie steht hinter dem Gartenhaus. | Mach' ich, aber ich lese erst noch die Seite zu Ende. ... oder... Tut mir leid. Bin derzeit zu beschäftigt. |

Derlei Art zu kommunizieren respektiert die Ebenbürtigkeit der Beteiligten. Kommunikationsepisoden, bei denen die Ebenbürtigkeit offen oder verdeckt missachtet wird, sind im Alltag aber gang und gäbe.

Bei der **offenen Asymmetrie** stellt sich der eine über den anderen, und betrachtet Kommunikation als einen Transportweg von Handlungsanweisungen, die der Empfänger aus-zuführen hat. Er konfrontiert den Anderen mit Erwartungen und lässt nicht locker, bevor sie erfüllt sind. Das führt entweder...

- zu einer ambivalenten Unterwerfung, bei der der Geforderte zunächst nachgibt, er im Sinne einer passiv-aggressiven Reaktion die Beziehung anderweitig aber sa-botiert,

- zu einer symmetrischen Eskalation, also einem offenen Machtkampf,

- oder zum Rückzug des Bedrängten.

Die **verdeckte Asymmetrie** kann ebenso schädlich für das Zusammenleben sein. Dabei wird der sachlichen Information eine manipulative Komponente beigemischt, die die Sicht- und Handlungsweisen des Empfängers steuern soll. Da wird etwas weggelassen, besonders betont, übertrieben dargestellt oder überhaupt nur gesagt um den Adressaten...

- zu beschwichtigen,

- zu beeindrucken,

- daran zu hindern, in unerwünschter Weise zu reagieren,

- freundlich zu stimmen,

- dazu zu bewegen, über dies oder das etwas Bestimmtes zu denken.

Auch bei der manipulativen Kommunikation stellt sich der eine über den Anderen. Er missachtet das Selbstbestimmungsrecht des Gegenübers, was nicht nur zu dessen Nachteil ist, sondern vor allem auch zum eigenen. Je mehr man zu beeinflussen versucht, was der Andere tun, lassen oder denken sollte, desto mehr

> **Grundregel**
>
> Wenn Sie die Sicht- oder Verhaltensweisen eines Anderen durch unmittelbaren Druck oder verdeckte Mittel zu steuern versuchen, ist die Wahrscheinlichkeit groß, dass es besser für Sie wäre, das zu unterlassen.

Mühe kostet es, um genau das zu bewirken: eine Mühe, die sich nur selten lohnt und die umso öfter Beziehungen vergiftet.

Wenn sich in jedem zweiten Download ein Programmteil versteckt, das den Empfänger rücklings vereinnahmt, wird sich der Empfänger auf Dauer verschließen.

# 18. Konzentration

## Begriffsbestimmung

Der Begriff *Konzentration* besteht aus drei Teilen: der Vorsilbe *kon-*, dem Hauptwort *Zentrum* und der Nachsilbe *-tion*.

1. *Kon-* ist aus dem lateinischen *con- = zusammen, mit* übernommen.

2. *Zentrum = Mittelpunkt* entstammt dem griechischen *kentron (κεντρον) = Stachel*, das seinerseits auf *kentein (κεντειν) = stechen* zurückgeht. Antike Mathematiker sahen dabei die Spitze des Zirkels, die den Mittelpunkt eines Kreises trifft.

3. Die Nachsilbe *-tion*, abgeleitet vom lateinischen *-tio*, verweist auf das Resultat einer Tätigkeit oder eines Prozesses.

Die Fähigkeit, sich zu konzentrieren, ist ein geistiges Vermögen. Wer sich konzentriert, setzt etwas in den Mittelpunkt der Aufmerksamkeit. Er ist in der Lage, die Aufmerksamkeit über längere Zeit auf ein ausgewähltes Ziel zu bündeln.

*Sich zu konzentrieren* kann aber auch anders verstanden werden. *Sich zu konzentrieren* heißt: Alle Objekte aus der Aufmerksamkeit zu entlassen, sodass sich das erkennende Subjekt zu sich selbst verdichtet.

## Funktionen

Das Konzentrationsvermögen ist eine uralte Erfindung des Lebens. Ohne dass die Evolution ihren Spielarten die Kunst der Konzentration verliehen hätte, hätten unsere Vorfahren nicht einmal den Status des Zebrabärblings erreicht.

---

Konzentration ist die willentliche Ausrichtung der Aufmerksamkeit auf ein selbstgewähltes Ziel. Jede Störung der Konzentration ist ein Verlust an Selbstbestimmung.

Nicht jede Konzentrationsstörung ist Unvermögen. Manche ist Flucht vor sich selbst oder der Welt.

Sich allen Reizen auszusetzen, die man finden kann, ist kein gutes Mittel, um bei sich selbst zu sein.

---

*Sich zu konzentrieren* kann zweierlei bedeuten:

1. etwas ins Zentrum der Aufmerksamkeit setzen

2. sich aus der Zerstreuung heraus dem eigenen Zentrum zuwenden

---

### Apropos Vorfahren

Der gemeinsame Vorfahr von Mensch und Zebrabärbling lebte vor 300 Millionen Jahren.

Das zu wissen, ist zwar durchaus interessant, es hier zu erwähnen, schweift aber vom Thema ab; es sei denn, man verwendet die Abschweifung als Beispiel, wie die Konzentration auf ein Thema durch assoziative Gedanken gestört werden kann.

Während sich das Konzentrationsvermögen des Zebrabärblings wie das unseres Vorfahren damit begnügt, die physische Existenz seines Trägers zu sichern, wurde das Aufgabengebiet der Konzentration beim Übergang zum Menschen erweitert. Hier dient es zusätzlich komplexen Tätigkeiten des Verstandes und der Selbsterkenntnis.

## Erfolg

Wie der Zebrabärbling sind auch wir darauf angewiesen, Ziele zu erreichen. Der Zebrabärbling konzentriert sich bei der Jagd auf jeweils einen Wasserfloh. Seine Chance, satt zu werden, wäre kleiner, versuchte er, alle Wasserflöhe zeitgleich zu beachten. Und könnte er nicht von all den süßen Zebrabärbelinchen absehen, die mit Flossen- und mit Wimpernschlag in seinen Jagdgewässern kreuzen, sähe es um seine Ernährung wahrhaft übel aus.

Auch wir konzentrieren uns auf immer neue Ziele, die uns für ein erfolgreiches Leben notwendig erscheinen. Dabei kann es sich um einfache oder verknüpfte Zielsetzungen handeln, also um solche, die nur umzusetzen sind, wenn das Konzentrationsvermögen eine Serie wechselnder Fokussierungen durchläuft.

- Holger hat Lust auf Bergamer Almkäse. Unbeirrt steuert er an den übrigen Regalen vorbei ans Ziel.

- Maria plant, den Sonntagstisch mit selbstgebackenen Waffeln zu bestücken. Von der Beschaffung der Zutaten bis zur Entnahme der fertigen Waffeln aus dem Eisen, steuert sie ihre Aufmerksamkeit durch den komplexen Prozess.

- Bis die Waffeln fertig sind, will Holger die Anlagen S, AV, DDR, DBD, DHKP, SEK und Vorsorgeaufwand seiner

**Verblüffend**

Wussten Sie, dass auch Sie über Grundkenntnisse in Tagalog verfügen? *Hallo* heißt *Hello* und *Entschuldigung Excuse me*. Umgekehrt spricht die Mehrzahl gebildeter Filipinos passabel deutsch. Sie wissen, was wir meinen, wenn wir von *Sale, Community, Connections, Casting, Doku-Soap, Highlight, Newsletter, Jobcenter, Global-Player* und dergleichen sprechen. Natalie braucht also wirklich kein Tagalog zu lernen. Mit den Filipinos kann sie Deutsch reden... und wenn einer sie ungefragt anfassen will, dann eben Tacheles.

Schon wieder vom Thema abgewichen. Was schließen wir daraus? Der Vorsatz, sich auf ein Thema zu konzentrieren, kann als Gefängnis empfunden werden, das den Geist zum Ausbruch reizt. Viele Schüler und Studenten kennen das.

27-teiligen Steuererklärung fertigstellen. Auf mehr kann er sich in einem Anlauf nicht konzentrieren. Der Ärger darüber, einer zwangskranken Steuerbehörde ausgeliefert zu sein, macht die Sache nicht leichter.

- Natalie hat beschlossen, Tagalog zu lernen.

  Warum sie das tat, ist bis heute unklar. Man könnte es verstehen, wenn sie sich in einen Filipino verkuckt hätte. Ihr Liebster ist aber gebürtig aus Wallerfangen und spricht ein Deutsch, das über Enkenbach und Alsenborn hinaus verstanden wird. Natalie wäre gut beraten, wenn sie von Tagalog auf Spanisch wechseln würde; zumal sie mit ihrem Liebsten im Sommer nach Mallorca fliegt.

  Egal ob Spanisch oder Tagalog: Sie muss sich auf Vokabellisten, Aussprache und Grammatik konzentrieren.

## Erkenntnis

Oft ist der Mensch damit zufrieden, bei der Jagd nach überlebensnotwendigen Gütern Erfolge zu verbuchen; oder gar so erfolgreich zu sein, dass der Wagen vor der Haustür den Vergleich mit dem des Nachbarn nicht zu scheuen braucht. Vielen reicht das aber nicht. Viele sind von einem Wissensdurst getrieben, der für die Beschaffung des Lebensnotwendigen überflüssig erscheint.

### Eindringlichkeit

Beim Erwerb vertiefter Erkenntnis kommt der Namenspatron der *Konzentration* zu seinem Recht. Wir erinnern uns: *Zentrum* kommt von griechisch *kentein (κεντειν)* = *stechen*. Beim Stich dringt der Stachel in ein Gewebe vor... und nur so, indem sich der Geist zu einem Stachel verdichtet, ist er in der Lage, in das Gewebe der Strukturen vorzudringen und durchdringend zu erkunden, woraus das Gewebe besteht. Jenseits des Gewebes kann sich der Geist dann wieder weiten für den Blick in einen völlig anderen Raum.

- Rahel hat einen Film über Mozart gesehen. Danach googelt sie den Meister: War Salieri tatsächlich Gegenspieler? Was ist aus Mozarts Kindern geworden? War Mozart hyperaktiv? All dem will sie auf den Grund gehen. Sie kauft eine 400-seitige Biographie des Komponisten.

- Bertold fragt sich, ob man aus der kompositorischen Struktur des Requiems in d-Moll (Köchelverzeichnis 626) Rückschlüsse auf die Todesursache Mozarts ableiten kann. Nach sechs Jahren konzentrierter Forschung kann er das zwar nicht belegen, seine Arbeit über den *Einfluss hirnorganischer Veränderungen auf das Synapsensystem der Hörrinde* zeigt jedoch Möglichkeiten auf, die zentrale Hörstörung durch gepulste Magnetresonanz zu beeinflussen.

Die Konzentration des Zebrabärblings auf den Wasserfloh bleibt an der Oberfläche der Erscheinung. Der Wasserfloh kann aber auch Fokus einer vertieften Aufmerksamkeit sein, die ihn als Pforte zum Verständnis eines ganzen Ökosystems nutzt. Nur wenn man sich lange genug auf ein Thema konzentriert, erkennt man zusammenhängende Strukturen.

## Selbstbewusstsein

Selbstbewusstsein ist ein spezielles Gebiet der Erkenntnis. Hier wendet sich der Blick nach innen; und damit einem Bereich der Wirklichkeit zu, der den fünf Sinnen verborgen ist. Wahrnehmungen aus der Innenwelt erreichen wohl jedes Bewusstsein: Man spürt Hunger, Angst, Begierde und Zorn. Um die Rolle oberflächlicher Affekte zu verstehen, bedarf es auch dabei der Konzentration. Erst wenn man Impulse und Emotionen achtsam fixiert, versteht man, wovon man bis dahin beherrscht wurde.

Die erste Stufe der Meditation übt die Konzentration auf Elemente des eigenen Selbst. Sie bereitet dadurch Erkenntnismöglichkeiten vor, die das Selbstbewusstsein erweitern.

*Was ins Zentrum der Aufmerksamkeit rückt*

| Pol | | Fokus | Funktion | Beispiel |
|---|---|---|---|---|
| Oberflä-che | 1 | Oberfläche des Objekts | Erwerb des Objekts | Wasserflöhe, Almkäse, *Zebrabär-belinchen* |
| | 2 | Wesen des Ob-jekts | Verstehen des Objekts | Einbettung des Wasserflohs im Feuchtbiotop |
| | 3 | Struktur des Subjekts | Selbsterkennt-nis | Was ist mein Motiv, Feuchtbio-tope zu untersuchen? |
| Tiefe | 4 | Wesen des Sub-jekts | Selbstverwirkli-chung | Was bin ich jenseits persönlicher Motive? |

Selbstbewusstsein ist eine wesentliche Voraussetzung dafür, ein selbstbestimmtes Leben zu führen. Ohne die Fähigkeit, sich auf innerseelische Erfahrungen zu konzentrieren, läuft man Gefahr, vom ständigen Wechsel oberflächlicher Ereignisse abgelenkt zu werden. Im schlimmsten Fall führt man ein Leben, das man kaum noch als das *eigene* bezeichnen kann.

# Störungen

Konzentrationsstörungen sind Ursache und/oder Begleitsymptom seelischer Erkrankun-gen. Im Grundsatz können sie bei jeder psychischen Störung auftreten. Einer Störung der Konzentration entspricht entweder ein energetisches Unvermögen oder eine Ablenkung der Aufmerksamkeit durch Wahrnehmungsobjekte, von denen der Betroffene den Blick nicht wenden kann.

Die Ablenkung der Aufmerksamkeit kann ihrerseits Folge sekundärer Faktoren sein, die ein bis dahin entwickeltes Konzentrationsvermögen schwächen, oder sie ist ein primäres Unvermögen als Ausdruck einer gering entwickelten Selbstbestimmung.

## Energetisches Unvermögen

Konzentrationsstörungen aus energetischem Unvermögen sind jedem bekannt. Ihre häufigste Ursache ist Müdigkeit. Neben der Müdigkeit, die als gesunder Gegenpol zur Achtsamkeit begriffen werden kann und die bei der reinigenden Entformung des Bewusstseins ihre Rolle spielt, gibt es auch Entkräftungen, die entweder manifest pathologisch sind oder auf pathologische Zustände verweisen. Zu nennen sind...

| **Störung oder Unvermögen** |
| --- |
| Um eine Konzentrationsstörung handelt es sich, wenn die Fähigkeit, sich zu konzentrieren, durch neu aufgetretene Faktoren vermindert wird. |
| Ein Unvermögen liegt vor, wenn die Fähigkeit zur willentlichen Bündelung der Aufmerksamkeit bislang nur wenig entwickelt ist. |

### 1. Erschöpfungssyndrome (Burnout)

Das Burnout-Syndrom belegt, dass die Konzentration auf Wahrnehmungsobjekte ein aktiver Prozess ist, der organismische Energie verbraucht. Die Wahrnehmungsobjekte, denen sich der spätere Burnout-Patient zuwendet, sind Ziele, Aufgaben, Erledigungen und Pflichten, die er sich selbst stellt oder auf Druck der Umstände zu bewältigen hat. Verbraucht er dabei mehr Energie, als der Organismus zur Verfügung stellt, treten als Folge der Erschöpfung Konzentrationsstörungen auf.

| **Grundregel** |
| --- |
| Jede Konzentration auf ein Objekt verbraucht Energie, jede Sammlung ins Subjekt führt neue zu. |

### 2. Intoxikationen

Wer nach dem Konsum diverser Pinnchen Sambucalikör versucht hat, Paragraph 5, Absatz 4 des Bundesstatistikgesetzes (BStatG) zu verstehen, weiß, dass man sich auf die Schachtelsätze der deutschen Gesetzgebung besser konzentrieren kann, wenn man sich vorher mit Amphetaminen dopt. Stocknüchtern an das Projekt heranzugehen ist keine Garantie dafür, dass der Versuch, den Sinn des Textes zu erfassen, nicht doch misslingt, weil der Sprachduktus den Geist des Lesers vor Erreichen des Ziels in sage und schreibe 5,4 Himmelsrichtungen zerstreut.

**Paragraph 5, Absatz 4**

Die Bundesregierung wird ermächtigt, durch Rechtsverordnung mit Zustimmung des Bundesrates bis zu vier Jahren die Durchführung einer Bundesstatistik oder die Erhebung einzelner Merkmale auszusetzen, die Periodizität zu verlängern, Erhebungstermine zu verschieben sowie den Kreis der zu Befragenden einzuschränken, wenn die Ergebnisse nicht mehr oder nicht mehr in der ursprünglich vorgesehenen Ausführlichkeit oder Häufigkeit benötigt werden oder wenn tatsächliche Voraussetzungen für eine Bundesstatistik entfallen sind oder sich wesentlich geändert haben. Die Bundesregierung wird außerdem ermächtigt, durch Rechtsverordnung mit Zustimmung des Bundesrates bis zu vier Jahren von der in einer Rechtsvorschrift vorgesehenen Befragung mit Auskunftspflicht zu einer Befragung ohne Auskunftspflicht überzugehen, wenn und soweit ausreichende Ergebnisse einer Bundesstatistik auch durch Befragung ohne Auskunftspflicht erreicht werden können.

---

**Apropos Paragraph 5**

Paragraph 5 verdunkelt zwar, was er erhellen soll, nebenbei erklärt er jedoch, worüber er kein Wort verliert: warum Deutschland im 21. Jahrhundert unfähig ist, einen Flughafen zu bauen; obwohl es das im Jahrhundert zuvor zustande brachte. Das Deutschland des 21. Jahrhunderts hat sich dermaßen in Rechtsvorschriften verstrickt, über deren Bedeutung Juristen komissionsweise grübeln, dass eine Baumaßnahme, die die Größe eines Kanzleramts überschreitet, undurchführbar geworden ist. Deutschland versteht nicht mehr, was es von sich selbst verlangt.

---

**Ähnliches kennt wohl jeder**

Holger ist gerade bei Anlage KKP der Steuererklärung angelangt. Da fragt Maria aus der Küche an, ob er denn mal kommen könnte. Das Kabel des Waffeleisens habe Feuer gefangen. Selbst wenn Holger sich weiter auf Anlage KKP zu konzentrieren versuchte, es würde ihm kaum gelingen. Die Sorge, dass das Haus in Brand gerät, ist ein Bewusstseinsinhalt, dem er seine Aufmerksamkeit nicht entziehen kann.

Das zeigt zugleich, dass es psychotrope Substanzen gibt, zum Beispiel Alkohol, Benzodiazepine, Schlafmittel, sedierende Psychopharmaka und Antihistaminika, die den Geist so ermüden, dass das Konzentrationsvermögen darunter leidet und andere - Koffein, Amphetamine, Methylphenidat, Coca -, die es vorübergehend stimulieren.

## Ablenkung durch Wahrnehmungsobjekte

Bei vielen psychiatrischen Erkrankungen wird die willentliche Ausrichtung des Bewusstseins durch ablenkende Wahrnehmungsobjekte beeinträchtigt. Als Wahrnehmungsobjekte werden hier nicht nur Gegenstände oder Dynamiken der Außenwelt aufgefasst, sondern auch Bewusstseinsinhalte, die der Kranke als Gefühl, Impuls, Trugwahrnehmung oder Vorstellung in sich erkennen kann.

Bei vielen Erkrankungen ist der Betroffene außerstande, die Aufmerksamkeit von den entsprechenden Inhalten abzuziehen und sich einem selbstgewählten Thema zuzuwenden.

*Erkrankung, Konzentrationsstörung und ablenkende Wahrnehmungsobjekte*

| Erkrankung | Ablenkung durch... |
|---|---|
| Psychose | Halluzinationen, wahnhafte Ängste, Wahnvorstellungen |
| Depression | Verschuldungsideen, Versagensängste, Selbstvorwürfe, Sorgen |
| Manie | Größenideen, Ideen, die man dem anderen noch erzählen könnte |
| ADHS | das nächste Projekt, ein klingelndes Telefon, ein Gedanke, der plötzlich aufkommt und den man ebenfalls umsetzen könnte |
| Generalisierte Angststörung | vorgestellte Unglücke, die passieren könnten |
| Zwangsstörung | vorgestellte Gefahren, die durch Kontrolle und Ritual verhindert werden müssen |
| Anpassungsstörung | Gedanken über die Umstände, die man als Missstand erlebt |
| Posttraumatische Belastungsstörung | einschießende Erinnerungen an das traumatische Erlebnis (Intrusionen) |

Auch Normalität kann als psychische Krankheit definiert werden; und zwar dann, wenn man den Krankheitsbegriff wörtlich nimmt. *Krank* geht auf die indoeuropäische Wurzel *ger-* = *drehen, biegen, krümmen* zurück. Das Kranke ist Verkrümmtes. Da sich das Denken und Wirken des normalen Menschen durch die Schwerkraft der Egozentrizität in den Horizont seiner persönlichen Belange krümmt, kann Normalität als Verfehlen seelischer Gesundheit verstanden werden.

Der normale Mensch wird durch die überwertige Besorgung seiner persönlichen Belange vom Wesentlichen, also von dem, was sein Wesen ausmacht, abgelenkt und so daran gehindert, sich zu sich selbst zu verdichten. Er bleibt ins Feld beliebiger Belange zerstreut, die ihm durch die momentane Position seiner Person im Umfeld zufallen.

## Zerfall kognitiver Funktionen

Konzentration, also die absichtliche Bündelung der Aufmerksamkeit auf ein Thema, ist eine komplexe kognitive Leistung. Während sich der Zebrabärbling dabei auf instinktive neuronale Regelkreise verlassen kann, bedarf es zur aktiven Bündelung beim Menschen

eines bewussten Entschlusses. Sobald eine demenzielle Entwicklung die Selbststeuerungs-
fähigkeit aufhebt, ist auch die Konzentration betroffen. Schwer demente Menschen sind
zur Hinwendung nicht mehr fähig.

## Desinteresse

Nicht jedes Ausbleiben einer Bündelung der Aufmerksamkeit ist als Störung aufzufassen.
Führt schieres Desinteresse dazu, dass man einem Themenangebot nicht folgt, ist das kein
Zeichen eines Defizits, sondern segensreicher Selbstschutz.

- Tante Mechthild erzählt bis ins Detail, was Frau Nellesbeck über den Camping-
  urlaub ihres Neffen zu berichten wusste. Man stelle sich vor: Schon am dritten
  Tag war einer der Zeltheringe verschwunden und der Neffe musste sich im nahen
  Wald als Ersatz Hölzchen und Stöckchen suchen... und dann kam auch noch ein
  Pärchen aus Erpolzheim...

- Sobald Sven die fünf Ideen ausgesprochen hat, die ihm zur Lage des Universums
  einfallen, verfällt er nicht in wohltuendes Schweigen. Er fängt mit denselben Ideen
  von vorne an, obwohl man ihm dazu bereits siebenmal bestätigend zugenickt hat.

- Hat man im Laufe der Jahrzehnte 729 Krimis gesehen, fällt es selbst der Verzwölf-
  fachung an Action, Gewalt und aufgesetztem Affekt, die die Drehbücher im Laufe
  der Zeit durchlitten haben, schwer, das Interesse des Betrachters auf sich zu ziehen.

Andererseits kann Desinteresse aber doch pathologisch sein: wenn das Thema, auf das
man sich nicht konzentrieren kann, eigentlich bedeutsam ist, es aus psychologischen Gründen aber vermieden wird.

- Kai-Uwe hat etliche Anläufe gemacht, um mit Silke über den Urlaub zu sprechen.
  Sie bleibt bei solchen Gesprächen kaum je bei der Sache. Was Kai-Uwe nicht
  weiß: Silke liebäugelt heimlich mit André; was sie aus Furcht vor den Konsequenzen aber selbst nicht wahrhaben will.

- Statt in der erwünschten Leere zu versinken, rattert bei der Meditation ein Gedanke nach dem nächsten durch den Kopf. Die Konzentration auf das Wesentliche will einfach nicht gelingen. Offensichtlich interessiert sich das Ich mehr für
  die Themen der Person als für sich selbst.

## Motivation, Konzentration und Gedächtnis

Konzentration und Gedächtnis hängen eng miteinander zusammen. Möchte man sich einen Sachverhalt oder den Inhalt einer Absprache merken, muss man beim Lesen oder im

Gespräch bei der Sache sein. Ob man das ist, hängt wesentlich von der Motivation ab, die der Zuwendung zugrunde liegt. Drei typische Motive des Hinschauens und Zuhörens können unterschieden werden.

1. Ich höre zu, weil ich die Information benötige.

2. Ich höre zu, weil es angenehm ist, was ich höre.

3. Ich höre zu, weil ich aus Pflichtgefühl die Rolle des Zuhörers spiele.

Wohl jeder weiß aus eigener Erfahrung, dass es ungleich leichter ist, sich auf ein Thema zu konzentrieren, wenn man ein ureigenes Interesse daran hat. Hat man das Interesse, gehen die Inhalte ungehindert ins Gedächtnis über. Hört man einem anderen aber nur zu, weil man sich dazu verpflichtet, dann beschäftigt man sich meist im Hinterkopf mit anderen Dingen. Man bleibt zerstreut. Wovon der andere erzählt oder das, was womöglich abgesprochen wurde, ist schnell vergessen. Bei fehlender Konzentration dringt der Geist nicht nur nicht ins Gewebe der Sachverhalte ein, sondern die zunächst oberflächlichen Erkenntnisse dringen auch nicht bis ins Langzeitgedächtnis vor.

## Diagnostik

Die Diagnostik der Konzentrationsstörung erfolgt im psychiatrischen Alltag zunächst klinisch. *Klinisch* heißt: Man fragt den Patienten, ob er entsprechende Störungen hat. Meist wird man dabei eine verlässliche Antwort bekommen.

Will man eine Konzentrationsstörung objektiver erfassen, stellt man dem Patienten Aufgaben, deren Lösung bei Konzentrationsstörungen erschwert ist.

- Kopfrechenaufgaben (96-17+8 oder 8x4-12)

- Kettensubtraktionsaufgaben (100-7 = ? [93, 86, 79, 72, 65 etc.])

- Wörter buchstabieren (vorwärts oder rückwärts)

Das Ausmaß des Scheiterns spiegelt das Ausmaß der Störung.

**Übliche Fragen**

- Wissen Sie am Ende einer Buchseite was an deren Anfang stand?

- Können Sie einer Fernsehsendung folgen?

- Sind Sie bei Gesprächen bei der Sache?

## Behandlung

Werden Konzentrationsstörungen durch manifeste psychiatrische Erkrankungen verursacht, steht die Behandlung der Grunderkrankung im Vordergrund. Dementsprechend stehen verschiedene Heilmittel zur Verfügung:

## 18. Konzentration

1. Psychotherapeutische Verfahren

2. Psychopharmaka

   o Antidepressiva

   o Neuroleptika

   o Tranquilizer

   o Antidementiva

   o Methylphenidat

Methylphenidat gehört wie die Amphetamine zur Gruppe der Psychostimulanzien. Es wird zur Behandlung der ADHS eingesetzt. Methylphenidat und andere Psychostimulanzien können auch bei Gesunden die Konzentrationsfähigkeit verbessern. Daher werden sie verbreitet zur Leistungssteigerung im Sinne eines sogenannten *Neuro-Enhancement (to enhance = verbessern)* eingesetzt. Die Unbedenklichkeit des Neuro-Enhancements ist in Fachkreisen umstritten.

Viele Psychopharmaka haben ihrerseits aber sedierende Wirkungen. Sie machen müde. Daher sind sie nicht nur geeignet, Konzentrationsstörungen durch spezifische psychiatrische Symptome zu lindern. Oft führen sie selbst dazu. Die gesündeste Methode zur Steigerung der Konzentrationsfähigkeit ist die Meditation. Sie wird sowohl therapeutisch als auch im Rahmen spiritueller Praktiken ausgeübt.

# 19. Meinung

Vieles wird nur gemeint, weil man sonst nicht weiß, wer man sein könnte.

Meinen fängt an, wo wissen aufhört.

Besser gar keine Meinung als eine, die auf Abwege führt.

**Grundregeln**

- Je weniger man von sich erkennt, desto mehr sucht man Halt an dem, was man meint.

- Je fester man sich an seine Meinungen bindet, desto weniger respektiert man andere.

- Je weniger man andere Sichtweisen respektiert, desto eher verstrickt man sich in Konflikte.

## Begriffe

Das Verb *meinen* hat im Stammbaum der indoeuropäischen Sprachen zwei Ahnen: *mian* und *měniti*. *Mian* hieß altirisch *der Wunsch, das Verlangen*. *Měniti* war das altslawische Wort für *wähnen*. Offensichtlich hat das Meinen mehr mit wünschen und wähnen als mit wissen zu tun. Auch das deutsche *vermeintlich* weist darauf hin, dass die Meinung eher beim Irrtum als bei der Erkenntnis liegt.

## Psychosoziale Funktionen

Meinungen haben wichtige Funktionen. Sie dienen sowohl der Orientierung im physikalischen und sozialen Umfeld als auch der Bestimmung der eigenen Identität. Während man seine körperliche Identität im Spiegel erkennt, bleibt die seelische der sinnlichen Wahrnehmung verborgen. Daraus resultiert für die Person das Problem, ihre seelische Identität durch geistige Akte zu bestimmen. Dazu stehen zwei Mittel zu Verfügung:

1. **Wahrnehmungsakte**

   Was nehme ich als *wirklich* wahr?

   Wahrnehmbar sind die Elemente des relativen Selbst: seelische Gefühle, körperliche Empfindungen, Wissen, Erinnerungen, Impulse, Bestrebungen, Motive, Urteile und Gedanken. Wahrnehmbar ist die innere Dynamik der eigenen Person.

*Bestandteile der seelischen Identität*

| Das Selbst | Das Ego |
|---|---|
| Existenzielle Identität | Soziale Identität |
| Was macht mich aus? Woraus besteht die innere Wirklichkeit, die mein Wesen bestimmt? | Wer bin ich im Kontext der Gemeinschaft? Was ist mein Rang und meine Rolle? Wo gehöre ich hin? |

2. **Urteilsakte**

Wovon behaupte ich, dass es als *wahr* zu gelten hat?

Urteile sind als innerseelische Ereignisse wahrnehmbar. Zugleich sind sie das Werkzeug, das aus Gewusstem und ergänzenden Vermutungen Meinungen bildet, die davon ausgehen, dass man komplexe Sachverhalte richtig erkennt. Solche Meinungen dienen sowohl als Schnittmuster für zukünftige Entscheidungen, als auch als Indikator der persönlichen Identität im sozialen Umfeld. Meinungen zeigen anderen an, wer man ist und als was man gesehen werden will.

**Verhaltenssteuerung und Identitätsfindung durch Meinungen**

- Wer meint, dass alle Pilze ungenießbar sind, wird sich gegen Pilzgerichte entscheiden.

- Wer meint, dass das Großkapital enteignet werden sollte, wird den Besuch eines konservativen Parteitags vermeiden. Er sagt: Ich bin ein Linker. Seine Meinung steuert sein Verhalten und verleiht ihm eine Identität.

Durch die Identifikation mit bestimmten Meinungen wird Zugehörigkeit begründet. Einer der wichtigsten Gründe, etwas zu meinen, liegt darin, dass das Umfeld, zu dem man gehören möchte, es ebenfalls tut. Meinungen sind sozialer Kitt. Wie die Pheromone der Bienen bestimmen sie, wer zum heimatlichen Bienenstock gehört.

# Wissen, Wünschen, Wähnen

Viele Meinungen befassen sich mit sozialen und politischen Fragen. Sie machen Aussagen darüber, welches Verhältnis zwischen Personen als *richtig* zu bezeichnen ist. Solche Meinungen beanspruchen das Recht, darüber zu entscheiden, wer wem wie viel schuldet.

- Untergebene sollten Vorgesetzte grüßen.

---

**Meinung oder Tatsache**

Eine besondere Gefahr geht vom heimtückischen Hexenchamäleon aus. Dieser Pilz spürt an Vibrationen, die herannahende Sammler im Erdreich verursachen, was deren Lieblingspilz ist: Steinpilz, Pfifferling, Champignon, Trüffel oder Glücksröhrling. Bevor es ins Blickfeld des Sammlers gerät, nimmt das Hexenchamäleon das entsprechende Aussehen an. Einmal verzehrt, verursacht es eine Flatulenz, die akustisch nicht von Satansgelächter zu unterscheiden ist. Im Oberbayerischen ist die Mimikry des Pilzes so erfolgreich, dass viele Sammler auf Bucheckern umgestiegen sind. Dabei gibt es einen Trick, um den Schädling zu entlarven: Treten Sie beherzt auf das Fundstück. Wenn aus dem Matschhaufen ein Seufzer entweicht, war es das Hexenchamäleon. Wenn nicht, hätten Sie den Pilz essen können...

## 19. Meinung

- Die Steuern sollten erhöht oder gesenkt werden.

- Der Zuzug von Ausländern sollte erleichtert oder verhindert werden.

- Es sollten Studiengebühren erhoben werden.

Als Meinungsträger geht man davon aus, dass man selbst, im Gegensatz zu anderen, am besten weiß, wie die Dinge laufen sollten. Die Meinung, dass die eigene Meinung allgemeingültig ist, liegt dem Meinen tendenziell bereits inne. Dass das so ist, liegt am Wünschen und Wähnen, das jedem Meinen zugrunde liegt.

Während sich das Wissen mit dem Wenigen begnügt, das man wissen kann, befassen sich Meinungen mit komplexen Strukturen. Was man als Meinungsvertreter nicht wissen kann, vermutet man zu dem Wenigen, was man weiß, dazu. Dadurch ist jedes Meinen ein Wähnen. Sobald man das Gewusste vom bloß Aufgefüllten nicht mehr unter-

---

**Meinung und Masken**

Indem man etwas meint, drückt man Wünsche aus. Hinter Wünschen steckt das Interesse am eigenen Vorteil. Wird das Eigeninteresse durch eine entsprechende Meinung maskiert, exponiert man sich beim Betreiben des eigenen Vorteils nur wenig. Man fordert ja nichts. Man meint ja nur. Wer seine Interessen aber nur verdeckt vertritt, hat damit meist wenig Erfolg; es sei denn, er schafft es, die Meinungen anderer großflächig mit dem eigenen Duftstoff zu imprägnieren. Damit das gelingt, wird Meinung im nächsten Schritt durch Medien aller Art als Information maskiert.

---

scheidet, bekommt die Meinung wahnhafte Züge. In der Realität ist das die Regel; was oft nicht auffällt, weil man genügend Gleichgesinnte findet, deren Zustimmung den wahnhaften Zug des Meinens ummäntelt.

Die Ergänzung des Gewussten durch Elemente, die man bloß vermutet, erfolgt nicht zufällig. Sie wird von Wünschen gesteuert. Man hält durch die eigene Meinung meist das für richtig, was man als wünschenswert erachtet. Was man als wünschenswert erachtet, ist das, wovon man sich Vorteile verspricht.

---

### Eine Meinung, die das scheinbar widerlegt

Die Welt ist schlecht.

Kann man sich wünschen, dass die Welt schlecht ist? Natürlich kann man das! Wenn die Welt schlecht ist, braucht man keine Verantwortung zu übernehmen. Man hat eine Erklärung dafür, warum man scheitert oder unzufrieden ist; und ein Argument, sich wenig Mühe zu geben.

## Von der Meinungsbildung zur Tatsachenverleugnung

Meinungen können entweder selbst entwickelt werden oder man übernimmt sie fertig aus dem Umfeld. Entwickelt man Meinungen selbst, folgt das einer logischen Sequenz in drei Schritten. Die ersten beiden Schritte sind unproblematisch:

1. Man nimmt Tatsachen zur Kenntnis.

2. Man bildet aufgrund dieser Tatsachenkenntnis übergreifende Urteile über die Struktur der Wirklichkeit.

Bleibt man nach einer ersten Urteilsbildung offen für neue Tatsachen, entwickeln sich Meinungen dynamisch weiter. Es liegt aber im Wesen von Meinungen, oder besser gesagt im Wesen des Menschen, der Meinungen zu psychologischen oder politischen Zwecken benutzt, sich abzusichern. Das führt zu einem dritten Schritt:

3. Tatsachen, die einmal gebildete Meinungen hinterfragen könnten, werden ignoriert.

Von da ab wird das Denken postfaktisch, also tatsachenverleugnend. Postfaktisches Denken und Argumentieren beruht auf fixierten Meinungen, die nicht mehr zum Zweck einer gemeinsamen Wahrheitsfindung vorgetragen werden, sondern zum Zweck egozentrischer Vorteilsnahme. Bei der Diskussion politischer und gesellschaftlicher Themen ist postfaktisches Argumentieren weit verbreitet; vor allem in den Lagern derer, die sich parteipolitisch festgelegt haben. Im Rahmen konfessioneller Religion ist es oberstes Prinzip. Tatsachenverleugnung ist eine notwendige Zutat, die deren Zusammenhalt und Selbstverständnis begründet.

### Die Zahl der Wahrheiten

Zeitgenossen, die das Recht auf eine eigene Meinung behalten und es konfliktfrei an andere vergeben wollen, meinen oft, es gebe nicht nur eine, sondern viele Wahrheiten, sodass jeder seine eigene habe. Wäre es so, gäbe es zwischen Meinung und Wahrheit keinen Unterschied. Tatsächlich ist Wahrheit das, wovon es keine Varianten gibt. Der Glaube, jeder könne eine eigene Wahrheit haben, ist Zeichen einer hedonistischen Gesinnung oder der Versuch, Einigkeit zu sichern, wo es Unterschiede gibt.

Hedonismus (griechisch *hedone [ηδονη]* = *Freude, Vergnügen, Genuss*) ist eine Einstellung zum Leben, die dessen Sinn im Streben nach sinnlichem und geistigem Genuss und der Vermeidung unangenehmer Erfahrungen zu erkennen glaubt. Zum Sinn des Lebens kann es jedoch gehören, dass man dem einzig Wahren auch dann die Treue hält, wenn es keinen Spaß macht. Hedonismus führt dazu, dass man das Echte dem Leichten preisgibt.

Tatsächlich hat nicht jeder eine eigene Wahr*heit*, sondern bloß eine eigene Wahr*nehmung* und eine eigene Deutung. Die kann von der Wahrheit ziemlich entfernt sein.

## Übergänge

Zwischen dem normalpsychologischen Vorgang des Meinens und psychiatrisch relevantem Wahn gibt es Zusammenhänge; ebenso zwischen postfaktischem Meinen, Wahn und dogmatischen Glaubenslehren. Obwohl eindeutige Unterschiede theoretisch zu benennen sind...

- Beim Wahn werden Fakten, die den Wahninhalt in Frage stellen, proaktiv verleugnet.

- Beim Meinen werden Fakten, die die Meinung in Frage stellen, selektiv ignoriert oder als belanglos eingestuft.

- Glaube fußt auf gemeinsamen Dogmen, Wahn auf privatistischer Behauptung.

- Glaube erklärt zum Faktum, was bestenfalls vermutet werden kann.

... sind in der Praxis fließende Übergänge festzustellen. Bloßes Meinen kann unter dem Einfluss psychologischer Abwehrmechanismen in manifesten Wahn übergehen. Glaube und Wahn können zur Idee eines vermeintlich göttlichen Auftrags verschmelzen.

*Tatsachenverleugnende Denkweisen*

|  | Meinung | Wahn | Glaube |
|---|---|---|---|
| **Verleugnung** | optional selektiv ignorierend | zwingend | zwingend dogmatisch |
| **Funktion im Grund-konflikt** | Selbstbestimmung oder Zugehörigkeit | Selbstbestimmung | Zugehörigkeit |
| **Inhalt** | individuell oder kollektiv | individuell | kollektiv |

# Diskussion und psychologischer Grundkonflikt

Meinungsträger gehen in Diskussionen aufeinander los. Es fällt ihnen schwer, dem Anderen eine abweichende Meinung zu lassen. Es interessiert sie nicht, wie der Andere die Dinge sieht, sondern nur, wie man ihn zur eigenen Sichtweise bekehren kann.

> Der Wert einer Meinungsäußerung liegt nicht darin, zu sagen, wie es ist, sondern zum Nachdenken darüber anzuregen, wie es sein könnte.

Das hat mit den Interessen zu tun, die hinter Meinungen stehen und mit Spannungen, die dem psychologischen Grundkonflikt entspringen.

## 19. Meinung

Wer seine Interessen durch die Verbreitung von Meinungen vertritt, fühlt sich von abweichenden Meinungen bedroht. Theoretisch hat er damit recht. Oft macht er aus Mücken aber Elefanten.

Wer gut verdient, kann über die Meinung, dass Steuern zu erhöhen sind, erschrecken. Ob es der Mühe wert ist, mit einem Nachbarn zu streiten, der sich für Steuererhöhungen ausspricht, sei dahingestellt. Von der Meinung des Einzelnen geht kaum eine echte Bedrohung aus.

Eine tiefere Ebene des Meinungsstreits hängt mit dem psychologischen Grundkonflikt zusammen. Wenn jemand etwas anderes meint als ich, ist er mir, zumindest darin, nicht mehr zugehörig. Das aktiviert eine uralte Angst aus der Savanne: alleine unter Löwen dazustehen. Um die schützende Gemeinsamkeit wiederherzustellen, gibt es zwei Wege:

- Ich schließe mich der Meinung des Anderen an.

- Ich überzeuge ihn.

Zum Grundkonflikt gehört aber nicht nur das Bedürfnis nach Zugehörigkeit, sondern auch das nach Selbstbestimmung.

*Meinungsstreit und Bedürfnisse*

| Entscheidung | | Bedürfnis |
|---|---|---|
| | Zugehörigkeit | Selbstbestimmung |
| Ich teile die Meinung des Anderen. | erfüllt | nicht erfüllt |
| Ich überzeuge ihn. | erfüllt | erfüllt |

Deshalb ist klar: Nur wenn ich den Anderen überzeuge, kann ich beide Bedürfnisse erfüllen.

### Identifikation mit dem Aggressor

Eine pathogene Variante zur Befriedigung beider Grundbedürfnisse bildet die Identifikation mit dem Aggressor. Persönlichkeiten mit abhängiger Grundstruktur neigen dazu, die Sichtweisen ihrer mächtigen Beschützer als die eigenen anzusehen. So bleiben sie in der Zugehörigkeit geschützt und glauben zugleich, selbstbestimmt zu sein. Als psychiatrisches Syndrom ist hier die sogenannte *Folie à deux* (ICD-10 F24: Induzierte wahnhafte Störung) zu nennen, also die Übernahme einer wahnhaften Vorstellung durch den regressiven Partner innerhalb einer Beziehung. In der Politik verschafft dieser Abwehrmechanismus Diktatoren die Hälfte ihrer jubelnden Anhängerschaft.

# Ökonomie der Kräfte

Vielen fällt es schwer, abweichende Meinungen gelassen hinzunehmen. Instinktiv fürchten sie sich vor einer Vielfalt der Sichtweisen.

- Zum einen unterbricht jeder Meinungsunterschied die Homogenität des sozialen Zusammenhalts. Das stellt die Zugehörigkeit in Frage. Resultat ist Trennungsangst.

- Zum anderen relativiert Meinungsvielfalt den Anspruch der eigenen Meinung auf umfassende Richtigkeit. Wenn es viele Sichtweisen geben kann, ist die eigene nur eine davon. Das stellt den Erfolg der Selbstbestimmung in Frage. Wer bin ich, wenn das, was ich meine, austauschbar ist.

> **Was sollen die Nachbarn...**
>
> ... von uns denken? An diese Frage ihrer Eltern erinnern sich Millionen. Das zeigt, wie weit der Glaube verbreitet ist, zum Glück gehöre vor allen Dingen, im Meinungsbild anderer gut dazustehen. Obwohl es gewiss wünschenswert ist, dass andere Gutes von uns meinen, verhindert die Meinung, es sei unerlässlich, dass sie es tatsächlich tun. Denn wer meint wirklich etwas Gutes von jemandem, dem das Rückgrat fehlt, sich ohne die Zustimmung anderer treu zu sein?

Je weniger man abweichende Meinungen hinnimmt, desto mehr verstrickt man sich in Streit. Im Streit versucht man, Zugehörigkeit durch Zwist zu sichern. Logisch: Hat man den Anderen überzeugt, ist man wieder einig. Und überhaupt: Streiten verbindet und der Begriff *Konflikt* hebt mit der Vorsilbe *con = zusammen* an. Das Resultat des Streits ist aber oft das Gegenteil vertiefter Einigkeit. Im Eifer der Diskussion zerschlägt man das Porzellan, das beim gemeinsamen Mahl die Speisen hätte tragen können. Zu allem Überfluss kosten Diskussionen Kraft.

Deshalb ist es sinnvoll, die Fähigkeit zu steigern, abweichende Meinungen stehen zu lassen.

**Was können Sie dafür tun?**

- Wenn Sie auf abweichende Meinungen treffen, spüren Sie nach, wie sich das Treffen für Sie anfühlt.

- Interessieren Sie sich mehr für die eigene Erfahrung, als für die Verbesserung der Welt.

- Versuchen Sie, die Meinung des Anderen zu verstehen. Was sind die Motive, die Welt nach seiner Art zu sehen? Wie fühlt man sich, wenn man es tut?

- Werten Sie niemanden ab, der anders denkt als Sie.

## 19. Meinung

- Sitzen Sie nicht darüber zu Gericht, ob man so denken darf, wie der Andere es tut.

- Verwerfen Sie Meinungen, aber nicht den, der Sie vorträgt.

- Verwechseln Sie Ihre Meinungen nicht mit sich selbst.

- Finden Sie den Mut, Ihre Meinung auch dann zu vertreten, wenn alle Welt die Dinge anders sieht.

# 20. Missbrauch

> Eine Beziehung ist missbräuchlich, wenn einer den anderen ohne dessen Zustimmung zum reinen Objekt seiner Bedürfnisse macht.

## Formen der Begegnung

Je nachdem, als was man den jeweils Anderen betrachtet, können menschliche Begegnungen drei Grundmustern zugeordnet werden:

1. existenziell

2. funktionell

3. missbräuchlich

In der Realität sind die drei Muster oft gemischt.

> Nur wer bereit ist, sich und den Anderen immer wieder neu zu erkennen, schöpft das Potenzial einer Beziehung aus.

### Existenzielles Muster

Im existenziellen Beziehungsmuster sieht man den Anderen als ebenbürtiges Subjekt, dem keine feste Funktion oder Erwartung zugeordnet ist. Die Interaktion entwickelt sich im Zuge wechselseitiger Beachtung dessen, was vom Anderen tatsächlich erkannt werden kann.

Bertram sitzt im Zug. Unterwegs steigt eine Unbekannte zu. Das Gespräch entwickelt sich ohne dass beide füreinander vorherbestimmte Rollen spielen. Jeder reagiert auf das, was vom Anderen tatsächlich erkennbar wird. Da sie sich sympathisch sind, tauschen sie Telefonnummern aus.

Im existenziellen Muster wird das Selbstbestimmungsrecht des Anderen erkannt und vollständig respektiert. Zugleich startet die eigene Selbstbestimmung für die sich entwickelnde Beziehungsepisode bei null. Die Rolle, die jeder für sich selbst definiert, wird erst im Verlauf der Interaktion erkennbar; und gegebenenfalls immer wieder neu ausgerichtet.

*Missbrauchsformen gemäß ICD-10*

| ICD-10 | Form |
|--------|------|
| T74.0 | Vernachlässigung |
| T74.1 | körperlicher Missbrauch Misshandlung |
| T74.2 | sexueller Missbrauch |
| T74.3 | psychischer Missbrauch |
| T74.4 | sonstige Formen des Missbrauchs durch Personen |

Als Ina Bertrams Abteil betrat, hätte sie nicht im Traum daran gedacht, dass sie sich mit ihm verabreden würde.

## Funktionelles Muster

Beim funktionellen Beziehungsmuster betrachtet man den Anderen als definiertes Objekt, dem man bereits vor der aktuellen Begegnung eine Funktion zugeordnet hat.

> Hätten wir nicht die Möglichkeit, die Mehrzahl unserer Beziehungen nach funktionellem Muster zu gestalten, würde uns der Alltag überfordern.

Als Ina und Bertram Telefonnummern tauschen, kommt der Schaffner herein. Bertram beachtet ihn kaum und hält ihm sein Ticket entgegen. Für ihn ist der Schaffner Objekt und bloße Funktion.

Die Interaktion hängt nicht oder nur nachrangig von dem ab, was vom Anderen tatsächlich erkannt werden kann. Man achtet kaum darauf. Stattdessen verläuft die Begegnung nach einem Muster, das einseitig die Befriedigung jenes Bedürfnisses betreibt, das den spezifischen Objektcharakter bestimmt, den man dem jeweils Anderen zuordnet.

Für Bertram ist der Schaffner bloß Schaffner. Er nimmt von ihm nicht viel mehr wahr, als die Mütze, die zu seiner Uniform passt. Für den Schaffner ist Bertram nur Fahrgast. Mehr als die Fahrkarte will er von ihm nicht sehen.

Im funktionellen Muster wird die Selbstbestimmung der Beteiligten bereits am Beginn der Begegnung als abgeschlossen betrachtet. Jeder ist spannungsfrei mit der Rolle einverstanden, die er im Verlauf der Begegnung übernimmt. Die Festlegung der Rollen bleibt jedoch offen. Beide sind bereit, von der Objekt-Objekt-Beziehung festgelegter Rollendefinitionen auf die existenzielle Subjekt-Subjekt-Ebene zu wechseln, wenn einer der Beteiligten den Anspruch erhebt, seine Rolle neu zu bestimmen.

Als Bertram dem vermeintlichen Schaffner sein Ticket entgegenhält, gibt der sich als Inas Großvater zu erkennen. Inas Großvater nimmt Platz. Man plaudert zu dritt.

## Missbrauchsbeziehung

Bei der Missbrauchsbeziehung wird das Selbstbestimmungsrecht des Anderen ignoriert, um die Befriedigung eigener Bedürfnisse zu erzwingen. Der Missbrauchte wird nicht als ein im Grundsatz

> Missbräuchliche Komponenten kommen in sehr vielen Beziehungen vor ohne dass es berechtigt erscheint, sie als Missbrauchsbeziehungen einzustufen. Erst wenn die Entwertung des einen zum Vorteil des anderen einseitig im Vordergrund steht, ist die Bezeichnung sinnvoll. Es nützt aber allemal, auch in scheinbar normalen Beziehungen auf missbräuchliche Elemente zu achten.

ebenbürtiges Subjekt betrachtet, sondern als reines Objekt, dessen Anspruch, über die eigene Rolle in der Interaktion zu entscheiden, übergangen wird.

Das Selbstbestimmungsrecht des Missbrauchten kann übergangen werden...

- obwohl er es mehr oder weniger deutlich anmeldet.

- weil er überhaupt nicht in der Lage ist, es eigenständig zu vertreten. Das können Kinder sein oder Personen, deren Fähigkeit zu aktiver Selbstbestimmung durch Alter oder Krankheit eingeschränkt ist.

Dabei wird der Schaden, der dem Missbrauchten zugefügt wird...

- entweder billigend in Kauf genommen.

- oder der Schaden des Missbrauchten ist sogar Teil der Bedürfnisbefriedigung dessen, der ihn missbraucht.

> Wird der Schaden des Opfers nicht nur billigend in Kauf genommen, sondern aktiv angestrebt, ist von einer besonders schweren Psychopathologie des Täters auszugehen.

---

## Stufengrade der Schädlichkeit

Missbrauch ist umso schädlicher...

- je größer die Abhängigkeit des Missbrauchten vom Missbraucher ist.
- je größer der Abstand zwischen jener Rolle ist, die der Missbraucher dem Missbrauchten aufzwingt, und der, die für den Missbrauchten stimmig wäre.
- je früher, dauerhafter und systematischer der Missbrauch geschieht.
- je geringer die Möglichkeiten des Missbrauchten sind, das Erlebnis des Missbrauchtwerdens ohne Schaden für das eigene Selbstwertgefühl als fremdverschuldeten Missbrauch zu erkennen.
- je geringer die Bereitschaft des Missbrauchten ist, die psychologische Verantwortung für eventuell eigene Anteile am Geschehen zu übernehmen. Denkbar sind:
  - eine Fügsamkeit, die nicht altersentsprechend ist
  - ein Leichtsinn, der der Situation nicht angemessen ist
  - die Anwendung pathologischer Abwehrmuster
  - eigene missbräuchliche Motive, die beim Zustandekommen des Missbrauchsgeschehens eine Rolle spielen, zum Beispiel ein unreflektiertes Bedürfnis, andere ins Unrecht zu setzen oder ein verleugnetes, sie vorsätzlich zu schädigen oder auszunutzen

## 20. Missbrauch

In der Missbrauchsbeziehung nutzt der Missbraucher in der Regel soziale oder psychologische Abhängigkeiten des Missbrauchten aus.

*Formen der Begegnung*

| existenziell | funktionell | missbräuchlich |
|---|---|---|
| Von Subjekt zu Subjekt | Von Objekt zu Objekt | Von Subjekt zu Objekt |
| Wechselseitige Beachtung der Selbstbestimmung | Rollenspiel im wechselseitigen Einverständnis | Einseitige Rollenzuordnung ohne reflektiertes Einverständnis |
| Auslagerung von Routine-funktionen in funktionelle Rollenspiele | Bereitschaft bei Bedarf ins existenzielle Muster zu wechseln | Einseitiges Festhalten an fester Rollenverteilung |

## Reale Beziehungen

Im Beziehungsalltag sind Mischungen der genannten Muster häufig.

- Auch wenn Partnerschaften als existenzielle Begegnung beginnen, was im Glück der Verliebtheit gefeiert wird, schleichen sich mit der Zeit funktionelle Elemente ein. Man fängt an, füreinander definierte Rollen zu spielen.

Bertram wechselt an Inas Auto die Reifen und beschafft am Wochenende frische Brötchen. Ina bügelt seine Hemden und hütet die gemeinsame Brut. Damals im Zug war alles noch unentschieden.

- Auch wenn das Verhältnis zur Verkäuferin an der Brötchentheke bislang rein funktionell sein mag, kann es jederzeit in ein existenzielles Muster wechseln.

Das könnte passieren, wenn Bertram bei der Frage der Verkäuferin, ob er weitere Wünsche hat, die Begrenzungen eingespielter Rollen verwirft und das liebliche Geschöpf, das noch süßer als die Kaffeestückchen ist, die man bei ihm kaufen kann, mit dem Bekenntnis überrascht, dass er sich jenseits frischer Brötchen in der Tat noch Sachen wünscht, die nicht aus Teig bestehen.

- Auch wenn man es im Grunde ehrlich meint, kommen in vielen Beziehungen missbräuchliche Elemente vor, durch die man den Anderen unter Umgehung seines Selbstbestimmungsrechts in Positionen hineinmanipuliert, in denen er ungefragt zum Werkzeug bestimmter Absichten wird.

Ina weiß, dass Bertram mit ihrer Beziehung nicht immer zufrieden ist. Deswegen lässt sie durchblicken, wie aufmerksam sich ihr Kollege Clemens in letzter Zeit verhält.

# Formen der Missbrauchsbeziehung

Missbrauchsbeziehungen sind weit verbreitet. Missbräuchliche Elemente in normalen Beziehungen sind es noch mehr. Sie kommen in vielen Lebensbereichen vor. Im Brennpunkt der öffentlichen Aufmerksamkeit steht zurecht der sexuelle Missbrauch; vor allem der von Kindern. Komplexe psychologische und soziale Begleitumstände führen dazu, dass sexueller Missbrauch häufig schwere seelische Beeinträchtigungen nach sich zieht.

Da auch andere Erscheinungsformen missbräuchlicher Muster Beeinträchtigungen der seelischen Gesundheit verursachen - vor allem, wenn sie unerkannt und damit unverstanden sind - macht es jedoch Sinn, den Missbrauchsbegriff zu erweitern. Es gibt...

- sexuellen Missbrauch

- körperlichen Missbrauch / Misshandlung

- psychischen Missbrauch

- narzisstischen Missbrauch

- pädagogischen Missbrauch

- pseudo-altruistischen Missbrauch

- pseudoreligiösen Missbrauch

- kommerzielle Ausbeutung

- politischen Missbrauch

## Sexueller Missbrauch

Missbräuchlich wird eine sexuelle Beziehung, wenn sie der Befriedigung sexueller Bedürfnisse des einen dient, ohne dass der Andere ebenfalls sexuelle Bedürfnisse befriedigen kann oder will. Der Missbraucher entwertet das Opfer zum Objekt seiner Begierde, obwohl das Opfer sich zur Wehr zu setzen versucht oder obwohl das Opfer sich in Unkenntnis dessen, was überhaupt passiert, nicht zur Wehr setzen kann.

Sexueller Missbrauch wird meist unter Ausnutzung von Machtgefällen, Abhängigkeitsverhältnissen oder einem Erfahrungsvorsprung vollzogen. Oft trifft er daher Kinder und Jugendliche. Vorpubertäre Kinder sind exemplarische Opfer des sexuellen Missbrauchs, weil eine eigene sexuelle Bereitschaft bei ihnen noch gar nicht entwickelt ist. Von daher ist jedes sexuelle Ansinnen Erwachsener Kindern gegenüber missbräuchlich.

Je jünger das Opfer, desto weniger kann es sich zur Wehr setzen; entweder weil es nicht versteht, worum es geht oder weil das Gefälle des Abhängigkeitsverhältnisses zum Täter so steil ist, dass eine effektive Abwehr nicht riskiert werden kann.

---

### Zwangsehe

Auch die Zwangsehe kann dem Spektrum sexueller Missbrauchstaten zugeordnet werden. Die erzwungene Bereitstellung des weiblichen Körpers zur Inbesitznahme durch einen abgelehnten Gatten kann bei betroffenen Frauen ähnliche Folgen haben, wie ein Missbrauch unter anderen Umständen.

An der existenziellen Demütigung, die der Enteignung des sexuellen Selbstbestimmungsrechts durch entsprechende Bräuche entspringt, ändert auch die soziale Akzeptanz der missbräuchlichen Verehelichung durch den gleichen Kulturkreis im Grundsatz nichts, da die soziale Ebene der existenziellen nachgeordnet ist.

Wahrscheinlich ist ein sexueller Missbrauch, der öffentlich vom Umfeld arrangiert und befürwortet wird, ein größeres Risiko für das Selbstwertgefühl als eine einmalige Vergewaltigung, da das Opfer einem Gruppendruck ausgesetzt ist, der seine untergeordnete Rolle festschreibt und gegen den es sein verlorenes Recht nur zum Preis sozialer Ausgrenzung zurückerobern kann. Als psychologische Abwehr wird nicht selten eine Identifikation mit dem Aggressor zur Anwendung kommen. Viele zwangsverehelichte Frauen rechnen es sich als Tugend an, genau die weltanschauliche Vorgabe gut zu heißen, die den Zwang auf sie ausübt.

---

## Besonderheiten des sexuellen Missbrauchs

Unter den Missbrauchsformen spielt der sexuelle Missbrauch eine herausragende Rolle. Die Verletzung des sexuellen Selbstbestimmungsrechts hat besondere Tragweite. Sie trifft das Individuum an einer Stelle, die noch mehr als andere mit seinem Selbstwertgefühl verbunden ist.

Einschränkungen des Selbstbestimmungsrechts bedeuten immer eine Gefährdung der Ehre. Wem aber sogar das Recht geraubt wird, über seine Intimorgane zu verfügen, bedarf erheblicher Ich-Stärke, um sein Selbstwertgefühl vor nachhaltigem Schaden zu schützen. Viele Vergewaltigungs- und Missbrauchsopfer bringen eine solche Ich-Stärke nicht von vornherein mit.

Dazu kommt, dass der Täter beim sexuellen Missbrauch die Tat selbst in hohem Maße genießt. Schließlich ist der Genuss der Tat ein wesentliches Motiv, sie auszuführen. Dass der Täter aber denselben Vorgang genießt, den das Opfer erleidet, erschwert es dem Opfer zusätzlich, die erlittene Demütigung seelisch zu verarbeiten.

*Stufengrade verletzter Selbstbestimmungsrechte*

| Verletzbares Recht | Bedeutung und Traumatisie-rungsgefahr |
|---|---|
| Selbstbestimmung persönlicher Entscheidungen | + |
| Leibliche Bewegungsfreiheit | ++ |
| Körperliche Unversehrtheit | +++(+) |
| Sexuelle Selbstbestimmung | ++++ |

Das Schema kann nur als andeutungsweise realitätsgerecht gelten. Tatsächlich ist die individuelle Spannbreite möglicher Erlebnisweisen hoch.

## Körperlicher Missbrauch / Misshandlung

Außer bei sadomasochistischen Rollenspielen werden körperliche Misshandlungen kaum je in beidseitigem Einverständnis vollzogen. In der Regel ist der Misshandelte daher Missbrauchsopfer. Die Bedürfnisse, die der Täter durch die Misshandlung befriedigt, können unterschiedlicher Art sein:

- sexuell-sadistisch
- narzisstisch
  Dazu gehört auch die Durchsetzung eines hierarchischen Eltern-Kind-Verhältnisses.
- bloße Abfuhr aggressiver Impulse
- Loyalität gegenüber gewalttätigen Kulturtraditionen

## Psychischer Missbrauch

Sexueller und körperlicher Missbrauch gehen fast immer mit psychischem Missbrauch einher. Unter psychischem Missbrauch ist eine Vereinnahmung zu verstehen, die unter Ausnutzung eines Machtgefälles zum eigenen psychologischen Vorteil über andere bestimmt; und deren psychologischen Nachteil in Kauf nimmt. Dabei stehen narzisstische Bedürfnisse so oft im Vordergrund, dass *narzisstischer Missbrauch* als besondere Form eigens benannt werden kann.

> Die Behauptung, körperliche Züchtigung habe Kindern *noch nie geschadet*, verkennt grob fahrlässig das Schadenspotenzial körperlicher Gewalt. Je mehr Gewalt Kinder erfahren, desto größer ist die Gefahr von Störungen der Persönlichkeitsentwicklung.

## Narzisstischer Missbrauch

Beim narzisstischen Missbrauch wird der Andere funktionalisiert, um das eigene Selbstwertgefühl zu steigern. Narzisstischer Missbrauch ist oft in menschliche Beziehungen eingewoben. Nicht immer ist er auf Anhieb erkennbar. Zuweilen sieht es so aus, als sei der Missbraucher in besonderer Weise um das Wohl des Missbrauchten besorgt.

- Da gibt es ehrgeizige Eltern. Sie wollen, dass aus ihrem Kind "etwas Besseres" wird. Statt die kindliche Neigung zu zweckfreiem Spiel anzuerkennen, wird früh auf Leistung und Erfolg gesetzt. Aus ihrem Kind soll ein Spitzensportler, ein Musiker, ein Professor werden. Scheinbar wird das Kind gefördert. Tatsächlich wird es für das Geltungsbedürfnis der Eltern eingespannt.

> **Mobbing**
>
> Mobbing kann verschiedene Funktionen haben.
>
> - Abreaktion unspezifischen Ärgers
> - Wegekeln unbequemer Mitarbeiter
> - Ausgrenzung unliebsamer Kollegen
>
> Ungeachtet dessen stellt die gezielte Entwertung anderer aber auch eine Form narzisstischen Missbrauchs da. Indem der Mobber andere entwertet, wertet er sich selbst vermeintlich auf.

- Da gibt es überbehütende Eltern. Sie schützen das Kind vor der kleinsten Gefahr. Sie drängen ihm ständig etwas zu essen auf. Dabei fragen sie kaum, wie es dem Kind ergeht. Hauptsache, sie selbst müssen nicht an der Perfektion ihrer Elternschaft zweifeln.

- Da gibt es den geltungsbedürftigen Mann. Eigentlich ist ihm das Wohl seiner Frau egal. Hauptsache sie sieht so scharf aus, dass jedem Konkurrenten die Eichel blutet, wenn er sie an seiner Seite sieht.

- Das gleiche gilt für eine geltungsbedürftige Frau. Es zählt, dass *er* Karriere macht und *sie* in den Augen neidgelber Freundinnen als Gewinnerin dasteht.

- Narzisstischer Missbrauch kann auch in der Wahl eines blassen Partners liegen; von dem man sich bedienen und bewundern lässt.

Eine besonders schädliche Form narzisstischen Missbrauchs liegt in der **gewalttätigen Erziehung**. Gewaltbereit sind Eltern meist, wenn sie eine ausdrückliche Unterordnung der Kinder unter die elterliche Herrschaft verlangen. Hintergrund der gewalttätigen Erziehung sind narzisstische Defizite auf Seiten der Eltern, die ihre Selbstwertzweifel durch Machtansprüche dämpfen.

## Pädagogischer Missbrauch

Eine Kategorie namens *pädagogischer Missbrauch* zu definieren, wird kaum konsensfähig sein. Tief ist der Glaube im menschlichen Verstand verankert, Aufgabe von Eltern sei die Erziehung von Kindern und je mehr davon verabreicht werde, desto besser sei es. Benimmt ein Kind sich ungebührlich, wird das einem Mangel an Erziehung angelastet. Zum Teil ist das nicht falsch.

Zu allem Überfluss scheint der Begriff redliche Erzieher zu verunglimpfen, die in jahrzehntelanger Mühsal darum ringen, widerständigen Zöglingen Kulturtechniken zu vermitteln, die ihnen später nützlich sind. Deshalb sei betont: Pädagogik ist keine Sünde. Der Einfluss von Erziehern ist oft segensreich.

Das natürliche Machtgefälle zwischen Eltern und Kindern und der Erfahrungsvorsprung der Erzieher birgt jedoch die Gefahr, dass die pädagogische Kommunikation als Einbahnstraße zum Export von Anweisungen, Beeinflussungen und Bevormundungen angesehen wird. Wo das geschieht, verstößt es gegen den Grundsatz der existenziellen Ebenbürtigkeit. Ein solcher Verstoß kann als *missbräuchlich* angesehen werden, wenn er dem Erzieher auf Kosten des Erzogenen dient.

> Pädagogik ist missbräuchlich, wenn sie ein Machtgefälle ausnutzt, um psychologische Bedürfnisse des Erziehers zu bedienen und dabei Schäden in Kauf nimmt, die der Erzogene durch unsachgemäße Einflussnahme davonträgt.
>
> Meist ist die Ursache pädagogischen Missbrauchs kein böser Wille. Meist steht schiere Unkenntnis über das Wesen zwischenmenschlicher Begegnung Pate, die zum Einfallstor problematischer Einflüsse wird. Die missbräuchliche Komponente bleibt in der Regel unbewusst.
>
> Mögliche Bedürfnisse der Erzieher
>
> * eine Aufgabe haben
> * Sinn im Leben finden
> * sich wichtig und wertvoll fühlen

Darüber hinaus wird *Mangel* bei der Erziehung oft als quantitatives Defizit betrachtet, obwohl die mangelhafte Qualität tatsächlich aus mengenmäßigem Überfluss besteht. Daher meinen viele Eltern, viel nütze viel. Sie beanspruchen die ganze Bandbreite der Verbindung für den Download ihrer Pflichtprogramme. Sie übersehen, dass die Einbahnstraße der Erziehung Platz für Uploads bietet.

Wer dagegen einen Blick dafür entwickelt, dass nicht nur das Kind etwas von ihm, sondern auch er etwas vom Kind lernen kann, ist vor altkluger Besserwisserei gegenüber Jüngeren gefeit. Bedenken Sie: Diejenigen, die erstmals von den Bäumen stiegen, waren nicht nur unsere Vorfahren. Sie waren auch die Nachfahren unserer Vorfahren. Sie gingen über das hinaus, was Ältere für selbstverständlich hielten.

Ohne die Nachfahren unserer Vorfahren gäbe es kaum Verfahren, telekommunikativ auf die Gefahren des pädagogischen Missbrauchs hinzuweisen. Wir hätten nur die Möglichkeit gegen Brustkorb und Baumstamm zu trommeln. Ob man das zwei Steinwürfe weiter weg verstünde?

## Pseudo-altruistischer Missbrauch

Falls der Konsens bereits bröckelt, wenn es um die Definition eines pädagogischen Missbrauchs geht, geht er wohl vollends in die Brüche, sobald man die Begriffe *altruistisch* und *Missbrauch* miteinander kombiniert. Wie sollte es missbräuchlich sein, Gutes für andere zu tun? Absurd! Oder doch nicht?

Jeder Blumenfreund weiß, dass man Pflanzen zu Tode düngen und zu Tode gießen kann. Jeder der hinschaut erkennt, dass das Gewächshaus nicht den Pflanzen zuliebe errichtet wird, sondern um des Vorteils willen, den der Ertrag für den Gärtner bringt. Im zwischenmenschlichen Bereich wird aber oft so getan, als sei Fürsorge in jedem Fall eine Tugend, die tatsächlich auf das Wohl des Umsorgten abzielt. Das tut sie oft nicht.

Pseudo-altruistischer Missbrauch liegt vor, wenn der Akt der Fürsorge verdeckte Bedürfnisse des Helfers bedient, den Umsorgten dazu in Abhängigkeit hält und langfristige Schäden billigend in Kauf nimmt, die der unangemessenen Fürsorge entspringen. Die Motive dazu können ähnlich wie beim narzisstischen oder pädagogischen Missbrauch sein. Oder aber der missbräuchliche Altruist will...

- ein schlechtes Gewissen beruhigen.

- es unbedingt besser machen als die eigenen Eltern.

- den Anderen an sich binden, damit er nicht verlassen werden kann.

## Pseudoreligiöser Missbrauch

Pseudoreligiöser Missbrauch gehört zu den zentralen Pflichten, die konfessionelle Glaubenslehren ihren Anhängern auferlegen. Da es zum Anspruch solcher Glaubensformen gehört, umfassend über Mensch und Gesellschaft zu bestimmen, betonen sie stets, dass es

Sinnvollerweise bezeichnet man die Missbrauchspraktiken dogmatischer Glaubensgemeinschaften Kindern gegenüber als *pseudo-religiös*. Weder das Einschärfen vorgefasster Sichtweisen noch die Beschneidung oder sonstige Rituale, denen man Kinder ohne deren Zustimmung unterzieht, haben religiösen Wert. Es sind Gehorsamsakte jener, deren Weltbild von den Sichtweisen ihrer Glaubensgemeinschaft ausgerichtet wird.

zur Glaubenspflicht eines jeden Anhängers gehört, seinen Kindern die eigenen Lehrsätze bereits ab einem Alter aufzudrängen, in dem eine reflektierte Gegenwehr unmöglich ist.

Das religiöse Selbstbestimmungsrecht wird von dogmatischen Religionen systematisch untergraben. Stattdessen weisen sie dem Kind die Rolle eines formbaren Objektes zu, das den Vorgaben des Glaubens anzupassen ist. Pseudoreligiöser Missbrauch kann zu schweren psychischen Erkrankungen führen; besonders bei sensiblen Menschen, denen ein spirituelles Interesse von der seelischen Anlage her nahe liegt.

> Der Aufklärung ist es zu verdanken, dass der pseudoreligiöse Missbrauch im christlichen Kulturkreis an Bedeutung verloren hat. Innerhalb von Sekten und fundamentalistischen Gemeinschaften werden Kinder aber weiterhin eingeschüchtert und unter Anwendung massiver Drohmittel dogmenkonform erzogen. Gleiches gilt für jüdisch-orthodoxe Kreise und weite Teile der islamischen Welt.

## Flächendeckend

Im Einflussbereich dogmatischer Religionen endet pseudoreligiöser Missbrauch nicht mit der Kindheit. Ganze Kulturkreise werden von der Idee bestimmt, das eigene Seelenheil hänge davon ab, dass man sein familiäres und gesellschaftliches Umfeld dazu nötigt, den Lehren desselben Propheten zu folgen. Die Mehrzahl der Mitglieder solcher Gemeinschaften ist durch pseudoreligiösen Missbrauch in der aktiven und/oder der passiven Rolle solange in ihrem seelischen Wohlbefinden beeinträchtigt, bis sie sich der vermeintlichen Pflicht zur wechselseitigen Kontrolle von Gesinnung und Verhalten entziehen.

## Kommerzielle Ausbeutung

Kommerzielle Ausbeutung nutzt Bedürftigkeiten und Machtverhältnisse aus, um materielle Vorteile aus Rollenzuweisungen zu erzielen, denen sich der Ausgenutzte nur zu einem hohen Preis entziehen kann.

Auch bei der kommerziellen Ausbeutung entsteht eine Missbrauchsbeziehung, die den Missbrauchten zum Objekt fremder Interessen herabsetzt. Kommerzielle Ausbeutung zu verhindern ist eine Aufgabe, die politischen

### Schuldenfalle

Die Zahl derer, die nicht wissen, wie viel 8x4 oder 27-9 ist, ist erstaunlich. Die Zahl derer, denen die Weitsicht fehlt, bis übermorgen zu denken, ist es noch mehr. Trotzdem lässt der Staat es zu, dass geschäftstüchtige Leute Smartphones für angeblich einen Euro anbieten und man beim Kauf zwei Jahre unentrinnbar in die Zahlungspflicht fällt. Ausbeutend sind nicht nur Hungerlohn, Praktikum und Zeitvertrag. Ausbeutend sind auch Kaufverträge, die Schwächen der Käufer gezielt ausnutzen.

Instanzen zufällt. Oft bleibt sie unerfüllt, weil der Einfluss kommerzieller Interessensgruppen auf die Politik dominiert.

## Politischer Missbrauch

Politische Macht ist in Gesellschaften asymmetrisch verteilt. Das führt zu Gemengelagen verschiedener Missbrauchsmuster, bestehend aus:

- Ausbeutung

- Gewalttätigkeit

- psychischem Missbrauch durch propagandistische Manipulation oder legislative Vereinnahmung

- pseudoreligiösem Missbrauch durch Privilegierung staatstragender Glaubensformen...

- ... sowie daraus resultierendem sexuellem Missbrauch durch Förderung asymmetrischer Rangordnung der Geschlechter

---

**Das süße Gift des Machterlebens**

Der Gang in die Politik ist ein Griff nach der Macht. Während der Mensch quasi wehrlos im Leben steht, verschiebt sich die Perspektive aus dem Blickwinkel politischer Ämter. Dort kann man etwas machen und das Ausüben von Macht dämpft das Gefühl des eigenen Ausgesetztseins.

Wir können daher sicher sein, dass 4/5 des Eifers beim Erlassen neuer Gesetze und Vorschriften nicht sachlicher Notwendigkeit dient, sondern der Freude der Amtsinhaber daran, sich als Regierende mächtig zu sehen. Wer als Regierender (lateinisch *regere = ausrichten, lenken*) andere entlang seiner Vorgaben ausrichtet, setzt der Übermacht des Lebens ein Gefühl eigener Mächtigkeit entgegen. Aah! Das tut gut!

---

Je größer das politische Machtgefälle, desto größer ist das Missbrauchspotenzial. In Diktaturen ist der flächendeckende Missbrauch der Beherrschten durch die Machthaber offensichtlich.

Aber auch die repräsentative Demokratie ist asymmetrisch. Um ihre Funktion sicherzustellen, schränkt sie persönliche Entscheidungsbefugnisse durch immer neue Bevormundungen ein. Für den, der mit der repräsentativen Demokratie einverstanden ist, bedeutet deren Rollenzuweisung kein Missbrauchsmuster. Für den, dem die Bevormundung durch eine Repräsentanz aber gegen seinen Willen aufgezwungen wird, ist es anders. Nur durch direkte Mitbestimmungsrechte kann die Gefahr des politischen Missbrauchs auf ihr unvermeidliches Minimum reduziert werden.

---

Während das Gefühl eigener Mächtigkeit den Mächtigen erquickt, vertieft die Vorschriftenflut das Gefühl des Ausgeliefertseins bei den Regierten. Das ist Missbrauch; auch wenn die Missbraucher treuherzig glauben, dass alles nur zum Wohl des Volkes geschieht.

*Tatmotive des Missbrauchs*

| Form | Motiv |
|------|-------|
| Sexuell | Lustgewinn, Dominanzerleben, Abwehr von Selbstwertzweifeln |
| Misshandlung | Sicherung dominanter Rollenpositionen, sexuell-sadistisches Erleben, Abfuhr aggressiver Spannung |
| Narzisstisch | Abwehr von Selbstwertzweifeln |
| Pädagogisch | Festhalten an sinngebender Rolle, Abwehr gefürchteter Fremdbestimmung durch Kinder |
| Pseudo-altruistisch | Aufrechterhaltung von Abhängigkeiten, Abwehr von Verlustängsten |
| Pseudoreligiös | Abwehr religiöser und sozialer Strafängste, Zugehörigkeitsritual und Gehorsamsbeweis gegenüber weltanschaulicher Gemeinschaft |
| Kommerzielle Ausbeutung | Materieller Vorteil, Abwehr von Selbstwertzweifeln |
| Politisch | Sicherung gesellschaftlicher Privilegien, Abwehr existenzieller Grundängste durch Machterleben *Wenn ich befehlen kann, dann bin ich wer.* |

# Geschlechtsverteilung

Missbrauch wird vorwiegend im Zusammenhang mit sexueller Nötigung von Frauen und Kindern durch Männer thematisiert. So entsteht der Eindruck als sei die Täter-Opfer-Verteilung der Geschlechter im Grundsatz asymmetrisch. Tatsache ist, dass Gewalt als Mittel zum Missbrauch ent-

**Macht und Autorität**

Macht ist die Fähigkeit, anderen Vorschriften zu machen.

Autorität ist die Fähigkeit, anderen Vorbild zu sein.

schieden häufiger von Männern als von Frauen angewendet wird und sexueller Missbrauch eine Domäne der Männer ist. Wegen der Asymmetrie der Muskelkraft und geschlechtsspezifischer Unterschiede beim Vollzug sexueller Handlungen verwundert das nicht.

Ob Frauen sich insgesamt aber fairer verhalten als Männer, ist unklar. Der einen Hälfte der Menschheit eine chromosomal bedingt höhere Tugend zuzuschreiben, wäre zumindest geschlechterdiskriminierend. Vermutlich ist es aber auch faktisch falsch. Es gibt keinen

Beleg dafür, dass Frauen öfter Opfer männlicher Rücksichtslosigkeit sind als umgekehrt; wenn man nicht nur eine Form, sondern alle erwägt. Darüber hinaus scheint eine objektive Untersuchung des Sachverhaltes auch schier unmöglich, da gerade verdeckte Missbrauchsformen kaum im Konsens definierbar sind.

Da Männer beim Einsatz roher Gewalt im Vorteil sind, sind die Mittel, die weibliche Rücksichtslosigkeit einsetzt, subtiler. Sie müssen es sein. Sonst hätten sie keinen Erfolg. Die Zahl der Männer, die von Frauen manipuliert und hintergangen und die Zahl der Kinder, die von ihren Müttern für deren Zwecke missbräuchlich vereinnahmt werden, ist keineswegs zu unterschätzen. Auch solche Formen des Missbrauchs können ganze Biographien überschatten.

## Folgeschäden

Der gemeinsame Nenner missbräuchlicher Muster liegt in einer Beziehungsasymmetrie, die durch körperliche, psychologische oder strukturelle Gewalt aufrechterhalten wird. Dabei wird das Recht der missbrauchten Person, ihre Rolle innerhalb der Beziehung selbst zu bestimmen, nicht anerkannt. Der Missbraucher wird so zu einem Subjekt, das nicht nur sich selbst bestimmt, sondern auch den Anderen, dem folglich die untergeordnete Rolle eines Objektes zugeordnet wird.

### Wert und Recht

Wert ist bedingt oder unbedingt. Bedingter Wert ist relativ, unbedingter absolut. Seelisch gesund kann nur sein, wer von einem unbedingten Wert seiner selbst ausgeht.

---

**Rang**

Menschen leben in Gemeinschaften. Ihre Beziehungen sind von Rangordnungen durchsetzt. Dabei sind zwei Ebenen benennbar: die existenzielle und die soziale.

- Der **existenzielle Rang** aller Menschen ist gleich. Der Kern aller besteht in einer ebenbürtigen Subjektivität, die als handelnde und leidende Instanz der Welt begegnet.

Der existenzielle Rang ist im Selbst verankert.

- Der **soziale Rang** von Menschen ist unterschiedlich. Je nachdem, welche Rolle sie im sozialen Gefüge spielen, ist der eine dem anderen gegenüber situativ weisungsbefugt.

Der soziale Rang ist in der Person verankert.

---

Wie das Wort *be-dingt* es bereits ausdrückt, kommt bedingter Wert Objekten zu. Der Wert des Glases offenbart sich beim Trinken. Bedingter Wert kommt auch den Aspekten des Menschen zu, denen Objektcharakter zuzuweisen ist. Dazu gehören soziale Rollen und Funktionen, die man in Beziehungen wechselseitig füreinander erfüllt.

Unbedingter Wert kommt dem subjektiven Pol des Menschen zu; dem, der nicht als abgrenzbare Struktur aufgefasst werden kann, die in Relation zu anderen Strukturen steht.

Das Recht, im sozialen Gefüge trotz unterschiedlicher sozialer Ränge ebenbürtig aufzutreten, entspringt dem unbedingten Wert, der seinerseits im subjektiven Pol verankert ist.

Die Herabstufung des eigentlich selbstbestimmten Subjekts zu einem fremdbestimmten und damit untergeordneten Objekt stellt das Selbstwertgefühl des Missbrauchten in Frage. Es entsteht die Gefahr, dass sich der Missbrauchte mit dem untergeordneten sozialen Rang identifiziert, der ihm innerhalb der Missbrauchsbeziehung zukommt. In der Folge wird er an seinem Recht zweifeln, als ebenbürtiges Subjekt anderen Subjekten gegenüber gleichberechtigt aufzutreten.

## Bewältigung von Missbrauchserfahrungen

Leichte Missbrauchserfahrungen sind allgegenwärtig. Das liegt daran, dass der Mensch meist aus einer egozentrischen Perspektive heraus handelt. Aus dieser Perspektive betrachtet er andere zunächst als Objekte, die er nach ihrer Nützlichkeit zur Befriedigung seiner Bedürfnisse beurteilt. Darin liegt der Keim missbräuchlicher

> **Traumatisierende Missbrauchserfahrung**
>
> Eine Missbrauchserfahrung ist traumatisierend, wenn sie zu einer nachhaltigen Beeinträchtigung der Erlebnisfähigkeit führt, die ohne gezielte Bewältigungsstrategie nicht überwunden werden kann.

Begegnungen bereits verborgen. Wohl jeder hat schon am eigenen Leibe erlebt, wie es sich anfühlt, von einem anderen benutzt worden zu sein. Im Regelfall werden solche Erfahrungen ohne therapeutische Hilfe bewältigt; oder sie werden einfach weggesteckt.

Schwere Missbrauchserfahrungen sind häufig. Sie betreffen zum Glück aber nicht jeden. Für die Betroffenen können sie jedoch schlimme Folgen haben. Bei traumatischen Missbrauchserfahrungen sind therapeutische Hilfen notwendig.

> Im therapeutischen Alltag steht die Bewältigung des sexuellen Missbrauchs im Vordergrund. Die Folgen anderer Missbrauchserfahrungen können ebenfalls therapeutische Themen sein.

Zu den traumatisierenden Missbrauchserfahrungen zählt vor allem der sexuelle Missbrauch von Kindern; erst recht, wenn er gewaltsam erzwungen wird oder wenn sich der Täter des Kindes bereits in einem Alter bemächtigt, in dem es außerstande ist, den Vorgang zumindest intellektuell einzuordnen.

Dauerhaft traumatisierend können aber auch andere Missbrauchsformen sein.

- Gewalterfahrungen durch autoritäre Erziehungspraktiken oder totalitäre Staatsformen
- Missbräuchliche Prägung durch religiös-dogmatische Weltanschauungen
- Versteckte Formen des Missbrauchs durch narzisstisch motivierte Erwartungen der Eltern

## Therapeutische Grundregeln

Die Aufarbeitung von Missbrauchserfahrungen fußt auf drei Grundsätzen:

1. Erkennen
2. Benennen
3. Durchleben

### Erkennen

Viele Missbrauchsopfer leiden unter komplexen seelischen Erkrankungen, deren Zusammenhang mit Missbrauchserlebnissen nicht erkannt wird. Um brüchige Beziehungen zu Bezugspersonen zu schützen, werden missbräuchliche Muster verdrängt oder verharmlost. Der Zugang zu den verdrängten Gefühlen, die den aktuellen seelischen Problemen zugrundeliegen, öffnet sich erst, wenn man als Missbrauch erkennt, was Missbrauch war oder ist.

### Benennen

Missbrauch ist peinlich. Meist wird er verleugnet oder totgeschwiegen. Gerade bei der Bewältigung von Missbrauchserlebnissen ist es wichtig, das Schweigen zu brechen. Erst wenn man frei über das Erlebte reden kann, lässt man es wirklich hinter sich.

### Durchleben

Missbrauch findet vor allem in der Kindheit statt. Oft zeigt er seine schädlichen Folgen erst, wenn er bereits vorüber ist. Die Folgen des Missbrauchs entstehen, weil es dem Kind bei schwerem Missbrauch nicht möglich ist, das traumatisierende Erlebnis emotional zu durchleben. Der seelische Verarbeitungsprozess wird abgebrochen, bevor er zu einer angemessenen Haltung gegenüber dem Missbrauchserlebnis führen kann. Der zentrale Ansatz zur Bewältigung liegt daher darin, den Gefühlen, mit denen man auf das Erlebnis reagiert, solange im Bewusstsein Platz zu schaffen, bis sie von allein vergehen.

# Selbstmissbrauch

Im alltäglichen Sprachgebrauch wird *Missbrauch* ausschließlich als zerstörerische Form der zwischenmenschlichen Beziehung aufgefasst. Dabei wird übersehen, dass Missbrauch auch ein Ausdruck des krankhaften Selbstbezugs ist.

> Neurotische Psychopathologie kann als Missbrauch des Selbst durch das Ego verstanden werden.

Eine Beziehung ist missbräuchlich, wenn einer den anderen ohne dessen Zustimmung zum reinen Objekt seiner Bedürfnisse macht.

So kann man die missbräuchliche Beziehung definieren. Missbrauch findet aber auch als individualpsychologische Dynamik statt. Man wird nicht nur missbraucht. Man missbraucht sich selbst. Dabei handelt es sich regelhaft um eine Missbrauchsaktivität des Egos gegenüber dem Selbst.

Selbstmissbrauch betreibt, wer sich in selbstschädigender Form zum Objekt innerweltlicher Ziele oder eines Ehrgeizes macht und dabei seine tatsächlichen Bedürfnisse beharrlich übergeht.

- Bernd wollte beruflich ganz nach oben. Stets hat er sich seinem Ziel untergeordnet. *Geht nicht, gibt's nicht*, war seine Devise. Wenn er müde war, hat er einfach weitergemacht. Jetzt ist seine Frau weg und Bernd hat ein Burn-out.

- Jahrelang hat Simone ihren Kummer geschluckt. Wenn Ralf vom Fremdgehen nach Hause kam, hat sie jeden Vorwurf vermieden, um ihn durch Liebe, Geduld und Fügsamkeit an sich zu binden. Sich selbst hat sie dabei übersehen.

### Opfer und Täter

Kaum jemand denkt bei Missbrauch daran, dass er Täter sein könnte. Fast immer tun sich bei diesem Thema Opfer und Retter zusammen und bilden aus ihrem Bündnis heraus eine Front gegen das Böse. Gegen das Bündnis ist nichts einzuwenden; wohl aber gegen die Neigung des Menschen, sich lieber als Opfer zu sehen und dort blind zu sein, wo er selbst missbraucht. Missbrauch schadet nicht nur dem Opfer. Er schadet auch dem Täter, weil jeder Missbrauch eines anderen egozentrisch ist und den Täter in einer Begrenzung gefangen hält, in der er womöglich triumphieren, aber nicht im Reinen mit sich selbst sein kann.

Der missbräuchliche Selbstbezug ist Grundelement eines Großteils der psychiatrischen Erkrankungen. Umgekehrt gilt: Wer sich selbst nicht missbraucht, sondern sein jeweiliges Sosein sieht und beachtet, ist gegen viele psychiatrische Leiden gewappnet.

# 21. Mobbing

Nur wer selbst abwertet, riskiert sich durch Abwertung von außen tatsächlich abgewertet zu fühlen.

Wer selbst nicht abwertet, erkennt zwar den Versuch anderer, es mit ihm zu tun, er weiß aber, dass der Versuch machtlos ist.

Preis wird durch Urteil ermittelt. Wert wird erkannt oder nicht.

## Begriffsbestimmung

Als *Mobbing* bezeichnet man abwertendes und feindseliges Verhalten gegenüber Mitgliedern sozialer Gemeinschaften. Der Begriff geht auf das englische Verb *to mob = anpöbeln, bedrängen* zurück. Dazu gehört *the mob = der Pöbel*. Verb und Hauptwort entstammen der lateinischen Wurzel *mobilis = beweglich*.

---

**Zugehörige Begriffe**

Abwertung
Ausgrenzung

---

Während ein bedingtes Selbstwertgefühl von austauschbaren Faktoren getragen wird, ist ein unbedingtes in der Kenntnis des eigenen Wesens verwurzelt.

Eigentlich ist der Begriff *Mobbing* seinerseits ein Werkzeug der Abwertung: weil er Konfliktgegner beiläufig als *Pöbel* bezeichnet.

---

Die Beweglichkeit, auf die die Sprache durch die Prägung des Begriffs verweist, bezieht sich sowohl auf das vordergründige Verhalten des Mobs, als auch auf dessen emotionales Erleben. Als *Mob* bezeichnet man Menschengruppen, die auf der Straße unterwegs sind; gelenkt von Sensationen, Manipulation und Affekten, deren Unruhe mit Heimatlosigkeit zu tun hat. Der Mob ist mobil, weil er dort, wo er sich gesellschaftlich befindet, nicht verwurzelt ist. Seine Bindung zur Gruppe, in der er auftaucht, ist lose. Statt echte Gruppe ist er eher Masse. Aus der Unzufriedenheit mit einer solchen Existenz heraus ist der Mob bereit, seinen Unmut an Unterlegenen auszulassen.

### Vom peuple sein und *Pöbel* sagen

Das Wort *Pöbel* ist dem französischen *peuple = Volk* entlehnt. Zu einer Zeit, als der deutsche Adel seinen Stand durch den Gebrauch der französischen Sprache unterstrich, wurde aus dem wertneutralen *peuple* das abschätzige *Pöbel*. Die französisch parlierende Baroness aus Hessisch-Kleinmünster betrachtete ihre Untertanen als gesichtslose Masse, deren geringer Stand ihrer Austauschbarkeit entsprach. Da dem eine Entwertung inneliegt, ist die Bildung des Begriffs *Pöbel* selbst eine Pöbelei.

Gleiches gilt für das Wort *Mob*. Auch das Mitglied des Mobs auf der Kensington Road ist austauschbar. Es fehlt ihm ein fester Sitz im Oberhaus.

## Soziale Felder der Abwertung

Die Abwertung anderer ist älter als die Sprache. Schon auf dem Affenfelsen saßen unglückselige Kreaturen, die dem Unmut der Stärkeren auch ohne besonderen Anlass als Zielscheibe dienten. Vom Affenfelsen aus hat die Kulturentwicklung das Werkzeug zur Druckentlastung auf Kosten Dritter in sämtliche Bereiche der sozialen Ordnung getragen. Es wirkt besonders dort, wo man sich der Gegenwart anderer schlecht entziehen kann.

### Arbeitswelt

Der Begriff *Mobbing* wird vor allem zur Beschreibung von Missständen in der Arbeitswelt verwendet. Er benennt Verhaltensmuster, die der Ausgrenzung oder Herabsetzung von Kollegen, Mitarbeitern oder Vorgesetzten dienen.

#### Formen des Mobbings

- offene Beleidigungen
- abwertende Bemerkungen
- gezielter Entzug von Anerkennung
- schulmeisterliches Kritisieren von Fehlern
- über den Betroffenen in dessen Anwesenheit reden; ohne ihn einzubeziehen
- ignorieren des Betroffenen; wenn er etwas sagt, fragt, oder indem man ihn bei gemeinsamen Aktivitäten nicht einbezieht
- absichtliche Zuteilung unangenehmer Arbeiten
- Entzug von Aufgaben
- gezielte Überforderung
- tätliche Angriffe

> **Mobbing in der Arbeitswelt**
>
> - Vorgesetzter mobbt Untergebenen.
> - Kollegen mobben sich untereinander.
> - Team mobbt Vorgesetzten.

### Problematische Gesetze

Kündigungsschutzgesetze bieten Arbeitnehmern Schutz. Abfindungsregelungen im Falle betriebsbedingter Kündigungen puffern die Härten eines Arbeitsplatzverlustes ab. Was gut gemeint ist, hat aber abträgliche Seiten. Kündigungsschutzgesetze führen gehäuft zu innerbetrieblichem Mobbing.

Man stelle sich vor, ein Ehepartner könne sich vom anderen nur trennen, wenn er pro Ehejahr ein halbes Monatsgehalt Abfindungen zahlt. Eine solche Regelung hätte Nebenwirkungen:

1.  Sie böte Anreize dafür, sich gar nicht erst auf unbefristete Ehen einzulassen. Befristete Eheverträge nähmen überhand.

2.  Im Falle eines Scheiterns der Beziehung, würde sie den einen Partner ermutigen, den anderen wegzuekeln, um die Abfindung einzusparen... oder um eine solche zu kassieren.

Analoge Effekte sind in der Arbeitswelt anzutreffen.

1.  Befristete Arbeitsverträge werden vielerorts zur Regel.

2.  Arbeitgeber schikanieren Arbeitnehmer, um sie in die Flucht zu schlagen.

3.  Arbeitnehmer versuchen Arbeitgeber zur Kündigung zu provozieren, um die Abfindung "mitzunehmen".

4.  Die Hürde, sich aus einem Arbeitsverhältnis zu lösen, in dem man leidet, wird höher.

Ob Abfindungsregelungen Arbeitnehmern in der Summe nützen oder schaden, ist unklar. Eins ist jedoch sicher: Die Regelungen nützen dem Staat. Er entledigt sich arbeitsmarktpolitischer Verantwortung, indem er Lasten auf andere überträgt, und er verdient durch die Besteuerung der Abfindungen auch noch mit.

Wäre es nicht besser, die Disziplin von Arbeitnehmern, die langfristige Arbeitsverhältnisse durchhalten, von der Solidargemeinschaft als Ganzes honorieren zu lassen, z.B. durch verlängerten oder höheren Anspruch auf Arbeitslosengeld? Die Zahl derer, die wegen Mobbings Ärzte aufsuchen, könnte halbiert werden.

## Schule

Selbstverständlich ist ausgrenzendes Verhalten nicht auf die Arbeitswelt beschränkt. Eine große Rolle spielt Mobbing in der Schule. Kinder und Jugendliche werden besonders leicht Täter oder Opfer wechselseitiger Abwertungen, weil ihre altersentsprechenden psychologischen Muster die Bedingungen dazu erfüllen.

---

**Mobbing in der Schule**

- Lehrer mobbt Schüler.

- Schüler mobben sich untereinander.

- Klasse mobbt Lehrer.

---

Für Kinder und Jugendliche ist Zugehörigkeit wichtiger als für Erwachsene. Weder ihre Fähigkeit zur Wahrnehmung eigener Motive noch ihr Einfühlungsvermögen in die Erlebnisweise anderer ist voll entwickelt.

**Wohlgemerkt:** Auch bei Erwachsenen ist das Einfühlungsvermögen oder die Einfühlungsbereitschaft in das Erleben anderer oft rudimentär. Während das Defizit beim Erwachsenen aber als Rückstand der seelischen Entwicklung aufgefasst werden kann, ist der Mangel beim Kind entwicklungspsychologisch angemessen.

Daraus ergeben sich Besonderheiten, die Mobbing in der Schule bahnen.

### Besonderheiten von Kindern

- Kinder brauchen viel Anerkennung. Der Entzug trifft sie besonders hart.

- Kinder handeln impulsiv. Oft bedenken sie nicht, was ihr Handeln für andere bedeutet.

- Kinder unterliegen großem Gruppendruck. Viele schließen sich Tätern an; um zu verhindern, selbst Opfer zu sein.

## Internet

Mit der Einführung sozialer Netzwerke im Internet hat das Mobbing eine neue Plattform bekommen. In Anbetracht bekannt gewordener Hässlichkeiten, scheint der Begriff *Plattform* dabei im doppelten Sinne zu passen. Feindseligkeiten, die als gesprochenes Wort in der Vergangenheit verschwänden, bekommen in Foren und Blogs beständige Gegenwart, sodass ihre kränkende Absicht dauerhaft und für alle sichtbar bleibt.

### Mobbing im Internet

- enttäuschter Partner mobbt Ex-Geliebte.

- aus Freundschaft wird Feindschaft.

- Nachbarn, Mitschüler oder Kollegen mobben anonym.

- per Shitstorm versuchen Täter soziale Existenzen systematisch zu vernichten.

Je größer die Bedeutung sozialer Netzwerke für die Gestaltung von Freund- und Liebschaften ist, desto größer sind die Gefahren des Cyber-Mobbings.

### Formen des Cyber-Mobbings

- öffentliches Beleidigen, Verhöhnen und Abwerten
- Preisgabe von Vertraulichkeiten

- Veröffentlichung peinlicher (teils manipulierter) Bilder
- Verbreitung faktischer Lügen
- anonyme Bewertungsportale

Die Praxis der anonymen Bewertung von Einzelpersonen (z.B. Lehrer, Ärzte, Psychologen etc.) gibt die Bewerteten dem Gutdünken selbsternannter Bewerter preis, die für die Qualität ihrer Bewertungen nicht einstehen müssen. Diese Asymmetrie ist bereits im Ansatz abwertend und birgt den Keim weiterer Abwertungen in sich.

## Familie

Abwertungen sind ein grundsätzliches Problem des zwischenmenschlichen Bezugs. Daher droht die Gefahr, gemobbt zu werden, nicht nur in Arbeitswelt, Schule und Internet. Sämtliche Register des Mobbings, angefangen beim Entzug von Zuwendung und Bestätigung bis hin zu

> **Mobbing in der Familie**
>
> - Eltern demütigen Kinder.
> - Mann und Frau bekriegen sich.
> - Geschwister rivalisieren skrupellos.
> - Schwiegereltern lehnen sich gegenseitig

emotionaler Erpressung, verbaler Erniedrigung und Gewalttätigkeit werden auch im Familienkreis gezogen. Häufig werden kindliche Schwächen und Verhaltensmuster verspottet. Als soziologische Ursache dafür sind hierarchische Gesellschaftsstrukturen und theologische Vorgaben mitverantwortlich.

Die psychologische Kernursache liegt in der Struktur der menschlichen Existenz. Man hat als Person zu leben. Als Person hat man die eigenen Belange zu besorgen. Als Anwalt der eigenen Belange bündelt das Individuum seinen bewussten Horizont auf egozentrische Interessen. Bei der Vertretung dieser Interessen übersieht es schnell, dass seine Existenz tief mit der der anderen verzahnt ist; und auch das Wohl des Anderen daher zum Eigeninteresse des Einzelnen gehört.

### Familiäre Risiken

- demütigende Erziehungsstile
- missbräuchliche Kommunikationsmuster in der Paarbeziehung
- Hackordnungen in Geschwisterschaften

Familiäre Kommunikationsmuster, die gezielt oder fahrlässig Abwertung und Ausgrenzung betreiben, haben weitreichende Folgen. Gerade für Kinder sind Bindungen zur Familie schicksalhaft. Sie können sich dem Einfluss entwertender Botschaften kaum entziehen. Die Verinnerlichung solcher Botschaften bildet eine wesentliche Grundlage neurotischer Störungen. Schwere Persönlichkeitsstörungen kommen ohne entsprechende Abwertungen in der Kindheit kaum vor. Da neurotische Störungen Mobbing auch jenseits der Familie begünstigen, beugen gesunde familiäre Beziehungen der Gefahr vor, andernorts Opfer oder Täter zu werden.

## Politik

Im politischen Geschäft gehört Mobbing zur Tagesordnung; in autoritären Systemen sowieso, aber auch in der Demokratie. Vertreter unterschiedlicher Sichtweisen haben nur wenig Skrupel, den politischen Gegner abzuwerten, wenn es darum geht, die eigenen Chancen zu verbessern. Und darum geht es ständig.

> **Mobbing in der Politik**
>
> • Demokraten mobben sich untereinander.
>
> • Rechtsradikale mobben Linke, Demokraten, Juden und Ausländer.
>
> • Alle mobben Rechtsradikale.

**Formen politischen Mobbings**

- pauschale Verurteilung der gegnerischen Position
- gespielte Empörung
- Verweigerung jeglicher Anerkennung für Leistungen der Gegenpartei
- gezielte Demontage durch Ausschlachten fremder Verfehlungen und Irrtümer
- Intrigen im Hinterzimmer

Mobbing ist in der Politik selbstverständlich. Allerdings gilt es dort oft nicht als Mobbing, sondern als Ausdruck kämpferischen Engagements oder gar einer lebendigen politischen Kultur. Die Gemobbten lassen Abwertungen kaum je sichtbar an sich heran. Meist gehen sie zum Gegenmobbing über. Der Schaden des politischen Mobbings ist beträchtlich. Es führt zu einer Polarisierung der Standpunkte und zu einem Verfehlen der solidarischen Mitte.

**Die Praxis der wechselseitigen Entwertung...**

- macht als schlechtes Vorbild Schule.
- absorbiert Ressourcen.
- lenkt vom Wesentlichen ab.
- begünstigt fachlich inkompetente Politiker.
- zeigt die mangelnde Achtung der Demokraten vor dem Volk.

## Kritik oder persönliche Abwertung

Oben heißt es: *Alle mobben Rechtsradikale*. Das kann missverstanden werden; und zwar dann, wenn man die konsequente Zurückweisung rechtsradikaler Sichtweisen als *Mobbing* bezeichnet. Das ist sie nicht. Rechtsradikale Sichtweisen konsequent zurückzuweisen, ist vielmehr folgerichtig, da solche Sichtweisen sowohl eine Verirrung des Geistes sind, als auch gesellschaftlich in hohem Grade schädlich.

Rechtsradikalität ist eine Verirrung des Geistes, weil sie das Wesen des Menschen grob verkennt. Wesentlich ist der Mensch nicht Mitglied einer Gruppe, sondern Ausdruck seiner selbst. Indem der Rechtsradikale seinen Wert in einer speziellen Gruppenmitgliedschaft verankern will, verkennt er selbst sein Wesen und reduziert sich ungewollt zum bloßen Exemplar. Es ist daher nicht abwegig, Rechtsradikalität als Symptom einer seelischen Erkrankung aufzufassen, nämlich als eine Störung der Selbstwertregulation, und nicht bloß als moralisches Übel.

Um die Gemeinschaft vor schädlichen Einflüssen zu schützen, ist die Zurückweisung rechtsradikaler Positionen auf politischer Ebene notwendig. Mobbing ist aber keine Zurückweisung abwegiger Ideen, sondern eine persönliche Entwertung derer, die abwegige Ideen vortragen. Da dem Auftreten Rechtsradikaler stets Hass zugrunde liegt, ist die Versuchung groß, der abwertenden Haltung Rechtsradikaler nicht kritisch, sondern seinerseits durch persönliche Abwertung entgegenzutreten. Dann wird aus inhaltlich begründeter Kritik emotional bedingtes Mobbing.

## Glaubensgemeinschaften

In vielen Glaubensgemeinschaften ist die Abwertung Andersdenkender so fest verankert, dass sie ohne Abwertung den Zusammenhalt verlören. Das gilt vor allem für konfessionell-religiöse Gruppen der abrahamitischen Tradition. Programmatisch entwertet werden Gruppenfremde dort ebenso wie Abweichler in den eigenen Reihen; denn jeder, der die Dogmen hinterfragt, hinterfragt die Position derer, deren Position auf den Dogmen beruht. Das gilt für den Pascha von nebenan ebenso wie für den Papst im Lateranpalast.

Der drohende Gott der Tradition verkörpert den Willen der einen, andere

### Mobbing in Glaubensgemeinschaften

- Psalm 18, 43:
  *Ich (David) ... zertrat sie wie Gassenkot.*

- Matthäus 23, 33:
  *Ihr Schlangen, ihr Natterngezücht...*

- Sura 9, 28-29:
  *...nur Schmutz sind die Götzendiener.*

- Brahmane verachtet Unberührbare.

durch Abwertung zu beherrschen. Verschleierten Frauen tiefe Gläubigkeit zuzuschreiben, ist ein probates Mittel, religiös verankerte Abwertung zu verdecken. Niemand weiß, wie viele der vermeintlich *Tiefgläubigen* tatsächlich bloß eingeschüchtert sind. Und selbst wenn sie gläubig sind, wurde ihnen der Glaube nicht selten durch Druckmittel eingeflößt, die in anderen Kontexten als Mobbing gelten.

Eine andere Form systematischer Abwertung betreibt das hinduistische Kastensystem. Es weist großen Teilen der Bevölkerung per Geburt niedrige soziale Ränge zu, die im Alltag Benachteiligungen und Entwertungen begründen.

## Medien

*Engagierte Berichterstattung...* Als das wird so mancher Redakteur beim Rundfunk seine Parteilichkeit verklären, mit der er über Menschen spricht, die dem öffentlich erwünschten Meinungsbild widersprechen. In jüngster Zeit hat solcherlei Engagement deutlich zugenommen. Vor allem bei gesellschaftspolitischen Fragen, um die mit zunehmender Verbissenheit gestritten wird, wird an der Position des Gegners kein gutes Haar gelassen. Selbst bei Sendern, denen einst Ausgewogenheit am Herzen lag, ist das Engagement zuweilen kaum vom Lobpreis für die Position der einen und der pauschalen Abwertung jener zu unterscheiden, die die Dinge anders sehen.

Die eigene Parteilichkeit der Abgewerteten wird durch das mediale Mobbing weiter angestachelt. Niemand, dem der Zugang zu medialen Sprachrohren fehlt, sitzt gerne vor dem Bildschirm und hört, dass er als Ausgegrenzter, ja als moralisch Aussätziger zu gelten hat, weil er eine abweichende Meinung vertritt oder Probleme sieht, die aus Sicht der Redakteure zu vernachlässigen sind.

Zu hoffen ist, dass die Herausgemobbten über genügend Selbstwertgefühl verfügen, um das Kind nicht mit dem Bade auszuschütten. Die Wahrscheinlichkeit ist sehr gering, dass es so ist, denn das Selbstwertgefühl vieler, die die Abwertung trifft, steht auf tönernen Füßen.

## Medizinische Bedeutung

Das Grundmuster des Mobbings ist Abwertung und Ausgrenzung. Ausgrenzung ist verweigerte Zugehörigkeit und greift daher tief ins Gleichgewicht fundamentaler seelischer Bedürfnisse ein. Seelische und psychosomatische Gesundheit ist nur für Personen möglich, die sich angenommen und wertgeschätzt fühlen. Nur psychologisch sehr reife Menschen nehmen sich selbst so unbefangen an, dass sie für Abwertungen von außen unempfänglich sind.

Da fast jeder auf die Einbettung in soziale Strukturen angewiesen ist, kann grundsätzlich jeder durch Abwertung und Ausgrenzung psychisch erkranken; es sei denn, er hat sich durch die vollständige Des-Identifikation von sozialen Rollen dagegen gewappnet. Aber wer hat das schon?

## Gesundheitliche Folgen unbewältigten Mobbings

- Ängste
- Depressionen
- Schlafstörungen
- Zwangsstörungen
- Reizbarkeit / unkontrollierte Aggression
- Psychosomatische Beschwerden
- Suchterkrankungen
- Erschöpfungssyndrome
- Auslösung psychotischer Schübe

> Erlebte Abwertung kann fast jedes seelische Symptom auslösen oder verstärken.
>
> Psychische Symptome, bei denen Abwertungen keine Rolle spielen, sind in der Regel organischer Natur. Dazu gehören:
>
> - Demenz
> - Delir
> - Sonstige organische Psychosen

In der ärztlichen Praxis haben Erkrankungen, die durch Mobbing mitverursacht werden eine große Bedeutung. Der Einfluss abwertender Kommunikationsmuster auf funktionale Störungen der körperlichen und seelischen Gesundheit wird unterschätzt. Abwertungen sind so allgegenwärtig, dass sie oft als unausweichliche Normalität hingenommen werden. Ihr kränkender Einfluss wird dadurch nicht behoben.

# Psychologische Grundlagen

Zum Verständnis der Psychologie des Mobbings lohnt es, sich die Bedeutung des Begriffs ins Gedächtnis zu rufen. *Mobbing* entstammt der lateinischen Wurzel *mobilis*.

Somit hat Mobbing etwas mit Beweglichkeit zu tun, jedoch nicht mit Beweglichkeit im positiven Sinne, sondern mit der, die im Wesen jenes Mobs zum Ausdruck kommt, der von unreflektierten Affekten und ungefilterten Außenreizen gelenkt wird. Die Beweglichkeit, die hier anklingt, ist keine Folge selbständiger Mobilität, sondern Resultat innerer Haltlosigkeit. Diese Haltlosigkeit ist es, die Menschen bevorzugt zu Opfern oder Tätern des Mobbings macht.

## Halt und Haltlosigkeit / Abwertung und Ausgrenzung

Haltlosigkeit ist eine Folge fehlender Verankerung an einem Wert. Halt kann sowohl an einem ideellen Wertesystem als auch durch Identifikation mit der eigenen Subjektivität gefunden werden. Sozialer Status und Besitz können ebenfalls Halt bieten. Der Grad der

Unverlierbarkeit des Wertes, an dem festgehalten wird, bestimmt die Stabilität des Selbstwertgefühls, das darauf aufbaut.

- **Status und Besitz** sind stets von Verlust bedroht. Ein Selbstwertgefühl, das allein darauf ruht, hängt weitgehend von äußeren Ereignissen ab. Was nur durch Status und Besitz gehalten wird, stürzt haltlos in die Tiefe, sobald der Besitz verloren geht.

> Der Halt an Status und Besitz betrifft nicht nur "die da oben". In jedem Verein, in jedem Freundeskreis und Arbeitsteam gibt es Zugehörigkeiten, Ränge und Besitzverhältnisse, die unter Umständen mit harten Bandagen verteidigt werden.

Ein Selbstwertgefühl, das einem sozialen Rang entspricht, ist immer relativ. Es bedingt sich nachgerade dadurch, dass ein Anderer untergeordnet ist. Die Bereitschaft, andere abzuwerten, liegt dieser Lösung des Selbstwertproblems bereits im Ansatz inne.

- **Ideelle Wertesysteme** beruhen auf Mythen und Bildern, durch die sich Menschengruppen definieren. Die Abgrenzung als besondere Gruppe ist von einem elitären Selbstbewusstsein getragen und in der Regel von der Abwertung anderer Gruppen begleitet.

Je starrer das Wertesystem der Gruppe ist, desto größer ist der Gruppendruck. Während die Gruppe als äußerer Haltgeber wirkt, nützt sie gegen innere Haltlosigkeit wenig. Im Gegenteil: Die Gruppe verpflichtet das Mitglied der gemeinsamen Idee und lockert seinen Bezug zu sich selbst. Mobbing nach innen und außen ist fester Bestandteil ideologisch umgrenzter Gruppen. Dass es konfessionellen Arbeitgebern gestattet ist, Andersdenkende auszugrenzen, kann als staatlich gestütztes Mobbing betrachtet werden.

- Die **Identifikation mit der eigenen Subjektivität** verleiht ein Selbstwertgefühl, das kaum von äußeren Umständen abhängt. Der Halt, den ein solches Selbstwertgefühl gibt, schützt in großem Maße davor, beim Mobbing selbst zur Tat zu schreiten; denn einer autarken Bejahung des eigenen Selbst entspricht eine grundsätzliche Wertschätzung anderer.

> **Bedingtes und unbedingtes Selbstwertgefühl**
>
> Ein Selbstwertgefühl ist bedingt, wenn es durch objektivierbare Faktoren getragen wird. Objektivierbar sind Status, Besitz, Gruppenmitgliedschaft und ideelles Wertesystem.
>
> Ein Selbstwertgefühl ist unbedingt, wenn es in einem unbedingten Faktor verwurzelt ist. Unbedingt ist Subjektivität an sich.

Wer über ein unabhängiges Selbstwertgefühl verfügt, verschafft sich dadurch Respekt. Deshalb wird er seltener Zielscheibe von Abwertungen; und wenn es ihm doch passiert, kann er sie besser parieren.

## Typische Opfer

Bestimmte Persönlichkeitsstrukturen erhöhen das Risiko, Zielscheibe von Abwertungen zu werden. Dazu gehören vor allem Persönlichkeiten, deren Selbstwertgefühl von der Bestätigung durch andere abhängt, die sich bei Konflikten zurückziehen... oder die übermäßig ansprüchlich sind. Genannt werden können...

- Abhängige Persönlichkeiten
- Depressive Persönlichkeiten
- Ängstlich-vermeidende Persönlichkeiten
- Schizoide Persönlichkeiten
- Histrionische Persönlichkeiten
- Narzisstische Persönlichkeiten
- Paranoide Persönlichkeiten

**Abhängige, depressive** und **vermeidende** Persönlichkeiten gehen oft den *unteren Weg*. Durch diese Nachgiebigkeit verschaffen sie sich einen problematischen Ruf. Da sie um die offensive Klärung von Konflikten meist einen Bogen machen, fehlt ihnen in den Augen anderer der Biss, der diese davor abschreckt, ihren Unmut beliebig an ihnen auszulassen. Mit denen, die immer nett und lieb sind, kann man eben alles machen. So werden übermäßig anpassungsbereite Persönlichkeiten einerseits zur Zielscheibe von Aggressionen, die ihnen eigentlich gar

---

### Mobbing und Krankschreibung
### Ein vielschichtiges Thema

Der Begriff *Mobbing* unterstellt ein grundsätzlich asymmetrisches Verhältnis. Der Gemobbte ist Opfer, sein Widersacher Täter. Oft sind die Verhältnisse so, dass dieses Bild gilt und eine Krankschreibung als heilender Ansatz sinnvoll ist.

Zuweilen ist es jedoch kompliziert. So mancher Gemobbte trägt selbst zur Eskalation des Konfliktes bei; nicht nur indem er sich aus lauter Ängstlichkeit in sozialen Gemeinschaften schlecht platziert, sondern auch weil er Ansprüche ans Umfeld stellt, über deren Realitätssinn keine Einigkeit besteht. Zuweilen entspricht der Wunsch nach Krankschreibung keiner medizinischen Notwendigkeit, sondern ist eine Waffe des Opfers, durch die es sich an seinen Widersachern rächen will. Dann ist unklar, wer eigentlich der Gemobbte ist.

Nicht selten werden Gemobbte wegen häufiger Fehlzeiten gemobbt. Ob *berechtigt* oder nicht, sei dahingestellt. Eine Krankschreibung wegen Mobbings schüttet hier womöglich Öl ins Feuer.

**Wohlgemerkt**: Mobbing ist nie berechtigt. Mit *berechtigt* ist der Eindruck des Umfelds gemeint, dass das Opfer die Möglichkeit der Krankschreibung missbräuchlich ausnützt.

nicht gelten. Andererseits sind sie wehrlos den übergriffigen Ansprüchen solcher Zeitgenossen ausgesetzt, die Grenzen nur beachten, wenn dort scharf geschossen wird.

Die **schizoide** Persönlichkeit sendet darüber hinaus Signale ans Umfeld, das dieses möglicherweise als Zurückweisung deutet. Die Grenzen, die der Schizoide anderen zum Selbstschutz setzt, reizen die aus seinem Leben Ausgegrenzten, je nach deren eigener Persönlichkeitsstruktur, zum Angriff. So kann die Lage eskalieren, und da der Schizoide eben schizoid ist, kann er nur selten auf den Beistand Verbündeter bauen, wenn er allein im Schussfeld steht.

**Histrionische** und **narzisstische** Persönlichkeiten haben ständig Hunger auf Anerkennung. Statt still auf Sättigung zu warten, ist ihr Hunger oft fordernd-aggressiv. Das kann bei einem starken Umfeld oder bei einem Kollegenkreis, der in der Not zusammenhält, zu einer Abwehr führen, die in Abwertung umschlägt.

Die **paranoide** Persönlichkeit ist stets bereit, dem Umfeld böse Absichten zuzuschreiben. Selbst wenn ihre Empfindlichkeit damit nicht selten Böses erspürt, das andere gar nicht bemerken, ist ihr Urteil oft ungerecht. Es übersieht die eigene Bosheit, die im selbstgerechten Hinweis auf jede noch so leise Bosheit anderer zum Ausdruck kommt. So kann die Vorwurfslust des Paranoiden bei einem wehrhaften Umfeld auf genau die Ablehnung stoßen, die der Paranoide dann erst recht als feindselig empfindet. Ob er das *zurecht* empfindet oder nur *erst* recht, ist für Außenstehende, von denen er die Bestätigung seines Eindrucks erwartet, schwer zu entscheiden.

## Typische Täter

Während jeder Mobbing zum Opfer fallen kann, riskiert nicht jeder, Täter zu werden. An der Abwertung anderer kann nur der ein Interesse haben, der unter Selbstwertzweifeln leidet. Wer sich seines Wertes sicher ist, kann von der Abwertung anderer nicht profitieren. Im

---

### Passive Aggression

Passive Aggression ist ein wichtiges Werkzeug des Mobbings.

Personen, die offene Konflikte vermeiden und daher rasch zu Opfern werden, nutzen passive Aggression gehäuft als Mittel der Abwehr. Legion heißt die Zahl der Gemobbten, die zum passiv-aggressiven Gegenmobbing schreiten... und ihre Arbeitskraft nach einer als unannehmbar eingestuften Kränkung monatelang der Arbeitswelt vorenthalten. Per Krankschreibung bestraft der Gekränkte das verlassene Umfeld durch Arbeitsüberlastung ohne Lohnausgleich.

Die passiv-aggressive Persönlichkeit wird zum einen durch ihr ausweichendes Verhalten Opfer fremder Aggression, zum anderen wird sie durch die unterschwellig aggressive Komponente ihres Verhaltens rasch zum Täter. Leicht schaukelt sich ein Wechselspiel beider Komponenten auf.

Gegenteil: Die Entwertung anderer ist ihm ein Dorn im Auge. Sie selbst zu betreiben, ist unter seiner Würde.

Typische Opfer und typische Täter des Mobbings haben im Grundsatz das gleiche Problem. Es fehlt ihnen an der Wertschätzung des eigenen Selbst. Dabei geht es wohlgemerkt um die Wertschätzung des eigenen Selbst, nicht der der eigenen Person. So ist die narzisstische Persönlichkeit vom Wert der eigenen Person zutiefst überzeugt. Den Wert ihrer selbst kennt sie nicht.

Während die Mehrzahl der Opfer vorwiegend defensive Verhaltensmuster wählt, praktizieren Täter grundsätzlich aggressive Varianten. Häufige Täterpersönlichkeiten sind:

- Narzisstische Persönlichkeiten

- Paranoide Persönlichkeiten

- Dissoziale Persönlichkeiten

- Emotional-instabile Persönlichkeiten

Der **narzisstischen** Persönlichkeit gelingt es entweder tatsächlich durch besondere Fähigkeiten hervorzustechen. Dann muss sie andere nicht eigens entwerten. Im Gegenteil: Sind andere bereit zur Anerkennung kann der Narzisst seine Anerkenner seinerseits wohlmeinend anerkennen. Anders kommt es, wenn es der narzisstischen Persönlichkeit an Fähigkeiten fehlt, die spontane Bewunderung wahrscheinlich machen, oder wenn sie auf ein missgünstiges oder neidisches Umfeld stößt, das ihr Anerkennung vorenthält. Dann kann der Narzisst gekränkt in die untere Schublade greifen. Er findet dort Waffen, die besonders verletzend sind.

Der Neigung des **Paranoiden**, anderen vorwiegend Übles zuzuschreiben, entspringt per se die Gefahr, das tatsächlich oder vermeintlich Üble mit üblen Mitteln zu bekämpfen.

Für die **dissoziale** Persönlichkeit haben andere sowieso keinen Wert. Nur wenn es zu seinem Vorteil ist, gaukelt der Dissoziale anderen vor, dass es anders sei. Ansonsten sieht er keinen Anlass, andere seine Missachtung nicht spüren zu lassen.

Während, je nachdem welche Persönlichkeiten im Bezugsfeld aufeinandertreffen und welche Koalitionen dabei entstehen, auch die typischen Täterpersönlichkeiten Opfer werden können, birgt die Emotional-instabile Persönlichkeitsstörung ein gesteigertes Risiko in sich, zugleich Täter als auch Opfer zu sein. Befindet sich eine emotional-instabile Person in der Erwartung, im Gegenüber nur Gutes zu finden, neigt sie dazu, sich dem vermeintlich Nurguten ungeschützt hinzugeben. Sie grenzt sich nicht ab und wird Opfer. Kippt der Modus ihrer Wahrnehmung ins Negative, wird aus Naivität Wut und Verachtung, die dem Umfeld ungezügelt entgegenschlägt. Aus dem Opfer wird ein blindwütiger Täter.

# Lösungen

Treten im Rahmen von Mobbing Symptome auf, stehen passive und aktive Ansätze zur Verfügung.

## Passive Ansätze

Bei ausgeprägter Symptomatik, vor allem bei Ängsten, Depressionen und Schlafstörungen, kann bei entsprechendem Behandlungswunsch an die Verordnung von Psychopharmaka gedacht werden. Da es sich bei der Symptomatik aber nur selten um eigenständige Krankheitsbilder handelt, sondern vielmehr um die Folgen unbewältigter Konflikte, ist die Pharmakotherapie als symptomatisch zu betrachten.

Als passiver Ansatz ist auch die Krankschreibung anzusehen, die für jene Patienten, die Mobbing am Arbeitsplatz erleiden, ein nützliches Mittel zur Entlastung ist. Kann durch klärende Gespräche mit mobbenden Vorgesetzten keine Lösung gefunden werden, führt die Krankmeldung nicht selten sogar zur kausalen Lösung; wenn der Vorgesetzte erkennt, dass er ungestraft nicht beliebig mit seinen Mitarbeitern umspringen kann. Auch mobbende Kollegen kann die zusätzliche Arbeit, die im Falle einer Krankschreibung des Opfers auf ihren Schultern landet, zu mehr Diplomatie und Zurückhaltung ermuntern; oder aber sie bewirkt das Gegenteil.

## Aktive Ansätze

Das beste Mittel im Umgang mit Abwertungen aller Art ist der Erwerb eines Selbstwertgefühls, das von der Zuwendung anderer unabhängig ist.

Deshalb sind Psycho- und Verhaltenstherapie die Mittel der ersten Wahl. In der Psychotherapie kann der Patient jene eigenen Anteile erkennen, durch die er sich in die Position des Opfers bringt. Durch Betrachtung und Annahme der eigenen Muster steigert er generell sein Selbstbewusstsein. Er kann Verhaltensmuster entwickeln, durch die er sich im Konfliktfall besser behaupten kann.

Zu den aktiven Ansätzen sind auch klärende Gespräche unter Vermittlung von Mediatoren bzw. Teamsupervisoren zu rechnen.

# 22. Narzissmus

## Ursprung des Begriffs

Die griechische Mythologie berichtet vom Jüngling Narziss. Als Narziss sein Spiegelbild im Wasser eines Teiches sah, fand er es so schön, dass er sich in das Bild verliebte. Beim Versuch, sich dem geliebten Bild zu nähern, stürzte er ins Wasser und ertrank.

## *Narzissmus* als psychologischer Fachbegriff

Die Psychoanalyse hat gezeigt, dass die Selbstwertregulation eine große Rolle im Gefüge der seelischen Dynamik spielt. Sind die Grundbedürfnisse erfüllt, hat das meiste, was der Mensch tut, auch etwas mit Aufbau und Sicherung seines Selbstwertgefühls zu tun.

Die Person hat das Bedürfnis, einem Wert zu dienen. Hält sie *sich* selbst für diesen Wert, ist sie narzisstisch. Sieht sie *das* Selbst als diesen Wert, ist sie es nicht.

Je tiefer das Selbstbild im Selbst verankert ist, desto weniger zweifelt die Person an ihrem Wert; und desto weniger befasst sie sich mit der Frage, wie sie ihn steigern könnte. Den eigenen Wert zu steigern, ist ein Bedürfnis, das oberflächlich bleibt.

Der absolute Wert liegt in der Identität, nicht in dem, womit man sich identifizieren könnte.

Zur Intelligenz gehört die Erkenntnis, dass man dümmer ist, als man dachte.

Wer sich groß macht, bleibt klein.

- Gewiss: Steffen interessiert sich inhaltlich für die Erforschung der Kometen. Dass er der entsprechenden Fachgruppe beim Verein der Sternenfreunde aber erklären kann, wie das Perihel (griechisch: *peri [περι]* = *um herum* und *Helios [Ηελιος]* = *Sonne*) von C/2013 US10 Catalina berechnet, empfindet er keineswegs als Schande.

- Sicher: Die Melodien, die das Keyboard von sich gibt, klingen entzückend. Dass Verena sie aber mit ihren noch entzückenderen Händen dem Keyboard selbst entlocken kann, ist ein Sahnehäubchen beim Musikgenuss.

Nur aus dem Gefühl eigenen Wertseins heraus, ist der Mensch in der Lage, seine Interessen unbefangen und nachhaltig zu vertreten. Deshalb interessiert ihn die Frage, wie er seinen Wert sicherstellen kann. Angeregt durch die griechische Mythologie hat die Psychologie das Interesse des Einzelnen am eigenen Wert als *Narzissmus* bezeichnet.

# Funktionen des narzisstischen Interesses

Das Interesse am Selbstwert hat soziale und psychologische Funktionen.

## Soziale Funktion

Innerhalb der menschlichen Gemeinschaft hat man Vorteile, wenn man als wertvoll angesehen wird. Wer als wertvoll gilt, erntet Anerkennung und Zuwendung. Menschen sind bereit, die Interessen dessen, den sie für wertvoll halten, tatkräftig zu fördern. Man macht ihm Platz und gesteht ihm Rechte zu, die man anderen verweigern würde. Denn: Was Jupiter erlaubt ist, ist Ochsen verboten. Dafür zu sorgen, dass man als wertvoll gilt, ist daher eine nützliche Strategie zur Sicherung des Überlebens; egal ob man einen wirklichen Wert verkörpert oder ob man einen vermeintlichen simuliert.

> Bislang gehört es allerdings zur Tragik der Menschenwelt, dass der eigentliche Wert des Einzelnen oft verkannt wird und man einen vermeintlichen vorschützen muss, um Ausgrenzung zu vermeiden.

### Schmackhafte Nebenwirkungen

Das Streben nach Steigerung des Selbstwerts spielt eine wichtige Rolle; sowohl bei der Entwicklung persönlicher Fähigkeiten als auch in der menschlichen Evolution. Um etwas zu erlernen, bedarf es oft der Mühe. Wer etwas kann, wird aber meist mit größerem Respekt behandelt als der, der nichts kann. Das Bestreben, sich diesen Respekt zu verschaffen, war eine wichtige Triebkraft. Gemeinsam mit der Neugier auf die Wirklichkeit, hat sie den Menschen vom Affenbrotbaum zur Raumstation befördert, was uns zur Teflonpfanne verhalf.

### Apropos Teflonpfanne

Wussten Sie, dass man persischen Reis mit Kruste (Tahdig [ته ديگ]) auch ohne speziellen Reiskocher problemlos in der Teflonpfanne machen kann? Reis rein, Wasser rein, Salz rein, Deckel drauf. Immer mal wieder kucken. Der Reis ist fertig, wenn sich der Reiskuchen vom Boden löst. Je nachdem, wie dunkel man ihn haben will, kann man ihn etwas länger auf dem Feuer lassen.

## Psychologische Funktion

Im normalen Funktionszustand des Bewusstseins deutet sich der Mensch als eine vom Umfeld abgegrenzte Person. Als solche steht der Einzelne als egozentrische Einheit einer übermächtigen Wirklichkeit gegenüber, von der er glaubt, dass sie ihn über kurz oder lang beseitigen wird. Aus dem Wissen um das grundsätzliche Ausgeliefertsein an die Übermacht der Wirklichkeit entsteht Existenzangst.

Da der Wesenskern des Menschen zeitlos ist, kann er die Aussicht auf eine zukünftige Vernichtung nicht akzeptieren. Um seiner Angst Herr zu werden, benutzt der egozentrische Mensch verschiedene Abwehrmechanismen. Der bekannteste davon ist die Verdrängung. Man verdrängt die Angst vor dem Tod oder die Existenz zweifelhafter Eigenschaften, die das Existenzrecht infrage stellen könnten.

Eine weitere Möglichkeit zur Abwehr der Lebensangst ist das Bemühen um die Steigerung des Eigenwerts; denn der Mensch kann und will nicht glauben, dass etwas wirklich Wertvolles tatsächlich vernichtet werden wird.

## Bild und Wirklichkeit

Pathologischer, also Leid erzeugender Narzissmus, hat etwas mit dem Bild zu tun, von dem sich bereits der Jüngling Narziss verführen ließ. Im Gegensatz zur Wirklichkeit, sind Bilder erdachte Konstruktionen oder substanzlose Reflexe im Spiegel. Es fehlt ihnen jener Realitätsgehalt, der etwas wirklich Wertvollem inneliegen muss, um glaubhaft wertvoll zu sein.

> Eigentlich will der Narzisst ganz oben stehen. Wie will er das aber erreichen, wenn er das Ziel, es zu tun, über sich stellt?

> Wer sich selbst sieht, statt das Bild, dem er gleichen will, kann echten Wert empfinden.

Darin liegt das Problem dessen, der sich einem glanzvollen Selbstbild verschreibt, um der Angst vor der Vernichtung des Wertlosen zu entkommen. Beim Bestreben, sich dem Bild zu nähern, blickt der narzisstische Mensch nicht auf sich selbst, sondern auf das substanzlose Bild, dem er zu gleichen versucht. Je mehr er sich aber mit dem Bild gleichsetzt, desto mehr wird die Angst, vor der er flieht, durch die Substanzlosigkeit des Bildes geschürt.

## Die narzisstische Persönlichkeit

Als narzisstische Persönlichkeiten gelten Menschen, bei denen das Bemühen um den Eigenwert mehr Raum einnimmt als beim Durchschnitt. Ein narzisstischer Mensch neigt dazu, seine Qualitäten zu betonen. Je nachdem, wie er seine Qualitäten einschätzt, führt sein narzisstisches Interesse zu verschiedenen Verhaltensmustern:

- Neigt er dazu, seinen Eigenwert im Vergleich zu anderen

**Narzisstische Themen**

- Ich bin schöner als die anderen.
- Ich bin klüger als die anderen.
- Ich bin gebildeter als die anderen.
- Ich bin anderen moralisch überlegen.

als deutlich überlegen einzuschätzen, kann das dazu führen, dass er sich nicht um den Erwerb neuer Fähigkeiten bemüht, sondern sich aus seiner selbstverliebten Vorstellungswelt heraus damit begnügt, sich anderen gegenüber abwertend oder gönnerhaft zu verhalten.

- Zweifelt er daran, dass die Überdurchschnittlichkeit seines Eigenwerts bereits gesichert ist, bemüht er sich, womöglich mit Elan, um den Erwerb neuer Fähigkeiten, Qualitäten oder Kompetenzen.

Nicht jeder, dem der Zweifel am eigenen Wert zu schaffen macht, wählt manifest narzisstische Muster, um sich vor dem Zweifel zu retten. Daher spricht die Psychologie von progressivem und von regressivem Narzissmus.

## Progressiver Narzissmus

Der progressiv narzisstische Mensch ist jener, von dem eben die Rede war. Er versucht, in den Augen aller, und vor allem in den Augen seiner selbst, als eine Person zu erscheinen, deren Wert den anderer Personen überragt. Gegenüber Abwertungen ist er empfindlich. Entweder reagiert er verärgert, wenn das Umfeld seinen Anspruch auf besondere Wertschätzung nicht erfüllt, oder er hält das Gleichgewicht, indem er den anderen die Fähigkeit abspricht, seinen Wert überhaupt zu erkennen.

Wenn der progressiv narzisstische Mensch um seine Schwäche weiß, nämlich hungrig nach Lob und Anerkennung durch andere zu sein, und sich das nicht übelnimmt, kann er ein charmanter Zeitgenosse sein, der das Umfeld durch spritzige Lebendigkeit dafür entschädigt, dass er es für unterlegen hält.

**Eine begnadete Narzisstin**

Schon mehrfach hat Marlene erlebt, wie sich Leute von ihr abwandten. Das ist aber kein Anlass darüber nachzudenken, was sie dazu beiträgt, dass andere den Umgang mit ihr als unerfreulich empfinden. Die passende Erklärung des Phänomens liegt stets parat: Wer nicht erkennt, wie gut es ihm tut, Marlenes Tugenden aus der Nähe zu genießen, ist im besten Falle ein Dummkopf, der sich in unsinnige Vorstellungen verrannt hat. Im schlimmsten Fall, und der kommt leider oft vor, ist er missgünstig und will es Marlene nicht gönnen, ihrem Wesen gemäß über dem Rest der Menschheit zu stehen.

Fehlen dem progressiven Narzissten Humor und Selbsterkenntnis, empfindet ihn sein Umfeld oft als arrogant. Aus der Angst heraus, abgewertet zu werden, wertet er selbst andere ab; zuweilen in grob verletzender Weise. Dadurch kann im nächsten Schritt eine Eskalation wechselseitiger Abwertungen ausgelöst werden, die den Narzissten erst recht dazu anstachelt, sich über andere zu stellen.

*Zwei Spielarten des progressiven Narzissmus*

| Respektierend | Abwertend |
| --- | --- |
| Wertet andere nicht ab, sondern verführt sie, ihn selbst als etwas besonders Wertvolles zu betrachten. | Setzt andere durch unmittelbar entwertende Botschaften herab. |
| Muster: Der Gewinn des Bewundert-werdens ist umso größer, je wertvoller die Bewunderer ihrerseits sind. | Muster: Mein Wert tritt erst recht hervor, wenn der Unwert anderer betont wird. |
| Erkennt narzisstische Bedürftigkeit als eigene Schwäche... und gönnt sie sich. | Kann sich selbst keine Schwäche eingestehen. Verleugnet daher seine eigene Bedürftigkeit. |
| Motto: Ich bin der Beste von lauter Guten. | Motto: Ich bin der einzig Gute unter lauter Schlechten. |

Narzisstische Bedürftigkeit besteht im Bedürfnis, den eigenen Wert durch Selbstlob oder Anerkennung durch andere bestätigt zu sehen. Ein Mensch ohne narzisstische Bedürftigkeit ist so mit dem Wert des Menschen an sich identifiziert, dass sich die Bestätigung dieses Wertes ebenso erübrigt, wie die Bestätigung der Tatsache, dass er zwei Ohren hat.

## Regressiver Narzissmus

Regressiv narzisstische Menschen sind oft im Umfeld der progressiven anzutreffen. Dort spielen sie die Rolle der Bewunderer. Auch den regressiven Menschen treibt insgeheim die Sehnsucht, so schön wie Narziss zu sein, sodass sich niemand der Faszination des Bildes entziehen könnte.

Im Gegensatz zum progressiven, der die Courage hat, die glanzvolle Position auf eigene Faust in Anspruch zu nehmen, fehlt es dem regressiven Narzissten am Glauben, dass er gegen die Konkurrenz des progressiven bestehen könnte. Indem er ihn bewundert und sich in seinem Glanz zu bewegen versucht, macht er den progressiven Narzissten zu seinem Stellvertreter.

Gehen ein progressiv und ein regressiv narzisstischer Mensch eine Partnerschaft ein, spricht man von einer narzisstischen Partnerkollusion (lateinisch *co-ludere = zusammenspielen*). Solche Kollusionen können so stabil sein wie die Bindung von Elektron und Proton.

## Ebenen

Grundsätzlich gilt: Das narzisstische Interesse überbewertet die oberflächliche Ebene des Individuums, also die Person; was dem Umstand zu verdanken ist, dass die Wertfrage den Hauptstrahl ihrer Durchschlagskraft aus der dualistischen Deutung eines polaren Gegensatzes zwischen Ich und Nicht-Ich bezieht. Dort stellt das narzisstische Interesse Vergleiche an. Dort entsteht es aus Angst und Neid. Von dort aus will es sich über die Ebene erheben.

Obwohl Narzissmus grundsätzlich Oberflächen vergleicht, können die oberflächlichen Ebenen in Grade unterschiedlicher Oberflächlichkeit unterteilt werden.

1. Körper
2. Intellekt
3. Charakter

### Körper

Erst wenn die Evolution es geschafft hat, Wesen hervorzubringen, die ohne aktives Bemühen um die Schönheit ihres Leibes auf Dauer schön sind, kann sie guten Gewissens auf einen Narzissmus verzichten, der sich um die oberflächlichste Ebene aller Ebenen bemüht. In diesem Sinne ist das narzisstische Interesse am eigenen Körper als Provisorium anzusehen, dessen eine Schöpfung bedarf, die bislang bloß Zwischenresultate hervorgebracht hat.

> Eine Sonderform des pathologischen Narzissmus ist der Rassismus. Der Rassist versucht seine Selbstwertzweifel durch die Behauptung beizulegen, typische Körpermerkmale der ethnischen Gruppe, zu der er sich zählt, seien Beleg eines höheren Wertes. Indem er sich damit selbst herabsetzt, vertieft er sein Problem, statt es zu beheben.

### Intellekt

Unterhalb der Ebene des Körpers kommt der Intellekt. Der kluge Narzisst ist so klug, sein Bemühen um die Steigerung des Eigenwerts nicht ausgerechnet auf einer Ebene anzusiedeln, auf der es eigentlich immer nur bergab gehen kann; abgesehen von den kaum je nachhaltigen Erfolgen des Muskelaufbaus, der Faltenreduktion, der Lifting-Op's und Botulinuminjektionen. Der kluge Narzisst befasst sich daher mit seiner intellektuellen Überlegenheit. Diese kann man im Laufe des Lebens tatsächlich steigern; zumindest bis auch das Hirn beginnt, sich dem Sinkflug aller Körperlichkeit anzuschließen. Aber auch für den klügsten Narzissten gilt: Intelligenz ohne Weisheit ist Dummheit.

### Charakter

Tiefer als der Intellekt, also die Fähigkeit, viel zu wissen und scharf zu denken, liegt die integrative Ebene des Charakters. Auch diesbezüglich kann man narzisstisch sein; indem man sich darum bemüht, ungeachtet dessen, was man tatsächlich fühlt, generell als vorbildlich guter Mensch zu gelten.

Nicht dass das Bemühen um menschliche Güte keine Tugend wäre, es wird aber zu einem Laster, wenn dem Tugendhaften die eigene Tugend so sehr gefällt, dass er bedenkliche Folgen ihrer vordergründigen Präsenz ignoriert und Zweiflern an der Unbedenklichkeit seiner Tugend jede Tugend abspricht, sobald sie Zweifel äußern.

Der moralische Narzisst schmückt sich mit allem, was so aussieht, als sei es menschenfreundlich. Manchmal fehlt ihm aber nur der Mut, sich anzunehmen, wie er wirklich ist oder um die Brennweite seiner Weitsicht so einzustellen, dass er erkennt, wie teuer ihn selbst oder andere das Gutsein, das er heute betreibt, später womöglich zu stehen kommt.

## Konkurrenz

Wo der Einsatz niedrig ist, ist die Konkurrenz am größten. Das gilt auch auf dem Feld des narzisstischen Ringens um die besten Plätze auf der Stufenleiter des Werturteils. Während man die Schönheit des Körpers nur eingeschränkt und vorübergehend steigern kann und die Überlegenheit des Verstandes nur unter Mühen, ist der Schmuck vorzeigbarer Moralität durch einfache Bekenntnisse anzulegen.

> Was man sieht, ist eine Frage der Brennweite. Der eine schaut dahin, der andere dorthin. Je nachdem, wohin man blickt, kann man unterschiedliche Folgen seiner Taten erkennen.

### Vom Geben und Nehmen

Es hat schon viele Kinder gegeben, deren Eltern so sehr darum bemüht waren, anderen Gutes zu geben, dass sie auch das Gute, das ihren Kindern zustand, an andere weggaben.

Es hat schon viele Eltern gegeben, die nicht verstehen konnten, warum ihre Kinder auf die schiefe Bahn gerieten, obwohl sie selbst so gut gewesen sind.

Wer die übersieht, denen er beim Geben nimmt, erntet nicht immer den Lohn, den er für gute Taten erwartet.

### Sommermärchen oder Wirklichkeit

Deutschland war so vom Bild seiner Schönheit begeistert, dass es beim Versuch, sich selbst zu lieben, kopfüber in gesellschaftliche Konflikte sprang.

Sollten Sie daran Interesse haben, dabei vorne mitzumischen, dann schrecken Sie auf keinen Fall davor zurück, ungeachtet etwaiger Einwände Ihrer Vernunft, größere Wohltaten für faktisch und vorgeblich Leidende zu fordern, als die Konkurrenz es tut. Unterstellen Sie jedem, der Bedenken an Ihrem Realitätssinn äußert, dass er heimlich mit der niedrigsten aller Gesinnungen sympathisiert.

Echte Menschenfreundlichkeit ist daran erkennbar, dass der wahrhafte Menschenfreund sich auch seinen Kritikern gegenüber freundlich verhält. Reagiert er empört auf Kritik, entsteht der Verdacht, dass er zumindest kein Freund von Kritikern ist.

## Paradoxer Narzissmus

Die Psyche des Menschen treibt merkwürdige Blüten. Eine davon könnte man man als *paradoxen Narzissmus* bezeichnen. Exemplarisch ist die Dynamik, die dazu führt, bei der Bipolaren Störung zu erkennen. Bei dieser Erkrankung schwankt die Stimmung des Patienten zwischen *himmelhoch jauchzend* und *zu Tode betrübt*. Aber nicht nur die Stimmung schwankt, sondern auch das Selbstwertgefühl und man kann sich fragen, ob beides nicht kausal miteinander verwoben ist.

Während der manisch gestimmte Mensch keine Probleme hat, sich für großartig, allseits überlegen oder gar Gott persönlich zu halten, beschreibt er sich in der depressiven Phase ganz anders. Dann ist er der größte Versager überhaupt, eine missratene Kreatur ohne jeden Wert, der Träger unfassbarer Schuld, die ihn wie Blei auf die tiefste aller Stufen drückt.

Diesem Selbstbild ist der Superlativ des Schlechten zugeschrieben... und egal wovon der Superlativ beansprucht wird, durch das *Super*, von dem er spricht, katapultiert er das damit Beschriebene aufs herausragende Siegertreppchen der jeweiligen Disziplin: auch den Unwert. Die These sei daher gewagt: Der Nichtigkeitswahn ist wie der maniforme Höhenflug das Echo einer narzisstischen Störung, allerdings paradoxer Art.

# Übertragungen

Die Frage nach dem Selbstwert ist ursprünglich eine Frage nach dem eigenen Wert. So besagt es der Begriff. Da der Mensch seine Identität aber in der Regel übersieht und sich stattdessen in Bildern sucht, überträgt er die Wertfrage auf alles, womit er sich identifiziert; zum einen um zu überprüfen, ob seine Identifikationen von Vorteil sind, zum anderen, um sich durch Identifikationen gezielt zu erhöhen. Daraus ergibt sich ein Wechselspiel aus Identifikation und Idealisierung.

Wer er selbst ist, enthält das Universum, wer nicht, geht darin verloren. Zum einen identifiziert sich der Verlorene mit etwas Größerem, das er für wertvoll hält, zum anderen neigt er dazu, das, womit er sich identifiziert, zu idealisieren, damit der Gewinn an absorbiertem Wertempfinden möglichst groß ausfällt. Identifikationsobjekte im Großen sind Nationalitäten, politische Utopien und Glaubensgemeinschaften. Im Kleinen mögen es Fußballvereine, Parteien oder Subkulturen sein.

Da jede Identifikation am Wahren vorbeigeht, hat die entsprechende Strategie der Selbst-wertpflege Schwächen: Einerseits weil sie abhängig bleibt und schwankt, sobald das Iden-tifikationsobjekt Risse bekommt, andererseits, weil die Kehrseite jeder Idealisierung Ab-wertung ist.

## Zur Lage der Nation

Wenn ein Deutscher sich explizit als *deutsch* auffasst, gerät sein Selbstwertgefühl in Turbu-lenzen. Das hat historische Gründe. In den letzten 200 Jahren fuhr der Wert, der dem Deutschtum beigemessen wurde, Achterbahn.

- Während die Brudervölker die Welt besetzten, duckte sich der deutsche Michel unter seine Obrigkeit und sah dem globalen Raubzug Europas tatenlos zu, bis von der Beute in Übersee nur noch die Namib, der Bismarck-Archipel und Sansibar übrigblieben.

- Endlich zur Nation vereint, hieß es dann im ersten Höhenflug *Hurra* bis das nati-onale Wertgefühl nach dem großen Krieg darniederlag und sich durch das Wei-marer Elend schleppte.

- Mit dem Dritten Reich erfolgte der Versuch, den nationalen Unwert durch Maß-losigkeit und Aufblähung ins Gegenteil zu wenden. Die Grässlichkeit seiner Ver-irrung und sein Zusammenbruch mündeten jedoch ins absolute Gegenteil.

Heute ist das Wertgefühl, das auf der nationalen Identität beruht, gespalten. Seine helle Seite glaubt, nur solange Oberwasser zu behalten, wie sie sich täglich von der Dunklen lossagt. Eine Funktion der ständigen Fokussierung des Bösen mag politische Bildung sein. Der tausendfach wieder-holte Fingerzeig auf die Verirrung des Nationalsozialismus hat für die, die mit dem Finger zeigen, jedoch eine psycho-logische Funktion. Je anklagender sie auf das Dunkle zeigen, desto eher glau-ben sie, auf sicherer Distanz im Hellen zu sein. Die rituelle Lossagung von der dunklen Seite scheint ein wesentlicher Teil von dem zu sein, was die helle an Wert für sich zu reklamieren weiß.

Grundlage der deutschen Methode, um als *gut* zu gelten, sind Spaltung und Pro-jektion. Zeitgleich mit Deutschlands

---

### Vielfältige Motive

Denkbar ist, dass dem deutschen Umgang mit seiner nationalen Schuld eine paradox narzisstische Komponente inneliegt. Wenn Deutschland schon nicht über allem steht, wie es das Deutschlandlied verheißt, dann immerhin die deutsche Schuld, die mit dem Anspruch des Liedes verbunden ist. Wagt jemand, die deutsche Schuld mit der anderer zu vergleichen, reagieren viele Deutsche empört. Zu vermuten ist, dass das Empor der Empörung nicht nur der Sorge vor einer Wiederholung der Untaten entspringt, son-dern auch Motiven, von denen die Empör-ten nichts wissen.

Bereitschaft, die gesamte Schuld am Desaster auf sich zu nehmen, spaltet das *gute* Deutschland alle Verantwortung von sich ab und schreibt sie dem bösen zu. Je lauter es ruft *Alle Schuld liegt bei uns*, desto mehr meint es: *Ich war's aber nicht.*

Tatsächlich aufarbeiten kann ein Land seine Geschichte nur, wenn es *Gut* und *Böse* nicht in zwei getrennte Lager spaltet, sondern zur historischen Dynamik steht, in die beide verstrickt sind. Den Mut, zu seiner Geschichte zu stehen ohne sich selbst zu verleugnen, wird Deutschland vermutlich niemals finden. Es genügt ihm, sich durch ein *Mea maxima culpa* und Bußgeld freizukaufen.

## Auflösung des pathologischen Narzissmus

Narzissmus ist ein wesentlicher Faktor im Kräftespiel der Seele. Im Grundsatz ist er keineswegs pathologisch. Erst die einseitige Betonung des Strebens nach Anerkennung und Eigenwert schafft Leid. Dieses Leid wird dadurch verursacht, dass sich der narzisstische Mensch nicht sich selbst zuwendet, sondern dem Bild, dem er gleichen will. Durch den Blick zum Bild entzieht

> Wenn ich nichts dagegen unternehme, bin ich nichts Besonderes. Nichts Besonderes zu sein, ist eine meiner Eigenschaften. Es ist nicht schlimm, sie anzunehmen. Sie macht mich frei.

er dem Selbst die Zuwendung seiner Achtsamkeit, was zu einem verstärkten Bedürfnis nach Bestätigung führt, mit dem er sich dann ans Umfeld wendet. So macht sich der Narzisst abhängig, was sein Selbstwertgefühl weiter untergräbt. Bestätigung von außen oder Überlegenheit im abwertenden Vergleich werden zu einer Droge, die kurzfristig Symptome bekämpft, die die Ursache der Symptome aber nicht behebt.

Die Heilung des pathologischen Narzissmus gelingt, wenn der Betroffene zwischen Bild und Wirklichkeit zu unterscheiden lernt; und durch die Unterscheidung erkennt, dass seiner Wirklichkeit bereits mehr Wert inneliegt, als er je durch ihre Angleichung an sein Bild erreichen könnte. Der Weg zur Heilung heißt vertiefte Selbsterkenntnis. Nichts von dem, was verglichen werden könnte, sind Sie selbst.

# 23. Neid

## Begriffsbestimmung

Man kann einen Hund um sein Riechvermögen beneiden, einen Vogel, dass er fliegen kann, einen Baum, dass er 1000 Jahre alt wird und vielleicht sogar einen Kieselstein, der im Bachbett ruht und die 1000 Jahre Lebenszeit des Baumes wie einen Wimpernschlag an sich vorüberstreichen lässt. So ein Neid hat eine andere Qualität als der, den man gegenüber einem Menschen empfindet. Er tut nicht wirklich weh. Er macht nicht hässlich. Er weckt keinen Impuls, den Begünstigten zu schaden.

> Vom Neid beherrscht wird nur, wer sich selbst nicht wertschätzt. Wer sich den Rollen unterordnet, die er spielt, läuft Gefahr, sich zu missachten.
>
> Nur wer sich kennt, wird sich bejahen. Und wer es tut, der wird es tun.
>
> Alle Menschen, die sich treu sind, haben denselben Rang. Unterschiedlich sind nur soziale Ränge. Der existenzielle wird durch nichts verändert.

Beim althochdeutschen Ursprung des Wortes *nid* war der feindselige Unterton des Neides, den man Menschen gegenüber spürt, deutlich mitgedacht. *Nid* hieß *Feindseligkeit, Missgunst, Hass* und *Groll* in einem.

Den Vogel beneidet man zwar um seine Flügel, man ist ihm aber nicht böse, dass er sie hat. Genauso wenig missgönnt man dem Hund, dass er gut riechen kann und gegen eine Eiche, die einen um 1000 Jahre überleben könnte, hegt man keinen Groll. Im Gegenteil: Man empfindet sogar Ehrfurcht. Könnte der Nachbar jedoch fliegen, man selbst aber nicht, wäre die Gefahr groß, dass man sich freut, wenn er abstürzt. Dann wäre auch sichergestellt, dass er nicht so alt wird, wie eine Eiche im Wald.

### Sprachgeschichtliches

Sowohl der *Vergleich* als auch die *Leiche* gehen auf das germanische Wort *lika* = Körper zurück. Wer sich vergleicht, läuft Gefahr, dass er dabei etwas tötet.

Der Körper ist eine oberflächliche Ebene des Individuums. Mit ihr berührt er andere Oberflächen der Wirklichkeit. Dass Neid vergleicht und Vergleich tiefere Dimensionen zu Oberflächen reduziert, zeigt an, dass die eigene Tiefe im Neid stets übersehen wird.

## Vergleiche

Wer Neid empfindet, stellt Vergleiche an... und deutet die Resultate als Missstand. Dabei geht es um Selbstwertempfinden, Rolle und sozialen Rang.

1. Er vergleicht, was er hat, mit dem, was er wünscht.

2. Er vergleicht, was er hat, mit dem, was andere haben.

## 23. Neid

Neid erschöpft sich nicht im Bedauern, dass der andere etwas hat oder kann, worüber man selbst nicht verfügt. Das zeigt der Unterschied zwischen dem Neid, den man gegenüber einem Menschen hegt und dem, den man gegenüber Tieren oder Pflanzen fühlen mag.

Zum **echten Neid** gehört der Selbstwertzweifel, der dem Vergleich menschlicher Fähigkeiten und Rangordnungen entspringt. Daraus folgt die Gefahr einer Feindseligkeit, der der Schaden des Anderen genauso recht ist wie die eigene Chance gleichzuziehen.

> Echtes Sein hat nichts. Haben ist ein imaginäres Verhältnis zwischen einer Fiktion (dem autonomen Ego) und einer gehabten Sache, die der Fiktion als Nutzungsbefugnis auf Abruf zugeordnet ist. Deshalb ist jeder Besitz ständig von Verlust bedroht.

**Vergleichsebenen**

- zwischen Ich und Ich-Ideal
- zwischen Ich und dem Anderen

Der Vergleich zwischen sich selbst und dem Ich-Ideal ist die erste Bedingung des Neides. Der Vergleich zwischen sich und den anderen ist die zweite.

Vielleicht ist unser potenzieller Neid auf besondere Vermögen von Vogel und Eiche aber nur deshalb nicht missgünstig, weil wir so von der Wertüberlegenheit des Menschen an sich überzeugt sind, dass wir uns noch im jämmerlichsten Zustand für etwas Besseres halten als einen Albatros.

## Intrapersonelle Vergleiche

Wer so ist, wie er sein will, wird andere kaum beneiden; selbst wenn deren Leben Attribute enthält, die gemeinhin als beneidenswert gelten. Diogenes hat Alexander nicht um dessen Reich und Rang beneidet. Es heißt, er habe ihm gesagt: *Ich habe im Leben mehr Dinge verachtet, als Du je besitzen wirst.*

Nichts schützt besser vor Neid als Selbstbejahung, also die Wertschätzung dessen, was man bereits ist oder hat. Neid entzündet sich nicht nur daran, was man nicht hat, sondern vor allem an dem, was man nicht wertschätzen kann. Neid ist die Rache des missachteten Eigenwerts.

**Gegen Neid hilft...**

- eigene seelische Inhalte achtsam anzunehmen, einschließlich des Neides, den man empfindet.
- keine menschliche Rangordnung zu vermuten, deren Maß nicht auf der Treue zu sich selbst beruht.

Wenn es keine Rangordnung gibt, die nicht auf der Treue zu sich selbst beruht, gibt es niemanden, der nicht mit jedem anderen gleichziehen kann.

Erst wenn zwischen dem Ideal, das man von sich hat, und der Wirklichkeit eine breite Lücke klafft und man die Wirklichkeit dem Bild unterordnet, ist die Grundlage geschaffen, auf der Neid Wurzeln schlägt.

> Jeder Wert, den man erkennt, vergibt das Recht, man selbst zu sein.

## Soziale Vergleiche

Obwohl sich Neid ohne den Vergleich der eigenen Person mit Erwartungen, die man selbst an sie stellt, kaum verwurzelt, stammt sein Zündfunke stets aus dem Vergleich mit anderen. Der Neidische blickt zum Anderen hinüber. Was er dort erkennt, erscheint ihm groß. Sich selbst verliert er dabei aus dem Blick. Dadurch entsteht ein Kreislauf, der die erste Bedingung des Neides verstärkt:

> **Rangordnungen**
>
> Die soziale Rangordnung ordnet Personen in soziale Gefüge ein. Die existenzielle Rangordnung bestimmt den Rang des Selbst in der Wirklichkeit. Die existenzielle Rangordnung steht über der sozialen. Jeder Bettler, der sich treu ist, steht über einem Kaiser, der so tut als ob.

Wer sich aus dem Blick verliert, kann die eigenen Werte nicht beachten. Wer sich unbeachtet fühlt, hält Ausschau nach dem, was ihm Beachtung verschaffen könnte. Da er durch den Blick zum Anderen dessen Attributen besondere Beachtung schenkt, meint er, dass er genau dieser Attribute bedarf, um selbst beachtenswert zu sein.

# Funktionen

Neid schmerzt nicht nur. Er hat auch Funktionen; und man kann sich fragen, ob wir nicht noch auf den Bäumen säßen, hätte es ihn nie gegeben. Neid schmerzt nicht nur und trieb uns womöglich aus dem Geäst. Er wird auch genossen; aber nur, wenn andere ihm ausgeliefert sind.

## Neid als Motor von Entwicklungen

Neid ist eine mächtige Triebkraft. Er spornt zu Anstrengungen an, die man sich ohne ihn vermutlich ersparte. Dadurch treibt er persönliche, kulturelle und wirtschaftliche Entwicklungen an.

- Würde Hauke Marvin nicht um dessen Erfolg bei den Frauen beneiden, hätte er sich im Training kaum so ins Zeug gelegt.

- Was Künstler zur Kunst treibt, ist nicht immer nur die Lust am bloßen Schaffen. Zuweilen ist es auch die Aussicht auf einen Erfolg, der ihren Neid auf andere zum Erlöschen bringt.

- Würde man nur kaufen, was man wirklich braucht und nicht auch das, was man nach einem Vergleich mit anderen zu brauchen meint, würde sich das Kabinett entsetzt die Haare raufen.

Obwohl Neid als eindeutiges Laster gilt, hat er fruchtbare Seiten. Erst die Dosis macht das Gift und nur wenn man es aufnimmt, kann es schaden. Neid, den man erkennt, statt sich ihm hinzugeben oder sich daran zu freuen, dass er andere plagt, wird zur Sprosse auf einer Leiter, die nach oben führt.

---

**Abwehrstrategie**

Man kann eigenen Neid betäuben, indem man andere neidisch macht. Bringt man andere dazu, neidisch zu sein, weiß man, dass deren Befinden nicht beneidenswert ist.

---

## Neid und Selbstwertgefühl

Ohne brüchiges Selbstwertgefühl gibt es keinen Neid. Da das Selbstwertgefühl durch Vergleiche beeinflusst werden kann, wird Neid daher nicht nur empfunden. Er wird auch geschürt.

Wird Neid geschürt, um Selbstwertzweifel zu vertreiben, mag das dem Zweifler eine Zeit lang guttun; aber nicht mehr als eine Droge dem Süchtigen. Neid, der entsteht, ohne dass er beabsichtigt wird, wird erst in hohen Dosen giftig. Neid, der benutzt wird, um auf Kosten anderer narzisstische Defizite aufzufüllen, ist in jeder Dosis Gift; und zwar für den, der die Droge des Neidischmachens nutzt. Wessen Wohlgefühl vom Wissen abhängt, dass andere Neid erleiden, steht als Abhängiger unter denen, deren Neid er zum Vergleichen braucht. So wird er seinen Selbstwertzweifel nicht heilen.

---

Es gibt kein Leben, das nicht unvergleichlich wäre.

---

## Überwindung

Gewiss: Neid hat kreative Wirkungen. Er bringt Dinge hervor, die es ohne ihn nicht gäbe. Ist er aber unersetzlich? Vermutlich nicht. Neid treibt Entwicklungen an, aber der Treibstoff, den er dabei verbraucht, ist das Wohl desjenigen, der sich vom Neid bewegen lässt. Auch ohne Neid bliebe das Leben nicht stehen; begleitet von mehr Lust am Schaffen und befreit von der Angst, nicht zu genügen. Was bei der Überwindung des Neides hilft, ist die Beachtung des eigenen Selbst und der Verzicht, sich durch Vergleiche zur Leiche zu machen.

Behalten Sie Ihren Neid solange im Auge, bis er zu einem entfernten Gegenstand wird, dessen Beachtung Sie langweilt.

# 24. Perfektionismus

## Begriffsbestimmung

Perfekt setzt sich aus zwei lateinischen Begriffen zusammen: Der Vorsilbe *per-* = *hindurch, durch und durch, völlig* und dem Verb *facere* = *machen.*

*Per-* zeigt zweierlei an: das Mittel als auch die Vollständigkeit des Zustands, der durch die Anwendung des Mittels erreicht wird.

- *Per Anhalter durch die Galaxis*
  Hier wird das Mittel zur Durchquerung der Milchstraße genannt.

- Bei der *Perforation* (lat: *perforare* = *durchlöchern*) wird die Holzplatte nicht nur angeritzt. Sie wird komplett durchbohrt.

- Man handelt *pervers* (lat: *vertere* = *drehen*), also nicht nur ein wenig daneben, sondern völlig verdreht. Das Verhalten weicht nicht nur leicht von der Norm abweicht, sondern vollständig.

Achtzig Prozent Mühe für die letzten zehn Prozent Resultat: Ein solches Kosten-Nutzen-Verhältnis ist nur selten perfekt. Wer seine Strategie im Leben perfektionieren will, sollte sich davor hüten, stets perfekt zu sein.

Selbst in der Sauna kommt der Perfektionist nicht zur Ruhe. Er versucht, deren Besuch optimal zu gestalten.

### Unterschied

Es macht Sinn, manches perfekt zu machen. Dazu gehören Herz-Operationen und der Betrieb von Atomkraftwerken. Das Motiv zur Perfektion ist dabei in sachlicher Notwendigkeit verankert.

Im Unterschied dazu geht Perfektionismus nicht vom sachlich Notwendigen aus. Er ist ein zwanghaftes Handlungsprinzip, das durch verborgene Ängste und Begierden verursacht wird.

Perfektionismus bezeichnet ein Verhaltensmuster, das den vollständigen Ersatz dessen, was spontan geschieht, durch etwas absichtlich Gemachtes betreibt.

### Der unbekannte Bildhauer

Marcus Suprangelicus lebte in der Renaissance. Marcus hatte enormes Talent. Er war ebenso begabt wie sein Zeitgenosse Michelangelo. Während Michelangelo sich schließlich aber mit der Qualität seiner Werke zufrieden gab, wollte Markus alles besser machen. Deshalb hörte er nie auf, an seinen

An disem Einschb zur europäichen Gunstgeschichte könnte noch fiel verbäßert werden. Erst mal hat der Auto aber Mut zur Lük ke.

Skulpturen herumzuschleifen. So kam es, dass niemand jemals eines seiner Werke zu Gesicht bekam; weil Marcus sie auf der Suche nach absoluter Perfektion zu Staub zerrieb. Heute ist Marcus fast vollständig vergessen. Würde er hier nicht erwähnt, fände selbst Google keine Spur mehr von ihm.

## Psychologischer Zusammenhang

Es gibt Dinge im Leben, die man nur durch die perfekte Kontrolle aller Abläufe erreichen kann. Lässt man dabei größte Sorgfalt walten, wird das kein Fehler sein.

> Machen Sie den Test: Geben Sie *Suprangelicus* bei Google ein. Gerade mal 7 Treffer. Geben Sie *Michelangelo* ein: 66800000 Treffer. Was schließen wir daraus? Michelangelo war kein Perfektionist.

Perfektionismus ist etwas anderes. Perfektionismus ist eine psychologische Ausrichtung, die zwanghaft vollzogen wird. Der Perfektionist strebt nicht nur die Kontrolle darüber an, was tatsächlich optimaler Kontrolle bedarf. Er optimiert auch das, was ohne Optimierung ebenso gut oder besser liefe. Dazu greift er unentwegt in die Wirklichkeit ein, um deren Verlauf zu bestimmen. Er setzt drei Dinge voraus:

1. dass er weiß, wie der Ablauf sein sollte.

2. dass er weiß, durch welche Maßnahmen die gewünschte Wirkung erzielt werden kann.

3. dass seine Eingriffe keine unerwünschten Nebenwirkungen haben.

Grundlage des Perfektionismus ist Misstrauen. Das perfektionistische Ego misstraut dem Lauf der Dinge; sonst müsste es sich keine Mühe machen, ihn zu steuern. Grundlage des Misstrauens

> Während der Perfektionist draußen zwei Sicherheitslücken stopft, reißt er innen drei neue auf.
>
> Perfektionismus ist ein Laster des Egos, Gelassenheit eine Tugend des Selbst.
>
> Perfektionismus kann als komplexe Abwehrstrategie verstanden werden, durch die das Ego versucht, seine Fremdbestimmtheit zu verleugnen.

sind Angst und Gier. Das Ego fürchtet bedrohliche Entwicklungen, denen es nicht gewachsen ist; falls es sie nicht rechtzeitig verhindert. Das Ego fürchtet, Erfolge zu verpassen, ohne die es sich nicht wertschätzen kann.

## Problematische Folgen

Der Perfektionist glaubt, einen Zustand entspannter Zufriedenheit erreichen zu können, indem er die zukünftige Struktur der Wirklichkeit auf Grund bewusster Entscheidungen im Voraus bestimmt. Das ist eine Illusion.

## 24. Perfektionismus

1. Wie die eines jeden so stammen auch die Zukunftsentwürfe des Perfektionisten aus dem begrenzten Urteilshorizont seiner persönlichen Erfahrungen, Wünsche, Begierden und Ängste. Im Kleinen mag er erkennen, was günstig für ihn ist, im Großen und Ganzen geht das oft nicht.

2. Die Auswirkungen eines jeden Eingriffs in die Wirklichkeit sind langfristig nicht absehbar. Was kurzfristig Glück verheißt, kann sich langfristig als Fluch entpuppen.

So wird der Perfektionist zu einem Hamster, der unermüdlich in eine Zukunft eilt, die nicht eintreffen wird. Statt zu erkennen, dass jedes Dasein bereits die Ankunft im Innersten einer Gegenwart ist, die man beachten könnte, wendet er den Blick gleich dreifach in die falsche Richtung.

1. Er schaut nach außen.
2. Er schaut in die Zukunft.
3. Er schaut auf den Plan im Kopf.

### Blick nach außen

Es gibt drei Zielscheiben des perfektionistischen Eifers:

1. das Umfeld
   o *Die Welt muss besser werden.*

2. der Verlauf des Lebens im sozialen Umfeld
   o *Mein Leben muss besser werden.*

3. die Eigenschaften der eigenen Person
   o *Ich muss besser werden.*

Obwohl es so aussieht, als blicke der Perfektionist zur Verbesserung des Lebens nach außen und zur Verbesserung seiner Person nach innen, schaut er tatsächlich nur nach außen. Die Person, deren Position er verbessern und deren Erfolg er steigern will, ist ein Teil der Außenwelt. Er behält sie ständig im Auge, um zu überprüfen, ob sie seinen Vorstellungen entspricht; oder ob er sie weiter bearbeiten muss.

Sein tatsächlich Inneres - die Angst, einer übermächtigen Wirklichkeit unterlegen und damit entwertet zu sein - sieht der Perfektionist dabei nicht. So bemüht er sich, ohne wirklich zu wissen, was ihn nach vorne treibt.

> Indem der Perfektionist im Auge behält, was er steuern will, verliert er sich selbst aus dem Blick. Weil er sich aus dem Blick verliert, fühlt er sich übersehen. Weil er sich übersehen fühlt, versucht er, eine Welt zu erschaffen, die auf ihn zugeschnitten ist und ihn damit anerkennt.

> Der Perfektionist verfeindet sich mit dem, was ist. Dann ärgert er sich, dass ihm das, was er zu seinem Feind erklärt hat, Hindernisse in den Weg setzt.

> Wer sich als Teil der Welt sieht, will sie steuern. Wer sich selbst sieht, lässt sich geschehen.

## Blick in die Zukunft

Jedes Machen zielt in die Zukunft. Impuls und
Motiv jeder Tat liegen im Jetzt, das angestrebte
Ziel jedoch im Dann. So kommt es, dass der
Perfektionist kaum je die Gegenwart beachtet.
Stattdessen blickt er in ein virtuelles Später; und

> Kämpfen Sie in der Wirklichkeit,
> aber nicht gegen sie. Sonst kann die
> Wirklichkeit Sie nicht siegen lassen.

wenn er die Gegenwart doch einmal beachtet, dann nicht um sie wirklich zu erkennen. Er
überprüft, ob sie bereits der gewünschten Zukunft entspricht. Die Achtsamkeit des Perfektionisten zielt nicht ins Jetzt; obwohl er sich selbst nur dort entdecken könnte.

> Wer erkennt, was er
> tatsächlich haben will,
> wird das meist nicht
> mehr haben wollen.

## Blick auf den Bauplan

Jede Absicht, etwas zu verbessern, setzt einen Plan voraus.
Dieser Plan liegt in einer virtuellen Wirklichkeit: der Vorstellungswelt des Perfektionisten, der die tatsächliche Wirklichkeit dem Plan gemäß ausrichten will.

Je mehr der Perfektionist glaubt, dass die Dinge unbedingt so laufen müssen, wie er es für
richtig hält, desto starrer schaut er auf den Plan in seinem Kopf; und damit einmal mehr
vorbei an dem, was hier und jetzt geschieht. Wer eine Absicht verfolgt, sieht von dem ab,
was nicht zu seiner Absicht passt; um alle Kraft auf das zu bündeln, was beabsichtigt ist.
Deshalb heißt die Absicht Absicht. Je mehr Absichten man hat, desto weniger kann man
von der Wirklichkeit erkennen. Wirklich sehen kann nur, wer nichts als Einsicht haben
will.

## Scheitern, Angst und Eifer

Die Komplexität der Wirklichkeit ist groß, die Planungskompetenz des Menschen gering.
Daher kommt es meist anderes als man denkt; vor allem, wenn es um Langfristiges geht.

Je höher man die Messlatte eigener Handlungserfolge legt, desto öfter wird man daran
scheitern. Immerhin: Da der Perfektionist perfektionistisch ist, kämpft er mit großem Einsatz um die Bestimmung der Dinge. Das übt seine Fähigkeiten, sodass er in der Regel
tatsächlich mehr kann als viele seiner Zeitgenossen.

Egal wie viel sich der Perfektionist jedoch im Kampf gegen den Eigensinn des Weltver-
laufs übt, er wird der Übermacht bis ans Ende seiner Tage unterlegen sein. Anders als
jemand, der seine Unterlegenheit gelassen akzeptiert, stößt der Perfektionist aber immer
wieder bis zu jener Grenze vor, an der er scheitert.

Jedes neue Scheitern steigert seine Angst, nur Wasser in einem Ozean zu sein, der über
sein Schicksal entscheidet. Wenn der Perfektionist diese Angst nicht wahrhaben will, heizt

er seinem Eifer weiter ein. Er denkt: Es kann nicht sein, dass ich mich fürchte, sobald ich alles optimiert habe.

# Verwandte Störungen

Perfektionismus ist keine psychiatrische Diagnose. Psychodynamisch ist er als eine Spielart zwanghaften Verhaltens aufzufassen. Somit ist er ein Symptom, das in unterschiedlicher Ausprägung bei verschiedenen psychiatrischen Störungen vorkommen kann. Zu nennen sind vor allem:

- Zwanghafte Persönlichkeitsstörung
- Narzisstische Persönlichkeitsstörung

## Zwanghafte Persönlichkeitsstörung

Bei der zwanghaften Persönlichkeitsstörung richtet sich der Kontrolleifer primär auf die Welt der realen Dinge. Der Zwanghafte...

- kann Unordnung nicht ertragen.
- richtet den Stapel der gebügelten Hemden exakt am Regalfach aus.
- kämmt die Fransen des Wohnzimmerteppichs.
- kennt auf dem Schreibtisch nur vier Winkel: 90°, 180°, 270° und 360°.
- bekommt Schweißausbrüche, wenn er unpünktlich zum Termin zu erscheinen droht.

Tatsächlich geht es beim Zwanghaften nur vordergründig um die Ordnung. Sein Bemühen um das perfekte Verhältnis der Dinge zueinander dient auch bei ihm der Abwehr von Angst. Der Zwanghafte glaubt: Wenn ich die einzig richtige Ordnung herstelle und es mir gelingt, mich nahtlos in diese Ordnung einzufügen, werde ich ganz sicher sein.

## Narzisstische Persönlichkeitsstörung

Dem Narzissten ist die perfekte Ordnung äußerer Dinge meist egal. Für ihn zählt, dass er an sich selbst keinen Makel feststellen kann. Dazu ist der Narzisst entweder kühn oder um die ständige Perfektionierung seines Könnens bemüht.

Ist er kühn, behauptet er kurzerhand, von je her ein perfekt gelungenes Resultat göttlicher Schöpferkraft zu sein. Dann befasst sich sein Perfektionismus damit, den Glauben an die verwirklichte Größe gegen innere und äußere Zweifel zu schützen.

Ist er weniger kühn, sind ihm Zweifel bekannt. Da ihm ein perfektes Ego aber als einzig sinnvolles Ziel erscheint, setzt er sich unter Druck, um das Beste aus sich herauszuholen. Oder er erwirbt neue Fähigkeiten, mit deren Hilfe er dem angestrebten Ziel persönlicher Perfektion näherkommt.

---

## Folgeerkrankungen

Perfektionismus kann zu seelischen und körperlichen Folgeerkrankungen führen.

- **Psychosomatische Störungen**

  Perfektionismus führt zu ständiger Anspannung. Der Perfektionist setzt sich unter einen Leistungsdruck, der zu somatoformen Störungen und manifesten psychosomatischen Erkrankungen führen kann. Denkbar sind Bluthochdruck, Erkrankungen des Herz-Kreislauf-Systems (Herzinfarkt), Rückenschmerzen, Asthma oder Reizdarm. Auch bei der Migräne wird ein Zusammenhang mit einer perfektionistischen Grundhaltung gesehen.

- **Depressionen**

  Solange der Perfektionist genügend Kraft dazu hat, den Lauf der Dinge so zu steuern, wie er es für notwendig hält, bleibt er bei guter Laune. Wehe aber, die Dinge entgleiten ihm. Das kann zu Angst und Depressionen führen. Entgleiten die Dinge, spürt der Perfektionist die Angst, die seinem Eifer zugrunde liegt. Zu selten hat er den Mut, sie auszuhalten.

- **Burnout-Syndrom**

  Nach jahrzehntelanger Anstrengung im Kampf darum, der Beste zu sein, das Beste zu geben und das Beste zu bekommen, entwickelt sich gehäuft ein Burnout-Syndrom. Dabei handelt es sich um einen Erschöpfungszustand, bei dem sich depressive Symptome mit psychosomatischen mischen. Die Kraft ist weg, Antrieb und Siegeszuversicht erloschen, der Blutdruck liegt bei 180. Allenthalben tauchen Symptome auf, für die jeder Arzt eine andere Diagnose hat.

---

## Borderline-Syndrom

Auch dem Borderline-Syndrom liegt in gewissem Sinne ein Perfektionismus zugrunde. Man könnte das Borderline-Syndrom als einen *scheiternden Beziehungsperfektionismus* bezeichnen.

Auch beim Borderline-Syndrom geht es um die Abwehr von Angst. Das Grundproblem liegt dabei im Streben nach absoluter Harmonie in zwischenmenschlichen Beziehungen.

24. Perfektionismus

Die Borderline-Persönlichkeit setzt voraus, dass Personen perfekt aufeinander ausgerichtet sein sollten. Da der Glaube daran immer wieder blind macht, die Verwirklichung aber an den Realitäten scheitert, schwankt die Borderline-Persönlichkeit emotional zwischen Begeisterung und Wut.

## Zeitgeist

Seit sich der Mensch nicht mehr mit der Hoffnung auf ein jenseitiges Paradies begnügt, ist eine neue Seuche ausgebrochen. Glaubte man früher, um das Gute im Jenseits zu erlangen, müsse man auf seinen Genuss im Diesseits verzichten, denkt der Zeitgeist heute nicht mehr gotisch. Stattdessen glaubt er, dass man im Diesseits alles steigern, verbessern und optimieren muss, damit man am Guten überhaupt teilhat.

Die Angst, morgen nichts Besseres zu bekommen als heute, ist zur zentralen Triebkraft gesellschaftlicher Prozesse geworden. Auf allen Ebenen wird auf Gedeih und Verderb optimiert.

- Wächst das Bruttosozialprodukt 0,4 % langsamer als im Herbstgutachten angekündigt, fordert die Opposition den Rücktritt des Wirtschaftsministers.

- Ist davon auszugehen, dass auch nach zwei Uhr nachts jemand eine Büchse Cola kaufen könnte, werden die Öffnungszeiten ausgeweitet.

- Steht in Pisa der Turm schief, wird die Schulzeit verkürzt, der Lehrstoff erweitert, die Dokumentation verbessert und die Effektivitätsreserve des Lehrkörpers inkludiert.

Wenn niemand mehr Fehler machen darf, weil alles perfekt laufen muss, kommt uns das teuer zu stehen.

Man kann versuchen, den Ablauf wirtschaftlicher und sozialer Prozesse grenzenlos zu optimieren. Das eigentliche Ziel - mehr Lebensqualität - erreicht man damit nicht. Im Gegenteil: Ein Zeitgeist, der von jedem verlangt, immer perfekter zu sein, zerstört mehr Qualität als er sichern kann.

Erstaunlich: Von 2000 - 2013 ist die reale Kaufkraft um 1,5 % gesunken. Der Aufwand, alles immer besser zu machen, hat sich im gleichen Zeitraum verdreifacht.

Haben Sie schon einmal eine Computerzeitschrift gelesen, die nicht die *perfekte* Browsereinstellung versprach oder *geniale* Tricks zur Optimierung von Windows verriet? Haben Sie? Upps, da muss ich etwas übersehen haben.

- Da Bahnkunden potenzielle Wähler sind, denen man nichts anderes als perfekte Transportbedingungen zumuten kann, werden ihre Rechte erweitert; was den Leistungsdruck der Bahnbediensteten auf neue Höhen treibt.

- Durch flächendeckende Verbesserungen im Pflegebereich kann die Lebensqualität der Senioren systematisch gesteigert werden. Die Wertschöpfung im Gesundheitswesen steigt durch die Behandlung der erschöpften Altenpfleger ebenfalls. Das gibt zur Hoffnung Anlass, dass die geplante Steigerung des Bruttosozialprodukts doch noch zu erreichen ist.

- Durch die europäische Datenschutzgrundverordnung (DSGVO) konnte der Schutz personenbezogener Daten bei der Anpassung orthopädischer Einlagen um vier Schuhgrößen gesteigert werden.

- Die Umsatzbesteuerung der 12 Varianten des Schnittblumengestecks wird durch die §§ 34e - 57f, Absatz 3 des Besteuerungsgrundlagenvereinfachungsgesetzes (BGVG) geregelt. Dadurch werden die Interessen der Finanzverwaltung perfekt mit denen des Wirtschaftsressorts abgestimmt. Die Steuergerechtigkeit erklimmt Gipfel, aus deren erhabener Höhe selbst die Steuergewerkschaft zufrieden ins Flachland blickt.

- TV-Dokumentationen über Leben und Brutgeschäft der Bachstelze verkünden, dass der brütende Altvogel durch sein Federkleid *perfekt* vor den Blicken der Räuber getarnt ist. Das Vorbild solcher Erfolge ermutigt uns, im Leben ebenfalls nach Perfektion zu trachten; und somit den Gefahren des Daseins ein für alle Mal zu entkommen.

## Abhilfe

> Wer unterwegs in Eile ist, ist Sklave seines Ziels.

Perfektionismus heißt Verbessernwollen. Verbessernwollen heißt Machenmüssen. Machenmüssen heißt, von einer Zielsetzung beherrscht zu sein. Beherrscht zu sein, ist ein Zustand, der dem Wesen des Lebens widerspricht. Perfektionismus verinnerlicht den Zustand, gegen den er sich eigentlich wehrt. Dagegen können Sie etwas tun.

- Sobald Sie spüren, dass Sie unter Druck stehen, stellen Sie sich folgende Frage: Von welcher Zielsetzung werde ich gerade beherrscht?

Solche Zielsetzungen können große Dinge sein. Dann liegen sie vermutlich in der Ferne. Meist wirkt der Optimierungsdruck jedoch auf kleine Distanz.

- Haben Sie beim Kochen das Ziel, in 20 Minuten fertig zu sein?

- Ist Ihr Kopf unterwegs zum Bäcker dort, wo die Brötchen bereits gekauft sind?

- Denken Sie beim Essen daran, was Sie hinterher tun?

## 24. Perfektionismus

- Bemühen Sie sich einzuschlafen, um eine Zukunft zu erreichen, in der Sie schlafend oder ausgeschlafen sind?

- Richten Sie das Tempo Ihrer Arbeit daran aus, was noch bewältigt werden soll?

- Vermeiden Sie es, Dinge unerledigt zu vertagen?

Dann werden Sie von versteckten Zielsetzungen beherrscht, deren gemeinsamer Nenner im Bemühen liegt, irgendeinen Abschnitt Ihres Lebens durch Kontrolle zu optimieren. Das ist bereits ein Symptom des Perfektionismus.

Wohlgemerkt: Es muss kein neues Ziel sein, sich keiner Zielsetzung mehr zu unterwerfen. Es reicht zu sehen, welcher Zielsetzung man sich unterwirft. Erkennt man das, verändert sich manches wie von selbst.

# 25. Psychologische Rollen

Die Person führt Regie beim Einsatz ihrer Rollen. Je nach Lage der Dinge kann sie Muster einsetzen, die sehr unterschiedlich sind. Das kann so weit gehen, dass sich die verschiedenen Muster wechselseitig kaum noch erkennen. Dann spricht man von einer Multiplen Persönlichkeit. Sie meint, sie sei ein Spektrum verschiedener Personen. Der Normale meint, er sei das Spektrum seiner Rollen. Rollen werden kaum je als Rollen erkannt

Viele glauben, nur dann in Ordnung zu sein, wenn sie im Leben diese oder jene Rolle spielen. Sie haben keinen Respekt vor dem, was sie sind, sondern nur vor dem, was sie sein könnten.

Je mehr man sich mit einer Rolle gleichsetzt, desto mehr ordnet man sich der Rolle unter.

Jeden gibt es zweimal: Als den, der er ist und als die Person, deren Rollen er spielt. Meist spielt man mehr, was man spielt, als das man ist, was man ist. Man spielt besser, wenn man sich nicht mit der Figur auf der Bühne verwechselt. Das geht nur, wenn man nicht vergisst, man selbst zu sein.

## Begriffsbestimmung

Der Begriff *Rolle* geht sprachgeschichtlich auf das lateinische *rotula* = *Rädchen* zurück. Zunächst wurde aus der Bezeichnung eines runden Gegenstands ein Fachbegriff der Theatersprache. Die Sätze, die der Schauspieler auf der Bühne zu sagen hatte, und Anweisungen für sein Verhalten, waren in der Frühzeit des Theaters auf Schriftrollen verzeichnet... Der Schauspieler spielte seine *Rolle*.

Von dort aus erweiterte sich der Begriff auf existenzielle, psychologische bzw. soziale Rollen, die der Mensch auf der Bühne des Lebens spielt.

### Theaterspiel und Kommunikation

Das Theaterspiel ist ein *kontrollierter* Ablauf. Es sieht zwar so aus, als kommunizierten die Spieler miteinander, tatsächlich handelt es sich jedoch um keine Kommunikation im wahren Sinne.

Auch bei der *Kontrolle* taucht der Begriff *Rolle* auf. *Kontrolle* geht auf das französische *contre-rôle* = *Gegenrolle* zurück. Wer kontrolliert, spielt eine Rolle, die sich dem entgegenstellt, was er kontrollieren will.

Bei der echten Kommunikation geht der eine Sprecher auf das ein, was der andere sagt. Dadurch entsteht eine dialogische Entwicklung, deren Ausgang offen ist. Im Theater ist das, was der Eine sagt, nur Stichwort für die bereits feststehende Aussage des Anderen. Auf der Bühne des Lebens ist es oft ebenso. Nur im wahren Leben ist es anders. Dort trifft nicht Rolle auf Rolle, sondern Sein auf Sein.

# Authentischer Ausdruck und Rollenspiel

Das Verhalten einer Person ist entweder Ausdruck ihres unverfälschten Seins oder Folge eines Rollenspiels. Während es zu jedem Zeitpunkt nur ein unverfälschtes Sein gibt, sind jederzeit verschiedene Rollenmuster möglich.

In der Regel ist das genannte Entweder-Oder nicht eindeutig. Meist handelt es sich bei einem konkreten Verhalten um eine Mischung aus echtem Ausdruck und aufgesetzter Rolle. Je nach den Erfordernissen der Situation und den Zielen der Person werden zudem unterschiedliche Rollen eingesetzt oder miteinander kombiniert.

**Verhalten ist Ausdruck...**

| eines Rollenspiels | oder | authentischen Seins |
|---|---|---|
| Jede Rolle ist ein Werkzeug. Hinter jedem Rollenspiel steht eine Absicht. Der Rollenspieler handelt aus einem persönlichen Interesse heraus. Durch sein Rollenspiel beabsichtigt er, den Verlauf von Ereignissen zu steuern und die Struktur zukünftiger Situationen im Voraus zu bestimmen. Das Rollenspiel bezieht sich nie nur auf das Hier-und-Jetzt. Es zielt immer auf ein Dort-und-Dann. | | Verhalten als Ausdruck authentischen Seins ist entweder ein Werkzeug oder es ist absichtsfrei. Ich achte auf das Rauschen der Blätter im Wind. Ist es absichtsfrei, zielt es nicht über das unmittelbare Hier-und-Jetzt hinaus. Es reagiert spontan auf das Gegebene ohne etwas anzustreben. Ist authentischer Ausdruck ein Werkzeug, hat er wie das Rollenspiel ein Ziel im Auge. Es schaut vom Hier-und-Jetzt aufs Dort-und-Dann. |
| Der Schwerpunkt des Rollenspiels liegt in der Beeinflussung anderer Personen. Dabei wird direkte Kommunikation durch die Wirkkräfte des Rollenspiels ersetzt. Eine andere Funktion psychologischer Rollen liegt in der Steuerung des Selbstbilds und der Erwartungen, die ich an mich selbst richte. | | Authentisches Verhalten lässt andere Personen unberührt. Ich grabe den Garten um. Es antwortet spontan auf deren Impulse. Wenn mein Sohn auf mich zuspringt, fange ich ihn auf, oder ich weise ihn zurück, wenn ich gerade mürrisch bin. Oder es versucht, ihr Verhalten direkt zu beeinflussen. Wenn es das Verhalten anderer beeinflussen will, |

| | | |
|---|---|---|
| | | wählt es als vorrangiges Mittel direkte Kommunikation.<br>Was muss ich machen, damit ich den Führerschein bekomme? |
| Psychologischen Rollen liegen bestimmte Vorstellungsbilder oder Überzeugungen zugrunde. Das Verhalten wird von diesen Ideen gesteuert.<br>Da ich ein Opfer bin, brauche ich mich nicht um die Lösung der Probleme zu kümmern. Dafür sind die Täter zuständig.<br>Ich muss besser als die anderen sein.<br>Man darf sich nichts gefallen lassen. | | Authentisches Verhalten unterliegt keinem gedanklichen Konzept über die Wirklichkeit. Es begegnet ihr nackt. |
| Das Grundprinzip des psychologischen Rollenspiels ist fremdbestimmend und manipulativ. | | Das Grundprinzip authentischen Verhaltens ist selbstbestimmt und kommunikativ. |

# Kategorien

Rollenmuster können drei Kategorien zugeordnet werden. Rollen sind...

1. existenziell
2. sozial definiert
3. psychologisch angestrebt

## Existenzielle Rollen

Existenzielle Rollen sind unausweichlich. Sie werden durch das Leben vorgegeben. Daher kann ihre Erfüllung zwar verweigert, die Rollenposition selbst kann aber nicht aufgegeben werden. Zu den existenziellen Rollen gehören die leiblichen Verwandtschaftsverhältnisse. Man ist Kind, Mutter, Vater, Opa, Enkel, Bruder, Schwester, Neffe, Tante... ohne dass man wählen könnte, wem gegenüber man diese Positionen einnimmt.

## Soziale Rollen

Soziale Rollen kommen der Person durch biologische Vorgaben, ihre Position im sozialen Umfeld und durch ihre Fähigkeiten spontan zu; oder sie sind Folge zwischenmenschlicher Absprachen. Zu den sozialen Rollen gehören Partnerschaften, Berufsrollen, freundschaftliche Beziehungen, Nachbarschaften.

Die Grundmuster aller existenziellen Rollen können vollgültig als soziale Rollen ausgeführt werden. Man kann Vater eines nicht-leiblichen Kindes sein. Man kann die Partnerin des Vaters als Mutter und seine Tochter aus erster Ehe als Schwester betrachten. Im Unterschied zum existenziellen Verhältnis kann die Übernahme solcher Rollen frei gewählt oder zurückgewiesen werden.

> **Typische soziale Rollen**
>
> Partner, Freund, Busfahrer, Polizist, Verkäuferin, Nachbar, Lehrerin, Schüler, Geliebte, Elektriker, Betriebsratsmitglied, Elternobmann, Gemeindevorsteher, Kindermädchen, Vereinsmitglied, Vorgesetzte, Azubi, Wahlhelfer, Datenschutzbeauftragte, Praktikant...

## Psychologische Rollen

Psychologische Rollen werden bewusst oder unbewusst gespielt um durch ihre jeweils spezifische Wirkung Effekte zu erzielen. Dabei wird nicht offen mitgeteilt, was der Rollenspieler beim Gegenüber bewirken will, sodass dessen bewusste Selbstbestimmung, in wie weit er die Erwartungen des Rollenspielers erfüllt, ausgehebelt wird; es sei denn, das Rollenspiel wird klar durchschaut, sodass man sich seiner manipulativen Kraft entziehen kann.

Ziel psychologischer Rollen sind persönliche Vorteile. Man kann sie drei Themen zuordnen:

1. unmittelbare materielle Vorteile

2. Schutz, Verschonung, Mitleid, Zuwendung

3. Bestätigung, Bewunderung, Anerkennung

> **Klassische psychologische Rollen**
>
> Armes Opfer, unschuldig Verfolgter, Streber, verkanntes Genie, liebes Kind, guter Mensch, böser Bube, schwarzes Schaf, toller Hecht, Mitläufer, Partylöwe, Hans Dampf in allen Gassen, Königin Mutter, Frau Wichtig, Prinzessin auf der Erbse, graue Eminenz, Bollwerk der Vernunft, Gralshüter der Moral, verführerisches Weib, Lolita, Kratzbürste, Beauftragter Gottes, Provokateur, Hofnarr, Zentrum des Interesses, Klassenclown, Don Juan, Enfant terrible, Wüterich...

## Klassische psychologische Rollen

Psychologische Rollen können mit voller Absicht gespielt werden, um andere bewusst zu beeinflussen.

- Der ertappte Autobahndrängler gibt sich zerknirscht, um das Bußgeld zu senken.

- Der Handelsvertreter tut so, als risse man ihm die Ware aus der Hand, damit der Kunde sich für einen Glückspilz hält, der das letzte Gartenmöbelset ergattert.

- Der Verführer gaukelt seiner Beute vor, verliebt zu sein; um sie ins Bett zu kriegen.

- Die Verführerin heuchelt erotisches Interesse; damit das Opfer ihre Schulden zahlt.

Werden psychologische Rollen mit vollem Bewusstsein gespielt, um andere Leute auszunutzen, ist das im Grunde Betrug. Der betrügerische Rollenspieler erkennt den Unterschied zwischen seiner wahren Identität und der Rolle, in die er schlüpft.

> Man ist nur soweit man selbst, wie man dem Ich-bin nichts hinzufügt.

Meist ist es Rollenspielern aber nicht bewusst, dass sie überhaupt eine Rolle spielen und oft besteht kein Interesse, das eigene Verhalten als ein Rollenspiel zu sehen. Vielmehr sind sie mit der Rolle so identifiziert, dass sie das Echte übersehen, das unter der Rolle verborgen liegt.

> Man ist nur dann mit sich im Reinen, wenn man die Idee preisgibt, dass es anders hätte kommen sollen.

Dann kommt zum Schaden, der durch die Manipulation des Anderen entsteht, ein weiterer hinzu: Der Rollenspieler verliert sein wahres Selbst beim Spielen aus dem Auge.

## Gespenster

Oben hieß es: *Die Person führt Regie beim Einsatz ihrer Rollen. Der Normale meint, er sei das Spektrum seiner Rollen.* Untersuchen wir den Begriff *Spektrum*, erkennen wir Grundsätzliches. *Spektrum* geht auf lateinisch *spectrum = Bild, Erscheinung, Gespenst* zurück. Wie das *Spektakel* entspringt der Begriff dem lateinischen Verb *spectare = schauen*.

Die Person an sich, also die Regisseurin beim Einsatz der Rollen, ist ebenfalls eine Rolle: die primäre Rolle der Existenz. Das Ich tritt als eine Erscheinung auf. Es erscheint als eine Person, die im Zeitverlauf in sekundäre Rollen schlüpft, die im Spektrum ihres persönlichen Repertoires fluktuierend ineinander übergehen. Solange es sich mit dem Spektrum seiner Rollen verwechselt, tritt das Ich nur als Gespenst seiner selbst in Erscheinung.

## Armes Opfer

Eine sekundäre Rolle, die gerne eingenommen wird, ist die des *armen Opfers*. Die Opferrolle bietet psychologische Vorteile, die viele Menschen dazu verleiten, ihre Nachteile in Kauf zu nehmen.

- Der Unschuld des Opfers steht die Schuld der Täter gegenüber. Also hat das Opfer Anspruch auf Zuwendung an sich und Zuwendungen aller Art.

- Das Opfer kann Missstände, die Folge eigenen Versagens sind, äußeren Umständen zuschreiben, denen es zum Opfer gefallen ist. So braucht es sich weder mit

Selbstzweifeln noch mit der Mühe eigenständiger Problemlösung zu plagen; da sich erst einmal die Täter oder die Umstände bessern müssten, die all das Leid verursacht haben! Oder weil Retter auf den Plan gerufen werden, die das Opfer vor den Tätern schützen.

---

**Zwei Varianten**

- demonstrativ leidend
- aggressiv fordernd

Egal ob man leise anklagt oder lautstark fordert, immer besteht die Gefahr, dass man damit das Umfeld verprellt.

---

Nachteil der Opferrolle ist, dass man tatsächlich Opfer wird. Die Opferrolle führt zu Passivität, da man die Aufgabe, Missstände zu beseitigen, anderen zuschreibt. Wer in der Opferrolle bleibt, unterliegt daher regelmäßig mehr Missständen als jemand, der die Verantwortung für das eigene Wohl und Leid übernimmt. So wird der Opferrollenspieler tatsächlich Opfer: Opfer seiner eigenen Fehlhaltung; aber auch Opfer anderer Leute Aggression, die auf das ständige Ich-war's-nicht des Opferrollenspielers gereizt reagieren und ihn gegebenenfalls zur Zielscheibe ihres eigenen Missmuts machen.

## Liebes Kind

Das *liebe Kind* ist eine Rolle, die zum Repertoire fast jedes Menschen zählt; denn jeder war einmal ein Kind und fast jedes Kind hat ausprobiert, wie man das Umfeld durch betontes Liebsein steuert. Sobald es aussichtsreich erscheint oder wenn er Konflikte vermeiden will, schlüpft auch der normale Erwachsene von Fall zu Fall in die bewährte Rolle. Dann tut er arglos so, als sei er keine Konkurrenz, als sei er absichtslos, als müsse niemand auf der Welt sich vor ihm fürchten.

---

**Anpassungsprobleme**

Das Selbst ist größer, als jede Rolle, in die es schlüpfen könnte. Je mehr man sich mit einer Rolle gleichsetzt, desto mehr wird man versuchen, sich hinein zu quetschen. Der Teil von einem selbst, der nicht zur Rolle passt, bleibt dabei auf der Strecke.

---

Das liebe Kind ist scheinbar ohne Ego. Nie würde es von sich aus nach den Hähnchenschenkeln greifen. Da es aber lieb ist, appelliert es an Beschützer aller Art, die an seiner Statt für einen vollen Teller sorgen.

Leider ist auf die meisten Beschützer auf Dauer kein Verlass; entweder weil der Beschützer ein Wolf im Schafspelz ist, der das Schaf nur beschützt, bis er es fressen kann oder weil auch ein wohlmeinender Beschützer die Geduld verliert, wenn sich die Hilflosigkeit des lieben Kindes als Lebensstrategie erweist, die ihn verärgert. Dann besteht das Risiko, dass aus dem lieben Kind ein armes Opfer wird.

Neben den Gelegenheitstätern gibt es eine Menge Spezialisten, die sich so mit der Rolle verwechseln, dass sie nach außen hin ständig wie liebe Kinder wirken. Wie sehr sie dabei mit einer bloßen Rolle verhaftet sind, ist ihnen nicht bewusst. Sie halten Anpassung und Liebsein für selbstverständlich.

## Gutmensch

### Das Wichtigste vorweg:

Vom *Gutmenschen* ist der gute Mensch zu unterscheiden. Der gute Mensch spielt nachgerade keine Rolle. Er stimmt mit sich selbst überein. Der gute Mensch ist nicht gut, weil er gut sein will, sondern weil er gut sein kann. Der gute Mensch glaubt nicht, dass ihn sein Gutsein zu etwas Besserem als den Bösen macht. Er glaubt, dass er das Glück hat, gut sein zu können und dass die Bosheit des Bösen auch dessen Unglück ist.

Im Gegensatz dazu ist das Gutsein beim Gutmenschen Vorsatz oder Pflichterfüllung. Es spielt eine Rolle bei der Regulation seines Selbstbilds. Der Gutmensch ist vorsätzlich gut oder erfüllt als liebes Kind seine Pflicht, um Zweifel an seinem Wert zu zerstreuen. Wüsste das Gutmensch, dass er auch dann seinen Wert behielte, wenn er böse wäre, könnte er gut sein, ohne das Gutsein gegen Kräfte in seinem Inneren erzwingen zu wollen.

Der *Gutmensch* ist stets bereit, sich zum Wohle Leidender zu verwenden; vor allem, wenn es ihn selbst nicht mehr als ein Bekenntnis zum Guten kostet und die Übereinkunft zwischen ihm und dem Vorteilsempfänger ein Vertrag zu Lasten Dritter ist.

Um seinem Eifer für das Gute freie Bahn zu bieten, entbindet der Gutmensch jeden Leidenden umfassend von der Verantwortung für sein gesamtes Leid. Er schreibt sie Übeltätern zu, die sich durch Merkmale oder Machenschaften als Adressaten aller Schuld verwendbar machen und vor denen man den Leidenden zu retten hat.

> Der Gutmensch zwingt sich zur Tugend. Der gute Mensch verkörpert sie. Sich zur Tugend zu zwingen, kann Tugend sein. Ohne Zwang kommt Tugend besser zum Ziel.
>
> Der gute Mensch ist dankbar, dass er gut sein kann. Der Gutmensch verspricht sich Lob dafür.

> Sich für Leidende einzusetzen, ist lobenswert. Da aber nicht jeder Leidende, bloß weil er gerade leidet, ein armes Opfer ist, fördert der Gutmensch durch seine Taten auch schwarze Schafe und den Verzicht Leidender, sich auf die eigene Tatkraft zu besinnen.

## Adressaten der Schuld

Daran gibt es keinen Zweifel: Menschen leiden nicht nur an sich selbst. Sie leiden auch unter äußeren Missständen, denen sie schuldlos ausgesetzt sind. Und das nicht zu knapp! Schuld kann man daher vielen Adressaten zuweisen: der Gesellschaft, dem Schul- und Weltwirtschaftssystem, Politikern, der Kirche, der Industrie, dem Großkapital, Hedgefonds, traumatischen Kindheitserlebnissen, mobbenden Kollegen, Nachbarn, falschen Freunden, lieblosen Eltern, treulosen Ehegatten, der Schwiegermutter, der Justiz und der Ungerechtigkeit der Welt an sich...

Doch wohlgemerkt:

Natürlich geht von den genannten Kräften auch Übles aus. Wer das Gutsein aber als psychologische Rolle spielt, missbraucht die Übeltäter gerne über ihre tatsächliche Schuld hinaus als Sündenbock für alles. Auf der Suche nach dem Bündnis mit dem, dem er hilft, besticht der Rollenspieler sein Gegenüber durch die Entbindung von aller eigenen Schuld. Der Lohn dafür ist doppelte Dankbarkeit und die Anerkennung als "wirklich guter Mensch".

Der Vorteil dieser Rolle ist offensichtlich: Als Gutmensch ist man grundsätzlicher Zweifel an sich selbst enthoben. Man steht stets auf der richtigen Seite. Was immer passiert, es war zumindest gut gemeint.

So verhindert man, als Egoist verdächtigt oder ausgegrenzt zu werden. Gutmensch zu sein ist bindungsfördernd. Es befriedigt das Bedürfnis nach Zugehörigkeit; nicht nur bei dem, der das Gute empfängt, sondern auch bei dem, der es gibt.

> Dient das Gute eigenem Wohlgefallen, ist es oft kein Gutes mehr, sondern Maske und Werkzeug.
>
> Vielen, die sich für das Wohl anderer aussprechen, ist das Wohl anderer ziemlich egal. Was für sie zählt, ist vor sich selbst als tugendhaft dazustehen.

## Griffige Begriffe

Der Begriff *Gutmensch* ist umstritten. Die einen üben damit Kritik an einer weltanschaulichen Position, die sie für bedenklich halten, andere glauben, der Begriff werte das Gute im Menschen ab. Richtig ist, dass Begriffe, die auffällige Eigenschaften einzelner Menschen benennen, das Bild stets vereinfachen. Sie werden dem Wesen des so bezeichneten Menschen niemals gerecht. Das gilt aber nicht nur für den *Gutmenschen*, sondern ebenso für zahllose andere Begriffe, die die Sprache in ihrem verspielten Reichtum fraglos akzeptiert: *Heulsuse, Muttersöhnchen, Pummelchen, Lesbe, Transe, Tunte, Sexyhexy, Halbstarker, Klugscheißer, Oberlehrer, Prinzipienreiter, Saufnase, Schnorrer, Gammler, Hippie, Bürohengst, Populist, Emanze, Quasselstrippe, Junkie, Kiffer* etc. Auch (halb-)wissenschaftliche Begriffe wie *Neurotiker, Borderliner, Narzisst, Hysteriker, Sozialphobiker, Psychotiker* reduzieren die so Bezeichneten auf einen Ausschnitt ihres Wesens.

## 25. Psychologische Rollen

Die Darstellung von Menschen anhand hervorgehobener Merkmale nennt man Karikatur (italienisch *caricare* = übertreiben, überzeichnen). Die oben genannten Begriffe sind verbale Karikaturen. Karikatur ist provokant (lateinisch *provocare* = hervorrufen). Genau das soll sie sein. Sie hat die Aufgabe, bestimmte Merkmale durch Einseitigkeit zu verdeutlichen; und dadurch Reaktionen hervorzurufen. Durch die Überzeichnung ist Karikatur ungerecht. Sie kann zur Abwertung missbraucht werden.

Schon immer hat es Bestrebungen gegeben, Karikaturen zu verbieten; vor allem von jenen, die sich davon provoziert fühlten. Soll sich der Streit über gesellschaftliche Themen das Mittel der Karikatur aber aus der Hand nehmen lassen; noch dazu von jenen, die beim Einsatz ebenso einseitiger Begriffe zur Bezeichnung ihrer Gegner keineswegs zimperlich sind? Was würde *Charlie Hebdo* dazu sagen?

Bei den Provozierten könnte eine Reflektion über die Widersprüche des eigenen Verhaltens hervorgerufen werden. Wenn Inge erfährt, dass sie als *Quasselstrippe* bezeichnet wird, könnte das dazu führen, dass sie das Volumen ihrer Sprachproduktion überdenkt. Hört Erwin den Begriff *Saufnase*, könnte die Provokation, wenn er sie zu seinen Gunsten zu nutzen weiß, ihm und seiner Leber Ungemach ersparen. Karikierende Provokationen sind für den Karikierten nicht grundsätzlich schädlich. Es kommt darauf an, wie er damit umgeht.

Abwertende Karikaturen beziehen sich oft auf unveränderliche Merkmale, die als Indizien vermeintlicher Minderwertigkeit überzeichnet werden: zum Beispiel Rassenmerkmale. Solche Karikaturen sind grundsätzlich zurückzuweisen.

Wer die Rolle des Gutmenschen spielt, lässt es nur selten auf einem Lippenbekenntnis beruhen. Je vollständiger er sich mit seiner Rolle gleichsetzt, desto mehr Kraft verwendet er dazu, Bedürftigen zu einem besseren Leben zu verhelfen. Nicht selten erfolgt die Berufswahl im Sozialbereich und wirkt dort mit Vernunft und Maß betrieben durchaus segensreich; oder aber der Gutmensch will politisch durch betontes Gutsein punkten.

Je mehr der Gutmensch seinen altruistischen Eifer aber verklärt, desto leichter wird er selbst zu einem Opfer; und zwar derer, die die passenden Rollen für ihn spielen: vor allem *liebe Kinder* und *arme Opfer*, aber auch *schwarze Schafe*, die der Gutmensch gerne zu *armen Opfern* erklärt. Dann leidet er an dreierlei: sich selbst, den anderen und einem Helfersyndrom.

Die Tat des selbstlos guten Menschen passt zu ihm selbst.

Die Tat des programmatisch guten Menschen passt zu seinem Vorsatz, gut zu sein.

## Vom guten Sein und vom Gutseinwollen

Um Gutes zu tun, braucht man nicht Gutmensch zu sein. Wer mit sich selbst übereinstimmt, tut auch anderen Gutes; aber nicht um jeden Preis, sondern bloß dort, wo das Gute Chancen hat, nachhaltig gut zu tun und nicht Gefahr läuft, sich für Dritte oder den Gutmenschen selbst als Übles zu erweisen. Beim *Gutmenschen* ist Gutsein festes Programm. Es dient der Abwehr von Selbstwertzweifeln. Es ist ein narzisstisches Manöver und somit egozentrisch. Ohne sich um die langfristigen Folgen seiner Moral zu kümmern, plädiert der Gutmensch durch Ereignis und Erfahrung unbelehrbar für das vordergründig Gute. Sein Gutsein wird bedenkenlos. Der Gutmensch, der jedem Zweifel am Segen seiner Taten Bosheit unterstellt, tut das sogenannte *Gute* nicht um des Guten Willen, sondern um des Gutseins.

Während das Gute an sich auf eigenen Beinen steht, ist programmatisch Gutes auf Böses angewiesen. Nur wenn es genügend Böse gibt, die dem Eifer des programmatisch Guten Grenzen setzen, kann der Gutmensch im Wolkenkuckucksheim bleiben, ohne dass ihn die Wirklichkeit aus seinen Illusionen schüttelt.

Können gute Taten schaden? Gewiss: wenn das Gute, das man dem einen tut, zu Lasten Dritter geht. Das Gewissen ist der Anwalt anderer. Es achtet darauf, dass deren Interessen berücksichtigt werden. Das Gewissen ist aber nur dann vollgültig gewissenhaft, wenn es das gesamte Wissen bei seiner Entscheidung versammelt; und somit die Interessen aller sieht. Wer nichts davon wissen will, dass die guten Taten, die er vollbringt, Dritten nicht guttun, hat sein Gewissen im Eifer für vorsätzliches Gutsein entmündigt. Das Gute, das er durchaus tut, wird durch Schaden gemindert, den es für andere mit sich bringt.

## Toller Hecht

Der tolle Hecht tut so, als habe er nur Stärken. Stets hat er Anekdoten aus seinem Leben zur Hand, die Mut, Entschlusskraft und Erlebnisfähigkeit beweisen. Oft ist er auch zu riskanten Taten bereit, deren glücklicher Vollzug eine neue Anekdote liefert, oder er spornt sich zu Höchstleistungen an, die zwar an den Akkus zehren, zugleich aber Belege dafür sind, dass er als Hecht im Karpfenteich zu gelten hat.

Es sieht so aus, als sei der tolle Hecht dank seiner Stärke auf nichts und niemanden angewiesen. Die Bewunderung derer, die gerne bewundern, nimmt er scheinbar beiläufig in Kauf. Tatsächlich ist die Bewunderung, die der tolle Hecht im Umfeld bewirkt, jedoch ein mächtiges Motiv, das seine Rollenwahl bestimmt.

Die Anerkennung, die dem Bild zukommt, das er sich und anderen zeigt, hält Selbstwertzweifel, die Furcht vor anderen, vor Leben und Tod in Schach.

## Schwarzes Schaf

*Niemand sieht mich*, ist für manchen schwerer zu ertragen, als der Missmut, den er als Störenfried auf sich zieht.

Manchem ist es lieber, bestraft, geprügelt oder verachtet, als übersehen zu werden. So jemand übernimmt womöglich die Rolle des schwarzen Schafs und die Prügel, die er dafür bezieht, treiben ihn noch tiefer in Trotz, Zerstörungswut und Rebellion; was seine Rolle als Verfemter verfestigt.

Das schwarze Schaf findet stets etwas Neues, was den Zorn des Umfelds erregt. Es räumt nicht auf, macht Sachen kaputt, hinterlässt unerfreuliche Spuren, hält Absprachen nicht ein, verstößt gegen Regeln, Konventionen und Gesetze, vertritt Meinungen, die niemand teilen mag. Die vordergründige Botschaft des schwarzen Schafs an andere lautet: *Ihr seid mir scheißegal.* Tatsächlich aber sagt es: *Nehmt mich endlich zur Kenntnis.*

Auch hier ist ein Bedürfnis nach Beachtung am Werk. Wenn man im Guten nicht auffällt, wie man es gerne täte oder wenn man erfahren hat, dass man für Gutes keine Anerkennung bekommt, ist die Rolle des schwarzen Schafs attraktiver als der Gang in die gefürchtete Unauffälligkeit.

## Mitläufer

Was das schwarze Schaf fürchtet - übersehen zu werden - ist dem Mitläufer gerade recht. Er taucht in der Anonymität des jeweils Normalen unter. So findet er formelle Zugehörigkeit und schützt sich vor den Gefahren der Exposition.

Der Mitläufer orientiert sich am Zeitgeist, den Sichtweisen des Umfelds, der jeweiligen Mode und wenn alle Fußball kucken, dann kuckt er eben auch; selbst wenn ihm der Sport nicht wirklich wichtig ist.

Vordergründig sieht es so aus, als verzichte der Mitläufer auf die Beeinflussung des Umfelds. Tatsächlich manipuliert aber auch er durch sein Rollenspiel. Vorbeugend lähmt er jeden Impuls, ihn als unzugehörig einzustufen und ihn folglich aus dem Schutz der Gemeinschaft auszuschließen. Lieber als im kalten Wind zu stehen, verhüllt er sich in heimatlicher Tracht.

## Vormund

Zur Rolle des Vormunds gehört die Überzeugung, unverrückbar zu wissen, was richtig und falsch ist; und zwar in jeder Lebenslage, in die er selbst oder ein umstehendes Mündel gerät. Die Erwägung, dass zwischen dem, was er für wahr hält und dem, was wahr ist, ein hauchbreit Abstand klaffen könnte, gilt ihm als Spekulation, die nur jemand anstellt, dem es an seiner Weitsicht mangelt.

## 25. Psychologische Rollen

Zum Wesen des Vormunds gehört aber nicht nur der Glaube, dass das eigene Bild von den Dingen nahtlos ihrem tiefsten Wesen entspricht. Es gehört auch der Eifer dazu, aus der vom Himmel verliehenen Gewissheit heraus, über das Leben eines jeden zu bestimmen, dessen er habhaft werden kann.

Im Kleinen lenken Vormünder das Leben ihrer Liebsten durch verschiedene Mittel:

- ungebetenen Rat

- Erteilung von Aufträgen

- Vereinnahmung für eigenen Zwecke

- Kritik an jeder Entscheidung, die ihren Vorstellungen widerspricht

- beharrlicher Korrektur abweichender Sichtweisen

- Kopfschütteln über den Unverstand anderer

- Prophezeiungen, was aus dem Anderen einmal werden wird, falls er sich widersetzt

Was niemanden ernsthaft verwundert: Ehrgeizige Vormünder treibt es an die Schaltstellen der Macht. Gelingt Ihnen der Aufstieg in gesellschaftliche Positionen, leiten sie Abteilungen, kommandieren Einsatzgruppen, machen Politik, reagieren in Diskussionen aufs passende Stichwort, um klarzustellen, was jedermann klar sein sollte, sind empört, wenn irgendwer anders denkt, gießen Flutwellen von Verwaltungsvorschriften aus und gründen Sekten, die sich im vermeintlichen Auftrag Gottes über Kontinente verbreiten.

*Typische psychologische Rollen im Überblick*

| Rolle | Motive | Abwehrmechanismen | Pathologische Formen |
|-------|--------|-------------------|----------------------|
| Armes Opfer | Anspruch auf Entschädigung, Entlastung von Schuldgefühlen, Abgabe der Verantwortung | Autoaggression Projektive Identifikation Projektive Des-Identifikation Verdrängung aggressiver Impulse Spaltung | Depressive Persönlichkeit Paranoide Persönlichkeit |
| Liebes Kind | Abgabe der Verantwortung, Vermeidung von | Regression Fixierung | Abhängige Persönlichkeit Ängstlich-vermeidende Persönlichkeit |

| | Konkurrenz- und Progressions- angst, Schutz | Verdrängung expansi- ver Impulse | |
|---|---|---|---|
| Gut- mensch | moralische Über- legenheit, Zuge- hörigkeit, Bedürf- nis geliebt zu wer- den | Altruistische Abtretung Projektive Des-Identifi- kation | Depressive Persönlichkeit Helfersyndrom |
| Toller Hecht | Bestätigung, Ent- bindung von sozi- alen Fesseln | Verleugnung regressi- ver Impulse Idealisierung des eige- nen Ego Abwertung anderer | Narzisstische Persönlich- keit |
| Schwar- zes Schaf | Beachtung, Beto- nung der Unab- hängigkeit, Pro- test gegen Be- zugspersonen | Verleugnung oknophi- ler Bedürfnisse (*oknophil = Bindung suchend, an- klammernd*) Reaktionsbildung Verantwortungslosig- keit | Dissoziale Persönlichkeit, Delinquenz, Biographi- sches Scheitern, ver- krachte Existenz |
| Mitläufer | Zugehörigkeit, Konfliktvermei- dung | Verleugnung autono- mer Impulse Konfluenz | *Normopath* * |
| Vor- mund | Vereinnahmung von Bezugsperso- nen für eigene Zwecke, Streben nach sozialer Do- minanz | Verleugnung von Selbstwertzweifeln Abwertung Projektive Identifika- tion | Cholerischer Haustyrann, Führerfigur mit hoher Fremdaggression |

* *Normopath* ist ein karikierender Begriff für Menschen mit einer überschießenden Anpas- sungsbereitschaft an soziale Normen. Er gehört nicht zum offiziellen Wortschatz der Psy- chopathologie. Er weist aber auf den Umstand hin, dass das seelisch Krankhafte nicht zwangsläufig normabweichend ist. Auch dem ganz Normalen haftet Krankhaftes, also Verkrümmtes an.

# Klassische Rollenspiele (Kollusionen)

Rollenspiel ist ein Verhalten, das sich auf andere ausrichtet; und eins, das das Selbstbild bedient. Lauscht man im Wald dem Hämmern des Spechts, spielt man keine Rolle. Man ist, was man ist: ein Lauscher im Wald. Da sich jedes Rollenspiel, selbst wenn es nur als Phantasie im Kopf vonstattengeht, auf andere bezieht, ist klar, dass es typische Interaktionsmuster gibt, die sich aus der wechselseitigen Wahl entsprechender Rollenspieler ergeben. Folgende Tabelle zeigt Kollusionen (lateinisch *co = miteinander* und *ludere = spielen*), die sich gehäuft aufeinander einspielen.

*Typische Kollusionen*

|  | A. Opfer | L. Kind | Gut-mensch | T. Hecht | Sch. Schaf | Mit-läufer | Vor-mund |
|---|---|---|---|---|---|---|---|
| **A. Opfer** |  |  | ++ |  |  |  | + |
| **L. Kind** |  |  |  | + |  |  | ++ |
| **Gut-mensch** | ++ |  |  |  | + |  |  |
| **T. Hecht** |  | + |  |  |  | ++ |  |
| **Sch. Schaf** |  |  | + |  |  |  | ++ |
| **Mitläufer** |  |  |  | ++ |  |  | ++ |
| **Vormund** | + | ++ |  |  | ++ | ++ |  |

Typische Beziehungskollusionen entzünden sich an existenziellen Grundthemen des Daseins. Die Psychologie benennt diese Themen mit vier Begriffen:

1. oral
2. anal
3. narzisstisch
4. phallisch-ödipal

Dem entsprechend kann eine orale, eine anale, eine phallisch-ödipale und eine narzisstische Kollusion unterschieden werden, bei denen jeweils ein progressiver und ein regressiver Partner in Verbindung stehen.

- Bei der **oralen Kollusion** geht es um Nahrung und Versorgung. Das Rollenspiel besteht aus einem Versorger und einem Empfänger: zum Beispiel Gutmensch und armes Opfer.

- Bei der **analen Kollusion** geht es um Macht, Kontrolle, Hingabe und Schutz. Das Rollenspiel besteht aus einem Mächtigen und einem Ohnmächtigen, der geführt und kontrolliert wird: zum Beispiel braves Kind / Mitläufer und Vormund. Eine Variante ist das Spiel zwischen Vormund und schwarzem Schaf. Hier versucht der Vormund zu herrschen und das schwarze Schaf entzieht sich.

- Bei der **narzisstischen Kollusion** geht es um Wert und Bewunderung. Im Gefolge des tollen Hechts sammeln sich Mitläufer, die vom Licht ihrer Sonne bescheiden profitieren.

- Die **phallisch-ödipale Kollusion** kann als Spielart der narzisstischen aufgefasst werden. Als Merkmal des Werts und Anlass der Bewunderung steht hier geschlechtliche Potenz im Vordergrund. Der tolle Hecht nimmt sich eine graue Maus. Im Orbit des Vollblutweibs kreisen schmachtende Verehrer.

*Psychologische Bedürftigkeiten*

| Typ | Grundmuster |
|---|---|
| oral | Ich will gefüttert werden. |
| anal | Ich will machen können. |
| regressiv | Ich will nicht in die Pflicht genommen werden. |
| narzisstisch | Ich will bewundert und bestätigt werden. |

**Parentifizierung**

Eltern weisen Kindern Elternrollen zu... entweder als emotionale Versorger ihrer selbst oder als Ersatzeltern für jüngere Geschwister.

# Elternschaft: Vermeidung und Missbrauch

Das Wesen der Elternrolle ist Fürsorge. Da das Menschenkind unreif zur Welt kommt, drohen ihm Gefahren, denen es nicht gewachsen ist. Inhalt der Elternrolle ist es, diese Gefahren vorauszusehen und abzuwehren; damit das Kind ein Umfeld findet, in dem es aus seiner persönlichen Dynamik heraus gedeihen kann.

Fürsorge für andere bedeutet oft Zurückstellung eigener Wünsche. Deshalb ist Elternschaft nicht nur Glück und Segen. Sie ist auch Herausforderung, Einschränkung, Zumutung und Strapaze.

Gleichzeitig beinhaltet die Elternrolle soziale und psychologische Vorteile. Sie wertet auf und gibt dem Leben einen klaren Rahmen. Wer Vater oder Mutter ist, hat eine Position. Gegebenenfalls wird er von anderen Pflichten entbunden. Soweit er sich vor Freiheit fürchtet, findet er im Kerker der Pflichterfüllung Geborgenheit.

**Das kann zu Problemen führen:**

1. Besteht eine hohe psychologische Bedürftigkeit der Eltern, bewundert, gefüttert oder verwöhnt zu werden, droht die Gefahr, dass sie ihre Rolle inhaltlich vermeiden.

   o Wenn sie unglücklich sind, suchen sie sich einen neuen Partner. Sie lassen die Kinder unversorgt zurück, entziehen ihnen ungefragt den anderen Elternteil oder muten ihnen Stiefväter oder -mütter zu.

   > Gewiss: Manche Bindungen sind unzumutbar. Dann sind sie im Interesse aller zu sprengen. Manche Bindung wird aber auch gesprengt, weil Ansprüche unrealistisch sind. Dann gibt es Opfer und Täter.

   o Statt Eltern zu sein und aus der überlegenen Position heraus Pflichten zu erfüllen, betrachten sich andere als Freunde ihrer Kinder. Oft tun sie so, als ob es nicht Aufgabe von Eltern wäre, Kindersorgen aus der Welt zu schaffen, sondern umgekehrt. Sie beklagen die Schlechtigkeit des jeweils anderen Elternteils und heischen Bestätigung. Sie überfordern ihre Kinder durch die Zuweisung einer Rolle als persönliche Vertraute.

2. Finden Eltern nicht den Mut, die sozialen und psychologischen Vorteile der Elternrolle aufzugeben, klammern sie sich daran fest.

   o Statt ihren erwachsenen Kindern die Ebenbürtigkeit Erwachsener zuzugestehen, versteifen sie sich auf die Elternrolle. Sie tun so, als ob ihre Kinder nicht eigenständig wären, sondern stets ermahnt, bevormundet, belehrt, versorgt oder behütet werden müssten. Wann immer ihre Kinder die Welt anders sehen als

   > Man kann Kinder missbrauchen, indem man sich nicht eingesteht, dass sie keine Kinder mehr sind. Wer längst Erwachsene noch wie Kleinkinder behandelt, drängt sie in eine Rolle, die ihrem Wesen nicht entspricht.

   sie, werden sie als unreif belächelt. Dadurch missbrauchen sie ihre Kinder als Statisten einer biographischen Epoche, die in Wirklichkeit beendet ist. Sie wollen immer Vormund bleiben.

   o Andere Eltern verlangen von ihren Kindern lebenslangen Ehrensold. Sie bahnen Schuldgefühle, indem sie von ihren entwachsenen Kindern Zuwendung erwarten.

Im ersten Fall ist das Rollenverhältnis unangemessen symmetrisch, im zweiten ist es unangemessen asymmetrisch.

# Unterscheidungen

Nachdem so viel von Rollen die Rede war, bleibt zu fragen, wie man Rollenspiel von echtem Ausdruck unterscheidet. In der Praxis ist das schwer. Zum einen kann auf einen grundsätzlichen Gegensatz verwiesen werden: den zwischen Selbstsein und Selbstverwaltung. Andererseits ist zu bedenken, dass sich die konkrete Handlungsabfolge eines Rollenspiels nicht von der eines authentischen Handelns unterscheiden muss. Nicht das konkrete Verhalten zeigt Rollenspiel an, sondern das Unvermögen des Rollenspielers aus stereotypen Mustern auszusteigen.

## Selbstsein und Selbstverwaltung

Es gibt zwei Möglichkeiten:

1. Ich kann zulassen, dass sich mein Sosein unbeschnitten auswirkt.

2. Ich kann festlegen, wie ich sein soll und mein Verhalten dem Plan gemäß ausrichten. Die Festlegung kann bewusst oder unbewusst vonstattengehen.

> Oft lebt man das Leben nicht, sondern man plant, steuert und verwaltet es.
>
> ---
>
> Statt man selbst zu sein, spielt man die Rolle eines Egos, das sich selbst bestärkt.

Echtes Sosein, das sich unbeschnitten zum Ausdruck bringt, entspricht keiner psychologischen Rolle. Das absichtliche Anstreben einer ausgewählten Persönlichkeitsgestalt beinhaltet zweierlei Rollen.

1. Die Rolle, die ich meinem Selbstbild gemäß im Leben spielen will.

2. Die Rolle, die ich spielen muss, um das besondere Selbstbild zu verwirklichen.

   Das zu verwirklichende Selbstbild kann auch als Ich-Ideal bezeichnet werden. Abzugrenzen vom Ich-Ideal (*Ich glaube, dass ich so und so sein sollte.*) ist das angenommene Selbstbild (*Ich glaube, dass ich so und so bin.*)

Während die Rolle, die man im Leben spielen will, von Person zu Person unterschiedlich ist, kann die Rolle, die man spielen muss, um ein Selbstbild zu verwirklichen, einheitlich benannt werden: Es ist die Rolle eines Verwalters in einem inszenierten Leben, in dem man die Rolle darzustellen versucht, die man glaubt, darstellen zu müssen.

**Säuglinge** sind authentisch. Sie bringen ihr Wesen ohne planende Absicht zum Ausdruck. Sind sie froh, lachen sie. Sind sie traurig, weinen sie. Sind sie wütend, brüllen sie. Sind sie müde, schlafen sie. Zwischen ihnen und der Welt gibt es ein ungestörtes Wechselspiel.

Bei **Erwachsenen** ist das anders. Der Erwachsene hat eine Idee von dem entworfen, was er ist und wie er sein will.

- Ich will erfolgreich sein.

- Ich will, dass man sich mir gegenüber so und so verhält.

- Ich will diese oder jene Position erringen.

- Bestimmte Eigenschaft an mir akzeptiere ich, andere lehne ich ab.

- Ich will nicht leiden.

- Ich will etwas aus mir machen.

*Typische Tätigkeiten des Selbstverwalters*

| | | | |
|---|---|---|---|
| o | beurteilen | o | denken |
| o | planen | o | erzwingen |
| o | vergleichen | o | fordern |
| o | überprüfen | o | verzichten |
| o | kontrollieren | o | vermeiden |
| o | festhalten | o | ausweichen |
| o | anpassen | o | rechtfertigen |
| o | zensieren | o | verhandeln |

Um das Ich-Ideal zu verwirklichen, übernimmt der Erwachsene die Rolle des Selbstverwalters. Man könnte sie auch als *Karriereplaner* oder als *Regisseur der eigenen Biographie* bezeichnen. Der Erwachsene identifiziert sich mit seiner Person und versucht, Kontrolle über sich und sein Umfeld zu erringen.

Wie bei allen Rollen geht es auch bei der des Selbstverwalters um den Erwerb von Vorteilen und die Vermeidung von Nachteilen. Nur die wenigsten Menschen haben den Mut, auf eine umfassende Berechnung ihrer Vor- und Nachteile zu verzichten. Der normale Mensch spielt die Rolle des Selbstverwalters beharrlich. Bei allem, was er tut, beurteilt und steuert er sein Verhalten gemäß den Vorgaben seines Selbstbilds. Meist sind ihm die Vorgaben nur schemenhaft bewusst, ebenso die Tatsache, dass er ihr Werkzeug ist, wenn er sie nicht erkennt.

### Prioritäten

Setzt man den Begriff des *Seins* dem der *Verwaltung* entgegen, schwingt nahtlos eine Bewertung mit: Sein ist mehr als Verwaltung. Dass es so ist, kann voreilig missverstanden werden. In der Begeisterung für das reine Sein, könnten Schwärmer meinen, auf die Verwaltung sollte man gleich ganz verzichten. Davon wird hier abgeraten. Nur eine verschwindend kleine Zahl könnte von einem Verzicht auf die planende Steuerung ihrer Biographie profitieren, ohne dass sie irgendwann eine Reue packt, der sie nicht gewachsen sind.

Bei der Gegenüberstellung geht es daher nicht um ein Entweder-Oder. Es geht um die Bestimmung einer Reihenfolge.

- Wer der Verwaltung Priorität einräumt, kann erfolgreich sein.

- Wer das Sein vorzieht und die Verwaltung beiläufig betreibt, kann glücklich werden.

Problematisch wird die Rolle des Selbstverwalters, wenn sie überwertig wird. Statt zu leben, werden Absichten vollstreckt. Das führt oft ins Unglück. Das eigentliche Ziel, glücklich zu sein, wird im Bemühen darum verfehlt. Während der Selbstverwalter glaubt, das Glück hänge von äußeren Bedingungen ab, die er durch seine Mühen verwirklichen kann, ist wahres Glück bedingungslos. Wahres Glück heißt stets, man selbst zu sein. Jedes andere Glück ist bedingt und wird von der Angst begleitet verlorenzugehen.

## Spontane Wahl oder festes Muster

Verhält sich eine Person authentisch, kann es sein, dass sich ihr konkretes Verhalten in einer bestimmten Situation nicht von dem eines reinen Rollenspielers unterscheidet. Wenn es stimmig erscheint, verhält sich auch der authentische Mensch mal wie ein Mitläufer, mal wie ein Vormund, mal setzt er sich für das Wohl anderer ein und ein weiteres Mal genießt er es, im Mittelpunkt zu stehen.

Im Gegensatz zum pathologischen Rollenspieler ist er aber nicht an bestimmte Muster gebunden. Das Muster selbst hat für ihn keine psychologische Bedeutung. Es ist lediglich Werkzeug. Es wird je nach Lage der Dinge und momentaner Befindlichkeit zweckdienlich angewandt. Das führt zu zweierlei:

> **Authentizität**
>
> *Authentizität* geht auf das griechische *auth-entes (αυθεντες)* = *Urheber, Ausführender* zurück. Man handelt authentisch, wenn man als Urheber des eigenen Handelns im Handeln sichtbar bleibt.
>
> Beim Rollenspiel tritt der Urheber des Handelns hinter der Rolle zurück. Das Handeln drückt nicht das eigentliche Wesen des Urhebers aus. Es verdeckt es. Die Rolle wird zu einem falschen Ich.
>
> Je mehr das authentische Wesen des Einzelnen einer politisch erwünschten Moral untergeordnet wird, desto mehr verschwindet er in seinen Rollen.

- Sein Verhalten hat seltener schädliche Folgen. Er ist mit sich und der Welt im Reinen.

- Er weist auch anderen keine festen Rollen zu, sondern reagiert flexibel auf deren Verhalten.

> Wer sich selbst nicht sieht, ist sich selbst nichts wert. Es bleibt ihm nur der Wert von Status und Rolle.

## Kulturelle Besonderheiten

Zwischen gespielter Rolle und Authentizität können Welten klaffen. Welche Rolle dem Rollenspiel zukommt und welche Bedeutung dem authentischen Ausdruck des Individuums, hängt zu einem großen Teil von der kulturellen Prägung ab. Kulturkreise, die dem Individuum Bedeutung zugestehen, ermutigen

> Eine Menge groben Unfugs könnte die Menschheit verhindern, wären ihre Glaubenssätze vom Respekt vor dem Einzelnen geprägt.

autonomen Selbstausdruck. Kulturkreise, deren oberstes Ziel in der Anpassung des Einzelnen an gesellschaftliche Normen liegt, fördern Rollenspiele.

Die Anpassung des Einzelnen an vorgegebene Denk- und Verhaltensmuster ist ein zentrales Anliegen politischer und konfessioneller Weltanschauungen. Der nachhaltigste Einfluss geht von politisch-religiösen Glaubenslehren aus. Dabei gilt folgende Regel:

> Je geringer der geistige Abstand eines Kulturkreises zu seinen überlieferten Lehrsätzen ist, desto stärker bindet er seine Mitglieder in soziale Rollenspiele ein. Das basale Rollenspiel solcher Kulturkreise ist das zwischen Mitläufer und Vormund.

In Europa gab es die Aufklärung. Ihre Nachwirkungen schützen das Individuum vor pseudoreligiöser Willkür und Verfügbarkeit. Hätte die Aufklärung die Macht der biblischen Tradition nicht eingeschränkt, wäre es für den Einzelnen auch heute noch gefährlich, aus verordneten Rollen auszubrechen und er selbst zu sein. Er stünde vor der Herausforderung, Konformität zu heucheln, sich mit der Lehre gleichzusetzen oder sich, unter Gefahr für Leib und Leben, ihrer Feindseligkeit zu stellen.

Im Orient hinkt die Aufklärung hinterher. Dort ist die Mehrheit so tief ins Gefüge sozialer Rollenspiele eingewoben, dass für das Individuum an sich nur wenig Spielraum bleibt. Selbstverständlich gilt das ebenso für jene Bereiche des Christen- und des Judentums, die sich mehr als nur verbal zum dogmatischen Kern ihres Glaubens bekennen. Im orientalischen Kulturkreis ist der Geist in Dogma und Angst gefangen. Die Mehrheit schützt sich durch ein Mitläufertum, das die Macht, von der sie beherrscht wird, verteidigt, sobald deren Anspruch bezweifelt wird. Zum Selbstschutz identifizieren sie sich mit dem Aggressor.

## Raja und Mehmet

Raja ist die Tochter ihres Vaters und die Enkelin ihres Großvaters. Sie ist die Schwester ihrer sämtlichen Brüder, die kleine Schwester ihrer großen Schwestern und die große Schwester ihrer kleinen Schwester. Außerdem ist sie die große Cousine ihrer kleinen Cousinen, die Cousine ihrer Cousins und die Nichte ihrer Onkel.

Wenn Raja's Vater nach Hause kommt, nimmt er auf dem Diwan Platz. Raja kniet vor ihm nieder, zieht ihm die Schuhe aus und bietet ihm Pantoffeln an. Hinter Raja's Vater steht eine alte Tradition. Raja's Vater sieht seinen höchsten Wert darin, Gefolgsmann dieser Tradition zu sein. Das ist die wichtigste Rolle, die er im Leben spielt. Wer der Tradition nicht folgt, ist in seinen Augen minderwertig. So hat sie ihn geprägt.

Mehmet ist Enkel seines Großvaters und Sohn seines Vaters. Er ist der große Bruder seiner kleinen Brüder, der Bruder sämtlicher Schwestern und der kleine Bruder seines großen Bruders. Außerdem ist er der Neffe seiner Onkel und Tanten väterlicherseits und seiner Onkel mütterlicherseits. Er ist der kleine Cousin von vier großen Cousins ersten Grades und zwei großen Cousins zweiten Grades, außerdem der Großcousin der Nichte seines Großvaters väterlicherseits.

Wenn Raja und Mehmet sich fragen, was sie jenseits dieser Rollen sind, wissen sie keine Antwort darauf. Fragt man sie, welcher Stimmung sie sind, blicken sie einem fragend ins Gesicht. Sich selbst nehmen sie kaum wahr, das Umfeld, das Erwartungen an sie stellt, dafür umso mehr. Manchmal hat man den Eindruck, sie wissen nicht, dass es sie jenseits ihrer Rollen tatsächlich gibt.

# 26. Scham

## Begriffsbestimmung

Der etymologische Ursprung des Wortes *Scham* ist nicht endgültig geklärt. Etliche Autoren[1] sehen ihn im althochdeutschen *scama*, das seinerseits auf die indoeuropäische Wurzel *kâm* bzw. *kêm = verbergen, verhüllen, verdecken* zurückzuführen ist. Das vorangestellte "s" ist dabei als verkürztes Reflexivpronomen zu erkennen, sodass *sich schämen* folglich *sich verbergen* heißt. Scham ist ein Impuls zur Selbstverbergung. So mancher, der sich schämt, würde demgemäß am liebsten im Erdboden versinken.

Auf die gleiche Wurzel geht das englische *skin = Haut* zurück. Die Haut ist die Hülle, die den darunterliegenden Rest des Körpers verbirgt. Sobald wir an die Schamesröte denken, wird der Sinnzusammenhang zwischen den Begriffen offenbar. Mit dem Aufkommen der Schamesröte wird die verdeckende Hülle mit Blut, also Nährstoffen, versorgt.

## Psychologie des Schamgefühls

Schamgefühle haben großen Einfluss auf die Steuerung des Verhaltens. Ursächlich hängen sie mit dem psychologischen

Damit Schamgefühle nicht schaden, muss man sie zu Ende erleben oder sie als pathologisch erkennen.

Je mehr man aus Scham in Verstecke flieht, desto mehr schämt man sich dafür, dass man es tut. Jedes Dasein ist auch die Aufgabe, zu dem zu stehen, was man tatsächlich ist.

Scham ist keine Schande, sondern die Neuausrichtung einer Verhaltensbereitschaft.

Wie kein anderes Gefühl zeigt Scham auf den, der sie fühlt.

*Sosein und Selbstbild*

| Als was man gerne gälte | Wie man ist |
| --- | --- |
| unabhängig von Anerkennung | hungrig danach |
| selbstsicher | unsicher |
| großzügig | kleinlich |
| mutig | ängstlich |
| wissend | ahnungslos |
| entschlossen | zwiespältig |
| autonom | fremdbestimmt |
| bescheiden | eitel |

---

[1] Köbler, Gerhard: Althochdeutsches Wörterbuch
Baer, Udo und Frick-Baer, Gabriele: Vom Schämen und Beschämtwerden

Grundkonflikt zusammen. Somit sind sie mit den Bedürfnissen nach Selbstbestimmung und Zugehörigkeit sowie dem Selbstwertempfinden vernetzt. Verdrängte Schamgefühle können ganze Biographien nachhaltig belasten.

Schamgefühle tauchen auf, sobald sich zeigt, dass das tatsächliche Sosein hinter dem Selbstbild zurückbleibt. Da das Selbstbild weitgehend dem entspricht, wie man in den Augen anderer erscheinen möchte, schmerzt das Schamgefühl besonders, wenn auch andere Zeugen der Lücke geworden sind.

Da das Bild, das wir und andere von uns haben, den Rang bestimmt, auf den wir in der Gemeinschaft Anspruch erheben, gefährdet jedes Ereignis, das Lücken offenbart, unsere Zugehörigkeit. Das erzeugt unterschwellig Existenzangst.

*Was man als Schande empfindet*

| Thema | Jung / unreif | Alt / reif |
|---|---|---|
| Mangel an Zugehörigkeit | ++ | + |
| Scheitern der Selbstbestimmung | + | ++ |
| Leitangst | Ich bin Außenseiter und werde nicht geliebt. | Ich bin zu schwach, um über mich selbst zu bestimmen. |

Die Regulation des Schamgefühls ist nicht statisch. Sie unterliegt entwicklungspsychologischen Gesetzen und kulturellen Vorgaben. Je größer der Anpassungsdruck kultureller Vorgaben ist, desto mehr wird die spontane Entwicklungsdynamik der reifenden Person verzerrt.

## Natürliche Entwicklungen

Im Laufe des Lebens wandelt sich das Selbstbild spontan. Der Wandel hängt von persönlichen Ansprüchen und gesellschaftlichen Erwartungen im Rahmen der natürlichen Gruppendynamik ab. Während sich ein Säugling kaum schämt, wenn er in die Hose macht, ist das bei einem Dreikäsehoch bereits anders.

Generell gilt: Die Hauptquelle des spontanen Schamgefühls verschiebt sich mit zunehmendem Alter vom Mangel an Zugehörigkeit zum Scheitern der Selbstbestimmung. Das ist logisch: Für einen Erwachsenen ist die Fähigkeit, sich selbst zu steuern und autonom über sich zu bestimmen, von größerem Nutzen als die Geborgenheit im Schoß der Gemeinschaft; ... was wohlgemerkt situativ ganz anders sein kann. Die Regel ist also statistisch.

## Kulturelle Vorgaben

Abhängig von Zeit und Ort beruht ein großer Teil des Schamerlebens nicht auf natürlicher Gruppendynamik, sondern ist Resultat kultureller Vorgaben. Dann sind sie Folge pathogener Introjekte. Beispielhaft sei auf das Schamerleben hingewiesen, das um die Sichtbarkeit nackter Hautpartien kreist. Es ist fast vollständig kulturell bedingt und verweist auf Bekleidungsvorschriften, die Macht- und Besitzverhältnisse zum Ausdruck bringen.

Frauen haben ihre Körper zu verbergen, weil Männer sie besitzen wollen. Ein unverborgener Frauenkörper signalisiert angeblich, dass er allen zur Verfügung steht; und die Frau folglich als Hure zu verachten ist. In der patriarchalischen Kultur wird Frauen ein Schamgefühl induziert, das sie dazu bringen soll, ihre Körper zu verstecken. Männern erspart das die Angst, ihre Frauen an andere zu verlieren.

Kultur ist ein zwiespältiger Wert. Zuweilen ist sie zugleich Kerker, Missbrauch und Neurose. Als ungetrübten Wert erweist sich Kultur nur dann, wenn sie die Menschen, die sie prägt, nicht einschüchtert, sondern ermutigt, ihre jeweils individuellen Möglichkeiten zu verwirklichen.

Während die spontane Regulation des Schamerlebens nur dann seelischen Schaden stiftet, wenn ihre Abläufe behindert werden, können kulturell bedingte Schamgefühle bestimmenden Einfluss auf Mentalität und Verhalten ganzer Völker haben.

### Scham und Macht

Scham treibt den Beschämten dazu, sich zu verstecken. Er zieht sich zurück. Er macht sich klein. Dieser Mechanismus wird auch zur Durchsetzung gesellschaftlicher Machtverhältnisse eingesetzt.

- Indem die Mächtigen festlegen, wofür man sich schämen sollte, beschaffen sie sich Mittel, um anderen Gefühle des Unwerts einzuflößen. Da Minderwertigkeitsgefühle nichts anderes als Schamgefühle sind, die zum Rückzug drängen, lassen die Beschämten ihren Anspruch fahren, gleichrangig behandelt zu werden.

- Indem Mächtige repräsentative Bauten errichten und prunkvolle Zeremonien vollstrecken, vermitteln sie Untertanen ein Gefühl der Bedeutungslosigkeit.

# Umgang mit Schamgefühlen

Wie es die Etymologie des Begriffs bereits ankündigt, drängen Schamgefühle dazu, sich schamhaft zu verbergen. Der Sinn des Verbergens ist offensichtlich: Verbirgt man sich, wird auch das peinliche Defizit für andere unsichtbar. Die Gefahr sinkt, wegen schändlicher Mängel und Verfehlungen aus der Gemeinschaft verbannt zu werden.

Zeitgleich schwächt sich das Schamgefühl im Bewusstsein ab; oder es wird unbewusst. *Unbewusst* heißt aber nicht, dass es nicht mehr existierte. Aus dem Verborgenen heraus steuert es vielmehr das Verhalten. Aus dem bewussten Gefühlserlebnis droht ein Vermeidungsverhalten zu werden.

---

**Vermeidungsverhalten bei Schamangst**

- Eigentlich würde ich gerne als guter Bogenschütze gelten. Meine Pfeile streuen aber erheblich. Am besten, ich verlasse den Sportverein.

- Ich stünde in der Clique gerne im Mittelpunkt. Ich bin aber zu schüchtern, um mir Platz zu verschaffen. Eigentlich ist die Gruppe aber sowieso zu doof. Da bleibe ich lieber allein.

- Wenn ich ein Studium aufnehme, muss ich Referate halten. Bevor ich mich beim Reden verhaspele, gehe ich lieber gar nicht erst hin.

- Wenn ich Claudia im Lift begegne, weiß ich nicht, was ich sagen soll. Am besten ich nehme das Treppenhaus.

---

Schamgefühle sind unangenehm. Dementsprechend wird viel getan, um sie zu vermeiden. Im Grundsatz ist es richtig, sich so zu verhalten, dass man sich für sich selbst nicht schämen muss. Es liegt aber auch auf der Hand: Je mehr Situationen man grundsätzlich vermeidet, weil dort ein Defizit sichtbar werden könnte, das man lieber schamhaft verbirgt, desto enger wird es auf der Welt.

Um verschlossene Türen zu öffnen, kann man zum Glück etwas tun.

1. Es gilt, von der Vermeidung zum Erlebnis zurückzukehren. Es gilt, sich an die Tatsache zu gewöhnen, dass man anders ist, als man erscheinen mag. Es gilt auch dann zu

**Grundregel**

Nehmen Sie Schamgefühle vollständig wahr. Überprüfen Sie, ob das Gefühl Folge pathogener Introjekte ist, die Sie in die Irre führen. Wenn ja: Verwerfen Sie es. Wenn nein: Seien Sie solange beschämt, bis das Gefühl von allein verschwindet.

sich zu stehen, wenn man (noch) nicht so ist, wenn man es gerne wäre.

2. Es gilt, verinnerlichte Normen dahingehend zu überprüfen, ob sie dem Leben dienen oder Resultat gesellschaftlicher Machtstrukturen sind.

Schamfreiheit ist eine seltene Tugend, Schamlosigkeit ein häufiges Laster. Der Unterschied zwischen beiden liegt im Verhältnis zwischen Selbst und Selbstbild, sowie in der Art, wie man auf Schamgefühle reagiert.

## Schamfreiheit

Oben haben wir gesehen, wie Scham durch Vermeidung aus dem Bewusstsein verschwindet. Schamfrei wird man durch Vermeidung jedoch nicht. Im Gegenteil: Je mehr man Schamgefühle vermeidet, desto dicker schmiert das Leben sie aufs Brot.

Sich ganz von Schamgefühlen zu befreien, ist im Grundsatz aber möglich. Da jedes Schamgefühl auf einer Lücke zwischen dem Selbst, also

> **Zwei Wege zur Schamfreiheit**
>
> 1. **Passen Sie sich Ihrem Selbstbild an:** Wenn es zu Ihrem Selbstverständnis gehört, Italienisch zu sprechen, dann lernen Sie es.
>
> 2. **Passen Sie Ihr Selbstbild dem Selbst an:** Richten Sie Ihre Achtsamkeit nach innen. Erforschen Sie, wie Sie tatsächlich sind. Seien Sie so weise, sich in Liebe anzunehmen. Verwerfen Sie alles, was ihr Selbst missachtet.

dem tatsächlichen Sosein und dem Selbstbild beruht, kann Schamfreiheit erreicht werden, wenn man Selbst und Selbstbild einander anpasst. Schamfrei wird, wer unbefangen so ist, wie er ist; ohne dass er darauf Wert legt, immer frei von Scham zu sein.

## Schamlosigkeit

Es gibt Leute, die scheinbar von keinem Schamgefühl belastet werden. Tatsächlich ist es bei ihnen aber anders; was daran liegt, dass es neben der Fusion von Selbst und Selbstbild sowie dem Vermeidungsverhalten noch eine weitere Möglichkeit gibt, Schamgefühlen zu begegnen: die Verleugnung mit nachfolgender Reaktionsbildung. Dabei wird nach außen hin ein gegenläufiges Verhalten praktiziert, das über die tatsächliche Scham hinwegtäuscht. Hinter der Fassade scheinbar schamloser Menschen, verbirgt sich oft ein brüchiges Selbstwertgefühl, das durch unverarbeitete Demütigungen aufrechterhalten wird.

- Viele Frauen im Rotlichtmilieu wurden in der Kindheit seelisch oder sexuell missbraucht.

- So mancher junge Mensch, der sich trotzig als *Punk* (englisch: *faules Holz*) verkleidet, wurde in der Kindheit wie Dreck behandelt.

Hier sind Reaktionsbildungen am Werk: *Ich tue erst recht, was als schändlich gilt und verachte die, die sich dafür schämen würden.*

Aber auch viele, die bloß der üblichen Lieblosigkeit anheimgefallen sind, versuchen durch scheinbar schamfreies Gebaren die Aufmerksamkeit des Umfelds auf sich zu ziehen. Sie steigern ihr Selbstwertgefühl, indem sie sich so verhalten, als stünden sie jenseits jeder Konvention. Ohne diese Abwehrstrategie wäre so mancher private Fernsehsender ohne durchgehendes Programm.

*Abwehrmechanismen beim Umgang mit Scham*

| Muster | Abwehrmechanismus |
|---|---|
| Vermeidungsverhalten | Regression, Fixierung, Verdrängung |
| Schamlosigkeit | Verleugnung, Reaktionsbildung |
| Fusion von Selbst und Selbstbild | Sublimation, Affektakzeptanz |
| Ablehnung des Selbstseins | Des-Identifikation vom Selbst |

Eigentlich ist Affektakzeptanz kein Abwehrmechanismus, sondern ein Aufgeben der Abwehr.

# Pathologische Entwicklungen

Bei vielen psychiatrischen Krankheitsbildern spielen Schamgefühle eine ausschlaggebende Rolle. Scham ist ein besonderes Gefühl. Sie zeigt in abwertender Weise unmittelbar auf den, der sie fühlt. Deshalb sind Schamgefühle besonders bei solchen psychiatrischen Erkrankungen weichenstellend, bei denen es um das Thema des Gesehenwerdens geht.

## Narzisstische Persönlichkeit

Die narzisstische Persönlichkeit legt großen Wert darauf, als wertvoll anerkannt zu werden. Wäre sie selbst bereits zur Gänze von ihrem Wert überzeugt, erschiene ihr die Bestätigung durch andere kaum je so verlockend, als dass sie sich ständig darum bemühen würde.

Nicht selten wirken narzisstische Persönlichkeiten so, als seien sie unerschütterlich von sich selbst überzeugt. Tatsächlich schlummern hinter hochmütigen Fassaden meist verleugnete Schamgefühle, die durch die Reaktionsbildung einer triumphalen Selbstbildpflege schamhaft übertüncht werden.

## Schizophrenie

Im Gegensatz zum Narzissten, der zwecks Beseitigung unerwünschter Schamgefühle die Flucht nach vorne antritt, macht der Schizophrene einen radikalen Rückzieher. Er sagt sich von sich selbst los; und damit von jener Instanz, auf die das Schamgefühl mit dem Finger zeigt, um ihren Unwert bekannt zu machen.

Während die Strategie des Narzissten nicht selten psychologisch und sozial erfolgreich ist, stürzt sein Abwehrmuster den Schizophrenen erst recht ins Desaster.

- Beim Bemühen, die soziale Stufenleiter zu erklimmen, erwirbt der Narzisst oft Fähigkeiten, die sein Selbstwertgefühl soweit anheben, dass die ursprüngliche Scham in ihrem Licht verblasst.

- Die Des-Identifikation des Schizophrenen von sich selbst führt im Gegensatz dazu zu Erlebnisweisen, die Schamgefühle schüren. *Mit mir wird gemacht... Ich werde gesteuert... Die Leute lesen beliebig meine Gedanken aus...* Das sind keine Erfahrungen die Selbstwertzweifel heilen. Im Gegenteil: Fremden wehrlos ausgeliefert zu sein, verweist auf die untersten Stufen der Leiter. Und außerdem: Die ursprüngliche Furcht des Kranken, dass er als mängelbehaftet erkannt wird, scheint sich im paranoiden Erleben des Beobachtetwerdens betont zu verwirklichen.

Sich durch Verrücktheit aus der Mitte der menschlichen Mitwelt herauszurücken, um Schamgefühle abzuwehren, erweist sich als Methode, die erst recht zu Minderwertigkeitsgefühlen führt. Dass so mancher partout nicht aus seinem Wahn auf den Boden der Tatsachen zurückkehrt, kann daran liegen, dass er sich dort Schamgefühlen stellen müsste, die er für unannehmbar hält. Lieber versteigt er sich in die Einsamkeit von Sichtweisen, die niemand mit ihm teilt.

> ### Schamgefühl und Größenwahn
>
> Eine pathologische Lösung des schizophrenen Schamproblems kann im Größenwahn gesehen werden. Der eigenen Person wahnhaft eine herausragende Bedeutung zuzuschreiben übertönt einerseits jedes Schamgefühl, das Eingeständnis der Verirrung eines solchen Selbstbilds droht andererseits erst recht Schamgefühle auf den Plan zu rufen. Die Psychodynamik eines solchen Zwiespalts kann den Wahn unauflösbar werden lassen.

## Soziale Phobie

Auch der Sozialphobiker fürchtet Momente, in denen er ins Blickfeld anderer tritt. Wer das tut, wird gesehen und wer gesehen wird, unterliegt samt seinen Eigenschaften dem Urteil anderer.

Gewiss: Am liebsten hätte der Sozialphobiker ein stabiles Selbstwertgefühl. Wäre jedoch garantiert, dass er in den Köpfen anderer ein Bild erzeugen könnte, das keinen Anlass böte, sich zu schämen, würde so mancher Betroffene, lieber als unter Lampenfieber zu leiden, ersatzweise die Rolle eines Narzissten oder Hysterikers spielen, der seine Freude daran hätte, sich zu zeigen. Allein: An diese Gewissheit glaubt der Phobiker nicht. Seine Strategie heißt daher Vermeidung.

Da sich Schamangst oft durch vegetative Reaktionen (Erröten, Zittern) oder das Unvermögen bemerkbar macht, gelassen logische Sätze auszusprechen, fürchtet der sozialphobische Mensch, dass genau diese Signale verborgene Makel verraten. Wo Rauch ist, ist auch Feuer, denkt der Phobiker. Und er denkt, dass andere das genauso sehen. Der Sozialphobiker schämt sich nicht nur für irgendwelche Mängel, die offensichtlich werden könnten. Er schämt sich auch dafür, dass man erkennt, dass er sich schämt. Der Sozialphobiker schämt sich dafür, sich nicht schamfrei zeigen zu können.

# 27. Das Selbst

Das absolute Selbst ist keine Erscheinung. Daher kann es vom relativen Selbst nicht wahrgenommen werden. Mit den Mitteln des relativen Selbst kann man das absolute nicht sehen. Das relative sieht man. Das Absolute ist man.

Jede Absicht einzugreifen verengt den Blick auf die Stelle, an der der Eingriff ansetzt. In der Meditation versucht das Ich, den Modus des Eingreifens abzustreifen, um in den Modus uneingeschränkter Wahrnehmung überzugehen. Der Meditierende versucht, die Wirklichkeit zu sehen ohne wegen einer Absicht von etwas abzusehen.

> Das relative Selbst ist Mittel des absoluten. Es kann sich dessen gewahr sein oder es verkennen.
>
> Nur Erscheinung ruft nach Bewertung. Identität tut es nicht. Selbstwertzweifel entspringen der Gleichsetzung des Ich mit der Person. Tatsächlich ist das Ich es selbst.
>
> Der längste Weg ist der zu sich selbst.
>
> Grundlage der Freiheit ist nicht Macht, sondern Wissen. Macht ist nie blind. Was blind ist, ist ohnmächtiges Werkzeug dessen, was über ihm steht.

## Begriffsbestimmung

Die Herkunft des Begriffes *selbst* ist sprachgeschichtlich ungeklärt. Er benennt die Identität einer Person, einer Sache oder einer Erscheinung... mit sich selbst. Erhellend ist die Gegenüberstellung von *derselbe* und *der gleiche*.

- Er trank aus der gleichen Tasse wie sie.
- Er trank aus derselben Tasse wie sie.

Im ersten Fall handelt es sich um zwei Tassen; deren Erscheinungsbild gleich ist. Im zweiten Fall handelt es sich um ein und dieselbe Tasse; die mal von ihm und mal von ihr benutzt wird. Aus derselben Tasse kann man den gleichen Kaffee trinken, aber nicht denselben.

Der Begriff *Selbst* benennt kein Erscheinungsbild, dessen Ursache Verschiedenes sein könnte. Er verweist auf die tiefer liegende Ebene unaustauschbaren Seins. Das Selbst ist eindeutig. Jenseits des Selbst gibt es nichts, worauf es zurückgeführt werden könnte. Wo es Veränderliches gibt, ist das Selbst dessen unveränderliche Grundlage.

Da es jenseits des Selbst nichts gibt, was es bedingt, ist zu vermuten, dass das Selbst das Jenseits ist. Das absolute Selbst ist das Jenseits der Erscheinung.

## Gartenhäuschen

Hat das Gartenhäuschen ein Selbst? Wenn ja, ist es dann in seiner materiellen Struktur verankert? Wäre es so, müsste man auch Brettern und Schrauben jeweils ein eigenes Selbst zugestehen. Und was ist, wenn ein Brett zerbricht? Entstehen dann aus einem Selbst zwei neue? Wo bleibt das Selbst der Schrauben, wenn sie verrosten? Haben Rostpartikel ein Selbst, das von dem anderer verschieden ist?

Auch der menschliche Körper ist eine materielle Struktur. Sein Aufbau ist komplizierter als der des Gartenhäuschens; aber auch er besteht aus verschiedenen Teilen. Wenn der Struktur des Körpers aber ein Selbst entspricht, warum dann nicht auch der Struktur des Schulterblatts.

Wenn sich das Selbst in einer materiellen Struktur vollständig verwirklicht, setzt sich das Selbst des Körpers dann aus den Selbsten seiner Bestandteile zusammen? Kann ein Selbst aus anderen Selbsten bestehen? Solange man uns davon nicht überzeugt hat, glauben wir es nicht... und folgern daraus, dass das Selbst des Körpers nicht vom Horizont der körperlichen Struktur umschlossen ist. Das Selbst mag als Teil etwas zum Ausdruck bringen, es selbst ist aber nie nur Teil. Es bleibt stets Ganzes. Da es alles Dingliche umfasst, ist es keiner Bedingung unterworfen.

# Ich-Grenze

Wenn man von sich selbst spricht, trifft man eine Unterscheidung. Man sagt, dass es ein Ich gibt, das sich von dem unterscheidet, was es nicht ist. Man formuliert die Ich-Grenze des alltagspraktischen Selbstkonzepts.

- *Ich habe das Essen selbst gekocht,* heißt: *Jemand anderes hat es nicht getan.*

Als jenes Ich, das das Essen gekocht hat, meint der alltägliche Sprachgebrauch eine Person. Personen werden als abgegrenzte Einheiten aufgefasst, die all dem gegenüberstehen, was sie selbst nicht sind. Den Bereich innerhalb dieser Ich-Grenze nennt man im alltäglichen Sprachgebrauch *ich selbst.*

### Fiktion oder Wirklichkeit

Ist das Subjekt nur Eigenschaft komplex angeordneter Materie, existiert es ohne eigenes Selbst. Es ist dann fiktiv und Effekt einer Architektur physikalischer Teilchen, Felder und Kräfte.

Wenn es ein Selbst tatsächlich gibt, ist es nicht deren Eigenschaft, sondern den Objekten übergeordnet. Es kann nur Subjekt sein, wenn es die Möglichkeit hat, sich von den Objekten zu entbinden.

## Struktur des Selbst

Das umgangssprachliche Selbst erweist sich bei genauer Betrachtung als zusammengesetzt. Es besteht aus zwei Ebenen:

- **relatives Selbst**

*Relativ* ist von lateinisch *re-* = *zurück* und *latio* = *das Bringen* abgeleitet. *Relativ* heißt *zurückbringend*. Wo es sich um Wirkungen handelt, die zurückgebracht werden, passt das Wort *rückwirkend*. Dinge verhalten sich *relativ* zueinander, wenn sie wechselseitig aufeinander zurückwirken.

- **absolutes Selbst**

*Absolut* entspringt dem lateinischen Verb *absolvere* = *ablösen*. Das Absolute steht für sich, ohne dass sein So-sein oder sein Da-stehen von anderen Faktoren abhängt.

Möglicherweise ist nur die Architektur des Gehirns als persönlich unaustauschbar zu betrachten. Immerhin können bereits heute viele andere Organe ausgetauscht werden, ohne dass das Identitätsgefühl des Betroffenen darunter leidet.

Das relative Selbst ist unauflösbar mit der Person verbunden, als die es in Erscheinung tritt. Das relative Selbst besteht aus dem Leib, der der Person unaustauschbar zugeordnet ist sowie der mentalen Ereigniskette, die diesem Leib als Psyche angehört. Dabei handelt es sich nicht nur um eine Ereigniskette, bei der ein Kettenglied ans nächste gereiht ist. Vielmehr ist an einen Ereignisstrom zu denken, der unzählige Stränge und Strudel zu einem Vorgang verwebt.

Das relative Selbst manifestiert sich an einem festgelegten Ort im Universum. Es steht von dort aus in Relation zu jenem Bedingungsgefüge, das der jeweils besonderen Person zugrunde liegt. *Sich manifestieren* geht auf lateinisch *manifestare* = *handgreiflich machen, offen bekunden* zurück. Die manifestierte Ebene des Selbst bekundet ihr Dasein nach außen. Ihr leiblicher Teil ist handgreiflich präsent.

Als absolutes Selbst kann jene Instanz beschrieben werden, die einerseits die Inhalte des relativen Selbst wahrnimmt, ohne selbst einer der Inhalte zu sein, und die andererseits steuernd ins relative Selbst eingreifen kann. Der Begriff *steuernd* unterstellt hier, dass die Eingriffe echter Entscheidungsfreiheit entspringen.

Entscheidungsfreiheit beruht darauf, dass die Fähigkeit, eingreifen zu können, der Fähigkeit, wahrnehmen zu können, nachgeordnet ist. Das fundamentalere Vermögen des absoluten Selbst ist Erkenntnisfähigkeit. Erst danach kommt Macht.

---

*Unterschiede*

| relatives Selbst | absolutes Selbst |
|---|---|
| Steht in hervorgehobener Relation zu einem individuellen Ausschnitt der Wirklichkeit. Steht mit einem besonderen Teil in besonderer Beziehung. | Hat keine besondere Beziehung zu einem bestimmten Ausschnitt der Wirklichkeit. Ist von allem Besonderen abgelöst und steht zugleich mit jedem Teil der Wirklichkeit in gleichwertiger Beziehung. |
| Unterscheidet sich von Person zu Person. Ist das besondere Selbst des Individuums. | Ist für alle Personen identisch. Ist das eine Selbst aller. |

Wer den kleinsten gemeinsamen Nenner aller sucht, sucht nach dem, was am größten ist.

---

## Ich-Grenzen

Führt man sich den inneren Aufbau des Selbst vor Augen, erkennt man, dass nicht nur *eine* Ich-Grenze zu benennen ist, sondern zwei.

- Die absolute Ich-Grenze trennt das absolute Selbst vom relativen.

- Die relative Ich-Grenze trennt die Person von der Außenwelt.

Das relative Selbst ist ein Zwitter. Aus der Perspektive der Person ist es Innenwelt. Aus der Perspektive des absoluten Selbst ist es Teil der

> **Wohlgemerkt**
>
> Ich-Grenzen trennen nicht nur. Im gleiche Zuge verbinden sie. Man kann also auch sagen: Die absolute Ich-Grenze verbindet das absolute Selbst mit dem relativen.

Außenwelt. Die Person ist Teil des Weltgeschehens. Wie jeder andere Teil kann sie gesehen und beeinflusst werden. Wie jeder andere Teil fließt sie am Auge des Betrachters vorbei. Das relative Selbst ereignet sich, während das Auge, das das Ereignis wahrnimmt, als absolutes Selbst verstanden werden kann.

Der Begriff *Ich-Grenze* kann in die Irre führen. Er kann den Eindruck erwecken, das absolute Selbst sei ein Ich. Stellt man es sich aber als ein Ich vor, spaltet man einen Teil von ihm ab. Das entspricht nicht seinem Wesen. Ein Ich ist ein Etwas, das einem Nicht-Ich gegenübersteht. Das absolute Selbst ist jedoch umfassend. Sonst wäre es nicht absolut. Es würde durch das mitbedingt, dem es begegnet. Das absolute Selbst kann sich als ein oder viele Ichs zum Ausdruck bringen. Die Vorstellung, es sei selbst ein Ich, wird ihm aber nicht gerecht.

> Das Absolute Selbst umfasst und reicht zugleich in jedes Ich hinein.

*Ich-Grenzen*
$r$ = relative Ich-Grenze a = absolute Ich-Grenze

| Absolutes Selbst | | | | |
|---|---|---|---|---|
| **Ich** | | | r | **Nicht-Ich** |
| Absolutes Selbst | a | Relatives Selbst | | Physikalische und soziale Außenwelt |
| Wahrnehmen können | | <ul><li>äußere Sinneseindrücke</li><li>unmittelbare Leibeswahr-nehmungen</li><li>Gefühle</li><li>Gedanken</li><li>Impulse</li><li>Ausrichtung der Achtsam-keit</li><li>Meinungen</li><li>Erinnerungen</li><li>automatisierte Reaktions-muster</li><li>Vorstellungsbilder wahrneh-men</li></ul> | | |
| Eingreifen kön-nen | | <ul><li>Motorik</li><li>Denkakte</li><li>Ausrichtung der Achtsam-keit</li><li>Urteile</li><li>Vorstellungsbilder einsetzen</li></ul> | | |

### Wahrnehmungen

Objekte aller Art, Bauchweh, Position des Körpers im Raum, Ausrichtung der Gelenke, Bewegungsabläufe, was man denkt, was man meint, worauf man gerade achtet, was man sich vorstellt, welchen Reaktionsmustern man unterliegt.

> **Eingriffe**
>
> Äpfel pflücken, Denkakte durchführen, um sich auf zukünftige Situationen vorzuberei-ten, die Achtsamkeit ausrichten, Denkakte abschließen und Meinungen bilden, sich durch die Vorstellung eines Bads in der Wanne über den Arbeitstag hinwegtrösten.

Das Selbst kann sich seiner relativen Inhalte bewusst sein. Es muss es aber nicht. Im Tiefschlaf ist es keiner Inhalte bewusst. Es ist aber nicht erloschen, sondern verhindert, dass man aus dem Bett fällt. Das absolute Selbst ist zeitlos. Es besteht ungeachtet wechselnder Umstände, die es erkennen könnte.

## Relatives Selbst

Das relative Selbst besteht seinerseits aus zwei Bereichen:

1. dem Leib
2. der Psyche

Der Leib ist sowohl für das absolute Selbst als auch für andere Personen erkennbar. Bei der Psyche handelt es sich um ein Netzwerk individueller Erlebnisweisen, Bedeutungsver-gaben und Reaktionsalgorithmen, die bewusst oder unbewusst wirksam sind. Ihre Inhalte und Wandlungen werden als virtuelle Objekte vom absoluten Selbst erkannt. Das Wissen um erkannte Inhalte wird der Person, und nur ihr, vom absoluten Selbst zur Verfügung gestellt. Das Wissen um dessen Inhalte, wird zum Inhalt des persönlichen Bewusstseins.

| |
|---|
| Diesseits des Körpers ist der Mensch Person. Jenseits davon ist er er selbst. |

### Leib

Der Leib einer Person ist insofern vom Um-feld abgelöst...

- als dass er relativ zu anderen Strukturen darin bewegt werden kann,
- als dass er ein räumliches Innerhalb und ein räumliches Außerhalb festlegt,
- als dass die Aufteilbarkeit in *innerhalb* und *außerhalb* für eine abgegrenzte Zeit-spanne besteht.

Mit anderen Worten: Der Leib ist eine begrenzte Struktur, die eine Zeitlang eigenbeweglich ist.

Der Abgelöstheit des leiblichen Aspekts der Person, und damit ihrer Fähigkeit zur Selbst-bestimmung, steht eine umfassende Einbindung gegenüber. Der Leib ist vollständig ins Umfeld eingebunden. Sein Sosein wird durch sämtliche Faktoren des Umfelds mitbe-stimmt. In seiner Bedingtheit ist er dem Weltgeschehen ausgeliefert.

## Psyche

Der materielle Aspekt des relativen Selbst wird von einem virtuellen begleitet. Dabei handelt es sich um eine mentale Struktur, die sich aus ineinander verzahnten Erscheinungen zusammensetzt:

- Mittelbaren und unmittelbaren Wahrnehmungen
- angeborenen Instinkten
- erworbenem Wissen
- Gefühlen
- Denkvorgängen
- Grundüberzeugungen
- Erinnerungen
- Meinungen
- Handlungsimpulsen
- Werturteilen

> Die Vorstellungswelt des Denkens umfasst einen Horizont, der die Illusion vom autonomen Ego aufrechterhält. Tritt man aus der vorgestellten Welt heraus, wird die nicht-denkende Schicht unterhalb des Denkens erkennbar. Descartes' berühmter Satz zum Beleg der eigenen Existenz, *Cogito ergo sum* (*Ich denke, also bin ich*) macht beim Bedingten halt.

## Identifikationen

Das normale Ich neigt dazu, sich mit dem leiblichen und/oder dem psychischen Aspekt des relativen Selbst gleichzusetzen. Es sagt: Ich bin dieser Körper, in dem ich dies und das denke, so und so fühle, das und das mag, jenes will oder dieses ablehne. Es hält seine Seele für einen virtuellen Körper, dessen Struktur aus Gedanken, Vorstellungen, Gefühlen und Impulsen besteht.

Die Art, wie das Ich über seine psychischen Inhalte spricht, zeigt jedoch an, dass die Identifikation keine Identität bedeutet. Das Ich sagt:

- Das ist mein Körper.

- Ich habe eine Idee.

- Ich habe eine Meinung.

- Ich habe ein Gefühl.

Obwohl das Verb *haben* anzeigt, dass der Besitzer all dieser Elemente, nicht mit den Elementen identisch sein kann, identifiziert sich das Ich im egozentrischen Modus mit den Elementen an sich. Kritisiert jemand seine Idee, sieht es nicht die Idee hinterfragt, sondern sich selbst. Das normale Ich fasst sich nicht als reinen Betrachter auf. Es deutet sich als einen Teil des Betrachteten. Es beschreibt sich als relatives Selbst, das als begrenztes Etwas Teil des Universums ist und dort anderen Trägern eigenständiger Selbste begegnet.

## Absolutes Selbst

Das absolute Selbst übersteigt dualistische Gegensätze. Es vereint in sich zwei grundsätzliche Vermögen:

1. Es kann wahrnehmen.

2. Es kann eingreifen.

Sowohl beim Wahrnehmenkönnen als auch beim Eingreifenkönnen handelt es sich um Potenziale, die verwirklicht werden können, aber nicht verwirklicht sein müssen.

Sobald das absolute Selbst tatsächlich ins Weltgeschehen der dualistischen Gegensätze eingreift, entsteht das relative Selbst, das seinerseits dualistische Qualitäten aufweist um in der Welt als handelnder Pol gegenwärtig zu sein. Das absolute Selbst ist ein zeitlos Ungemachtes, das sich als sichtbarer Ausdruck in einem zeitlich aufgespreizten relativen Selbst manifestieren kann. Das relative Selbst hat Geschichte, das absolute macht sie.

Personen sind beschränkte Eingriffspunkte des absoluten Selbst ins Weltgeschehen. Sie sind Dualismen unterworfen, weil sie als Werkzeug beschränkter Eingriffe den Ansatzpunkten ihrer Eingriffe gegenüberstehen.

Das Eingreifenkönnen des absoluten Selbst ist reale Macht aus selbstbestimmter Willensfreiheit. Selbstbestimmte Willensfreiheit liegt jenseits aller Bedingungen. Die Eingriffe der Macht ins dualistische Weltgeschehen bedienen sich des relativen Selbst, das als Bestandteil des dualistischen Gegensatzfeldes durch dessen Dynamik mitbedingt ist. Die Willensfreiheit des relativen Selbst wird dadurch eingeschränkt. Die Eigenschaften der Objekte, denen es begegnet, sind Begrenzungsmerkmale des relativen Selbst. Die Welt jenseits des relativen Selbst entspricht der jeweiligen Einschränkung seiner Freiheit.

Die Dynamik des relativen Selbst ist auf Eingriffe in die Wirklichkeit ausgerichtet. Im relativen Selbst ist Wahrnehmung dem Eingriffsvorsatz untergeordnet.

---

**Wissen...**

ist unmittelbares Wahrnehmenkönnen des Wirklichen und seiner Entwicklungsdynamik über den jeweiligen Zeitpunkt hinaus. Der Wissende kann des zukünftigen Neumonds gewahr sein, sobald er den Vollmond am Himmel sieht.

---

**Reihenfolgen**

Das absolute Selbst greift ein, um Wahres aufzudecken. Das relative Selbst nimmt wahr, um einzugreifen.

---

Das Ich ist Eingriffspunkt des Absoluten ins Bedingte. Einerseits ist es Ausdruck des absoluten Selbst, andererseits Teil der Welt. Da das Absolute die Raumzeit übersteigt, geht das Ich jenseits der Raumzeit ins Absolute ein.

- Zunächst handelt die Person spontan aus Gefühltem heraus. Sie reflektiert ihre Gefühle nicht, sondern setzt sie unmittelbar in Impulse um. Der Ängstliche duckt sich. Der Wütende tobt. Der Begierige greift aus. Der Liebende schützt.

- Das Denken kreist um die Möglichkeit, zielgesteuert ins Überdachte einzugreifen. Karolin hat lange über Selbstwertgefühle nachgedacht. Sie hofft, das eigene durch neue Erkenntnisse zu stärken.

### Grade der Wirklichkeit

Für sich genommen wäre das relative Selbst unwirklich. Wirklichkeit kommt ihm zu, weil es die Verwirklichung einer Möglichkeit des absoluten ist. Das absolute Selbst wird als relatives eingeschränkt präsent. Das relative repräsentiert eine Möglichkeit des absoluten.

Das relative Selbst sieht nicht. Es sortiert Gesehenes oder blendet es aus, um seine Eingriffe danach auszurichten.

## Endstrecken

Markus hat mit Karolin Felix gezeugt. Anne bekam mit Arvid Melanie. Beginnen Melanies und Felix' Existenzen mit den Liebesakten ihrer Eltern? Wohl kaum. Denn um die Akte anzustoßen, bedurfte es komplexer Kaskaden vernetzter Ereignisse im Vorfeld. Was ist also der Ursprung von Melanies Person? Es ist der Ursprung einer kosmischen Lawine, die unaufhaltsam weiterläuft. Und was kann das wahre Selbst von Personen sein? Doch nur das, ohne das die Person nicht entstanden wäre. Das absolute Selbst Felix' ist also auch das absolute Selbst Melanies. Sie sind vorübergehende Endstrecken komplexer Prozesse, deren Identität im Ursprung aller strukturierten Ereignisse liegt. Oder hieße es besser *parallele Etappen*? Was sich ereignet, ist Erscheinungsform dessen, was tatsächlich ist.

Jeder ist ich im Gewand eines anderen Schicksals. Wer mich sucht, muss sich selbst finden.

Das Selbst schläft in vielerlei Form, aber es erwacht immer nur zum selben Selbst.

Das Leben ist eine Seinsweise des Selbst.

Das absolute Selbst ist die tiefste Ebene des Unbewussten.

## Gemeinsamer Nenner

Stellen Sie sich vor, kurz nach Ihrer Geburt wäre Schwester Anneli ein Malheur passiert: Sie hätte Sie mit dem Baby aus Kreissaal B vertauscht. Das gesamte Repertoire biographischer Prägungen, sämtliche Erinnerungen an Ereignisse, die Sie betrafen und Menschen, die Ihnen begegnet sind, wären andere. Zweifellos wären Sie nicht mit der

Person identisch, die Sie jetzt sind. Aber Sie wären ohne Abstrich Sie selbst. Wenn Sie bestimmen wollen, was der Kern ihrer selbst ist, müssen Sie alles abziehen, was austauschbar ist. Sie sind der gemeinsame Nenner aller Personen, die Sie sein könnten.

## Offene Fragen

Gesetzt, Sie wären noch nicht auf der Welt und man würde Ihnen durch pränatale Genimplantate Neurodermitis und Kurzsichtigkeit ersparen. Wäre Ihr Selbst dann ein anderes als das jenes Menschen, der mit unveränderten Genen zur Welt käme?

Gesetzt, der Genforschung gelänge es, am lebenden Menschen ungünstige Gene gegen bessere auszutauschen; zum Beispiel solche für kariesresistente Zähne. Wäre das Selbst des Menschen nach dem Eingriff ein anderes als davor? Wenn nein: Ist das absolute Selbst überhaupt an Gene gebunden? Wenn nein: Wären Sie auch dann Sie selbst, wenn Ihrem Körper ein komplett anderer Chromosomensatz zugrunde läge? Wenn ja: Macht es Sinn, sich mit dem Körper gleichzusetzen, wenn Organe oder Gene ausgetauscht werden können, ohne dass das Selbst ebenfalls einem Austausch unterliegt?

## Möglichkeit und Wirklichkeit

Die Sprache macht es uns nicht leicht. Wir fragen....

- Existiert das absolute Selbst wirklich?

- Hat es ein eigenes Dasein?

Wenn wir so fragen, verheddern wir uns; zumindest, wenn wir nicht sehen, dass wir es tun. Wäre das absolute Selbst da, hätte es also ein eigenes Dasein, käme ihm ein Ort zu, an dem es wäre. Hätte es aber einen Aufenthaltsort, der von anderen Orten zu unterscheiden wäre, wäre es ein Objekt. Also hat das absolute Selbst kein besonderes Dasein, in dem es abgesondert existierte. Es ist überall da, wo etwas da ist oder da sein könnte.

Wenn das absolute Selbst aber Hort des Vermögens ist, wahrzunehmen, was sonst als es selbst sollte dann wirkend sein?

Also ist zu fragen: Was ist dem Verwirklichten übergeordnet? Es ist die Möglichkeit; denn nichts kann wirklich werden, wenn es nicht möglich wäre. Möglichkeit ist daher grundlegender als Wirklichkeit. Das absolute Selbst ist die Möglichkeit, wirklich zu werden. Sein Wesen steht über allem, was bereits verwirklicht ist. Sein Wesen ist Sein und Nichtsein zugleich.

# Selbsterkenntnis

Erkenne dich selbst (griechisch: *Gnothi seauton* = Γνωθι σεαυτον). Dazu forderte eine Inschrift am Apollotempel in Delphi den Betrachter auf.

Schon früh hatte man erkannt, dass persönliche Reifung nicht nur aus ausgeklügelten Handlungsmöglichkeiten besteht (*Hol' schon mal den Wagen, Harry!*), die Tieren vorenthalten sind und vertiefter Erkenntnis der Außenwelt entspringen: Durch Beobachtung und Scharfsinn hatte Otto den Verbrennungsmotor erfunden, den Harry später in Bewegung setzte, damit Horst zum Drehort fahren konnte.

*Man* heißt natürlich nicht, dass es alle erkannten. Der Satz *Erkenne dich selbst* wird Chilon von Sparta zugeschrieben. Ungeachtet der Tatsache, ob man die Tatsache erkennt, hat persönliche Reifung aber damit zu tun, was das Individuum über sich selbst weiß.

Es gibt zwei Felder der Selbsterkenntnis:

1. Man erkennt die verschiedenen Inhalte und Strukturen des relativen Selbst.

2. Man erkennt, dass man in Wirklichkeit als relatives Selbst bloß erscheint.

Die erste Ebene bedient sich psychologischer Introspektion. Die zweite bedient sich meditativer bzw. spiritueller Des-Identifikation. Sie führt von der Identifikation mit Erkennbarem zur Erkenntnis der Identität mit der Grundlage allen Seins.

---

**Ausrichtungen**

Der Mensch kann seine Identität nicht erkennen, wenn sein Blick an Äußerem hängenbleibt. Zum Äußeren gehört das Feld sinnlicher Erfahrungen ebenso wie das bildlicher Vorgaben. Jedes *Du sollst!* droht zu verhindern, dass der Mensch erkennt, was er ist. Dem Menschen wird kein *Du sollst!* gerecht, sondern ein *Schau hin und erkenne dich selbst.*

---

---

Das Gottesbild des egozentrischen Menschen ist dualistisch.

Das dualistische Gottesbild birgt stets die Gefahr, den Wert des Menschen geringzuschätzen.

---

# Selbstwertzweifel

Selbstwertzweifel sind eine Plage der Menschheit. Ihr Ursprung sind irrige Vorstellungen über die Identität der Person. Regelhaft identifizieren sich Menschen mit ihrem relativen Selbst. Sie glauben dieser besondere Leib zu sein, in dem sich Gedanken und Gefühle vermengen. Regelhaft sind Menschen egozentrisch.

Hat man sich fraglos mit der eigenen Person, also dem Ego gleichgesetzt, sieht man sich prompt von einer Frage bedrängt: Was gilt diese Person in einer Welt, die sie zum allergrößten Teil selber nicht ist?

Die Antwort ist klar: Sie gilt so gut wie nichts. Selbst einer Bakterie erlaubt die Wirklichkeit, die Person bei Gelegenheit als Brutstätte zu benutzen; oder sie beiläufig aus der Welt zu schaffen.

Gering ist ein Selbstwertgefühl immer dann, wenn sich die Person mit ihrem relativen Selbst gleichsetzt und von dort aus Vergleiche anstellt:

- mit den Eigenschaften anderer
  Wenn ich bloß so sein könnte wie Max.

- mit dem eigenen Ich-Ideal
  Eigentlich sollte ich Klavier spielen können. Wer das nicht kann, ist ein Versager.

- mit den Erwartungen anderer
  Mein Vater wollte, dass ich Bankkaufmann werde.

Gibt eine Person alle Identifikationen auf, gibt es keine Vergleiche mehr, die das Selbstwertgefühl schwächen könnten. Jede Identifikation ist ein Gefängnis der Identität. Jeder Gefangene zweifelt an seinem Wert, weil er sich unterworfen sieht. Wer das Gefängnis verlässt erkennt, dass das scheinbar festgestehende Faktum, unterworfen zu sein, nur eine vorläufige Erfahrung ist.

## Lösungen

Das egozentrische Selbstbild reißt eine narzisstische Wunde auf. Die Erkenntnis der Bedeutungslosigkeit, die sich der egozentrischen Person wie ein Ohrwurm aufdrängt, treibt das Ego dazu, nach Lösungen zu suchen. Dabei sind zwei Varianten erkennbar:

1. Man kann seinen Wert steigern.

2. Man kann seinen Wert erkennen.

## Steigerung

Steigerung heißt: Die Person unternimmt allerlei, um den Wert ihrer selbst zu erhöhen. Dabei orientiert sie sich an Wertvorstellungen, die sie vom Umfeld übernommen hat oder selbst entwirft.

- Wer glaubt, dass körperliche Fitness ein Indiz persönlichen Wertes ist, trainiert seine Muskeln.

> Bei der egozentrischen Steigerung des Selbstwertgefühls ist vieles möglich. Der eine erhöht sich, um sich zu erhöhen, der andere erniedrigt sich zum selben Zweck. Beiden ist gemeinsam, dass sie nicht wissen, was sie sind.

- Wer glaubt, dass geistige Überlegenheit Wert verheißt, versucht klüger dazustehen als andere.

- Wer glaubt, dass Selbstlosigkeit als wertsteigernd gelten kann, setzt sich zurück und erfüllt die Erwartungen anderer.

- Wer glaubt, dass 200 Pferdestärken die Bedeutung einer Person unterstreichen, leiht sich das fehlende Geld von der Bank.

- Wer glaubt, dass man vom Himmel für ein bestimmtes Verhalten erhöht werden wird, macht genau das, wovon er sich die Erhöhung verspricht.

Auch wenn die genannten Methoden, den Selbstwert zu steigern, zunächst so klingen, als sei ihre Anwendung ihrerseits wertlos, ist das ein Trugschluss. Das Bedürfnis nach Selbstwertsteigerung ist eine wichtige Triebkraft, die den Menschen gemeinsam mit elementarer Not aus den Händen eines Schicksals befreit hat, das ihn sonst endlos durch die Steppe hätte streifen lassen.

Die Anwendung von Maßnahmen zur Verbesserung der sozialen Position und des persönlichen Rangs ist also durchaus anzuraten; wenn man sie mit Maß und Ziel betreibt und das Wesentliche nicht aus dem Blick verliert. Sie erhöhen das soziale Selbstwertgefühl; jedoch nicht das existenzielle.

> ### Unsichere Quellen
>
> Unsicher ist jede Quelle des Selbstwertgefühls, wenn sie auf dem beruht, was man hat:
>
> - gesellschaftliche Rollen
> - gute Ideen
> - edle Gefühle
> - Besitz
> - Potenz
> - elitäre Weltanschauungen
> - Schönheit
> - Wissen
> - Fähigkeiten
> - Intelligenz
> - Moral
> - Kinder
>
> Was man hat, kann man verlieren. Was man verlieren kann, hat man in Wirklichkeit nicht.

Steigerungsstrategien haben einen Nachteil: Ihre Kraft endet am Horizont der Person. Der Gewinn an Selbstwertgefühl, der damit zu erreichen ist, bleibt von Verlust bedroht. Das Schicksal kennt tausend Kniffe, durch die es stolze Sieger vom Ross holen kann.

## Erkenntnis

Ein verlässliches Selbstwertgefühl ergibt sich nicht aus Gewinn und Erwerb. Ein verlässliches Gefühl des eigenen Werts ist nur durch die Erkenntnis zu erreichen, dass Wert nicht auf dem beruht, was man haben und in der Folge auch verlieren könnte, sondern auf dem, was man unverlierbar ist. Sich selbst unverlierbar ist man nur soweit man absolut man selber ist.

Selbstwertgefühl wird durch Beachtung erzeugt:

- Entweder durch die Beachtung, die man von anderen bekommt. Dann muss man sich darum bemühen, etwas darzustellen, wofür man Beachtung erntet. Und man bleibt abhängig von dem, was andere als beachtlich bewerten...

> Jede Reaktion auf etwas ist Eingriff in etwas.

- oder durch Selbstbeachtung, also die meditative Beachtung dessen, was im eigenen Selbst vor sich geht.

---

### Erkenntnismethoden

Das relative Selbst ist darauf ausgerichtet, einzugreifen. Es tut das in Kenntnis oder unter Verkennung seiner Identität. Verkennt sich das Ich als bloß relativ, handelt es einseitig im Interesse der eigenen Person. Es wird egozentrisch hyperaktiv.

Je mehr das Ich beabsichtigt, zum Vorteil der Person einzugreifen, desto mehr füllt es sich mit relativem Selbst: Es denkt, plant, rekapituliert, beurteilt Erinnerungen, reagiert auf Sinneseindrücke, um sie nach Nützlichkeit oder Gefahrenmoment zu ordnen. Oder es regt sich über Zustände auf, um Kampfkraft auf den Plan zu rufen. Stets bleibt es dabei von der Angst beherrscht, zu kurz zu kommen.

Je mehr sich das Bewusstsein mit Relativem füllt, desto mehr wird das Absolute überdeckt. Um dem zu entgehen, streben Menschen auf der Suche nach ihrer Identität einen Zustand an, der durch den Verzicht auf jeden Eingriff in die Welt der Dinge ausgezeichnet ist. Sie versuchen, nicht mehr auf psychische Inhalte oder weltliche Ereignisse zu reagieren, sondern alles ziehen zu lassen, wie es kommt und geht. Sie versuchen, sich keinem egozentrischen Gefühl mehr zuzuwenden und keinen Gedanken mehr aufzugreifen. Bei manchen entleert sich das Bewusstsein so von der Fülle des Relativen, dass die Identität mit dem Absoluten empfunden werden kann.

---

Durch Selbstbeachtung wird das Selbstwertgefühl von äußeren Faktoren losgelöst; aber nur, wenn man Beachtung nicht durch Bewertung ersetzt, weil jeder Maßstab zur Bewertung mit Bedingungen zusammenhängt. Am Endpunkt reiner Selbstbeachtung ist das Wertgefühl unbedingt. Unbedingtes Wertgefühl ist Liebe.

# 28. Stalking

## Begriffsbestimmung

*Stalking* bezeichnet ein Verhalten, bei dem eine Person einer anderen aus individual-psychologischen Gründen nachstellt. Der Begriff stammt vom englischen *to stalk = verfolgen, jagen, nachstellen*. Nachstellungen anderer Motivation, zum Beispiel aus politischen Gründen oder mit Bereicherungsabsicht, sind damit nicht gemeint.

## Motive und Erscheinungsformen

Das Motiv des Stalkings liegt in der individuellen Psychologie des Täters. Dabei geht es um die Funktion, die eine zwischenmenschliche Beziehung für dessen seelisches Gleichgewicht hat. Unmittelbares Ziel des Stalkings ist es...

- den Abbruch einer Beziehung zu verhindern.
- den Beginn einer Beziehung zu erzwingen.
- die Form einer Beziehung zu kontrollieren.

Um diese Ziele zu erreichen, betreibt der Täter dreierlei...

### Eisberge

Manifestes Stalking ist die Spitze des Eisbergs. Stalking dient der einseitigen Kontrolle von Beziehungen, bei der der Täter versucht, seine Bedürfnisse ohne Berücksichtigung der Interessen des Opfers durchzusetzen, indem er das Opfer in Positionen drängt, die es spontan nicht einnehmen würde.

Unterhalb dessen, was als manifestes Stalking wahrgenommen wird, gibt es in vielen Beziehungen Missbrauchs-, Vereinnahmungs- und Ausbeutungsmuster, deren Grundstruktur Züge des Stalkings trägt. So mancher sieht sich innerhalb seiner Beziehung Übergriffen von Seiten des Partners ausgesetzt, gegen die er sich mehr oder weniger erfolgreich abzugrenzen versucht. Prinzipiell ist auch das Kontrollieren und Nachspionieren aus Eifersucht eine Spielart unterschwelligen Stalkings.

Im eigentlichen Sinne entsteht Stalking aber erst, wenn das Opfer die Beziehung ganz aufzulösen versucht oder ablehnt.

1. Er drängt sich dem Opfer auf:
    - indem er ihm unmittelbar nachstellt oder auflauert.
    - indem er es mittelbar bedrängt: durch...
        - Telefonate, SMS, Emails, Briefe etc.,
        - Warensendungen, einschließlich missbräuchlicher Warenbestellungen unter Verwendung persönlicher Daten des Opfers,
        - Einträge in sozialen Foren,
        - durch beauftragte Dritte, die als Vermittler eingeschaltet werden.

   o indem er es durch Drohungen zu erpressen versucht.

2. Er sammelt Informationen über das Opfer, um sich seiner zu bemächtigen:
   o indem er dessen Gewohnheiten beobachtet.
   o durch Aushorchen Dritter oder Internet-Recherche; vor allem in sozialen Netzwerken.

3. Er versucht, das soziale Umfeld des Opfers in seinem Sinne zu steuern:

   o indem er manipulative Informationen streut, Dritte zu bestimmten Handlungen anstiftet oder den Ruf des Opfers zu schädigen versucht, zum Beispiel durch Veröffentlichung falscher bzw. intimer Informationen oder Bilder im Internet.

---

### Typeneinteilung

Stalker ist nicht gleich Stalker. Bei genauer Betrachtung erscheint eine Unterteilung in fünf Varianten sinnvoll:

1. **Verstoßener Partner**
  Wer den Entschluss des Partners, sich zu trennen, nicht akzeptieren will

2. **Unermüdlicher Bewerber**
  Wer nicht wahrhaben will, dass sein Wunschpartner kein Interesse hat

3. **Rächer**
  Wer nicht nachstellt, um eine Beziehung zu kitten, sondern um den Ex-partner zu strafen

4. **Liebeswahn**
  Form des manifesten Wahns, bei dem der Kranke glaubt, dass sein Opfer ihn liebt, sich gegen das Eingeständnis dieser Liebe aber sträubt

5. **Krimineller**
  Zum Beispiel Triebtäter, der ein zukünftiges Opfer ausspioniert

---

## Psychologische Muster

Grundsätzlich kann jeder Stalkingopfer werden. Meist entzündet sich das problematische Verhalten des Täters, wenn bestehende persönliche Beziehungen auseinanderdriften oder zerbrechen.

Täter werden aber auch aktiv, wenn bisher keine Beziehung zum Opfer bestand oder wenn sie nicht persönlich war. Davon betroffen können Prominente sein, aber auch Angehörige von Berufsgruppen mit Klientenkontakt.

### Verteilung der Geschlechter

Stalking ist in der Regel eine Folge persönlicher - meist intimer - Beziehungswünsche des Täters gegenüber dem Opfer. Die überwiegende Zahl der Täter ist männlich. Die meisten Opfer sind weiblich. Das ist kein Zufall.

Die biologisch-archaische Komponente des männlichen Sexualverhaltens weist dem Mann eher die drängend-werbende Rolle zu, der Frau eher die hinhaltend-wählende. So kommt es, dass Männer aus dem Selbstverständnis einer labilen Männlichkeit oder einer phallisch-ödipalen Charakterstruktur heraus dazu neigen, bei der Werbung um Liebe und Sex über das Ziel hinauszuschießen.

## Opfer

Die Psychologie der Stalkingopfer ragt grundsätzlich nicht aus dem Streubereich normaler psychologischer Konstellationen heraus. Das gilt besonders bei Opfern, die mit dem Täter in keiner persönlichen Beziehung stehen.

Im individuellen Fall kann die Psychologie des Opfers jedoch bedeutsam sein; dann, wenn das spätere Stalkingopfer aus unbewussten Motiven heraus bei der Partnerwahl Personen mit vereinnahmendem Bindungsverhalten bevorzugt. Wahrscheinlich gehen Menschen mit abhängigen, ängstlich-vermeidenden oder depressiven Verhaltensmustern ein erhöhtes Risiko ein, sich an vordergründig dominante Partner zu binden, die beim Versuch, sich von ihnen abzulösen, offensiv-vereinnahmend reagieren.

## Täter

Das Selbstwertgefühl des Stalkers ist brüchig. Es hängt von der Bestätigung durch andere ab, besonders von der durch enge Bezugspersonen. Zurückweisung erlebt er als Entwertung. Insofern hat auch er grundsätzlich abhängige Persönlichkeitsmuster. Diese Eigenschaften treffen auf viele Menschen zu, ohne dass die meisten davon bei Zurückweisung jedoch mit dem konkreten Problemverhalten reagieren.

Zur Psychologie des Stalkers gehört darüber hinaus eine offensive Grundhaltung, die den Anderen aus narzisstischen Motiven fordernd vereinnahmt. Hinter dem Dominanzstreben des Stalkingtäters steckt oft eine unreife Selbstwertregulation, die sich des Abwehrmechanismus der projektiven Identifikation bedient. Stalker gehen davon aus, dass andere für die Besorgung ihrer Bedürfnisse zuständig sind.

---

**Politische Entsprechungen**

Stalking ist als individualpsychologisches Beziehungsmuster definiert. So soll es auch bleiben. Der Grundgedanke der Täter, nämlich berechtigt zu sein, sich anderer zwecks Erfüllung ihrer Bedürfnisse zu bemächtigen, ist jedoch eine verbreitete psychologische Tendenz. Es wäre verwunderlich, wenn sie sich nur im Wasserglas persönlicher Beziehungen bemerkbar machte. Und tatsächlich: Blickt man ins Spektrum politischer Strömungen, entdeckt man allenthalben Befürworter der Kontrolle, der Überwachung, der Vereinnahmung und Bevormundung. Die Befürworter solcher gesellschaftlichen Beziehungstaten frönen gehäuft einer Spielart des Liebeswahns. Sie glauben, dass die Vereinnahmten bloß noch nicht begriffen haben, dass der Übergriff der Übergriffigen, die Erfüllung der Bedürfnisse der Bevormundeten bedeutet.

---

# Was Betroffene tun können

Stalking kann erhebliches Leid verursachen. Je nach Aggressivität des Täters kann Stalking bei Opfern schwere psychische Symptome hervorrufen: Ängste, Anpassungsstörungen mit depressiver oder gemischt-emotionaler Symptomatik, Schlafstörungen oder Suchtmittelmissbrauch zur Dämpfung der entsprechenden Symptome. Daher ist es wichtig, sich als Opfer nachhaltig gegen die Übergriffe des Täters abzugrenzen.

Tatsächlich ist aber nicht nur das Opfer Opfer des Stalkings. Auch der Täter wird in gewissem Sinne Opfer seines Fehlverhaltens:

- weil er strafrechtliche Konsequenzen riskiert.

- weil sein Verhalten weder geeignet ist, fruchtbare Beziehungen zu gestalten noch sein tiefer liegendes Selbstwertproblem zu beheben.

Dementsprechend ist es für den Täter wichtig, sein zwanghaftes Bedürfnis nach Beziehungskontrolle zu überwinden.

## Opfer

Als Opfer eines Stalkers können Sie folgendes tun:

- Überprüfen Sie Ihre Haltung gegenüber dem Täter.

   o   Hegen Sie widersprüchliche Er-
       wartungen?

   o   Ist Ihr Entschluss, die Bezie-
       hung zum Täter zu beenden o-
       der abzulehnen eindeutig?

| Juristische Möglichkeiten |
|---|
| Verschiedene gesetzliche Vorschriften befassen sich mit der Abwehr von Stalkingtaten: |
| • Nachstellungsparagraph StGB §238 |
| • Gewaltschutzgesetz / GewSchG |

• Wenn Ihr Entschluss eindeutig ist, ist es
sinnvoll, sich auch eindeutig verhalten.

   o   Akzeptieren Sie nicht ein biss-
       chen Kontakt, sondern gar kei-
       nen.

   o   Akzeptieren Sie nicht zeitweise Kontakt, sondern nie.

   o   Legen Sie den Hörer sofort auf, wenn der Täter anruft. Beantworten Sie keine SMS etc. Verweigern Sie jegliches Treffen. Geben Sie keine weiteren Erklärungen mehr ab.

   o   Erwägen Sie rechtliche Schritte. Erwirken Sie eine gerichtliche Verfügung, dass sich Ihnen der Täter nicht nähern darf.

   o   Schicken Sie Post oder zugesandte Geschenke nicht zurück; denn etwas zurückzusenden ist eine Kontaktaufnahme ihrerseits. Sammeln Sie sie als mögliche Beweise, falls es zur juristischen Klärung kommt. Bewahren Sie für denselben Fall SMS und Emails auf.

   o   Falls Sie sich mehr als nur belästigt fühlen, sondern sogar bedroht, dann dokumentieren Sie alle Vorfälle in einem Tagebuch.

   o   Informieren Sie gegebenenfalls frühzeitig die Polizei.

   o   Besprechen Sie Ihr Problem mit möglichst vielen Personen Ihres Vertrauens.

## Täter

Stalkingtäter leiden unter dem Zwang, Kränkungen ihres Selbstwertempfindens durch Manipulation und Vereinnahmung anderer abzuwehren. Dabei kann auch für den Täter ein erheblicher Leidensdruck entstehen...

• weil er seinem Tun zwiespältig gegenübersteht und er sich für sein Unvermögen, loszulassen, schämt.

- weil ihn die ständige Beschäftigung mit der Frage, was das Opfer gerade tut und wie er es kontrollieren könnte, an der Besorgung weiterer Angelegenheiten hindert.

- weil er selbst dann, wenn er es schafft, sich seines Opfers zu bemächtigen, unter der Angst leidet, dass ihm seine Beute jederzeit wieder entgleiten kann.

Deshalb ist es für den Täter von Interesse, seine Abhängigkeit von der Bestätigung durch andere zu überwinden. Sollten Sie Stalker sein, können Sie folgendes tun:

- Spüren Sie Selbstwertzweifeln nach.

- Unternehmen Sie nichts, um Minderwertigkeitsgefühle oder Eifersucht zu bekämpfen. Vertrauen Sie darauf, dass Sie Ihren Gefühlen standhalten können.

- Machen Sie sich klar, dass Ihr Wert weder vom Urteil anderer abhängt, noch von Ihrem eigenen; auch dann nicht, wenn sich Ihr Urteil als spürbarer Selbstwertzweifel zum Ausdruck bringen mag.

- Besprechen Sie Ihr Problem mit Personen Ihres Vertrauens.

- Unterlassen Sie gezielt, Stalking auszuführen. Beobachten Sie, was im Anschluss in Ihnen vor sich geht.

## Leidensdruck

Wer anderen nachstellt, kann kaum glücklich sein. Oft leidet der Stalker unter dem, was ihn zur Tat motiviert; oder unter den Taten selbst. Das gilt aber nicht für jeden. Bei dissozialen oder destruktiv-narzisstischen Persönlichkeiten mit schwerer emotionaler Beeinträchtigung, kann das Gefühl der Macht, das der Kontrolle über das Opfer oder dem Triumph über dessen erkennbare Angst entspringt, jedes Leid an einem eigenen Unvermögen übertönen; wenn denn der Mut, ein solches Leid zu empfinden, überhaupt vorhanden ist.

## Anders gelagert

Millionen Beziehungen enden in vorzeitiger Trennung. Oft sind Kinder im Spiel. Meist werden sie den Müttern zugesprochen.

Nicht immer sind Trennungen einvernehmlich. Es kommt vor, dass verbitterte Frauen den Rosenkrieg über das Besuchsrecht der Kinder austragen. Sie finden Vorwände, Besuchsregelungen auszuhebeln. Sie drängen die Kinder, sich von ihren Vätern zu distanzieren.

So manch ein Vater, der sich aus einem so wichtigen Teil seines Lebens wie der Vaterschaft ausgebootet sieht, reagiert mit drängenden Gegenmaßnahmen. Er versucht den Kontakt zu erzwingen. So läuft er Gefahr, als Stalker verdächtigt zu werden, obwohl er eher Opfer missbräuchlicher Beziehungsmanöver vonseiten seiner ehemaligen Partnerin ist.

**Einsicht**

Voraussetzung dafür, dass Täter ihr Fehlverhalten aus eigener Kraft überwinden, ist die Einsicht, dass es überhaupt ein Fehlverhalten ist. Diese Einsicht fehlt oft. Viele Täter sehen sich selbst als Opfer. Sie deuten ihr Verhalten dementsprechend als legitimes Mittel, sich gegen Ungerechtigkeit zur Wehr zu setzen. Dann wird Selbsthilfe kaum möglich sein. Das gilt erst Recht, wenn das Motiv des Stalkings einem Liebeswahn entspringt. Die psychologische Dynamik des Wahns verhindert Einsicht oft grundsätzlich.

# Rolle des Umfelds

Das persönliche Umfeld des Opfers hat wichtige Funktionen.

- Es kann dem Opfer moralischen Beistand bieten und es bestärken, die Übergriffe des Täters entschlossen abzuwehren.

- Falls der Täter ein verlassener Partner ist, ist er dem übrigen Umfeld des Opfers bekannt. Das schiere Wissen, dass alle über sein Verhalten informiert sind, kann bereits genügen, um sein Verhalten sinnvoll zu modulieren.

- Gegebenenfalls können gemeinsame Bezugspersonen den Täter direkt ansprechen: *Mensch Udo, jetzt lass' Claudia doch einfach mal in Ruhe.*

Auch für den Täter ist das Umfeld wichtig. Je mehr tragfähige Beziehungen vorhanden sind, desto eher wird er Zurückweisungen verkraften und sein Fehlverhalten einstellen.

# 29. Trauer

## Begriffsbestimmung

*Trauer* ist mit dem gotischen Verb *driusan* = *fallen* und dem altenglischen Verb *drusian = sinken, kraftlos werden* verwandt. Der Begriff leitet sich vermutlich von den typischen Gebärden und Haltungen eines Trauernden ab. Der Trauernde lässt den Kopf sinken, schlägt die Augen nieder und fällt vor der Übermacht des Schicksals kapitulierend zu Boden.

Vieles spricht dafür, dass die Begriffe *triefen, Träne, Tropfen* und *Traufe* nicht nur thematisch mit der Trauer verwandt sind, sondern auch sprachgeschichtlich in der indoeuropäischen Wurzel *drakru* einen gemeinsamen Vorfahren mit ihr haben. In der Fallbewegung der Träne, die sich der Schwerkraft überlässt und im Boden versickert, spiegelt sich das seelische Phänomen der Trauer wider. Der Tropfen verliert einen Halt und findet gerade deshalb zurück.

Jedes Dasein wird auch erlitten, weil jedes Dasein begrenzt ist, das Wesen des Seins aber darin liegt, unbegrenzt sein zu können.

Jede Existenz ist in dem gefangen, an dem sie festhält. Durch Trauer wird Bindung gelöst.

In der Trauer sieht die Person ihrer Ohnmacht ins Auge. Erträgt sie den Blick, lässt sie los. Erträgt sie ihn nicht, hält sie fest. Die Ohnmacht der Person ist die Kehrseite der Freiheit des Selbst.

Trauer ist Kampf und sein Ende. Das Ende des Kämpfens ist Glück.

Hinter jedem Verlust winkt Gewinn. Durchlebte Trauer befreit. Wohl dem, der im Verlust gewonnene Freiheit erkennt.

## Funktion der Trauer

Wir setzen der Wirklichkeit Ansprüche, Erwartungen und Hoffnungen entgegen. Wir bemühen uns, die Dinge so zu beeinflussen, dass unsere Erwartungen in Erfüllung gehen. Wir glauben, dass etwas uns gehört. Da unser Verstand aber ebenso begrenzt ist wie unser Einfluss auf den Lauf der Dinge, werden unsere Hoffnungen oft enttäuscht.

Im *Kampf ums Dasein* ist es durchaus sinnvoll, dass man sich auf einmal gefasste Positionen versteift und zuweilen das, was man besitzt, um keinen Preis wieder hergeben will.

**Trauer und Trauma**

Ob die Begriffe Trauer und Trauma sprachgeschichtlich so eng miteinander verwandt sind, wie der Stabreim ihres Gleichklangs es zu unterstellen scheint, könnte zum Thema der Diplomarbeit eines begeisterten Etymologen werden. Ungeachtet dessen haben Trauer und Trauma viel miteinander zu tun. Trauer ist eine seelische Reaktion auf traumatisierende Verluste. Traumatherapie ist daher stets auch Trauertherapie.

Eigensinn und Willensstärke führen oft zum Erfolg. Das Ego sagt: *Ich will!* ... und überwindet gerade wegen seines blinden Wollens so manches Hindernis.

Da unser Verstand aber begrenzt ist, entsprechen die Positionen, auf die wir uns versteifen, nur selten der Weisheit letztem Spruch. Wenn der Fluss des Lebens weiterfließt, muss deshalb der Turm, den unser Eigensinn errichtet hat, in den Fluten untergehen.

Beim Fall kleiner Türme zucken wir getrost mit den Schultern. Beim Fall der großen trifft uns Trauer. In der Trauer lässt das Ego seine Waffen sinken. Man akzeptiert, dass die Wirklichkeit anders entschieden hat, als man selbst es für richtig hielt. In der tiefsten Trauer gibt man sich auf. Dadurch erfährt das Selbstbild eine Korrektur. Tränen waschen den Blick auf Tatsachen frei. Man sagt: *So sei es.* Versteift man sich auf das alte Selbstbild und verweigert Trauer, bleibt man nach einem Verlust in der Wut darüber gefangen, dass man von der Welt überwältigt wird. Man verweigert sich dem Leben und verschanzt sich in Bitterkeit.

### Hiobsbotschaften

Die biblische Geschichte um Hiob, dem es gelang, ungeachtet aller Verluste, am Vertrauen in das Gute festzuhalten, gibt ein Beispiel für die heilsame Wirkung tapfer durchlebter Trauer. Trauer kann umso eher durchlebt werden, je mehr man das wahrhaft Gute nicht im Vorübergehenden sieht, das einem vom Leben gegeben und wieder genommen werden kann, sondern im Unverlierbaren, mit dem man sich verbunden fühlt und dem man die Treue hält. In der dualistischen Metapher der Bibel ist das Unverlierbare als entrückter Gott beschrieben. Im monistischen Bild mystischer Religion gilt als das entrückt Unverlierbare nicht ein wesenhaft Anderer, sondern das wesensgleich Eigene jenseits aller Identifikationen.

### Trauerarbeit

Der Kern der Trauerarbeit besteht in einer Korrektur des Selbstbilds. Vor dem Verlust ist das Selbstbild eng mit dem verwoben, was verloren geht. Man klammert sich an Bildern fest, mit denen man sich gleichsetzt.

- Ich bin der geliebte Mann der schönen Hannah.
- Ich bin ein geschätzter Mitarbeiter der Firma Wohlstand & Söhne.
- Ich bin das umsorgte Kind meiner Mutter.
- Mir steht eine große Zukunft bevor.
- Ich bin kerngesund.
- Ich bin wegen meines Reichtums angesehen.

Je mehr das Selbstwertgefühl von der Beziehung zu einer Person oder einem Besitzstand abhängt, desto mehr wird man durch den Verlust erschüttert. Wenn die Liebe der schönen Hannah oder das Geld, das man besaß, alles war, was das Gefühl verlieh, etwas wert zu sein, kann Trauerarbeit sehr mühsam werden.

Wird Trauer bis zu ihrem Ende durchlitten, entsteht ein neues Selbstbild. Dabei wird das Selbstwertgefühl tiefer im tatsächlichen Selbst verankert. Es kommt zu einer Phase posttraumatischen Wachstums, das als Befreiung, Glück und neue Zuversicht erlebt wird.

- Wenn ich mit mir im Reinen bin, kann ich das Leben auch dann noch bejahen, wenn es mir Geliebtes genommen hat.

## Einordnung und Verlauf

Bei der Trauer handelt es sich um eine seelische Belastungsreaktion. Die Internationale Klassifikation der Krankheiten hat sich entschieden, sie den Anpassungsstörungen (ICD-10: F43.2) zuzuordnen. Obwohl Trauer keine Krankheit ist, ist es berechtigt, sie als Anpassungsstörung zu bezeichnen; denn in der Tat: Solange die Trauerreaktion abläuft, ist die Anpassung zwischen Individuum und äußerer Wirklichkeit gestört. Wenn Trauer mit den Notwendigkeiten gesunder seelischer Verarbeitungsprozesse übereinstimmt, bezieht sich der Begriff *Störung* jedoch nicht auf das Verhältnis zwischen dem Individuum und sich selbst.

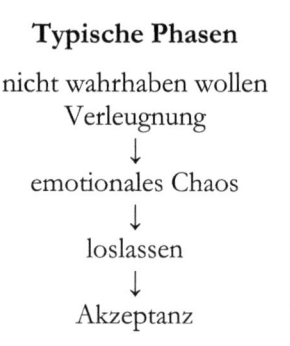

**Typische Phasen**

nicht wahrhaben wollen
Verleugnung
↓
emotionales Chaos
↓
loslassen
↓
Akzeptanz

Der Verlauf von Trauerreaktionen auf schwere Verluste ist in hohem Grade uneinheitlich.

- Tiefe Trauer kann nach außen getragen werden oder sich im Stillen vollziehen.
- Trauer kann monophasisch oder schubweise vonstattengehen.
- Trauerprozesse können von Phasen ausgelassener Heiterkeit oder euphorischen Stimmungen durchsetzt sein.
- Trauer kann sofort einsetzen oder zeitlich verzögert.

## Abwehrstrategien

Trauer gehört zu den Gefühlen, die man lieber gar nicht hätte. Sie ist unangenehm, weil sie uns an unsere Hinfälligkeit erinnert. Lieber wären wir ständig froh. Lieber könnten wir glauben, das Leben sei eine Quelle unerschöpflicher Triumphe für Siegernaturen wie wir welche sein wollen. Trauer dagegen signalisiert einen Verlust. Sie zu durchleben ist harte Arbeit, bei der das Ego der Wirklichkeit ins Auge schaut. Deshalb neigen wir dazu, der Trauer aus dem Weg zu gehen. Wir überspielen sie, wir verleugnen sie, wir stürzen uns in Aktivitäten oder wir erklären sie zu einem krankhaften Störfall, den man am besten durch Medikamente beendet.

## Pathologisierung

Eine moderne Strategie, sich der Trauerarbeit zu entziehen, besteht darin, Trauer als Krankheit zu bezeichnen. Heute neigt man dazu, die schmerzhafte Seite des Daseins als pathologisch abzutun. Wir bilden uns ein, dass seelische Gesundheit und nie getrübtes Glück das Gleiche sind. Wo man früher traurig, niedergeschlagen, schwermütig oder unglücklich war, ist man heute depressiv.

Dieses **Pathologisieren** der Trauer ist eine Spielart der Rationalisierung. Wird Trauer durch einen Verlust herbeigeführt, dessen Bedeutung leicht einzusehen ist, zum Beispiel einen Todesfall oder eine Trennung, ist die Gefahr einer Pathologisierung zunächst gering.

### Trauer und Depression

Es liegt an der Vielfalt des Lebens, dass die Unterscheidung zwischen Trauer und Depression oft schwerfällt. Wird Trauer verweigert, indem man sich nach einem Verlust in Aktivitäten stürzt oder die Bedeutung des Verlusts verleugnet, kann die aufgeschobene Trauer zu einer Depression führen. Auch hier sind die Übergänge fließend.

**Pauschal kann man sagen:**

- Bei der Trauer ist der Sinnzusammenhang zwischen Gefühl und Erlebnis bewusst.

- Bei der Depression wird der Sinnzusammenhang nicht erkannt; oder es besteht keiner; zum Beispiel bei organisch begründeten Depressionen. Allerdings können auch dabei depressiv verursachte Einschränkungen, die die organische Erkrankung verursacht, auf psychischer Ebene durchaus als Verluste betrauert werden.

Trauer wird aber nicht nur durch wuchtige Verlusterlebnisse ausgelöst. Sie kann sich auch langsam entwickeln; etwa wenn sich eine verborgene Hoffnung im Laufe der Zeit als irrig erweist oder wenn man im Leben mehr und mehr hinter gesteckten Zielen zurückbleibt. In einem solchen Fall befällt die Schwermut ihr Opfer schleichend oder sie bricht sich plötzlich die Bahn sobald ein Tropfen das Fass zum Überlaufen bringt.

Oft erkennt der Schwermütige den Grund seiner Trauer dann nicht. So ein winziger Tropfen kann doch nicht Ursache für so viel Schwermut sein! Tanja kann überhaupt nicht verstehen, warum sie neuerdings bei jeder Kleinigkeit losheult.

Haben sich Gründe zur Trauer aufsummiert, ohne die Deiche zu durchbrechen, kann ein Quäntchen mehr Anlass zum Umschwung sein. In solchen Fällen wird schnell von einer Depression gesprochen, weil man die getrübte Stimmungslage für unangemessen hält.

## Verleugnung / Verdrängung

*Wie geht's?* Millionenfach wird diese Frage jeden Tag gestellt. *Gut!* So heißt die Antwort ebenfalls millionenfach. Oft mag sie stimmen. Oft stimmt sie nicht. Wie schon gesagt: Trauer signalisiert Verlust. *Verlust* kommt von *verlieren.* Wer steht gerne als Verlierer da? Was liegt also näher, als Traurigkeit vor anderen zu verleugnen.

Chiara hat Tom verlassen. Das ist nicht nur ein Verlust für ihn, sondern auch eine Kränkung für seinen Stolz. Statt Trauer zu empfinden, macht Tom sich vor, Chiara habe ihm sowieso nicht mehr bedeutet, als der Spaß, den er mit ihr im Bett erleben konnte.

Das Problem ist nur: Wer Traurigkeit beharrlich vor den Augen anderer versteckt, verliert sie leicht selbst aus dem Blick. Dann schlummert sie als Gewicht in der Tiefe. Sie wird nicht bis zu ihrer Auflösung durchlebt. Stattdessen verbraucht die Psyche Energie um die Verdrängung beizubehalten.

> ### Sonderurlaub
>
> Ohne dass dort näher darauf eingegangen würde, fallen Regelungen zum Sonderurlaub bei Todesfällen unter §616 BGB. Bleibt der Arbeitnehmer nach dem Tod seines Kindes *eine verhältnismäßig nicht erhebliche Zeit* vom Arbeitsplatz fern, geht sein *Anspruch auf Vergütung* dadurch *nicht verlustig.* Nennt der Arbeitsvertrag keine abweichenden Regelungen, stehen Eltern zwei Tage Sonderurlaub zu: einer am Todestag des Kindes, der andere für die Beerdigung.
>
> ---
>
> *Urlaub* geht auf *erlauben* zurück. Bereits mittelhochdeutsch benannte *urloup* die Erlaubnis, sich aus einem Dienstverhältnis zu entfernen.

## Hyperaktivität

Zu den Abwehrstrategien gegen Trauer zählt auch Hyperaktivität. Gewiss: Es gehört zur Gesundung, die Lähmung nach einem schweren Verlust durch Zielsetzung und Tatendrang zu überwinden. Im Einzelfall ist aber zu fragen, wie viel Zusammenbruch durchlebt werden muss, bis der Neubeginn keine Flucht mehr ist.

Lange genug zu trauern fällt heutzutage schwer, weil der Zeitgeist Trauer als unproduktiv ansieht und ihr daher kaum Spielraum zugesteht. Hat man einen Angehörigen verloren, und will man nach der Beerdigung nicht gleich weitermachen, wie bisher, bleibt nur der

Gang zu einem Arzt, der die Trauer zur Krankheit erklärt und einen gelben Schein ausstellt; es sei denn der Todesfall findet statt, solange man noch tariflichen Urlaubsanspruch hat. Was das Gesetz als Sonderurlaub für schwerste Verluste einplant, geht an seelischen Notwendigkeiten vorbei.

## Trauer als Abwehr gegen Lebensangst

Im Umgang mit Trauer wird nicht nur der Fehler gemacht, sie zu verdrängen. Trauer wird auch missbraucht, um sich vor Ängsten zu schützen. Wer die Gefahren des Lebens mehr fürchtet als eine unterschwellige Traurigkeit, kann sich mit Hilfe schwach dosierter Trauer jene Angst vom Halse halten, die bei einer mutigen Vertretung eigener Interessen zu durchleben wäre.

Solche Phänomene kann man bei Menschen mit depressiven oder ängstlich-vermeidenden Verhaltensmustern erkennen. Die ständige Traurigkeit, die einem Lebensstil folgt, der im Leben niemals richtig zugreift, legt genau jene expansiven Impulse lahm, die zum Zugriff drängen. Hier düngen sich Trauer und Angst gegenseitig das Feld.

# Anhaltende Trauerstörung

Als pathologische Form der Trauer wird auch die *Anhaltende Trauerstörung* aufgefasst. Nicht jeder Trauerprozess durchläuft die Etappen, die oben erwähnt sind. Nicht jeder Trauernde schafft es bis zur Akzeptanz des Verlusts und bis zum Gewinn neuer Freiheit.

| Synonyme |
| :---: |
| pathologische Trauer |
| persistierende komplexe Trauerreaktion |

Obwohl es keine verbindliche Regel gibt, wie lange ein Trauerprozess anzuhalten hat, um nicht als Sackgasse zu gelten, in der der Trauernde stecken geblieben ist, entsteht ab einer gewissen Dauer der Verdacht, dass der Prozess pathologisch ins Stocken geraten ist. Symptome des Stillstands können sein:

1. ständige gedankliche Beschäftigung mit und Sehnsucht nach der verlorenen Person

2. endloses Grübeln über die Umstände des Todesfalls

3. Schuldgefühle gegenüber dem Verstorbenen: Hätte ich seinen Tod verhindern können? Habe ich ihm Unrecht getan? Ist etwas Wichtiges nie ausgesprochen worden?

4. fehlendes Interesse an neuen Kontakten und Lebensinhalten

5. sozialer Rückzug

6. Überzeugung, dass das eigene Leben ohne die Gegenwart des Verstorbenen sinnlos oder minderwertig ist
7. Todessehnsucht, um beim Verstorbenen zu sein
8. fehlende Ablenkbarkeit

Ob ein Trauerprozess ausheilt oder chronifiziert hängt von verschiedenen Faktoren ab:[2]

1. **der Person des Betroffenen**
   o dependente Persönlichkeitsmerkmale
   o körperliche oder psychische Erkrankungen die die Teilnahme am gesellschaftlichen Leben behindern
   o Alter
   o beängstigende religiöse Vorstellungen (Hölle)

2. **den Lebensumständen des Betroffenen**
   o fehlende soziale Bindungen
   o fehlende finanzielle Mittel

3. **dem Verlorenen**
   o verfrühter Tod
   o Tod eigener Kinder

4. **dem Hergang des Verlusts**
   o Tod durch Selbstmord
   o Tod durch tabuisierte Erkrankung (AIDS)
   o qualvoller Sterbevorgang
   o fehlender Abschied

Der erfolgreiche Abschluss eines Trauerprozesses entspricht der Akzeptanz des Verlusts. Der Verlust kann akzeptiert werden, sobald der Trauernde erkennt, dass er ohne das Verlorene ein erfülltes Leben führen kann.

---

[2] (Znoj 2017):

# 30. Trauma

## Begriffsbestimmung

Der medizinische Fachbegriff *Trauma* entstammt dem griechischen *trauma (τραυμα) = Wunde*. Er wird zunächst zur Benennung struktureller Schäden körperlicher Organe durch äußere Einwirkungen verwendet. Man sagt: *Der Fahrer zog sich beim Unfall ein Schädel-Hirn-Trauma zu.*

Analog dazu wird auch von seelischen Traumata gesprochen. Man sagt: *Das Kind wurde durch Misshandlungen im Elternhaus traumatisiert.*

Damit meint man keine Körperschäden, die durch etwaige Gewaltanwendungen entstanden sind, sondern Störungen psychischer Funktionen, die auf die seelische Komponente der traumatisierenden Erlebnisse zurückzuführen sind.

Das Wesen des körperlichen Traumas ist offensichtlich. Es entsteht durch die Einwirkung physikalischer, chemischer oder biologischer Kräfte auf den Körper, sodass der ursprüngliche Zusammenhang leiblicher Strukturen am Ort des Traumas zerstört wird. Welche Kraft wirkt aber beim seelischen Trauma? Und worauf?

Ein seelisches Trauma ist ein Erlebnis, das zum bisherigen Selbst- und Weltbild im Widerspruch steht. Durch seinen Widerspruch verwundet es dessen Struktur.

Bei der Traumatisierung werden Strukturen infrage gestellt. Bei der Heilung werden neue entworfen.

Die Psyche geht a priori davon aus, dass das, was sie entdeckt, Sinn macht und gut ist... oder gut sein sollte. Das Bild einer unsinnigen Wirklichkeit ist mit dem Wesen der Seele unvereinbar.

Auf der Ebene des Egos ist man verletzbar. Auf der Ebene des Selbst ist man es nicht.

## Entstehung

Körperliche Traumata entstehen durch äußere Wirkkräfte, die stark genug sind, den biologischen Zusammenhang davon getroffener Strukturen nicht nur aus der Bahn zu lenken, sondern zu zerstören. Wird man beim Tennis vom Ball getroffen, wird man den Aufprall spüren, aber erst ab einer gewissen Wucht werden die Blutgefäße am Ort des Aufpralls platzen. Dann entsteht ein körperliches Trauma.

### Erfahrungen, Konzepte und Vermutungen

Der Körper ist ein biologisches Konzept (abgeleitet von lateinisch *con-cipere = zusammenfassen*). Zur Erstellung des Körpers fasst das Leben Vermutungen zusammen, deren Berechtigung es in Jahrmillionen durch Erfahrung ausgetestet hat. Daher geht das Leben davon aus...

- dass die Ausstattung eines Körpers mit 2-1000 Gliedmaßen geeignet ist, um auf dem Planeten Terra durch die Avenue de la Couronne zu laufen.

- dass es sich auf Terra aber auch ohne Gliedmaßen leben lässt.

- dass man sich durch widerliche Schleimproduktion gegen den Verzehr durch Igel schützen kann.

- dass man in Brüssel nur wenig Melatonin braucht, um sich gegen Sonnenbrand zu schützen.

- dass ein Medizinstudent eine Speiseröhre braucht, die jahrelang Spaghetti zum Magen leitet.

- dass genügend Serotonin zwischen den Hirnzellen des Studenten vorhanden sein sollte, damit er beim Spaghettiessen glücklich ist.

- dass glückliche Studenten langfristig mehr leisten als völlig gestresste.

*Con-cipere* heißt *zusammenfassen*. Manche Vermutungen fasst das Leben zum Konzept menschlicher Körper zusammen, andere zum Konzept der iberischen Nacktschnecke. Solange sich die Nacktschnecke ungebremst über den Planeten ausbreitet, sagt das Leben: Das Konzept ist gut.

> Wussten Sie, dass die Nacktschnecke, nachdem sie die mitteleuropäischen Gemüsegärten und Erdbeerbeete leergefressen hat, nun in die Arktis vordringt, dort das Gletschereis vertilgt und damit die Klimakatastrophe auslöst? Das einzige, was man diesen Bestien zugutehalten kann ist, dass sie den Menschen vom Vorwurf entlasten, schuld am Klimawandel zu sein. Man könnte ihm höchstens vorwerfen, dass er der iberischen Nacktschnecke auf ihrer Wanderroute von Cordoba nach Hammerfest nicht Einhalt gebot. Das ist aber kein Zeichen einer strafbaren Verwerflichkeit, sondern eines der vielen Zeichen seiner Herzensgüte.

## Trauma, Selbst- und Weltbild

In Anlehnung an das Konzept des körperlichen Traumas ist das seelische zu verstehen. Auch beim seelischen Trauma geht der Zusammenhang von Zusammengefasstem verloren. Dabei handelt es sich aber nicht um Wahrheitsvermutungen, die das Leben zu biologischen Strukturen vereint, sondern um mentale Konzepte und Vermutungen über die Wirklichkeit, die das Selbstverständnis des Individuums betreffen.

Die Struktur, die das seelische Trauma trifft, ist das Selbst- und Weltbild des Traumatisierten.

Als Beata auf die Welt kam, hatte das Leben sie mit einer Vermutung ausgestattet: Den ersten Menschen, denen ich begegne, kann ich mich anvertrauen. Sie werden mich gegen Gefahren abschirmen und dafür sorgen, dass ich mich auch jenseits des Mutterleibs optimal weiterentwickeln kann.

Solange Beatas Erwartung erfüllt wird, steht die Wirklichkeit in keinem Widerspruch zu ihrem Weltbild. Sie wird kein Trauma erleben.

## Widersprüche und kleine Traumata

Im günstigsten Fall geht die ursprüngliche Vermutung eines Neugeborenen ohne Abstriche in Erfüllung: wenn es auf ausgereifte Elternpersönlichkeiten trifft, deren eigene Lebensbedingungen es ihnen erlauben, sich in selbstloser Liebe den Bedürfnissen des Kindes zuzuwenden. Das Kind wächst heran. Sein Weltbild erweitert sich zu einer zunehmend komplexeren Gestalt, deren Bestandteile sich wechselseitig sinnbestätigend ergänzen.

> ### Gestaltprinzipien
>
> Die Welt ist kein Schüttelhaufen. Sie ist ein Gefüge funktionaler Formen, deren innere Strukturen folgerichtig aufeinander abgestimmt sind. Deshalb gibt es einen fließenden Übergang zwischen einer Tastatur und einem Vanillepudding bestenfalls als surreale Phantasie. Um sich zu orientieren, versucht die Psyche, die Struktur der Wirklichkeit zu erkennen. Dabei fahndet sie nach logisch zusammenhängenden Gestalten, die sie entdecken, verstehen und in eine übergeordnete Gesamtgestalt einordnen kann. Diese übergeordnete Gesamtgestalt ist das Weltbild; zu dem das Selbstbild gehört, das seinerseits nicht nur als untergeordnetes Modul des Weltbilds vorliegt, sondern mit ihm verzahnt ist. Die Psyche geht davon aus, dass das Bild, das sie von der Welt und sich selbst hat, einen sinnvollen Zusammenhang repräsentiert.

Selbst im günstigsten Fall werden aber Widersprüche auftauchen. Irgendwann macht die Begeisterung der glücklichen Eltern alltäglicher Routine Platz. Irgendwann kommt der Vater genervt von der Arbeit nach Hause. Irgendwann reagiert die Mutter auf die Ansprüche des Kindes ermüdet. Dann droht ein kleines Trauma.

> Kleine Traumata stimulieren Selbstheilungskräfte. Sie stiften die Person dazu an, über sich selbst zu bestimmen.

Das Weltbild des Kindes, in dem es bislang sorglos ruhte, wird durch Widersprüche infrage gestellt. Kann man doch nicht ganz darauf vertrauen, dass die Eltern für einen sorgen werden? Auf das Erlebnis des Widerspruches reagiert das Kind emotional. Es empfindet Angst, Wut oder sonst ein Unbehagen. Jedenfalls erlebt es etwas Unangenehmes, das erst beigelegt sein wird, wenn sein bisheriges Weltbild durch ein neues ersetzt ist.

Da schau her: Eltern ist also nicht vollständig zu vertrauen. Es kann vorkommen, dass sie meine Wünsche übersehen. Dann bin ich vorübergehend auf mich allein gestellt. Aber das ist sogar in Ordnung. Denn erstens wenden sich meine Eltern mir nach solchen Ereignissen bald wieder zu und zweitens kann ich dadurch lernen, selbständig zu sein. Nur wer nicht ständig gesehen wird, ist tatsächlich frei. So wächst mir das Recht zu, Geheimnisse zu haben; und zu machen, was ich will.

> Große Traumata können schier unüberwindliche Gefühle erzeugen, sodass vom Wunsch nach Selbstbestimmung nur Misstrauen übrigbleibt.

## Große Traumata

Kleine Traumatisierungen des Weltbilds sind leicht zu heilen. Der entstandene Widerspruch, der das heimatliche Weltbild befremdlich werden ließ und somit Angst erzeugte, wird in eine höhere Harmonie eingefasst, die Widersprüche als sich einander ergänzende Pole erkennbar macht. Der Preis, der dafür zu zahlen ist, sind unangenehme Gefühle der Angst und der Ungewissheit, die man durchleben muss. Durchlebt man sie bis zu ihrem Ende, wird ein höherer Grad an Freiheit erreicht, die durch neue Gewissheit abgesichert ist.

Traumata können aber auch groß sein, so groß, dass der Traumatisierte vor dem heilsamen Durchleben quälender Gefühle zurückschreckt, oder zu einer Integration der Widersprüche vor dem Hintergrund seines psychischen Reifegrades gar nicht fähig ist. Statt die Erschütterung zu durchleben und jenseits davon ein Weltbild zu erreichen, das in sich wieder stimmig ist, wird das Erleben abgewehrt, um an der toten Heimat des überholten Wirklichkeitskonzeptes festzuhalten.

> Kann ein Welt- und Selbstbild, das durch die Widersprüche des Erlebten überholt ist, nicht zu einem reiferen Weltbild weiterentwickelt werden, verwendet die Psyche Abwehrmuster, um am alten festzuhalten. Die Anwendung der Abwehrmuster absorbiert viel Energie. Das führt zu psychischen Erkrankungen.

> Als Beata acht Jahre alt war, war die Ehe der Eltern zerrüttet. Ihre Mutter war vom Leben enttäuscht und froh, wenn Beata sie in Ruhe ließ. Der Vater trank und eines Tages machte er mit Beata Sachen, die mit der beruhigenden Vorstellung, dass wenigstens er sie noch liebte, unvereinbar waren. Beata

> Was am meisten zu traumatisieren droht: Erfahrungen, die das Selbstwertgefühl so sehr in Frage stellen, dass der Betroffene sich gegen die abwertende Botschaft des Ereignisses nicht abgrenzen kann.

spaltete das Unvereinbare aus ihrem Weltbild ab. Sie versuchte sich zum Preis kostspieliger Verleugnungen abseits der Wirklichkeit durchzuschlagen.

Ereignen sich Traumata, deren Widersprüche nicht in ein neues Sinngefüge überführt werden, kommt es zu Verwerfungen oder Stillstand der psychischen Entwicklung.

*Integration und Widerstand*

| Kleine Traumata... | Große Traumata... |
|---|---|
| führen zu vorübergehenden Infragestellungen des Weltbilds. | können zu nachhaltigen Zerrüttungen des Weltbilds führen. |
| rufen unangenehme Gefühle hervor, die im Schutze des vorhandenen Selbstvertrauens zu bewältigen sind. | rufen quälende Gefühle hervor, die das vorhandene Selbstvertrauen überfordern und deren Durchleben deshalb abgewehrt wird. |
| führen zu wachsender Differenzierung von Weltbild und Persönlichkeit, oder ihre Folgen summieren sich auf; wenn der Betroffene selbst kleinere Infragestellungen zu ignorieren versucht. | können durch ausgeprägten Gebrauch archaischer Abwehrmechanismen zu schweren Neurosen und Persönlichkeitsstörungen führen. |

Eigentlich sind alle neurotischen Störungen posttraumatisch. Sie beruhen darauf, dass die betroffene Person zu wenig Wert darauflegt, erfahrenes Leid als Ansporn zur Selbständigkeit zu verwenden. Stattdessen behält sie abhängige Muster bei und glaubt, ihr Wohl hänge vollständig oder überwiegend vom Umfeld ab. In der Folge setzt sie ihre Kraft einseitig dazu ein, das Umfeld in ihrem Sinne zu beeinflussen. Da ihre Aufmerksamkeit auf das Umfeld und dessen Reaktionen gerichtet ist, bleibt das Bewusstsein ihrer selbst, und damit ihr Selbstbewusstsein, in der Entwicklung zurück.

> **Dialog mit der Welt**
>
> **Neurotisch**
>
> Du sollst so sein, wie ich dich brauche.
>
> **Gesund**
>
> Ich will so sein, dass ich dich nicht mehr brauche.

## Sinn und Sicherheit

Zwei Gründe sind dafür zu nennen, warum die Psyche auf ein abgestimmtes Weltbild ohne nennenswerte Widersprüche Wert legt.

- Der **praktische Grund** liegt darin, dass jeder Widerspruch im Weltbild eine Gefährdung anzeigt.

  o *Rot ist rot. Rot ist nicht grün.* Das ist eine widerspruchsfreie Hypothese, durch deren Anwendung man Sicherheit schafft. Hieße es aber *rot ist rot und grün zugleich*, wäre die Sicherheit spätestens an der nächsten Ampel dahin.

- Der **existenzielle Grund** liegt tiefer. Er ist im Wesen des Subjekts verankert. Das Subjekt ist ein unteilbarer Zusammenhang. Es kann sich selbst nur ungeteilt bejahen, wenn alles im Zusammenhang zueinander passt. Da Welt- und Selbstbild in absoluter Subjektivität zusammenfließen, sind Widersprüche in den Augen des Subjekts nur annehmbar, wenn sie als Komponenten einer höheren Harmonie erkennbar sind. Von daher ruht das erkennende Subjekt nur dann, wenn die Widersprüche zwischen der erlebten Wirklichkeit und dem Bild von ihr behoben sind.

Beide Motive führen dazu, dass die Psyche ein Weltbild bevorzugt, das in sich logisch geschlossen wirkt.

## Täter und Opfer

Seelische Traumata können durch Naturkräfte verursacht werden. Die erlebte Bedrohung von Leib und Leben durch schwere Krankheit, Unfälle oder Naturkatastrophen kann den Glauben des Betroffenen an die grundsätzliche Stabilität seiner Existenz so schwer erschüttern, dass er mit dem Faktum der grundsätzlichen Unsicherheit aller Existenz keinen Frieden mehr schließen kann.

Eine besondere Bedeutung kommt aber seelischen Traumata zu, die durch menschliche Täter verursacht werden. Mitmenschen als absolut gleichgültig der gar grausam zu erfahren, kann den Weg zu einem Selbstbild versperren, das dem absoluten Selbst gerecht wird. Wie sollte jemand, der exemplarische Bosheit erlebt hat, zum Beispiel als Überlebender eines Konzentrationslagers, ein Weltbild entwickeln, das *Gut und Böse* nicht in kategorisch getrennte Konzepte spaltet, sondern auf die Integrationsfähigkeit alle Elemente der Wirklichkeit vertraut?

> **Integrität**
>
> Der Begriff *Integrität* geht auf lateinisch *tangere = berühren* zurück. *Integer* heißt *unberührt*. Beim integren Menschen ist die Übereinstimmung von Selbstbild, Weltbild und Wahrheit unberührt. Da der integre Mensch die Verbindung zwischen sich selbst und jedem anderen erkennt, fehlt ihm der Impuls, anderen absichtlich zu schaden.

Wahrscheinlich kann das nur gelingen, wenn man die Täter der Bosheit als psychisch krank erkennt, als Personen, deren innerseelischer Zusammenhang desintegriert ist.

## Posttraumatische Störungen

Dass Infragestellungen des Weltbilds widerstandslos korrigiert werden, ist keinesfalls die Regel. Jede Infragestellung ist unbehaglich. Da Unbehagen unangenehm ist, neigt der Mensch dazu, Infragestellungen seines Weltbilds abzuwehren. Fast jeder versucht, ein vollständiges Durchleben schmerzlicher Erfahrungen zu umgehen oder abzuschwächen.

Nur Menschen, die sich der grundsätzlichen Probleme bewusst sind, die der Abwehr unangenehmer Erfahrungen entspringen, lassen sie ohne den ständigen Versuch, Rosinen zu picken, ungeschmälert zu. Bei den Übrigen ergibt sich im Laufe der Zeit ein Renovierungsstau, der das seelische Befinden empfindlich stören kann.

Während schon der normale Realitätsbezug durch undurchlebte Erfahrungen belastet ist, führen nicht zu Ende erlebte Erfahrungen bei den Erkrankungen des neurotischen Spektrums zu problematischen Zuspitzungen. Das gilt sowohl für solche Erfahrungen, die grundsätzlich vermieden werden, als auch für solche, deren Durchleben noch nicht abgeschlossen ist.

### Unterschiede

Von den posttraumatischen Störungen im Allgemeinen ist die Posttraumatische Belastungsstörung im Besonderen zu unterscheiden. Der Begriff *Posttraumatische Belastungsstörung* ist für spezielle Folgen massiver Traumata reserviert, bei denen es definitionsgemäß zu einer Gefährdung von Leib und Leben gekommen ist. Deren Kernsymptom ist die intrusive (lateinisch *trudere = stoßen, drängen*) Erinnerung. Dabei drängen die Bilder des erlebten Traumas ins Bewusstsein, ohne dass der Kranke sich dagegen wehren kann; und ohne dass er die Gelassenheit findet, sie ohne Abwehr zu betrachten.

*Erkrankungen durch unabgeschlossene und abgelehnte Erfahrungen*

|  | Erfahrung | |
|---|---|---|
|  | nicht abgeschlossen | vermieden |
| Akute Belastungsreaktion | +++ | |
| Anpassungsstörung | ++ | + |
| Posttraumatische Belastungsstörung | ++ | ++ |
| Persönlichkeitsstörung | | +++ |
| Suchterkrankung | | +++ |

Die Tabelle zeigt, dass sich beide Ursachen posttraumatischer Störungen je nach Krankheitsbild mehr oder weniger überlagern können.

# Heilungen

Das Grundprinzip posttraumatischer Störungen liegt im Erfahrungsstau. Schmerzliche Erfahrungen werden abgewehrt. Dazu ist ein Aufwand nötig, der die spontane Heilung behindert.

So einfach wie das Grundprinzip ihrer Entstehung, ist theoretisch auch das ihrer Heilung. Es gilt, Erfahrungen zu Ende zu bringen. Es gilt, die schmerzlichen Gefühle bewusst zu durchleben und sich der Wahrheit zu stellen, so wie sie ist. Indem man die Folgen traumatisierender Erlebnisse annimmt, wird das Weltbild durch jene Aspekte ergänzt, die zu einer neuen Übereinstimmung von Weltbild und erlebter Wirklichkeit kommt.

In der Praxis ist Heilung oft schwer; denn die abgewehrten Erfahrungen erscheinen dem Kranken als so unannehmbar, dass er lieber leidend am alten Weltbild festhält, als sich einem neuen anzuvertrauen.

Dabei spielt das Bedürfnis nach Selbstbestimmung eine große Rolle. Das Trauma wird als Einfluss von außen erlebt. Lässt man die Wirkung des Traumas zu, wird man quasi fremdbestimmt. Diese Befürchtung ist umso stärker, je mehr man die eigene Identität im bislang bestehenden Selbstbild verankert sieht. Wem es gelingt, sich von der Vorstellung zu lösen, seine Identität liege in diesem oder jenem besonderen Sosein, kann Bilder aufgeben, um jenseits davon tatsächlich er selbst zu sein. Selbstbestimmt ist, wer sich auch in dem erkennt, was seine Person infrage

---

**Alte und neue Weltbilder**

**Alt**
Es sollte anders sein.
Es darf nicht sein.
Es hätte nie geschehen dürfen.

**Neu**
Es ist.

---

Wer schmerzliche Erfahrung als bloße Störfälle betrachtet, und nicht als bittere Medizin, hat nur wenig Chancen, gesund zu werden.

---

Zur Heilung traumatischer Störungen gehört, der Wirklichkeit nicht mehr vorzuwerfen, dass sie das Trauma geschehen ließ.

---

# 31. Ursachen seelischer Störungen

Seelisch gesund ist mehr als *psychisch gesund*. Psychisch gesund ist, wer mit der Normalität übereinstimmt; das heißt, wer sich als Rollenspieler im gesellschaftlichen Kontext so verhält, wie es den anerkannten Erwartungen des jeweiligen Kontextes entspricht. Da die Erwartungen gesellschaftlicher Umfelder unterschiedlich sind, ist psychische Gesundheit relativ. Seelisch gesund ist, wer mit sich selbst übereinstimmt. Da das absolute Selbst in der grundlegenden Ordnung der Wirklichkeit verankert ist, ist seelische Gesundheit eindeutig. Seelisch gesund ist, wer über den Kontext erhaben ist.

> Man wird auch von Äußerem bestimmt. Je mehr man das jedoch betont, desto mehr liefert man sich Äußerem aus.
>
> Je mehr man sich mit Dingen befasst, die man nicht beeinflussen kann, desto mehr lässt man jene außer Acht, auf die man Einfluss hat... und desto ohnmächtiger fühlt man sich.
>
> Ein Sämling kann die besten Anlagen haben. Wenn er sich auf nacktem Stein verwurzeln muss, sinkt die Chance, dass er seine Anlagen zur Blüte bringt.

## Ursachen und Verursachungsgefüge

- Als Laura von der Leiter fiel, zog sie sich eine Steißbeinprellung zu.

- Nach jahrelangem Alkoholkonsum war Günthers Leber zirrhotisch.

- Als Ursache des chronischen Hustens konnten Tuberkelbakterien festgestellt werden.

Körperliche Erkrankungen und Funktionsstörungen kann man in der Regel auf eine oder wenige Ursachen zurückführen. Ohne dass man über den Tellerrand solcher Verknüpfungen hinausblicken müsste, ergeben sich daraus angemessene Therapien.

Bei seelischen Störungen ist das bis auf wenige Ausnahmen anders; zumindest, wenn man weiter als bis zu bloßen Auslösern blickt. Psychische Erkrankungen oder seelische Störungen werden meist multifaktoriell verursacht. Multifaktoriell heißt: Es spielen viele Faktoren zusammen.

### Monokausale psychische Störungen

Als erklärende Ursache eines Alkoholentzugsdelirs kann ein Alkoholentzug gelten. Als monokausale (griechisch *monos [μονος]* = *einzig* und lateinisch *causa* = *Ursache*) Bedingung einer Drogenpsychose kommt LSD, Psilocybin oder Meskalin in Frage. Vielen Formen der Demenz können eindeutige Ursachen zugeordnet werden. Zu nennen sind spezifischen Infektionen des Zentralnervensystems, zum Beispiel durch den Erreger der Syphilis oder HIV, verschiedene Vitamin- oder Hormonmangelsyndrome, Hirntraumata oder Durchblutungsstörungen.

Da die Psyche im Gegensatz zu Steißbein, Lunge und Leber kein Ding mit definierbarer Normstruktur ist, sondern eine individuelle Funktionsdynamik, werden auch die entsprechenden Störungen durch jeweils individuelle Netzwerke partieller Cofaktoren hervorgerufen. Immerhin kann man die Ursachen fünf Kategorien zuordnen:

1. biologischen Vorgaben
2. biographischen Prägungen
3. gesellschaftlichen Umständen
4. persönlichen Entscheidungen
5. akuten Ereignissen

## Biologische Vorgaben

Der Mensch kommt nicht als leeres Blatt zur Welt. Persönliche Muster sind durch genetisch bedingte Konstruktionsunterschiede des Körpers gebahnt. Dazu gehören Begabungen, Temperament und Antrieb; aber auch Statur und Aussehen.

Die fünf genannten Faktoren haben einen erheblichen Einfluss auf den Werdegang der Person und damit auf Wahrscheinlichkeit und Ausprägung psychischer Störungen.

- Auch wenn es kontrovers beurteilt werden mag: abstrakte, motorische und verbale Intelligenz, kognitive Flexibilität sowie spezifische Begabungen (Musikalität, eidetisches Gedächtnis, mathematisches Verständnis, räumliches Vorstellungsvermögen, Begabung für bildende Künste etc) sind, selbst wenn sie im Nachhinein erheblich geschult werden können, zunächst angeboren. Begabung ist in erste Linie Gabe. Erst dann kommt zusätzlicher Erwerb. Wäre es anders, gäbe es keine Evolution und die Pädagogik könnte aus uns allen Einsteins machen.

- *Zwillingsstudien*[3] belegen, dass grundsätzliche Unterschiede in den Temperamenten auch genetisch verankert sind. Ob jemand zu melancholischen, cholerischen, sanguinischen oder phlegmatischen Reaktionsweisen neigt, wird ihm zum Teil bereits in die Wiege gelegt.

---

[3] Zum Beispiel Angleitner, Spinath und Wolf: German Observational Study of Adult Twins, GOSAT, Studie der Universität Bielefeld.

- Mütter mehrerer Kinder können oft ein Lied davon singen: Schon vor jeder Prägung ist das Antriebsniveau der Sprösslinge unterschiedlich. Die einen blicken dem Dasein gelassen entgegen, die anderen drängen impulsiv auf es zu. Die ADHS scheint weitgehend *genetisch gebahnt* zu sein[4].

- Die absolute Körpergröße hat vermutlich nur wenig Einfluss auf das persönliche Erleben. Wohl aber deren Relation im Verhältnis zu anderen. In Thailand 1,60 zu sein, hat eine andere Bedeutung als in Holland. Archetypische Muster gehen darauf zurück: Da steht der gutmütige Riese, dessen schiere Statur Beachtung verschafft, drahtigen Napoleonen gegenüber, die überwertig um Beachtung kämpfen, weil ihre Statur unbeachtlich ist.

- Ob jemand auffallend schön, ansehnlich, unauffällig oder gar mit deutlichen Schönheitsfehlern behaftet ist, kann einen großen Einfluss auf die Selbstsicherheit seines Auftretens haben. Wer sich für hässlich hält, hat ungeachtet dessen, ob er es in den Augen anderer tatsächlich ist, ein erhöhtes Risiko, sozialphobische Ängste zu entwickeln; und in deren Folge depressive Stimmungen.

> **Übrigens**
>
> Auffallend schöne Frauen werden nicht auffallend oft glücklich. Von jedermann begehrt zu werden, ist nur Chance, wenn sie nicht zu Kopfe steigt. Und wann sind junge Dinger am schönsten? Wenn sie noch so jung sind, dass es ihnen an Weisheit fehlt.

Eine große Bedeutung kommt dem Austausch von Botenstoffen zwischen den Hirnzellen zu. Offensichtlich spielen erworbene oder angeborene Unterschiede im Transmitterhaushalt eine große Rolle bei der Entstehung vieler Krankheiten. Besonders zu nennen sind endogene Psychosen (Schizophrenie) und die bipolare Störung. Im Grundsatz organisch bedingt scheinen auch demenzielle Erkrankungen zu sein. Hier setzen die Methoden der biologischen Psychiatrie an, vor allem die medikamentöse Behandlung mit Psychopharmaka.

> Begabungen kommen selten zur vollen Entfaltung, wenn das Umfeld fehlt, das sie fördert.

## Biographische Prägungen

Ab Geburt werden die angeborenen Muster durch Strukturen des unmittelbaren Umfelds ausgeformt. Dieser Mechanismus ist erheblich. Wie ein Kind sich und die Welt erlebt, hängt wesentlich vom familiären Klima und den Beziehungen ab, die es zum Umfeld knüpfen kann. Ob es auf Liebe und Zuwendung oder Ungeduld und Gleichgültigkeit stößt, hat großen Einfluss darauf, wie es der Welt als Erwachsener begegnen wird.

---

[4] Anita Thapar et al.: Rare chromosomal deletions and duplications in attention-deficit hyperactivity disorder: a genome-wide analysis, The Lancet.

Auch wenn es zutrifft, dass selbst Persönlichkeitsmerkmale durch angeborene, also biologische Faktoren, mitbedingt sind, geht die Mehrzahl der Psychiater davon aus, dass Prägungen durch biographische Erfahrungen besonders in der (frühen) Kindheit, wesentlich für Entstehung und Ausgestaltung vieler psychiatrischer Störungen sind.

Das trifft vor allem für neurotische Erkrankungen und Persönlichkeitsstörungen zu, für Depressionen, Ängste, Essstörungen, Zwänge und Suchterkrankungen.

Die Aufarbeitung problematischer Prägungen und der Erwerb erfolgversprechender Verhaltensmuster sind die Domäne der Verhaltens- und Psychotherapie. Einschränkende Folgen traumatisierender oder einschüchternder Kindheitserfahrungen hinter sich zu lassen, gelingt oft erst nachdem man sich als Erwachsener bewusst damit auseinandergesetzt hat.

## Gesellschaftliche Umstände

Nicht nur das, was uns früher prägte, spielt eine Rolle; auch die Strukturen der Welt, die uns heute begegnet. Ob man in Hamburg, Hühnerfeld oder Marzahn lebt, ob in der Parkallee oder am Ostbahnhof, ob man im Frisörsalon oder auf dem Baugerüst arbeitet, alles, womit man jetzt in Berührung kommt, bestimmt über das seelische Befinden mit; und somit auch über die Frage, ob eine manifeste psychische Erkrankung entsteht oder nicht. Dabei können zwei Wege der Beeinflussung unterschieden werden:

1. unmittelbare Einflüsse

2. mittelbare Einflüsse

Unmittelbare Einflüsse entstammen den Beziehungen zu konkreten Personen und dem sozialen Gefüge, dem man persönlich begegnet.

Einflüsse fließen von außen herein. So verkündet es der Begriff. Niemand kann sich Einflüssen entziehen, weil eine vollständige Abschottung des Inneren vom Äußeren unmöglich ist. Trotzdem ist man Einflüssen nicht wehrlos ausgesetzt:

- Persönliche Entscheidungen, wie mit Eingeflossenem zu verfahren ist, bestimmen wesentlich über Qualität und Quantität der Folgen.

- *Was ich nicht weiß, macht mich nicht heiß.* Wie viel Einfluss etwas hat, hängt auch davon ab, ob ich es zur Kenntnis nehme. Nichts hat mehr Einfluss auf mich, als das, womit ich mich ständig befasse. Dingen wenig Bedeutung beizumessen, kann dazu führen, dass sie tatsächlich wenig Bedeutung haben.

Mittelbare Einflüsse werden über jene Personen und das unmittelbare soziale Gefüge vermittelt, dem man konkret begegnet und das seinerseits durch Wirkungskaskaden umfassender gesellschaftlicher Dynamiken mitbestimmt wird. Zu nennen sind dabei kulturelle, politische und wirtschaftliche Rahmenbedingungen.

## Unmittelbares Umfeld

Die Entstehung vieler und die Ausgestaltung fast aller psychiatrischen Erkrankungen hängt mit den Bedingungen des unmittelbaren Umfelds zusammen. Sobald er in entsprechende Umfelder gerät, kann sich niemand dem Klima familiärer oder beruflicher Kommunikationsmuster entziehen. Will man diesen Zusammenhang bei der Diagnose eigens betonen, spricht man von einer Anpassungsstörung.

## Politischer Rahmen

Großen Einfluss haben politische Strukturen und politische Ereignisse aller Art. Die unmittelbare Bedrohung durch staatliche Willkür kann das Erleben und Verhalten von Menschen tiefgreifend bestimmen. Das gilt in hervorstechender Weise für den, der faktisch bedroht wird. Es gilt aber auch für die Mehrzahl derer, über denen das Damoklesschwert der Bedrohung bloß als ständige Möglichkeit schwebt.

Auch politische Ereignisse punktueller Art kommen in psychiatrischen Praxen zur Sprache, sobald sie das Sicherheitsgefühl empfänglicher Patienten untergraben. Ein Wahlausgang, ein Terroranschlag, ein Krieg in weiter Ferne können Ängste schüren und Fässer zum Überlauf bringen.

> Das gesellschaftliche Klima könnte durch substanzielle Mitsprache aller verbessert werden.

Die beiläufigen Botschaften, die politische Systeme an ihre Bürger senden, wirken nachhaltig ins Selbstbild der Menschen hinein. Für uns von Bedeutung ist die hierarchische Struktur der repräsentativen Demokratie, die die Gleichheit der Bürger nur halbherzig anerkennt und ihnen ein Mitspracherecht bei wichtigen Entscheidungen vorenthält. Während Politiker in einer direkten Demokratie durchgehend mit den Bürgern im Austausch stehen, gibt die repräsentative Strukturen vor, die Rangunterschiede betonen. Ohne Zweifel: Das geringe Gewicht, das dem Einzelnen in der repräsentativen Demokratie zugestanden wird, wirkt sich bei der Regulation des Selbstwertempfindens nachteilig aus und fördert im nächsten Schritt wechselseitig abwertende Haltungen der Bürger untereinander. Das gesellschaftliche Klima ist umso besser, je weniger sie den Einzelnen übergeht.

### Das erste Opfer...

... im Krieg ist die Wahrheit (Hiram W. Johnson). Auch Parteipolitik basiert auf der Rivalität konkurrierender Gruppen, deren Interessen sie einerseits vertritt, deren Aufspaltung sie im eigenen Interesse aber ebenso festigt. Wie beim Kampf um geographische Geländegewinne gerät die Wahrheit beim Ringen um politischen Einfluss in die

Schusslinie der Macht. Alle naslang wird getrickst und gefälscht, weggelassen und betont; so routiniert, dass frisierte von echter Wahrheit oft nur schwer zu unterscheiden ist.

Vielen gelingt es immer weniger, regierungsamtlichen Verlautbarungen so zu trauen, als stammten sie von Leuten, die sich dem Gemeinwohl konsequent verpflichtet fühlten. Für die Betroffenen schürt das ein Klima des Misstrauens, das zu chronischer Anspannung beiträgt. Die verzerrte Darstellung der Wirklichkeit durch parteiliche Interessen beschädigt die gesellschaftliche Solidarität; denn die Wahrheit ist das einzige, worauf man sich einigen kann. Sobald von ihr abgerückt wird, ist es mit substanzieller Einigkeit vorbei.

## Globalisierung

Die Globalisierung ist ein besonderes Phänomen unserer Zeit. Einerseits ist sie eine unausweichliche Folge der Menschheitsentwicklung, andererseits wird sie von Teilinteressen beeinflusst, sodass ihr Fluch und ihr Segen ungleich verteilt sind.

### Redlichkeit

Dient die Rede der Darstellung von Tatsachen, ist sie redlich. Das Gesagte weist auf das hin, was ist. Hat eine Aussage die Funktion, den Zuhörer im Sinne parteilicher Interessen zu beeinflussen, wird sie von Absichten eingefärbt. Aussagen aus dem Umfeld politischer Parteien sind nicht dem verpflichtet, was ist, sondern dem, was angestrebt wird. Redlichkeit gelingt politischen Rednern nur mit besonderer Disziplin.

Den einen beschert die Globalisierung Wohlstand und Reichtum. Anderen nimmt sie den Arbeitsplatz und damit die Möglichkeit, mit den eigenen Begabungen tatsächlich ins gesellschaftliche Gefüge integriert zu sein. Die Mehrheit setzt sie einem Leistungsdruck aus, der sie über die Grenzen des Burn-out-Syndroms hinaus zu belasten droht. Daher sagen die einen: Beseitigt Grenzen. Grenzen hemmen unser Entwicklungspotenzial. Andere sagen: Bewahrt Grenzen. Sie schützen uns vor Kräften, denen wir sonst wehrlos ausgeliefert sind.

Globalisierung führt nicht nur zu einer Entgrenzung wirtschaftlicher Dynamiken, sodass mit der Produktivität zugleich der Leistungsdruck steigt. Globalisierung führt auch zu einer Erweiterung intellektueller Horizonte. Kaum jemand kann sich dem wachsenden Zufluss von Informationen entziehen, die bisherige Gewissheiten darüber, was er ist, was er für richtig hält und was er tun sollte, infrage stellen. All das schafft neue Möglichkeiten. Aber es schafft auch Ungewissheiten, die das Wohlbefinden vieler beeinträchtigen.

## Akute Ereignisse

Während die Mehrzahl der psychischen Störungen Folge kontinuierlich einwirkender Ursachen ist, gibt es einige, die man akuten Ereignissen zuordnen kann.

- Die akute Belastungsreaktion folgt einem konkreten Ereignis, das die betroffene Person soweit verunsichert, dass sie manifeste psychiatrische Symptome entwickelt. Meist handelt es sich dabei um Angst, Verwirrung, Konzentrations- und Orientierungsstörungen oder Schlafstörungen. Aber auch eine kurzzeitige psychotische Entgleisung ist in sehr seltenen Fällen möglich. Die Symptome klingen innerhalb von Stunden bis Tagen ab.

- Die Posttraumatische Belastungsstörung wird ebenfalls durch ein einzelnes Ereignis ausgelöst, per Definition von einem Ereignis existenziell bedrohlicher Art. Dementsprechend ist die Erschütterung tiefergehend und kann zu langwierigen Verläufen mit massiver Beeinträchtigung des seelischen Gleichgewichts führen.

- Das Delir kann durch plötzlichen Alkoholentzug entstehen, durch eine schwere körperliche Erkrankung, eine schwere Operation oder durch die Einwirkung eines delirogenen Medikaments.

- Punktuelle Ursache der Drogenpsychose ist die Intoxikation.

## Persönliche Entscheidungen

Obwohl die Macht biologischer Vorgaben, biographischer Prägungen und gesellschaftlicher Umstände nicht zu verleugnen ist, sind wir nicht nur Opfer äußerer Umstände. Wir führen im eigenen Leben auch Regie. Was wir heute entscheiden, ist morgen ein Teil unseres Schicksals. Je klüger unsere Entscheidungen sind und je mutiger wir dazu stehen, desto eher werden wir mit uns selbst im Reinen sein.

**Wohlgemerkt.** Die folgende Zuordnung verschiedener Teilursachen zu speziellen Krankheitsbildern versteht sich als Vorschlag. Wissenschaftlich ist sie nicht verpflichtend.

*Erkrankung und Ursachengefüge*

| Erkrankung | Vor-gabe | Prä-gung | Um-stände | Ereig-nis | Entschei-dungen |
|---|---|---|---|---|---|
| ADHS | ++ | ++ | + | - | ++ |
| Anpassungsstörung | + | ++ | +++ | (+) | ++ |
| Autismus | +++ | - | - | - | - |

| akute Belastungsreak-tion | - | + | - | +++ | - |
|---|---|---|---|---|---|
| Posttraumat. Belas-tungsstörung | - | + | - | +++ | ++ |
| Delir | ++ | - | - | +++ | - |
| Persönlichkeitsstörung | + | ++ | - | - | ++ |
| Depression | + | ++ | ++ | (+) | ++ |
| Schizophrenie | +++ | + | + | - | - |
| Demenz | +++ | (+) | - | - | + |
| Sucht | (+) | ++ | + | - | +++ |
| Bipolare Störung | +++ | +(+) | - | - | + |
| Schlafstörung | + | + | ++ | ++ | ++ |

**Anmerkungen**

- Ob ein Kind eher impulsiv oder zurückhaltend reagiert, ist teils angeboren. Familiäre Umstände verstärken entweder die Impulsivität oder eine ausgleichende Reflektivität. Ein Erwachsener, der eine ADHS hat, kann entscheiden, ob er Impulsen spontan folgt oder ob er sie abwägend wahrnimmt; auch wenn ihm genau das schwerfällt.

- Die Anpassungsstörung ist zunächst ein situatives Problem. Ob Anpassung scheitert oder gelingt, hängt von Persönlichkeitszügen ab, die angeboren oder durch Prägung entstanden sind und von Entscheidungen, die der Betroffene in Problemsituationen trifft.

- Analoges gilt für die PTBS. Auslöser ist hier keine Situation, sondern ein einzelnes traumatisierendes Ereignis. Wie damit umgegangen wird, hängt von der Persönlichkeit und ihren Entscheidungen ab.

- Autismus ist angeboren. Keine Entscheidung des Betroffenen hat Einfluss darauf.

- Bei der bipolaren Störung scheint Vererbung eine große Rolle zu spielen. Welchen Verlauf die Schwankungen haben, hängt jedoch auch von der Persönlichkeit ab und von den Entscheidungen, die der Betroffene während und zwischen den Phasen trifft. So kann die gleiche biologische Vorgabe einmal in ein Wechselspiel schwerer Manien und Depressionen einmünden, ein anderes Mal in eine kompensierte Zyklothymie. Ein wesentlicher Faktor ist dabei die Frage, wie mit Schamgefühlen umgegangen wird, die manischen Phasen folgen.

- Gewiss: Niemand entscheidet sich, dement zu werden. Der Lebensstil erhöht oder vermindert jedoch die Gefahr: Geistige Aktivitäten und Interessen, körperliche Bewegung und der Konsum von Suchtmitteln spielen neben anderen Faktoren eine messbare Rolle. Also hängt die Demenz auch mit persönlichen Entscheidungen zusammen; und letztlich auch mit den Prägungen, die man vom Umfeld vermittelt bekam.

- Auch wenn Sucht oft als Schicksal betrachtet wird, so als sei der Süchtige ihr Opfer... Tatsächlich sind die wesentlichen Weichensteller konkrete Entscheidungen, die man trifft. Wer sich dagegen entscheidet, bei jedem Ungemach zu trinken, wird nicht alkoholkrank werden.

- Gewiss: Man kann sich nicht dazu entscheiden, gut zu schlafen. Man kann aber einiges gegen Schlafstörungen tun, wenn man sich dazu entscheidet, nicht dagegen anzukämpfen.

# Weltanschauung

Weltanschauungen bahnen den Umgang ihrer Vertreter mit sämtlichen Aspekten der Wirklichkeit. Das gilt für kollektive Weltbilder ebenso wie für individuelle.

## Kollektiv

Kollektive Weltbilder können dogmatisch sein oder nicht. Die Leitlinien nicht-dogmatischer Weltbilder sind nur unscharf zu erfassen; weil ihnen eben kein Dogma, also keine festgelegte Lehre zugrunde liegt, die offiziell als verpflichtend gilt. Während Menschen die Lehrsätze dogmatischer

> **Introjektion**
>
> Als Introjektion bezeichnet die Psychologie die unreflektierte Übernahme weltanschaulicher Sichtweisen. Sobald Introjekte bewusst überdacht und dem individuellen Urteil gemäß umgeformt, verworfen oder bestätigt werden, sind es keine Introjekte mehr.

Weltbilder zumeist in der Kindheit gezielt aufgenötigt werden, werden nicht-dogmatische Weltbilder beiläufig übernommen.

Undogmatische Weltbilder werden in pluralistischen Gesellschaften größtenteils vom Zeitgeist transportiert. Wer sich daran erinnern kann weiß, wie deutlich sich der Zeitgeist

1957 oder 1973 vom heutigen unterschied. Die Auswirkungen des Zeitgeists auf das, was psychiatrisch als normal gilt, sind zum Teil bemerkenswert.

## Selbstbild

Eine grundlegende Weiche an der Weggabelung zwischen *psychisch krank* und *seelisch gesund* ist das individuelle Selbstbild. Zu vermuten ist, dass es fast so viele Selbstbilder gibt, wie Personen. Trotzdem verweist die grundlegende Weiche in zwei Richtungen. Das Selbstbild ist entweder materialistisch oder spirituell. Der philosophische Streit, welches Bild von Mensch und Wirklichkeit das richtige ist, ist alt und bislang unentschieden.

- Für die einen ist die Materie der eigentliche Repräsentant der Wirklichkeit. Für sie ist der Mensch ein ichbewusster Körper, der sich als winziger Partikel in einer riesigen Welt aufhält.

- Für die anderen sind das Selbst des Einzelnen und die Wirklichkeit eins. Für sie ist die Wirklichkeit ein bekörperter Geist.

Welches Bild der Einzelne für glaubhafter hält, und vor allem welches er verinnerlicht hat, entscheidet fundamental über seinen Umgang mit sich und der Welt.

- Psychisch gesund ist, wer sich als Partikel so in die Welt einfügt, dass seine persönlichen Bedürfnisse im Rahmen dessen, was als normal gilt, erfüllt sind.

- Seelisch gesund ist, wessen Umgang mit sich und der Welt dem eigenen Wesen entspricht.

# 32. Urteil

Das Weltbild ist eine Karte, anhand derer man sich in der Wirklichkeit orientiert. Je schneller man Urteile fällt, desto größer ist die Gefahr, dass die Karte der Wirklichkeit nicht entspricht.

Seelische Gesundheit entspringt der Übereinstimmung von Weltbild und Wirklichkeit. Je mehr das Weltbild durch voreilige Urteile festliegt, desto größer ist die Gefahr, daran zu erkranken.

Der Ursprung aller Urteile ist die Urteilung der Einheit. Bei der Urteilung wird das ursprünglich ungeteilte Ganze in Ich und Nicht-Ich aufgeteilt. Durch die Aufteilung tritt das Ich aus dem Hintergrund heraus. Nach der Aufteilung werden weitere Urteile entlang der Zwecke dessen gefällt, der sich ihrer bedient.

Man kann Personen oder Sachverhalte erleben und man kann sie beurteilen. Indem man sie beurteilt, schützt und stärkt man die Person. Man tritt den Dingen im Urteil entgegen. Indem man Dinge erlebt, erkennt man sie. Man tritt aus den Dingen heraus.

### Zwei Muster

1.  Bestehendes beurteilen

2.  Bestehendes erkennen und die Möglichkeiten nutzen, die es bietet

Wenn Urteile auf Erkenntnis beruhen, markieren sie den Weg zum Ungeteilten.

## Begriffsbestimmung

*Urteil* setzt sich aus dem Verb *teilen* und der Vorsilbe *ur-* zusammen. *Ur-* heißt ursprünglich *aus heraus*. Es bezeichnet den Beginn eines Geschehens. In seiner abgeschwächten Form *er-* taucht es vor vielen Verben auf. Es denkt dort nicht nur Beginn, sondern auch Abschluss und Zweck von Ereignissen mit.

- Er hat das Gebiet erkundet.
- Das Haus wurde erbaut.
- Der Spaß hat uns ermuntert.
- Der Dieb hat Schmuck erbeutet.

Das Urteil der Rechtsprechung nimmt Güter (Land, Geld, Freiheit) aus dem Verfügbaren heraus und teilt sie den streitenden Parteien zu. Das Urteil über den Angeklagten unterteilt dessen Möglichkeiten in zwei Kategorien:

1.  machbar: In der Zelle Däumchen drehen
2.  nicht machbar: Die Zelle nach Lust und Laune verlassen

# Funktionen der Urteilsbildung

Nicht nur vor Gericht werden Urteile gefällt. Als Spielart des Denkens ist das Urteilen eine grundsätzliche Aktivität des Geistes. Die gesamte Auseinandersetzung des Einzelnen mit der Wirklichkeit ist von Urteilen durchsetzt. Meist werden sie unbewusst vollzogen. Urteilsbildungen unterteilen das Selbst- und Weltbild in Gegensatzpaare. Dadurch steuern sie das Verhalten.

*Gegensatzpaare*

| Kategorie | Beispiele | Urteil |
|-----------|-----------|--------|
| sinnlich | kalt-warm<br>groß-klein<br>hell-dunkel<br>rot-grün | Beurteilung wahrnehmbarer Eigenschaften der Dinge selbst |
| abstrakt | gut-böse<br>gut-schlecht<br>nützlich-nutzlos<br>sinnvoll-sinnlos | Subjektive Unterteilung gemäß persönlicher Erwartungen und Bedürfnisse, in deren Folge man den Dingen Eigenschaften zuordnet |

Die gedankliche Aufteilung der Welt in Gegensatzpaare hat praktische und psychologische Funktionen:

- Sie erleichtert die Orientierung in der Außenwelt.

- Sie vermittelt ein Gefühl der Sicherheit.

## Praktisch: Erleichterte Orientierung

Die Welt ist kein Chaos. Wäre sie es, wären Urteile sinnlos. Da der Lauf der Dinge Regeln folgt und erkennbaren Mustern unterliegt, kann man sich durch geeignete Urteile im Netzwerk der Muster orientieren. Gegensatzpaare bieten dabei grundlegende Orientierungspunkte.

*Ur-teilungen*

| Gegensatzpaar | Beispiel |
|---------------|----------|
| genießbar-ungenießbar | Grüne Pilze mit Knollen am Fuß gehören zur Kategorie der Ungenießbaren. |

| verheißungsvoll-er-nüchternd | Nimmt Bettina meine Einladung an, steigen meine Chancen. Eigentlich: Bettinas Akzeptanz meiner Einladung gehört in die Kategorie der verheißungsvollen Reaktionen. |
|---|---|

## Wirkungen

Die Aufteilung der Wirklichkeit in Gegensatzpaare hat große Vorteile.

- Es gibt tausende von Pilzen. Für einen Pilzforscher ist die ganze Vielfalt ihrer Eigenschaften interessant. Bevor der Pilzforscher ein Urteil fällt, verbringt er Stunden mit der Untersuchung winziger Details. Dann entscheidet er:

Der neu entdeckte Ascomycota ist als Unterform der Nucletmycea aufzufassen und gehört somit zur Ordnung der Amorphea.

Für jemanden, der sich im Wald verirrt hat und zu verhungern droht, bietet das einfache Gegensatzpaar *genießbar-ungenießbar* den entscheidenden Schlüssel. Urteile entlang einfacher Gegensatzpaare führen zu raschen Entscheidungen. Hielte sich der verirrte Waldläufer zu lange mit der exakten Zuordnung des Ascomycota auf, könnte er verhungern, selbst wenn der Pilz essbar wäre.

- Bettina ist keineswegs so leicht vorauszuberechnen, wie es der lüsternen Absicht gefiele. Möglicherweise will sie sich bloß verköstigen lassen oder schlimmer noch: Sie lässt sich von mir ausführen, um Roger eifersüchtig zu machen. Dank meines Pauschalurteils *verheißungsvoll* lasse ich solche Möglichkeiten aber beiseite; denn bei vielen Dingen findet der dümmste Bauer die dicksten Kartoffeln und nicht der, der vor jedem Schritt alle denkbaren Details einbezieht. Statistisch gesehen ist die Akzeptanz meiner Einladung daher als verheißungsvoll zu werten und mein Urteil dient als Grundlage weiterer Taten: Ich reserviere im *Amore napolitano* einen geeigneten Tisch und kaufe eine Flasche Herrenparfüm auf Basis andalusischen Stierdrüsenextrakts.

## Nebenwirkungen

Die Aufteilung in Gegensatzpaare zwecks besserer Orientierung hat Nebenwirkungen. Sie vereinfacht das Weltbild und fördert die Bereitschaft, die Wirklichkeit als bekannt vorauszusetzen... und sie damit zu übersehen.

> **Übrigens**
>
> Zu glauben, dass man die Wirklichkeit einem Urteil unterwirft ist eine irrige Urteilsbildung. Tatsächlich unterwirft man die Wirklichkeit niemals einem Urteil. Man urteilt bloß; entweder richtig oder falsch. Da die Macht der vermeintlich unterworfenen Wirklichkeit aber ungebrochen bleibt, wird man im Falle falscher Urteile von den Konsequenzen dazu aufgefordert, beim nächsten Urteil weiser zu sein.

- Bei den einfachen Gegensatzpaaren der sinnlichen Wahrnehmung (kalt-warm) sind die Nebenwirkungen gering. Die Unterscheidung von *warm* und *kalt* erleichtert Entscheidungen beim Essen, Baden, Anziehen und der Bergung gerösteter Kartoffeln aus dem Lagerfeuer, ohne dass durch die Beurteilung größere Nachteile zu erwarten wären. Hier sagen die Urteile viel über die Wirklichkeit. Je genauer man unterscheidet, desto besser; vor allem beim Pilzesammeln.

> **Wohlgemerkt**
>
> Man urteilt *über* etwas. So manches Über, zu dem man sich durch ein Urteil erhebt, verdeckt nur die Tatsache, dass man sich *unter*legen fühlt und es tatsächlich auch ist.

> **Abwertungen**
>
> Urteile, die Abwertungen anderer enthalten, sind verdächtig, nicht der Beurteilung objektiver Sachverhalte zu dienen, sondern der Steigerung eines brüchigen Selbstwertgefühls.

- Problematische Folgen hat die Vereinfachung bei abstrakten Gegensatzpaaren. Abstrakte Gegensatzpaare beurteilen komplexe Sachverhalte, deren Sinn sich nicht aus den Dingen allein ergibt, sondern nur in Bezug zu Bedürfnissen und Erwartungen verstanden werden kann. Ob wir etwas als *gut* oder *schlecht* bezeichnen, sagt wenig über die Wirklichkeit und viel über uns selbst.

Solche Urteile hängen davon ab, ob wir Vor- oder Nachteile vom beurteilten Sachverhalt erwarten. Je entschiedener man unterscheidet, desto gröber wird das Raster, dem man die Wirklichkeit unterwirft.

## Psychologisch: Festigung der Selbstsicherheit

Abgesehen vom rein praktischen Nutzen bei der Orientierung in der Außenwelt, hat das Urteil auch psychologische Funktionen: Es entängstigt. Indem es dem Urteilenden das Gefühl vermittelt, über den beurteilten Sachverhalten zu stehen, vermindert es scheinbar ihre Gefährlichkeit.

- Tief im Herzen fürchtet Kevin die Übermacht der Welt. Er ist aber sicher, dass man in China Calciumcarbonat in grüne Flaschen füllen sollte. Indem er glaubt, über alles Bescheid zu wissen, beruhigt er sich.

Auch die Entängstigung durch Urteilsakte hat Wirkungen und Nebenwirkungen zugleich.

- Das Gefühl der Sicherheit kann, selbst wenn es trügerisch ist, zu mutigen Entscheidungen führen und somit förderlich sein.

- Es kann aber auch dazu führen, dass man sich in Sicherheit wiegt, obwohl man besser daran täte, Unsicherheiten zu erkennen und genauer hinzusehen, bevor man eine Entscheidung trifft. Bevor ich auf der Intensivstation verstarb, hielt ich mich für den größten Pilzkenner aller Zeiten. Aber immerhin: Es tat gut, daran zu glauben, dass ich der größte war.

---

**Wahnbildung**

Bei der Entstehung des Wahns kommt es zum Phänomen der sogenannten *Apophänie* (griechisch *phainein [φαινειν]* = *zeigen*). In der Apophänie zeigt sich dem Kranken vermeintlich die Wahrheit.

Nachdem der Kranke lange unter unerklärlichen Ängsten und Unbehagen litt, wird ihm plötzlich alles klar: Sein Unbehagen ist auf die Machenschaften des Nachbarn zurückzuführen.

Der Kranke fällt ein Urteil. Da ihm endlich *alles klar* wird, fühlt er sich erleichtert, denn zu glauben, man habe die Ursache eines Leidens ausgemacht, schwächt das beängstigende Gefühl der Unsicherheit ab, ungeachtet dessen, ob das Urteil zutrifft oder die tatsächlichen Gründe verkennt. Weil ihn das Urteil erleichtert, ist der Kranke kaum bereit, es infrage zu stellen; auch dann nicht, wenn alles, was er wahrnehmen kann, gegen seine Hypothese spricht.

Solche Urteilsbildungen sind nicht nur Grundlage psychotischer Erkrankungen, die psychiatrische Behandlung notwendig machen. Sie können Völker in den Abgrund führen. Hitlers Wahnideen über die Bosheit der Juden ist dafür bestes Beispiel.

---

# Existenzielle Grundlage der Urteilung

Ursprung, Sinn und Zweck des Urteilens entspringt den Grundbedingungen des Daseins. Das persönliche Dasein unterliegt einer mentalen Urteilung der Wirklichkeit in Ich und Nicht-Ich, die das Bewusstsein vollzieht und die den Prozess aller weiteren kognitiven Urteile in Gang setzt. Durch die Urteilung teilt sich der individuelle Verstand eine eigenständige Wirklichkeit zu, die dem Nicht-Ich gegenübersteht. Welt, als dem Ich abgetrennt Gegenüberstehendes, ist dem Ich, das sich durch die Urteilung festlegt, als Kontrast unabweisbar zugeordnet. Das Weltbild des urteilenden Ich ist dualistisch.

> Die Urteilung führt zur Bereitschaft übereilt zu urteilen. Je mehr man an der Urteilung festhält, desto mehr beurteilt man die Wirklichkeit, statt sie zu erleben, zu erfahren und zu erkennen.

*Unabweisbar* heißt: Wenn das Ich sich als *separat* beurteilt, sieht es seine Eigenständigkeit von Gegensätzlichem bedroht, dem es sich willentlich nicht entziehen kann, weil ein separates Ich ohne Gegensätzliches strukturell unmöglich ist. Das Gegensätzliche ist daher nicht nur da und als Folge seiner Übermacht nicht abschließend zu besiegen. Vielmehr bedarf das separate Ich der Infragestellung durch ein Nicht-Ich, das es bedroht, um sich überhaupt zu definieren.

Im Modus der dualistischen Wirklichkeitsdeutung geht man davon aus, dass zwischen Ich und Nicht-Ich ein kategorischer Unterschied besteht. Im Modus des normalen Grundverhaltens konzentriert sich das

> Das durch Urteilung definierte Ich kann nur als etwas existieren, das sich als bedroht erlebt.

Ich darauf, sich Nützliches anzueignen und sich Schädliches vom Leib zu halten. Um das zu bewirken, beurteilt es die Wirklichkeit und unterteilt sie in zahllose Gegensatzpaare. Nützlich erscheint ihm dabei, was es sich zwecks Absicherung seiner bedrohten Eigenständigkeit zuordnen kann, schädlich, was sich ihm entgegenstellt.

## Urteilsfreie Erfahrung

Die Wahrnehmung der Wirklichkeit wird durch die Unterteilung in Gegensatzpaare verändert. Das Raster vollzogener Urteile überdeckt, was tatsächlich ist. Statt die Wirklichkeit zu sehen, sieht das Bewusstsein den Plan, den es von ihr hat; und weiß nicht, wie es nach hunderttausend Urteilsakten die Wirklichkeit vom Plan noch unterscheiden könnte.

Die Ergebnisse der Quantenphysik legen nahe, dass sich die Wirklichkeit nicht nur aus Teilen zusammensetzt, sondern ebenso als ursprünglich Ganzes vor den Augen des Betrachters in Teilaspekte zerfällt. Dem normalen Betrachter fallen die Teile ins Auge, die er entlang kognitiver Urteile klassifiziert.

Im mystischen Erleben strebt man einen nicht-dualistischen, ungespaltenen Zugang zur Wirklichkeit an. Wenn es gelingt, jedes Urteil über die Wirklichkeit als Hilfsmittel des Verstandes zu verstehen, ist es möglich, sie urteilsfrei als ungeteiltes Ganzes wahrzunehmen. Dabei fällt die Urteilung zwischen Ich und Nicht-Ich weg.

# Vorurteil und psychische Krankheit

Urteile bildet man aus den Erfahrungen, die man im Laufe des Lebens macht: *Seit ich gestochen wurde, denke ich, dass man Wespen besser in Ruhe lässt.* Oder man übernimmt sie von Autoritäten, deren Schutz man sucht und denen man sich durch die Übernahme ihrer Urteile unterwirft: *Von meinem Vater weiß ich, dass der Nachbar ein Blödmann ist.*

## 32. Urteil

Zur Orientierung in passenden Situationen hält man Urteile als Vorurteile für die Zukunft bereit. In neuen Situationen überprüft man - meist unbewusst -, ob man passende Vorurteile hat. Hat man eine passende Schablone gefunden, lässt das Bemühen nach, die Situation genauer zu erfassen. Stattdessen ordnet man sie ein.

Seelische Krankheiten beruhen auf einem Bruch zwischen der Wirklichkeit und dem Bild, das man sich von ihr macht. Je mehr das Bild von der Wirklichkeit abweicht, desto mehr krankt das resultierende Verhalten und seine emotionalen Folgen am gefällten Fehlurteil.

> Wer glaubt, dass das Postamt in der Luisenstraße liegt, wird dort angekommen womöglich verärgert sein. Wer glaubt, dass es eine Schande ist, nicht zu wissen, wo das Postamt ist, wird seinen Selbstwert infrage stellen. Wer glaubt, dass der Tatsache, dass die Post nicht in der Luisenstraße zu finden ist, ein Komplott zugrunde liegt, wähnt sich von Verfolgern drangsaliert.

Vielen Persönlichkeitsstörungen kann man typische Vorurteile über die Wirklichkeit zuordnen, die die Muster erklären.

*Krankheit und Urteil*

| Persönlichkeit | Grundsatzurteil |
| --- | --- |
| abhängig | Die anderen wissen, was für mich richtig ist. Es ist besser, wenn ich eigene Entscheidungen vermeide. |
| ängstlich-vermeidend | Die Gefahren überwiegen die Chancen. Am besten riskiert man nichts. |
| depressiv | Egoistisch zu sein ist böse. Nur wer ständig für die anderen sorgt, ist ein guter Mensch. |
| dissozial | Der Wert anderer besteht im Nutzen, den sie für mich haben. |
| emotional-instabil | Entweder etwas ist *gut* oder es ist *schlecht*. Dazwischen gibt es nichts. |
| histrionisch | Ich muss die Leute für mich begeistern. Sonst ist mein Leben trostlos. |
| narzisstisch | Ich bin der Beste und muss es bleiben. |
| paranoid | Die anderen sind dran schuld, wenn es mir nicht gut geht. |
| schizoid | Rückzug ist die beste Medizin. |
| zwanghaft | Sicherheit geht über alles. Ich habe es in der Hand, sie zu bewirken. |

Störungen der seelischen Gesundheit durch traumatisierende Erlebnisse der Vergangenheit werden durch Urteile vermittelt, die man sich zum Schutz vor weiterem Leid zurechtlegt.

- Heike hat sich in der Schule schwergetan, Freunde zu finden. Heute meint sie, dass Gesellschaften nichts für sie sind.

- Anne war ein ungeliebtes Kind. Heute denkt sie, dass beruflicher Erfolg das Wichtigste im Leben ist.

- Maltes erste Freundin ging mit seinem besten Freund ins Bett. Heute meint er, dass nur Dummköpfe anderen vertrauen.

Je mehr Urteile man im Laufe der Zeit fällt, desto eher zerfällt das Weltbild in ein Schachbrettmuster voreiliger Gewissheiten. Die Fähigkeit, sich seelisch gesund auf die Wirklichkeit, vor allem auf neue Situationen einzustellen, nimmt damit ab.

**Was ist, was sein soll und was werden könnte**

Viele unterteilen die Welt in zwei Kategorien:

1. das, was ist...
2. und das, was sein soll.

Zwischen dem, was ist und dem, was sein soll, gibt es in Wirklichkeit aber keinen Unterschied. Tatsächlich gibt es nur einen Unterschied...

1. zwischen dem, was ist...
2. und dem, was nicht ist.

Es kann sein, dass jemand sich wünscht, dass die Welt anders wäre. Das ist aber kein Soll der Welt, sondern ein Wunsch der Person... und damit ein Ist der Welt. Wer seine Wünsche als Soll auffasst, das die Welt sich schuldet, statt als Ist, das zu ihr gehört, sieht sich selbst und die Wirklichkeit verzerrt. Die Welt ist nicht anders als sie sein sollte, aber je nachdem, was man tut, wird sie anders werden.

# Urteil und Selbsterfahrung

Wenn man sich ärgert, ist die Gelegenheit da, sich selbst zu erfahren. Ärger zeigt an, dass man das Verhalten einer anderen Person, sich selbst oder einen Umstand als *schlecht* bewertet. Schnell hat man ein abwertendes Urteil vollzogen, das die Wahrnehmung tieferer Schichten des eigenen Wesens verhindert.

> Wer sich selbst erfahren will, muss die Urteilung übersteigen.

## 32. Urteil

*Schichtenmodell der Urteilung*

| Pol | | Ebene | Vorgabe | Teilung |
|---|---|---|---|---|
| Ober-fläche | 1 | Physikalische Realität, einschließlich des menschlichen Körpers | Aufgeteilt in unter-scheidbare Formen der objektivierba-ren Wirklichkeit | Urteilt durch fakti-sches Sosein. Ist in dy-namisch verwobene Aspekte aufgeteilt. Die physikalische Rea-lität urteilt über die Entscheidungen der Person, indem sie ihnen diese oder jene Konsequenzen folgen lässt. |
| | 2 | Ego, Person Gemeint ist die Person als virtuelles Objekt, als gedankliches Konzept ihrer selbst. Ihr körperli-cher Aspekt gehört zur physikalischen Realität. | Erlebt die Welt ur-geteilt in Ich und Nicht-Ich. | Hauptakteur des ge-danklichen Urteilens. Urteilt, um Vorteile und Nachteile syste-matisch zu unterschei-den. |
| | 3 | Relatives Selbst | Inneres Feld unter-schiedlicher Erleb-nisformen. Kann sich Urteilen über-lassen oder sich Ur-teilen entziehen. | Obere Schichten ge-hen ins Ego über, un-tere ins absolute Selbst. Urteilt an der Oberfläche, erlebt in der Tiefe. |
| Tiefe | 4 | Absolutes Selbst | Ungeteilt | Urteilt selbst nicht. Nimmt wahr wie es den aufgeteilten Pol der Wirklichkeit erlebt. Steht ungeteilt im Auf-geteilten. |

Wer sich selbst erfahren will, kann bei jeder Versuchung, ein Urteil zu fällen, stattdessen in seine Tiefe sehen.

## 32. Urteil

Urteile können zu Abwehrwehrmechanismen des Egos werden. Das egozentrische Selbstbild wird nicht nur durch äußere Fakten infrage gestellt, sondern auch durch innere. Indem das Ego sich bei der Begegnung mit unliebsamen Strukturen der Wirklichkeit aufs Urteilen verlegt, vermeidet es die Wahrnehmung der tieferen Schichten des Selbst. Dort könnte es erfahren, dass es nicht Herr über sich selbst, sondern dessen Diener ist.

Am Anfang war ich vom Buch über Patanjalis Yogasutra angetan. Dann fing ich an, mich über bestimmte Aussagen zu ärgern. Ich stand vor der Wahl:

- Ich tue Patanjali und seinen Kommentator als Träumer ab.

- Ich spüre, wie ich mich innerlich zurückziehe. Dabei hatte ich gehofft, dass ich mich dem Rat Patanjalis völlig anvertrauen kann. Ich fühle mich einsam, aber ich habe etwas über mich erfahren.

Ich muss über Patanjali kein Urteil fällen. Ich kann spüren, was ich in seiner Gegenwart erlebe.

*Urteil und Erlebnis*
*Zwei Formen der Stärkung*

| Das Urteil... | Das Erlebnis... |
|---|---|
| stärkt das Abgeteilte. Der abgeteilte Aspekt des Einzelnen ist das Ego. Durch Urteile bezieht die Person Stellung. Sie festigt ihre Grenzen. | stärkt das Ungeteilte. Der ungeteilte Ursprung des Einzelnen ist das Selbst. Im Erlebnis wird das Selbst seiner Existenz gewahr. Es entdeckt seine Weite. |

Durch Bewertungen kann man der Wirklichkeit gegenüber Stellung beziehen. Tut man es ständig, landet man im Schützengraben. Oder man schaut nach, wie man das Gegenüberstehende erlebt. Wer Gegenüberstehendes spürt, statt es zu bewerten, wächst über die eigene Gegenständlichkeit hinaus.

# 33. Verantwortung

## Begriffsbestimmung

Verantwortung kommt dem zu, der für die Beantwortung einer Frage zuständig ist. Sinn und Wesen der Verantwortung verdeutlicht eine Untersuchung des Begriffs in anderen europäischen Sprachen. Italienisch heißt Verantwortung *responsabilità*, analog zu Englisch *responsibility* und französisch *responsabilité*.

> Die Grundlage jeder psychischen Gesundheit liegt in der Bereitschaft, die Verantwortung für Art und Ausdruck der eigenen seelischen Inhalte zu übernehmen. Gefühle äußeren Verursachern zuzuschreiben, führt vorübergehend zur Entlastung. Man gibt aber die Möglichkeit aus der Hand, sein Leben aktiv zu gestalten. Das kann man nur als verantwortlich handelndes Subjekt.

Darin enthalten sind die lateinischen Wörter *respondere* = *antworten* und *abilitas* = *Fähigkeit*. Verantwortung ist eine Fähigkeit. Es ist die Fähigkeit, Antworten zu geben. Damit unterscheidet sich ihr Wesen von dem der Schuld. Während *Verantwortung* den Wert des Verantwortlichen betont, behauptet *Schuld* den Unwert des Schuldigen.

| Frage | Antwort des Verantwortlichen |
|---|---|
| Wer ist dafür verantwortlich? | Ich bin es. |
| Wer kann das Problem lösen? | Ich kann es. |

## Formen der Verantwortung

Die Übernahme von Verantwortung ist unverzichtbar für das seelische Gleichgewicht. Dabei sind zwei Ebenen erkennbar. Sie bedingen sich wechselseitig. Es gibt...

1. Soziale Verantwortung

2. Existenzielle Verantwortung

### Soziale Verantwortung

> Sozial verantwortlich handelt, wer die Verantwortung für jene Rollen übernimmt, die er für sich beansprucht.

Jedes soziale Rollenspiel beinhaltet die Übernahme bestimmter Verantwortlichkeiten. Das Spektrum passender Antworten, die ein Verantwortlicher geben kann, wird durch die Rolle bestimmt, die er ausfüllt. Ist die Verteilung der Verantwortung unklar, wird die Frage danach direkt gestellt: Streunt ein Hund durch die Innenstadt, fragt das Ordnungsamt nach dem Besitzer. Meist werden Verantwortlichkeiten von den Beteiligten aus dem Zusammenhang herausgelesen; oder gemäß eigener Erwartungen spontan definiert.

**Ein einfaches Rollenspiel**

- Betritt ein Mann den Bäckerladen, schlüpft er in die Rolle eines Kunden. Als Kunde fällt ihm Verantwortung zu. Damit das Spiel klappt, gilt es, die Frage der Verkäuferin sinnvoll zu beantworten. Legt er sich, statt Brötchen zu bestellen, im Laden schlafen, hat er seine Verantwortung als Kunde nicht erfüllt.

- Ähnliches gilt für die Verkäuferin. Beginnt sie nach der Bestellung der Brötchen verträumt ihr Haar zu bürsten, droht ihr wegen unverantwortlichen Verhaltens die Entlassung durch den Bäcker.

Die Verantwortlichkeiten einfacher Rollenspiele sind leicht zu erkennen. Im Bäckerladen geht nur selten etwas schief. Unseren Alltag bestimmen jedoch Rollenspiele, die komplexer sind. Hier sind Unklarheiten bei der Verteilung der Zuständigkeiten unvermeidlich.

**Komplexe Rollenspiele**

- Paarbeziehungen
- Eltern-Kind-Beziehungen
- Geschwisterschaften
- Arbeitsverhältnisse

- Wie sind die Aufgaben im Haushalt verteilt?

- Wer trägt welche finanziellen Lasten?

- Welche Pflichten bestehen gegenüber Eltern oder Schwiegereltern?

- Wer ist zuständig für die Aktenablage?

Gehen die Beteiligten mit Unklarheiten pragmatisch (griechisch *pragma (πραγμα) = Handeln, Tatsache, Wirklichkeit*) um, können viele Konflikte beigelegt werden. Pragmatisch ist eine Haltung, wenn sie sich an Tatsachen orientiert, persönliche Meinungen als zweitrangig betrachtet und Problemlösungen durch gezieltes Handeln anstrebt. In der Realität kommt es oft anders. Das hat drei Ursachen.

1. Klare Absprachen werden vermieden.

2. Absprachen werden nicht eingehalten.

3. Einigung ist nicht möglich, weil die Erwartungen zu unterschiedlich sind.

Ist Einigung nicht möglich, weil die Erwartungen zu unterschiedlich sind, kann der Konflikt gelöst werden, indem man das Rollenspiel beendet. Besteht keine Einigkeit über den Preis der Brötchen, geht ein pragmatischer Kunde zur Konkurrenz. Oder er backt selbst.

## 33. Verantwortung

Ein emotional verstrickter Kunde handelt nicht pragmatisch. Er streitet mit der Verkäuferin über den Preis. Ist der Preis unangemessen und gibt es weder einen Konkurrenten noch Mehl zu kaufen, könnte Streit aber auch unvermeidlich sein.

---

### Erwartungen

Erwartungen sind der Gegenpol der Verantwortlichkeit. Während der Verantwortliche die Führung übernimmt und das Problem aktiv angeht, gibt man beim Erwarten die Führung ab; und wartet darauf, dass die Lösung von außen kommt. Dabei schreibt man dem Gegenüber ein Soll zu, das es zu erfüllen hat.

Sind soziale Rollen klar definiert, sind Erwartungen meist unschädlich. Bei persönlichen Beziehungen liegt in jeder Erwartung jedoch der Keim eines Konflikts. Wer erwartet, schreibt dem Anderen die Verantwortung zu, nicht im eigenen Interesse zu handeln, sondern dem zu dienen, der die Erwartung erhebt. Damit stellt er das Recht des Anderen in Frage, über sich selbst zu bestimmen.

---

Soziale Beziehungen leiden darunter, dass Absprachen vermieden oder nicht eingehalten werden. Dahinter steckt meist der Versuch, der Übernahme sozialer Verantwortung aus dem Wege zu gehen.

---

Existenziell verantwortlich handelt, wer das eigene Sosein niemandem anlastet.

---

### Existenzielle Verantwortung

Wird die Übernahme sozialer Verantwortung beharrlich vermieden, ist das entweder blanke Berechnung, oder es ist eine Störung der Ich-Grenze im Spiel. Die Ich-Grenze ist ein wesentlicher Aspekt des Selbst- und Weltbildes. Entlang der Ich-Grenze trennt das Bewusstsein die Elemente der Wirklichkeit in Ich und Nicht-Ich auf. Ist die Ich-Grenze unklar, vermeidet man damit die vollständige Übernahme der existenziellen Verantwortung.

Statt für das eigene Sosein ohne Wenn und Aber einzustehen, schreibt man die Verursachung eigener Gefühle, Impulse und Regungen äußeren Faktoren oder Bezugspersonen zu. So schiebt man die Verantwortung für Innerseelisches nach außen ab. Dabei bedient man sich bestimmter Abwehrmechanismen: vor allem der Projektion, und der projektiven Des-Identifikation. Solche Zuschreibungen kommen sowohl für

---

### Zuordnungen

Das normale Bewusstsein neigt dazu, Gefühle äußeren Auslösern zuzuschreiben. So wird es nie erwachsen. Erst wenn es Gefühle als Reaktionen versteht, für die es selbst verantwortlich ist, kann es unabhängig sein.

---

Angenehmes, als auch für Defizite und unangenehme Erlebnisweisen vor.

## Angenehmes

Die Verschiebung der Verantwortung auf andere scheint bei angenehmen Erlebnissen unproblematisch zu sein.

- Sie hat mich glücklich gemacht.

- Mein Enkelkind ist das einzige, was mir Kraft gibt.

Anderen Gutes zuzuschreiben, kann doch nicht schaden. Oder doch? Sagt man: *Sie hat mich glücklich gemacht*, liegt darin scheinbar nur wenig Konfliktpotenzial. Wohlgemerkt: scheinbar. Falls das Glück nämlich zu schwinden beginnt, wendet sich das Blatt. Aus dem *Sie hat mich glücklich gemacht*, wird ein *Sie macht mich ja so unglücklich*. Und schon wird Schuld zugewiesen, stehen Vorwürfe im Raum, werden Ansprüche erhoben und darum gekämpft, wer wem zu dienen hat.

> **Subjekt oder Objekt**
>
> Das Objekt ist das, mit dem etwas gemacht wird. Deute ich meine Gefühle als von außen gemacht, beschreibe ich mich als Objekt.
>
> Das Subjekt ist das, was etwas bewirkt. Erst wenn ich mich als Ursache meiner Gefühle betrachte, und nicht nur als deren Austragungsort, beschreibe ich mich als Subjekt.
>
> Nur wer sich zum Subjekt bekennt, erhebt glaubhaft den Anspruch, nicht als Objekt behandelt zu werden.

Tatsächlich ist es nicht das Enkelkind, das der Großmutter Kraft gibt. Was das Enkelkind tatsächlich macht, ist herumalbern, Blumentöpfe umwerfen, *Oma, Oma, spielen* rufen, heulen, wenn es hinfällt und strahlen, wenn es gelobt wird.

Vielmehr mobilisiert die Oma die Kräfte, die noch in ihr stecken; weil ihr das Enkelkind etwas wert ist. Was zunächst nur als harmlose Verkennung der realen Abläufe erscheint, kann für das Enkelkind zu einer Bürde werden; wenn die Großmutter ihm in Folge der Verkennung die Pflicht zuweist, sie mit Kraft und Inhalt zu versorgen.

## Unangenehmes

Von Anfang an problematisch ist die Zuweisung der Verantwortung nach außen, wenn es um eigenes Unvermögen geht; oder um unangenehme Impulse und Gefühle.

- Karls Sprüche machen mich wütend.
- Das Telefonat mit Gabi hat mich total runtergezogen.
- In dieser Gesellschaft muss man ja Drogen nehmen.
- Du machst Mama traurig.
- Melanies Untreue bringt mich zur Raserei.
- Meine Frau macht mir das Leben zur Hölle.
- Er geht mir auf den Geist.

- Kind, Du machst uns Sorgen; statt: *Wir machen uns Sorgen.* Das Kind macht keine Sorgen, sondern das, was es für richtig hält. Dass man seine Taten sorgenvoll betrachtet, ist eigener Beschluss, der wohlgemerkt sehr klug sein kann.

---

*Grundmuster*

| Existenzielle Verantwortung kann man... | | |
|---|---|---|
| **abschieben** | oder | **annehmen** |
| Er, sie oder es hat mich wütend oder traurig gemacht. | | Ich habe mit Wut oder Trauer auf dies und das reagiert. |
| Das hat mir Angst eingejagt. | | Ich reagiere ängstlich. |

### Echt krasse Fälle

- Nils hatte sein Haus auf Schwemmland gebaut. Als das Fundament im Boden versank, ging er nicht davon aus, dass *er* den Baugrund falsch gewählt hatte. Der Sand war schuld, weil er das Haus nicht trug.

- Nadine ging barfuß durch die Serengeti. Als die Löwen sie fraßen, wies sie jede Verantwortung von sich. Schuld waren die Löwen. Sie hatten versäumt, sich an Zebras satt zu fressen.

---

Auch Aussagen, die die Verantwortung weniger offen von sich weisen, zeigen durch ihre logische Struktur die abwehrende Haltung dessen, der sie macht.

- Seit ich von der Krankheit meiner Tochter erfuhr, bin ich am Boden zerstört. *Zerstört zu sein* beschreibt mich als passives Objekt. Spräche ich nicht besser davon, dass ich auf das Unglück mit Verzweiflung reagiere?

- Mit der Kälte der Gesellschaft komme ich nicht klar. Die Gesellschaft als *kalt* zu bezeichnen, ist ein abwertendes Urteil. Statt zu erkennen, dass ich der Gesellschaft mit unrealistischen Erwartungen begegne, mache ich sie für mein Scheitern verantwortlich.

- Ich bin mit Scheuklappen gesegnet; eigentlich: Ich schaue oft weg.

- Es wirft mich zurück. Es macht mich fertig.

- Der Mut hat mich verlassen; eigentlich: Ich habe mich gegen das Risiko entschieden.

- Die Panik kann überall hochkommen; eigentlich: Ich reagiere auf alles Mögliche panisch.

Übernimmt man die Verantwortung für Gefühle und Impulse nicht, droht doppelter Schaden:

> **Freiheit und Verantwortung**
>
> Frei wird man durch Verantwortung. Nur wenn man die Verantwortung für das übernimmt, was man ist, verhindert man, davon beherrscht zu werden.

1. Weise ich anderen die Schuld für Missstände zu, riskiere ich Konflikte. Niemand wird gerne den Schwarzen Peter übernehmen, wenn ich mit meiner Gefühlslage nicht zufrieden bin.

2. Wenn ich die Verantwortung für meine Gefühle nicht übernehme, erkläre ich mich zu einem Objekt. Statt selbst um eine Lösung zu ringen, warte ich passiv darauf, dass andere etwas für mich tun. Reifer wird man dadurch nicht.

## Rangordnungen

Rangordnungen richten sich entlang der Bereitschaft zur Verantwortung aus. Das gilt für soziale Verantwortung ebenso wie für existenzielle. Bei der sozialen Verantwortung ist der Zusammenhang unmittelbar. Je mehr Fragen man in einer Gemeinschaft zu beantworten hat, desto höher wird man eingestuft. Je weniger man der Verantwortung seiner sozialen Rollen nachkommt, desto eher stürzt man ab.

> **Wertesystem und Rangordnung**
>
> Es gibt nur ein vollgültiges Wertesystem: das, in dem alle gleichzeitig aus eigener Kraft und unabhängig von fremden Entscheidungen den höchsten Rang erreichen können.
>
> ---
>
> Wer einem König mehr Respekt als einem Bettler zollt, zeigt an, dass er sich verachtet.

## Rangordnung der Rangordnungen

Die soziale Rangordnung hängt eng von der Bereitschaft zur Übernahme existenzieller Verantwortung ab. Umgekehrt gilt das nicht. Das heißt: Man kann einen hohen existenziellen Rang erreichen, selbst wenn man von allen verachtet wird. Wer aber keinerlei existenzielle Verantwortung für sich selbst übernimmt, kann sozial nur durch Betrug oder Gewalt nach oben kommen. Deshalb ist die existenzielle Rangordnung der sozialen übergeordnet.

## 33. Verantwortung

Wer sich mit dem Umfeld in Konflikte verwickelt, weil er es für die eigenen Gefühle haftbar macht...

- verschwendet Kraft, die ihm zum Aufbau inhaltlicher Qualifikationen fehlt.

- verscherzt sich Anerkennung, die seinem gesellschaftlichen Rang zugutekäme.

Wer im Gegensatz dazu die Verantwortung für das eigene Erleben übernimmt...

- vermindert den Widerstand des Umfelds, weil das Umfeld keine Angst mehr davor hat, dass ihm Verantwortung aufgebürdet wird, die ihm nicht zukommt.

- wird als Autorität empfunden, der man sich anvertraut.

Der existenzielle Rang ist an die Verantwortung gebunden, man selbst zu sein, der soziale hängt von Person und Rolle des Einzelnen ab. Der maximal erreichbare existenzielle Rang ist höher als der maximal erreichbare soziale. Der Rang dessen, der er selbst ist, ohne dafür die Verantwortung abzutreten, liegt stets über dem höchst möglichen sozialen Rang. Das erklärt, warum Diogenes nicht von Alexander dem Großen beeindruckt werden kann. Es sei denn, der Inhaber des höchsten sozialen Rangs hat auch den höchsten existenziellen erreicht. Dann ist der Rang beider gleich.

# 34. Verstand

Normalerweise ist die Verstandestätigkeit durch eine egozentrische Fehldeutung der Wirklichkeit verzerrt. Das führt zu einem systematischen Fehler von Wahrnehmung und Reaktivität, der Unglück verursacht.

Wer versteht, erlöst sich vom Verstandenen. Nachdem das Subjekt verstanden hat, steht es dort, wo es vom Verstandenen entbunden ist. Geistige Freiheit ist Entbindung aus Verstehbarem.

Vollgültiges Verstehen ist kein intellektueller Akt, sondern ein existenzieller. Indem man versteht, verschiebt man die Position des relativen Selbst in der Wirklichkeit. Verstand ist Fortbewegung des Subjekts.

Eine hohe Schule des Verstandes: sich aus der Person herauszuverstehen.

---

**Verstand**

Den Standpunkt verändern, um zu sehen.

Ich stelle mich einem Sachverhalt gegenüber so auf, dass ich von dort, wo ich stehe, seine Struktur erkennen kann.

---

**Vernunft**

Ernst nehmen, was man verstanden hat.

*Vernunft* kommt von *vernehmen*. Ich nehme das Verstandene in den Bestand jener Erkenntnisse auf, von denen ich künftig ausgehe.

---

Wenn man den Standpunkt verschieben kann, um Wahres zu verstehen, kann man ihn auch verschieben, um Wahrheit zu übersehen. Viele gebrauchen den Verstand nur wenig im Dienst der Wahrheit, aber umso mehr, um sich vorübergehend zu entlasten indem sie die Wahrheit übersehen.

## Begriffsbestimmung

*Verstand* bezeichnet ein wesentliches Vermögen des Bewusstseins. Der Begriff besteht aus zwei Teilen: der Vorsilbe *ver-* und dem Verb *stehen*.

*Ver-* bezeichnet eine Verschiebung, also einen Positionswechsel von hier nach dort; entweder räumlich oder im übertragenen Sinn: eine Verschiebung von Zustand A in Zustand B. Eine Reihe von Begriffen, die mit *ver-* beginnen, verdeutlicht den Sinn der Silbe:

- **verkaufen**
  Die verkaufte Sache wird aus dem Besitz des Verkäufers in den des Käufers verschoben.

458

- **vermeiden**
  Er vermied den Unfall, indem er die Spur des Wagens nach rechts verschob.

- **verinnerlichen**
  Beim Verinnerlichen wird eine Botschaft oder Erkenntnis von außen nach innen übertragen.

- **vermuten**
  Eine Mutmaßung verschiebt den Standpunkt, von dem aus man die Dinge betrachtet; und dabei riskiert man, sich zu **verirren**.

- **verbluten**
  Wer verblutet, blutet nicht nur und bleibt dort, wo er ist. Er gelangt vom Dies- ins Jenseits.

Das Verb *stehen* ist unmittelbar verständlich. *Verstand* benennt folglich die Fähigkeit des Bewusstseins, den Standpunkt, von dem aus es die Wirklichkeit betrachtet, von hier nach dort zu verschieben. Durch die Verschiebung des Standpunkts ist es in der Lage, Aspekte der Wirklichkeit wahrzunehmen, die ihm ohne Verschiebung nicht zugänglich wären. Wer seinen Standpunkt nicht verschieben kann, starrt auf die Wirklichkeit, statt sie zu verstehen.

## Begreifen und verstehen

*Verstehen* und *begreifen* sind nicht dasselbe.

- Sobald ich etwas begriffen habe, bin ich in der Lage, den betrachteten Sachverhalt so in Begriffe zu fassen, dass mir seine Logik einleuchtet. Zugleich bin ich in der Lage, das Begriffene in Begriffe verpackt an einen anderen zu übermitteln.

  $$6 \times 4 = 12 \times 2$$

- Sobald ich etwas verstehe, verrücke ich meinen Standpunkt dergestalt, dass mir das Betrachtete aus neuer Perspektive erkennbar wird.

  Heute verstehe ich, warum sich Lena damals von Markus trennte.

Während ich von dort aus begreife, wo ich bin, führt das Verstehen zu einer Verschiebung des Standpunkts. Oder es ist Folge davon, dass man den Standpunkt bereits gewechselt hat; zum Beispiel im Rahmen eines biographischen Erfahrungsprozesses.

Während Begriffenes grundsätzlich in Begriffe verpackt und versendet werden kann, ist etwas Verstandenes nicht immer begrifflich erfassbar.

Begreifen ist eine Operation mit Objekten. Verstehen ist ein Wandel des Subjekts. Indem sich das Subjekt selbst versteht, verlässt es den Standpunkt des relativen Selbst und nimmt den des absoluten ein.

Menschen ohne Verstand haben zwar eine Meinung, sie sind aber nicht in der Lage, sich geistig davon abzusetzen. Sie sind eineindeutig davon überzeugt, dass wahr ist, was sie für *wahr* halten.

*Er hat den Verstand verloren.* So sagt man, wenn jemand verrückt wird. Die Sichtweise des Wahnkranken ist in eine Position verrückt, aus der er nicht mehr herauskommt.

## Verschiebungen

Eine Verschiebung des Standpunkts, von dem aus man die Welt betrachtet, ist durch drei Manöver möglich. Durch...

1.  Verschiebung der körperlichen Position

2.  Verschiebung der geistigen Position

3.  Einfühlung in die Position anderer

### Körperlich / topographisch

Die Fähigkeit, die topographische Position aus eigener Kraft zu bestimmen, ist ein wichtiger Entwicklungsschritt hin zu einer komplexen Verstandestätigkeit. Die meisten Tiere - nicht so die Schwämme - können ihren Blickwinkel topographisch-körperlich verschieben. Sie bewegen sich fort. Indem das Tier die Welt aus jeweils unterschiedlichen Winkeln betrachtet, sammelt es ein Wissen, das sich zu einer drei- bis vierdimensionalen Vorstellung des Umfelds zusammensetzt.

Sowohl der Katze als auch dem Elefanten kann man ein Bewusstsein zusprechen; dem Affen erst recht. Dass ein Vogel im Mai mit dem Nestbau beginnt, mag instinktives Handeln sein, dem kein individuelles Wissen entspricht und somit auch kein Verstand. Das Wissen der Katze um die Position der Vogeltränke und das des Elefanten um das letzte Wasserloch ist aber nicht instinktiv, sondern erworben. Nur jener Elefant, der von seiner Mutter gelernt hat, kennt den Weg zur Tränke. Er hat ein Wissen, das einem Zirkuselefanten fehlt. Setzte man den Zirkuselefanten in der Savanne aus, würde er verdursten.

- Dreidimensional heißt: Die Katze kennt ihr Revier. Sie weiß, wo die Vogeltränke steht. Sie weiß, wo sie

entweder einen Vogel erbeuten oder zumindest dessen Badewasser trinken kann.

- Vierdimensional heißt: Der Elefant weiß, dass er in der Mburabamba-Senke noch Wasser findet, wenn es drei Tagesmärsche nördlich davon nur noch tanzende Staubwirbel gibt. Das Bewusstsein des Elefanten kennt die zeitliche Dimension. Er steuert seinen Körper durch eine vierdimensionale Vorstellungswelt. Genauso tut es ein Affe. Er weiß aus Erfahrung, wann die Mangos an welchem Baum reifen.

## Geistig / virtuell

Die Vorstellungswelt des Verstandes kennt nicht nur drei räumliche und eine zeitliche Dimension. Sie kennt auch Ursache und Wirkung. Der Verstand verschiebt den Blickwinkel der Betrachtung entlang vielfältiger Wenn-dann-Vermutungen. Durch gedankliche Simulationen entstehen virtuelle Vorstellungsfelder bedingter Ereignisfolgen. Anhand solcher Vorstellungen plant der Verstand erfolgversprechende Handlungen im Voraus.

Nicht nur der Mensch verschiebt den Blickwinkel der Betrachtung in einer virtuellen Vorstellungswelt, die Bedingungen berücksichtigt. Auch ein Schimpanse tut das. Ein Schimpanse zieht Kisten heran, um eine Banane zu erreichen, die ohne Kisten in unerreichbarer Höhe hängt. Das tut der Affe nicht durch blindes Probieren. Vielmehr nimmt er Ursache und Wirkung bewusst vorweg. Der Affe versteht. Er verschiebt im Geiste seinen Blickwinkel in eine virtuelle Situation. So erkennt er: Der Höhenausgleich durch eine Kiste macht die Banane erreichbar. Der Affe hat Verstand.

## Sozial / intuitiv

Eine komplexe Form der Wenn-dann-Vermutung zeigt sich als intuitive Einfühlung in die Sichtweise anderer.

- Wenn ich erlebt hätte, was der Andere erlebt hat... Wie würde ich dann urteilen?
- Wenn ich an der Stelle des Anderen stünde... Wie sähe ich die Welt?

Die intuitive Tätigkeit des Verstandes kann die Kommunikation verbessern oder sie dient der Manipulation.

- Ich verstehe, wie Du fühlst und stelle mich Deinen Absichten daher nicht in den Weg.
- Ich verstehe, wie hungrig die Leute danach sind, bestätigt zu werden. Ich stelle ihnen die gewünschte Bestätigung in Aussicht, wenn sie dies oder jenes tun.

Auch der Schimpanse hat genügend Verstand, um sich sozial einzufühlen. Will er etwas verstecken, wartet er auf den Moment, in dem er vermutet, dass andere nicht sehen, was er tut. Er kann andere manipulieren.

## Aufgaben des Verstandes

Der Verstand dient dem Umgang mit Informationen und Sichtweisen; aber auch der emotionalen Regulation. Er kann...

- Wissen sammeln

- Wege finden

- entlasten / umdeuten

- beurteilen / bewerten

- Kommunikation bereichern

- Mitgefühl vertiefen / Aggressionen hemmen

### Wissen sammeln

Ohne Verschiebung des Standpunkts ist nur wenig Wissen zu erwerben. Wäre der Mensch an einem Flecken angewurzelt, könnte er von dort aus zwar das Umfeld betrachten und wüsste dann etwas. Im Vergleich zu dem, der umhergehen kann und die Gegend aus verschiedenen Perspektiven untersucht, wäre das aber wenig.

Die Funktionsweise einer Software ist mir nicht bekannt. Wenn ich darüber etwas wissen will, muss ich sie aus der geeigneten Perspektive betrachten. Vors Küchenfenster zu treten und hinauszuschauen, wird nichts nützen. Besser ist es, vor dem Monitor Stellung zu beziehen, das Programm in einem Editor zu öffnen und die Programmiersprache zu lernen.

Indem ich mich vor den Monitor setze, verschiebe ich meinen Standpunkt topographisch. Indem ich die Sprache erlerne, versetze ich mich in die Lage, die Software aus einer Position heraus zu betrachten, von der aus ich ihre Funktionsweise erkenne.

### Wege finden

In der Regel ist Wissen kein Selbstzweck. Es dient dazu, in der Wirklichkeit Wege zu finden.

Ich will das Programm dazu bringen, mich um sieben Uhr ans Abendessen zu erinnern. Dazu probiere ich gedanklich verschiedene Eingriffe aus und überlege, was sie bewirken. Ich verschiebe meinen Standpunkt virtuell und schaue, welche Folgen ich aus verschiedenen Positionen heraus vorhersagen kann. Ideen, die mir sinnvoll erscheinen, setze ich um.

## Entlasten / umdeuten

Die Wirklichkeit ist komplex. Je nachdem, aus welcher Perspektive man sie betrachtet, kann man sie unterschiedlich erleben.

> Nach fünf Stunden Plackerei habe ich alles verbockt. Das Programm funktioniert überhaupt nicht mehr. Ich beginne zu verzweifeln. Das Abendessen ist längst vorbei. Um mich zu entlasten, betrachte ich das Ganze aus einer anderen Perspektive. Ich verschiebe meinen Standpunkt so, dass ich entlastende Aspekte des Sachverhalts erkenne. Ich sage mir: Wozu brauche ich das Programm überhaupt? Abends zu essen, macht sowieso nur dick. So betrachtet, ist alles gut gelaufen.

## Beurteilen / bewerten

Auch Urteile zu fällen ist Aufgabe des Verstandes. Je öfter man den Standpunkt der Betrachtung verschiebt, desto vielschichtiger erkennt man die Wirklichkeit. Je vielschichtiger die Erkenntnis, desto besser kann man bewerten, was wesentlich ist.

> Verstand ist die Erkenntnis, dass man den Standpunkt verschieben sollte, bevor man einen Sachverhalt beurteilt.

> Indem ich den Standpunkt verschiebe, erkenne ich, dass das Ziel, abzunehmen im Vordergrund steht. Ich bewerte den Ablauf anders, als wenn ich ausschließlich den Erfolg beim Programmieren im Auge behielte.

## Verständigung

Verstand ist ein wesentliches Werkzeug komplexer Kommunikation. Gewiss, auch der Esel kommuniziert mit seinen Artgenossen, es bleibt jedoch sein Geheimnis, wie viel er vom Vorgang der Kommunikation und vom Innenleben seiner lautstarken Kollegen versteht.

Verstand ist das Vermögen, den Standpunkt der Betrachtung verschieben zu können. Das hilft nicht nur bei der Erforschung geologischer Strukturen im Atlasgebirge, es hilft vor allem bei der zwischenmenschlichen Kommunikation. Wer die Welt probeweise aus den Augen dessen betrachten kann, mit dem er zu tun hat, hat entschieden bessere Chancen auf ein gedeihliches Miteinander.

## Verständnis

Verständnis ist ein Teilaspekt der Verständigung. Dazu bedarf es zweier Personen: einer, die es versteht, ihre Lage verständlich zu machen und einer zweiten, die sich bemüht, Verständnis zu entwickeln. Während es Aufgabe der Verständigung ist, gemeinsame Unternehmungen zu koordinieren, dient das Verständnis der Regulation aggressiver Impulse.

Wer für die Position des Anderen Verständnis hat, wird ihn kaum je rücksichtslos bedrängen.

## Störungen des Verstandes

Störungen des Verstandes sind weit verbreitet; und zweifellos leidet auch der Autor dieser Seite unter Verstandesstörungen, die seinen persönlichen Ängsten, Wünschen und Begierden entspringen. Die Fähigkeit, Sachverhalte aus verschiedenen Perspektiven zu betrachten, kann durch organische, psychologische sowie soziale und politische Faktoren beeinträchtigt werden.

Im Regelfall ist die Verstandestätigkeit durch eine entwicklungspsychologische Fixierung verzerrt. Diese Verzerrung hat mit der Identifikation des Ich mit der Person zu tun. Dadurch kommt es zu einem Phänomen, das man als egozentrische Verschiebung bezeichnen kann. Da das Bewusstsein fast durchweg an der Identifikation mit dem Ego festhält, wird meist weder die Fixierung noch die daraus folgende Verstandesstörung als Problem erkannt. Der Blick des Menschen auf die Wirklichkeit ist meist so beschränkt, dass er kaum ahnt, wie beschränkt er ist.

### Organische Ursachen

Die Verstandestätigkeit setzt ein funktionsfähiges Gehirn voraus. Organische Faktoren, die das Gehirn schädigen oder seine Funktion beeinträchtigen, führen zu Störungen des Verstandes. Zu nennen sind:

- Demenzen
- Suchtmittel
- Übermüdung
- Organische und endogene Psychosen

### Psychologische Ursachen

Nicht immer wollen wir verstehen, was wir verstehen könnten. Ursache dafür ist

---

**Der eingefrorene Verstand**

Beim Wahn ist die egozentrische Verschiebung eingefroren. Der Wahnkranke ist nicht mehr in der Lage, Sachverhalte aus verschiedenen Positionen zu betrachten und seine Meinung mit der Wirklichkeit abzugleichen. Aus Furcht vor seinem Untergang wird das Ego im Wahn totalitär.

---

die Befürchtung, bestimmte Sachverhalte zu verstehen, könnte uns schaden.

- Wenn ich einsähe, dass ein Lohn von 4,50 Euro unzumutbar ist, müsste ich mehr zahlen.

- Wenn ich verstünde, dass sich Jasmin durch meine Ansprüche bedrängt fühlt, müsste ich mich zurückhalten.

- Wenn ich einsähe, dass man mit dem bisschen, was ich tue, keine Eins verdient, müsste ich mehr lernen.

- Ich habe keinerlei Verständnis dafür, dass Du den Kontakt zu Martin aufrechterhältst.

Psychologische Ursachen hinter solchen Störungen der Einsichtsfähigkeit sind Angst, Neid, Eifersucht und Gier. Dahinter steht meist der Selbstwertzweifel eines verunsicherten Ego. Die Mittel, die das Bewusstsein einsetzt, um gefürchtete Tatsachen nicht zu verstehen, nennt man Abwehrmechanismen.

> Eine der größten Verstandesleistungen ist die Erkenntnis, dass man wenig davon hat.

## Die egozentrische Verschiebung

Die Verstandestätigkeit des Menschen durch Verschiebungen der Betrachtungsposition in einer virtuellen Vorstellungswelt geht über die des Affen hinaus. Während der Affe nach dem Erreichen der Banane rasch zum unmittelbar Wahrnehmbaren zurückkehrt, hält sich der Mensch größtenteils bei den Vorstellungen seines Verstandes auf. Statt unbefangen mit der Achtsamkeit im Hier-und-Jetzt zu sein, wo sich auch das Tor zu seinem Selbst befindet, ist er unentwegt damit befasst, die Welt auf Verwertbarkeit zu überprüfen.

- Wenn ich heute einzahle, beziehe ich in 30 Jahren Rente.

- Was muss ich tun, damit meine Einzahlung mehr Rendite abwirft?

- Wie könnte man Bananen auf dem Mond anpflanzen und wie transportiert man sie zur Erde zurück?

- Sollte ich Roswitha rote Rosen schenken?

- Wie mache ich den Leuten klar, dass man für Mondbananen doppelt so viel wie für die krummen Dinger aus Honduras zahlen sollte?

Durch die Verwendung des Verstandes zur maximierenden Kontrolle des Lebenslaufs hat der Mensch sehr viel erreicht. Er hat aber auch viel an Lebenslust und Spontaneität verloren, denn wer planen kann, riskiert die Gegenwart der Zukunft zu opfern.

Die Verschiebung der Betrachtungsposition, die der ständigen Maximierung des Erfolges dient, ist die Verschiebung in den Blickwinkel des eigenen Egos. Die meiste Zeit des Lebens betrachten wir die Welt von dort aus; und bilden uns ein, dass dies mit der tatsächlichen Position unserer selbst in Einklang steht.

Zum Ego gehört ein vereinfachtes Selbstbild. Das Ego geht davon aus, dass die Person dem Rest der Welt als autonome Einheit gegenübersteht; und man am besten daran tut, unentwegt für den eigenen Bauch zu sorgen. Das stimmt zwar nur bedingt, die Aufspaltung des Weltbilds in Ich und Nicht-Ich ist für eine brauchbare Selbststeuerung im sozialen Umfeld aber nützlich, und daher nur mit Mühe aufzugeben.

> Nicht der Verstand steht der Erkenntnis im Wege, sondern der Unverstand, der nicht versteht, dass das Subjekt kein Insasse, sondern das Wesen der Wirklichkeit ist.

### Verstand und spirituelle Erkenntnis

Viele spirituelle Ratgeber verdächtigen den Verstand, einer tiefer gehenden Erkenntnis generell im Wege zu stehen. Sie bieten Techniken an, um den Verstand zu überwinden: zum Beispiel Koans; also Denkaufgaben, an deren Lösung der Verstand scheitern muss (Wie klingt das Klatschen einer Hand?). Oder sie empfehlen, ihn durch Glaubensdogmen zu ersetzen.

... was ein Trugschluss ist, da auch der Glaube vom Grundsatz her ein Verstandesakt ist, bei dem der Ausgangspunkt der Weltsicht auf eine virtuelle Position verschoben wird (Jesus ging übers Wasser.). Während der gesunde Menschenverstand an seinen Irrtümern leidet, versucht der Fehlverstand des Glaubens Irrtümer gar nicht erst zu vermeiden. Stattdessen versteift er sich auf ein Dogma, um dessen Wahrheitsgehalt er sich nicht mehr kümmert. Glaubensinhalte haben mit egozentrischen Interessen zu tun. Sie stellen dem Ego überragende Vorteile in Aussicht. *Tue dies oder das und du wirst großartig belohnt.* Im Glauben wird der Verstand nicht überwunden. Er wird zu einem Werkzeug der Willkür gemacht.

Tatsächlich gilt es aber nicht, den Verstand zu überwinden, sondern seine Fixierung auf egozentrische und damit dualistische Muster. Der Verstand selbst steht der Erkenntnis keinesfalls im Wege. Was tiefere Erkenntnis behindert, ist die Verengung des Blickwinkels auf die egozentrische Position. Erst wenn der Brennpunkt der Betrachtung durch einen weiteren Prozess des Verstehens vom Ego ins Selbst verschoben wird, wird die Wirklichkeitserfahrung von der Verzerrung durch die Egozentrik befreit.

Allerdings ist diese Korrektur schwer zu verwirklichen. Es reicht keineswegs ein bloßer Beschluss (*Jetzt gehe ich mal davon aus, dass ich der Welt nicht gegenüberstehe, sondern mich in sie zentriere.*). Nur durch beharrliche Wahrnehmung der inneren und äußeren Wirklichkeit wird die Illusion vom autonomen Ego so transparent, dass sie bricht.

Die egozentrische Verschiebung der Weltsicht ist ein normaler Prozess. Ein Neugeborenes begreift sich nicht als Person unter vielen. Sein Blick auf die Welt geht von keinem Ego aus. Es versteht allerdings auch keinen Zusammenhang. Erst das Kleinkind erkennt Unterschiede zwischen sich und den anderen. Um im sozialen Umfeld seinen Platz zu finden, fokussiert es seine Aufmerksamkeit auf den Blickwinkel der besonderen Person, als die es sich selbst begreift. Bald beginnt es, sich mit seinem Ego gleichzusetzen.

*Der egozentrische Verstand*

| Vorteile | Nachteile |
| --- | --- |
| Die Vereinfachung erleichtert die Entwicklung eines festen Selbstbilds. | Die Verzerrung verursacht permanent Reibung an der Wirklichkeit. |
| Das überwertige Nachdenken über Vor- und Nachteile der Person führt zu einer gewissen Schläue (*Ich bin doch nicht blöd!*) | Die dauernde Berechnung persönlicher Vor- und Nachteile absorbiert so viel Achtsamkeit, dass das Individuum tiefere Ebenen seiner selbst übersieht. |
| Die Interessen des Egos sind gut zu besorgen. | Die Interessen des Selbst werden oft missachtet. |

Für die Belange einer normalen Existenz reicht das Wirklichkeitskonzept vom grundsätzlichen Unterschied zwischen Ich und Nicht-Ich aus. Allerdings wird die Polarisierung des Selbstbilds ins Ego durch erhebliche Nebenwirkungen erkauft.

Die meisten Symptome, die einen Psychiater beschäftigen (Ängste, Zwänge, Stimmungsanomalien, Persönlichkeitsstörungen) haben damit zu tun. Eine spirituelle Erweiterung des Weltbilds kann die egozentrische Fehldeutung der Wirklichkeit überwinden. Auch die spirituelle Erweiterung ist ein Verstandesakt. Sie verschiebt den Standpunkt der Betrachtung vom Diesseits des Egos ins Jenseits des Egos.

> Sozial bedingte Störungen des Verstandes drohen besonders Personen, die in Gemeinschaften mit hohem Gruppendruck aufgewachsen sind.

> **Die ideologische Verstandesstörung**
>
> Je entschiedener sich eine Gruppe durch weltanschauliche Positionen gegenüber dem Umfeld abgrenzt, desto mehr wird die Verstandestätigkeit ihrer Mitglieder durch Denkverbote eingeengt.

## Soziale und politische Ursachen

Gruppendruck ist ein mächtiger Faktor, der die Verstandestätigkeit stören kann. Das gilt im Großen wie im Kleinen.

- Werden Gesellschaften von totalitären Anschauungen beherrscht, ist es eine Gefahr für Leib und Leben, Tatsachen zu erkennen, die die Position der Mächtigen in Frage stellen. Unzählige sind bereit, ihren Verstand zu knebeln, damit er sie nicht ins politische Abseits rückt.

- Wer in einer politischen Partei zu etwas kommen will, sollte kein Verständnis für gegnerische Positionen haben.

- Eigentlich hätte Reinhard verstanden, dass der Kopfsprung ins unbekannte Gewässer unvertretbar ist; hätten ihn seine Kumpels nicht als Feigling bezeichnet...

Psychologische und soziale Ursachen wirken bei solchen Prozessen Hand in Hand. Als psychologisches Motiv ist das Bedürfnis nach Zugehörigkeit aktiv. Je größer der Gruppendruck, desto mehr werden aber auch Personen in den Unverstand gedrängt, die unter günstigeren Bedingungen einsichtsfähig wären.

In vielen weltanschaulich definierten Gruppen ist der Rahmen dessen, was man als wahr erkennen darf, so eng, dass wechselseitig induzierte Störungen der Verstandestätigkeit vorliegen. Das gilt für Gruppierungen mit politischem wie politisch-religiösem Selbstverständnis gleichermaßen.

## Missbrauch des Verstandes

Der Verstand kann nicht nur *ge*braucht werden. Er kann auch *miss*braucht werden.

Zuweilen wird der Verstand daher als *Hure* bezeichnet. Doch Vorsicht: Den Verstand als *Hure* zu bezeichnen, kann seinerseits ein Missbrauch des Verstandes

---

### Die dogmatische Verblödung

Ein Dogma ist eine unverrückbare Festlegung auf einen fixierten Standpunkt. Es ist daher programmatischer Unverstand, denn dem Wesen des Verstandes entspricht seiner Definition gemäß die Verschiebung; nicht die Festlegung. Jedes Dogma bewirkt eine selektive Störung der Verstandestätigkeit. Jede fixierte Weltanschauung ist ein geistiges Gebrechen.

---

### Irrwege

Angst kann aus dem Verstand ein schädliches Werkzeug machen. Wenn die Angst, etwas zu verlieren oder einen Gewinn zu verpassen, überhandnimmt, verlässt man schnell das Hier-und-Jetzt. Man denkt stattdessen an das, was kommen mag, geschehen könnte, nicht passieren darf oder hätte anders laufen sollen. Bei all dem verschiebt der Verstand den Ausgangspunkt der Betrachtung auf hypothetische Positionen, aus der heraus er die Wirklichkeit zu steuern versucht: Was müsste ich tun, damit ich nicht leiden muss?

Im Bemühen, gefürchtetes Leid zu vermeiden, entgleist die Verstandestätigkeit in einen Grübelzwang, der mehr Leid verursacht als er verhindert. Zuweilen verbringt man ganze Nächte im Kreisverkehr eines Verstandes, der um eine Wirklichkeit rotiert, die man nicht wahrhaben will.

---

sein; um nämlich seinen Ruf zu schädigen und um mit entmachtetem Verstand der Willkür freien Lauf zu lassen. Der Verstand ist keine Hure. Eine Hure ist eine Frau, die ihr sexuelles Potenzial von sich aus mit geschäftlichem Vorsatz anbietet. Der Verstand selbst bietet sich nicht an. Er kann vielmehr missbraucht und vergewaltigt werden. Dass der Verstand in vielen Fällen missbraucht wird, ist aber nicht sein Verschulden, sondern die Schuld derer, die es mit ihm tun. Es ergeht ihm wie einer Frau, die zur Prostitution gezwungen wird, ohne dass sie dadurch je zu einer Hure würde.

Ein solcher Missbrauch droht, wenn das Ich vom Ego vereinnahmt ist. Hält das Ich aus egozentrischen Motiven an Sichtweisen fest, die durch den Blick auf die Wirklichkeit infrage gestellt würden, kann es seinen Standpunkt gezielt verschieben, um die gefürchtete Wirklichkeit absichtlich zu übersehen. Solche Missbrauchstaten sind in der Menschenwelt gang und gäbe. Der Begriff *absicht-*

> Missbrauch des Verstandes liegt vor, wenn die Verschiebung des Blickwinkels nicht der Erkenntnis der Wirklichkeit dient, sondern der Verteidigung eines irrigen Weltbilds.

*lich* zeigt dabei an, was bei dieser Absicht vorgeht. Dass derartige Absichten ihrerseits oft unbewusst bleiben, ist ein weiteres Resultat der Absichtlichkeit.

## Ein krasser Fall von Verstandesmissbrauch

Marlene ist wie alle Menschenkinder. Am liebsten wäre sie immer glücklich und würde das Leben frohgemut genießen. Schon früh hat sie zweierlei erkannt:

dass die Wirklichkeit ein Störfaktor sein kann, der ihr Glück verzögert.

1. dass die Einschätzung der Wirklichkeit eine Frage des Standpunktes ist und dass man sich durch optimistische Mutmaßungen über ihren Verlauf vom Ärgernis befreien kann, bedenklichen Seiten an ihr zu sehen und unter der Zurkenntnisnahme des Bedenklichen zu leiden.

Dergestalt lernte Marlene, dass man sich durch Verdrängung des Unerfreulichen zumindest kurzfristig beglücken kann. Sie nahm immer nur optimistische Standpunkte ein, also solche, die vorerst von Sorgenlast befreien.

> Nicht dass es Marlene an Verstand fehlt. Davon hat sie genug. Sie missbraucht ihn aber, um sich heute vor Verdruss zu schützen; den ihr das Schicksal morgen mit Zins und Zinseszins in Rechnung stellt.
>
> ───────
>
> Eines der gefährlichsten Manöver des Verstandes, um sich momentan Entlastung zu verschaffen, ist die Leugnung eigener Fehler und die Zuweisung einer jeden Schuld an jedem Ungemach an andere. Die Hypothese, dass man selbst richtigliegt, fühlt sich besser an, als die Einsicht, dass man irrt.
>
> Wer stets einen Standpunkt einnimmt, von dem aus er vor allem die Schuld anderer sieht, hat seinen Verstand bereits missbraucht.

- Wie lange braucht man zu Fuß von Gummersbach nach Wipperfürth? Zehn Minuten.

- Wie lange um ein Wohnzimmer zu streichen? Zwanzig Minuten.

- Wie viel kostet die Renovierung eines Badezimmers? Tausend Euro. Wenn überhaupt.

- Wie realistisch ist es, ein Hotel in Bombay zu eröffnen, eine Aloe-Vera-Plantage in Portugal hochzuziehen oder sich in den Diamantenhandel Südamerikas einzuklinken? Absolut realistisch! Zumindest Marlene gelänge das mit links.

- Sollte man sich um eine Kranken- oder Rentenversicherung kümmern? Das machen nur Spießer. Für mich wird sich alles zum Besten wenden!

> Um fest daran zu glauben, dass man im Recht ist, kommt zur Projektion der Schuld ein noch gefährlicheres Manöver hinzu: die Abwertung aller, denen Schuld zur Last gelegt wird, ohne dass sie die zugewiesene Schuld begleichen. Nicht nur dass solche Leute Schuld haben: Sie sind auch noch Idioten, Verräter, Schweine, dumme Ziegen oder Schwachköpfe.
>
> ---
>
> Schuldzuweisung und Abwertung führen in ständige Konflikte mit dem Umfeld, sodass sich statt des beanspruchten Glücks immer mehr Problematisches in Marlenes Leben anhäuft. Und was tut Marlene? Sie tut, was Süchtige fast immer tun. Sie erhöht die Dosis ihres Mittels. Erst wenn sie erkennt, dass ihr Mittel ein Übel ist und keine Medizin, kann sie *den* Standpunkt einnehmen, von dem aus sie ihr wirklich Gutes sehen kann.

- Machst Du selbst Fehler? Gibt es in Deiner Tugend irgendeine Lücke? Keine Sorge! Mit mir ist alles in Ordnung. Wie sollte Marlene auch glücklich sein, wenn sie von eigenen Fehlern etwas wüsste?

Wie jede Sucht, so führt auch die Sucht nach Glück und sorgenfreier Stimmung durch Verleugnung unerwünschter Realitäten nicht dauerhaft zum Erfolg. Die Wirklichkeit bricht so hartnäckig ins Wolkenkuckucksheim des Träumers ein wie die Nacktschnecke ins Salatbeet. Neben der Verdrängung kommen zwei weitere Abwehrmaßnahmen zum Einsatz:

- Spaltung
- Projektion

Wenn das Leben weniger erfreulich verläuft, als es der optimistische Standpunkt verhieß, muss das eine Ursache haben. Und das kann dann doch nur etwas Übles sein, etwas, das

Marlene ihr Glück nicht gönnt oder so tumb ist, dass es auf dem eigentlich problemlosen Weg zum Glück störend herumsteht.

- Wenn nach 10 Minuten Fußmarsch nicht einmal Marienheide in Sichtweite kommt, hat sich Marlene nicht verschätzt. Das Straßenbauamt hat Mist gebaut.

- Wenn der Handwerker für die Renovierung des Badezimmers statt der vermuteten 1000 Euro 10000 veranschlagt, ist er ein unverschämter Betrüger, was ihm Marlene prompt zu verstehen gibt; denn zu ihren Tugenden gehört unerschrockene Ehrlichkeit, sodass sie niemals zögert, Übeltätern ihre Missetaten vorzuhalten.

- Wer Marlene nicht begeistert zuhört, wenn sie in Indien, Portugal und Südamerika Luftschlösser baut, sondern den Realitätssinn ihrer Pläne gar bezweifelt, ist ein Kleingeist, der als solcher von oben herab zu behandeln ist.

Es stimmt schon: Marlene wollte niemandem etwas Böses und sie will das auch heute nicht. Sie wollte und will nur glücklich sein. Auf dem Weg zum Glück glaubt sie aber, dass man Hindernisse überspringen kann, indem man einen Standpunkt einnimmt, vom aus man sie übersieht.

Wenn die Methode scheitert, stellt Marlene nicht den eigenen Standpunkt in Frage. Sich Fehler einzugestehen, ist unbehaglich. Stattdessen sieht sie alle Schuld bei anderen; und wird damit vielen Leuten nicht gerecht. Es sieht dann so aus, als wäre sie böse. Tatsächlich ist sie aber ein liebes Kind, das auf dem Weg zum Glück seinen Verstand missbraucht und sich damit verirrt.

> Verstandesmissbrauch betreibt, wer den Verstand nicht dazu verwendet, Standpunkte einzunehmen, von wo aus er die Wirklichkeit besser erkennt und realitätsgerecht auf sie reagieren kann, sondern Standpunkte, deren Perspektiven sich momentan besser anfühlen. Da alles jenseits der Wahrheit trügerisch ist, hat man damit auf Dauer wenig Erfolg.

# 35. Wahrnehmung

Wahrnehmung ist Grundlage seelischer Gesundheit. Sie ist die Bedingung von Zufriedenheit und Glück. Erst wenn man Wahres erkennt und von Wahrem ausgeht, passen Entscheidungen so zur Realität, dass sie förderlich sind. Jede Ausrichtung des Bewusstseins an Vermutungen erhöht die Gefahr, an der Wirklichkeit zu scheitern.

Wahrheit ist die Substanz des Subjekts. Nimmt es Wahrheit an, nimmt es selbst zu. Hat es alle Wahrheit angenommen, ist es zu sich selbst geworden.

Wer oft scheitert, nimmt wenig wahr und vermutet zu viel.

Je mehr man von sich weiß, desto besser versteht man die anderen.

Wenn ich sehe, bin ich ein Punkt. Wenn ich höre, bin ich der Raum. Wenn ich rieche, schmecke oder fühle, bin ich eine Fläche, an der sich innen und außen berühren.

Besser zu unterscheiden, heißt mehr Zusammenhänge zu sehen.

## Begriffsbestimmungen

Das Herkunftswörterbuch des Duden-Verlags (*Etymologie der deutschen Sprache*) nennt den indoeuropäischen Begriff *u̯er-* zweimal als Ausgangspunkt weiterer Bedeutungsketten.

- Zum einen ist er die Wurzel des Adjektivs *wahr*.

- Zum anderen entspringen ihm die Verben *wahren* und *wehren*.

Das Wörterbuch verrät uns nicht, ob es vor dem hypothetischen Indogermanen, der beim Wort *u̯er-* einmal an *Gunst und Freundlichkeit*, ein anderes Mal an *Schutz und Wehrhaftigkeit* dachte, einen Prä-Indogermanen gab, in dessen Vorstellungswelt beide Bedeutungen in eine zusammenflossen. Die weitere Untersuchung der Begriffe verdeutlicht jedoch, dass der Prä-Indogermane damit nicht falsch gelegen hätte. Selbst wenn die Verbindung sprachgeschichtlich umstritten ist[5], sind *wahr* und *wahren* logisch miteinander verwandt. Tätige Freundlichkeit ist Inobhutnahme. Sie bietet Schutz und wehrt Schaden ab.

## Gewähren

Die Wurzel des Adjektivs *wahr* ist *u̯er-* im Sinne von *Gunst, Freundlichkeit, eine Freundlichkeit erweisen*. Zum gleichen Sinnstrang gehört die *Wahrheit*. Der Grundgedanke der freundlichen

---

[5] siehe dazu: Heinrich Tischner und Fritz Mauthner

Gabe, die hinter der Wahrheit steht, wird in verwandten Begriffen deutlich: *Wirt* und *gewähren*. Beide sind mit dem Wahren etymologisch verschwistert.

Der Wirt gewährt seinen Gästen Gutes. Er nimmt sie in die Obhut seiner Gastfreundschaft und sorgt für ihr Wohl. Die Wirklichkeit ist ein Wirt, der seinen Gästen Wahrheit gewährt. In der Wahrheit gewährt uns die Wirklichkeit eine Gunst. Als *wahr* gibt sie zu erkennen, was uns wohlgesinnt durch die Gefahren des Daseins führt.

## Bewahren

An der Quelle des Verbs *wahren* steht das zweite ų*er-*; hier in der Bedeutung: *mit einem Schutzwall umgeben, schützen, bedecken.*

Aus derselben Quelle stammt das Verb *wehren*. Wird etwas bewahrt, wird es in schützende Obhut genommen. Angriffe gegen das Bewahrenswerte werden abgewehrt. Wertvolles wird sicher verwahrt. Sein Wert wird beachtet. Der Grundgedanke des Wahrens heißt: schützend beachten.

> Obwohl Wahrnehmung irren kann, ist es das Wahre, das in ihre Obhut gehört.

## Wahrnehmen

Das *Wahr* in *Wahrnehmung* gehört zur Bedeutungskette des *Be-* und sicher *Verwahrens*. *Wahrnehmen* heißt, etwas in Obhut nehmen, es behüten und zu warnen, wenn ihm Gefahr droht.

Die Beachtung der Wirklichkeit, die man bei der Wahrnehmung betreibt, entspricht einer Bewahrung von Werten. Wahrgenommen wird nicht irgendwas, sondern Wahres, dessen Kenntnis den Wahrnehmenden begünstigt. Zugleich entsteht aus der Wahrnehmung eine Obhutspflicht.

> Auch das Verb *warnen* geht direkt auf *wahren* zurück. Wo gewarnt wird, verweist die Warnung auf eine Bedrohung des Bewahrenswerten.

- Der Anwalt nimmt die Interessen seines Mandanten wahr. Das heißt: Er nimmt die Interessen des Mandanten nicht nur zur Kenntnis. Vielmehr setzt er sich für deren Bewahrung ein.

- Ich nehme wahr, wie die Wirklichkeit beschaffen ist. Das heißt: Ich nehme nicht nur zur Kenntnis, was ich erkennen und mit Begriffen kennzeichnen kann. Vielmehr setze ich mich für die wahre Beschaffenheit des Erkannten ein. Ich nehme das als wahr Wahrgenommene in die Obhut meines Wissens und bewahre die erkannte Wahrheit demgemäß vor Schaden.

Doch warum ist das ratsam? Weil Wahrheit eine freundliche Gabe der Wirklichkeit ist und es ihr zusteht, im aktiv bewahrenden Sinne der Wahrnehmung angenommen zu werden. Das Verhältnis zwischen objektiv Wahrnehmbarem und wahrnehmendem Subjekt ist ein Verhältnis von geben und nehmen. Die objektive Seite gibt Wahrheit damit die subjektive ihr Schutz gewährt.

## Gewahrsein

Gewahrsein ist das in Eins versammelte, durch dessen Gegenwart das Wahrnehmbare wirklich wird.

## Nehmen

Werfen wir zuletzt einen Blick auf das Verb *nehmen*. Es geht auf das indoeuropäische *nem- = zuteilen* zurück. *Nehmen* heißt: *sich etwas zuteilen*. Im Gegensatz zum Bekommen ist das Nehmen ein aktiver Prozess.

Wahrnehmung ist keine Wahrbekommung. Das Wahre, mit dem uns die Wirklichkeit bewirtet und das wir durch Wahrnehmung in unsere Obhut nehmen, wird uns nicht am Tisch serviert. Es befindet sich auf einem Büffet, auf das man aktiv zugehen muss und an dem es bewusst zu wählen gilt. Bei der Wahrnehmung von Wahrem besteht eine Wahl. Die Wahl kann zum Wesentlichen oder zu Missbrauch führen.

## Grundformen

Wahrnehmbares kann auf zweierlei Art angenommen werden:

1. mittelbar
2. unmittelbar

### Mittelbare Wahrnehmung

Zur mittelbaren Wahrnehmung gehört, was durch Vermittlung der Sinnesorgane, des peripheren Nervensystems, also aller zuführenden Nervenbahnen sowie der zugehörigen rezeptiven Regionen des Gehirns (z.B. visueller Kortex) erkennbar wird. Dazu zählt, was man sehen, hören, riechen, schmecken kann; außerdem was man über Berührungs-, Druck-, Wärme- und Schmerzrezeptoren der Haut und des Körperinneren spürt; einschließlich der

*Distanz und mittelbare Wahrnehmung*

| Modus | Distanz |
|---|---|
| sehen | schafft Distanz und Überblick |
| hören | überwindet Distanz |
| riechen | sucht oder vermeidet Nähe |
| tasten | Berührung |
| schmecken | Verschmelzung |

Körperhaltung und der Stellung der Gelenke. Mittelbare Wahrnehmung informiert über Außenwelt und Körper.

Hauptfunktion der mittelbaren Wahrnehmung ist die Orientierung des Körpers in der physikalischen und biologischen Umwelt. Mit der Entwicklung von Sprache und Zivilisation ist dem Gehör eine besondere Bedeutung im sozialen Austausch zugefallen.

## Apropos Geschmack

Kennen Sie das Marzipanparadoxon Zenons, das seit dem 5. Jahrhundert vor Christus als ungelöst galt. Preisgünstiges Marzipan war auch damals dröge und überzuckert, gutes riss Löcher in die Haushaltskasse. Zenon schloss daraus:

*Ist viel Marzipan vorhanden, so wird seine natürliche Größe keine äußere Grenze bilden. Ist das Marzipan gut, so ist es klein bis zur Nichtigkeit.*

Bis in die Neuzeit wurde die Lösung des Paradoxons durch den Stadtrat von Lübeck verhindert. Enthüllungsjournalisten aus dem Umfeld der Washington Post gelang es nun das Blatt zu wenden. Sie veröffentlichten das Rezept in Darknet. Jetzt können auch Sie budgetkonform gutes Marzipan in solcher Menge herstellen, dass es der Nichtigkeit entgeht. Sie brauchen:

- 200 gr gemahlene Mandeln
- einen Esslöffel Honig
- Puderzucker nach Laune
- eine geeignete Menge Flüssigkeit bestehend aus: 1/3 Wasser, 1/3 Amaretto und 1/3 Sherry (oder so ähnlich)
- Bittelmandelaroma

Durch Zugabe von Vanille- bzw. Zitronenaroma sind zwei weitere Varianten möglich. Das Paradoxon ist damit gelöst. So kommt die Philosophie voran!

## Unmittelbare Wahrnehmung

Für die unmittelbare Wahrnehmung sind außer dem Gehirn keine organischen Strukturen notwendig; was natürlich nicht ganz stimmt, denn ohne sonstige organische Strukturen, gäbe es kein Gehirn. Unmittelbar nehmen wir Gefühle, Stimmungen, Impulse, Vorstellungen und das eigene Denken wahr; außerdem Trugwahrnehmungen, Trauminhalte sowie spezifische Empfindungen, die als begleitende Qualitäten Gefühlen, Impulsen und Gedanken zugeordnet sind.

Die unmittelbare Wahrnehmung richtet sich auf die Dynamik innerseelischer Prozesse aus, die im Bewusstsein als Gewebe wahrnehmbarer Phänomene erkennbar ist. Ihre Funktion liegt in der Selbsterkenntnis sowie der damit verbundenen Ausrichtung der Person auf das soziale Umfeld. Der Vollzug der bewussten Existenz ist ein komplexes System sich ergänzender Rückkopplungen, das auf innere und äußere Informationsquellen zugreift. Die Wahrnehmung des relativen Selbst entscheidet wesentlich mit, wie sich das Ich im Bezug zum sozialen Umfeld verhält.

Da sich der Schwerpunkt des menschlichen Lebensvollzugs weg von der Auseinandersetzung mit der physikalischen Realität und hin zur Dynamik der sozialen Wirklichkeit verschiebt, kommt der unmittelbaren Wahrnehmung des Inneren wachsende Bedeutung zu.

> Die Aufmerksamkeit eines gesunden Tieres richtet sich nach außen. Ein Mensch bleibt nur im Gleichgewicht, wenn er einen Teil der Aufmerksamkeit nach innen lenkt.

## Störungen der Wahrnehmung

Störungen der Wahrnehmung beruhen auf körperlichen und/oder seelischen Ursachen. Sie werden durch vier Gruppen kausaler Faktoren bedingt:

> Bei vielen Wahrnehmungsstörungen scheinen sich körperliche und seelische Ursachen zum gemeinsamen Resultat zu ergänzen.

1. **organisch**
   durch erkennbare Gewebeveränderungen oder messbare Stoffwechselstörungen

2. **toxisch**
   durch bewusstseinsverändernde Substanzen

3. **endogen**
   vermutlich durch bislang nicht messbare Stoffwechselstörungen

4. **psychogen**
   durch seelische Faktoren auf dem Boden der Entscheidungsfreiheit des Individuums

Die ersten drei Faktoren sind als körperlich aufzufassen, die letztere als seelisch.

### Zuordnungen

Bei der Zuordnung von Wahrnehmungsstörungen ist zunächst zu fragen, ob es einen äußeren Wahrnehmungsgegenstand gibt oder nicht. Gibt es ihn, ist von einer Störung der mittelbaren Wahrnehmung auszugehen, weil sich die Wahrnehmung äußerer Gegenstände körperlicher Wahrnehmungsorgane bedient.

Bezieht sich die Störung nicht auf einen äußeren Wahrnehmungsgegenstand, sondern auf einen inneren, ist von einer Störung der unmittelbaren Wahrnehmung auszugehen.

Schwieriger ist die Zuordnung zu Ursachen. Da das Individuum ein psychosomatischer Organismus ist, bei dem beide Ebenen ineinandergreifen, können Wahrnehmungsstörungen nicht immer eindeutig körperlichen oder seelischen Ursachen zugeordnet werden. Bei manchen Störungen greifen körperliche und seelische Ursachen ineinander, andere können mal durch körperliche, mal durch seelische Faktoren verursacht sein. Behält man das im Auge, ist eine orientierende Einteilung möglich.

## Körperliche Ursachen

### Körperbedingte Störungen der mittelbaren Wahrnehmung

Körperbedingte Störungen der mittelbaren Wahrnehmung spielen in der Psychiatrie eine untergeordnete Rolle. Sie können durch Funktionsstörungen der Sinnesorgane, der zuführenden Nervenbahnen oder jener Bereiche des Zentralnervensystems verursacht werden, die für die Verarbeitung und Bewusstwerdung äußerer Sinnesreize verantwortlich sind.

- Störungen der Sinnesorgane sowie der Nervenbahnen führen zu Störungen der sinnlichen Wahrnehmung an sich.

- Entsprechend lokalisierte Schädigungen des Zentralnervensystems führen zu Störungen des Erkennens von Sinnesreizen. Man spricht von *Agnosien*. Der Begriff geht auf Griechisch *a [a] = nicht* und *gnosis [γνωσις] = Kenntnis* zurück. Eine Agnosie ist also eine Unkenntnis.

Bei Agnosien wird zwar gesehen, gehört und geschmeckt, dem Kranken ist es aber nicht mehr möglich, die Sinneseindrücke erinnerbarem Wissen zuzuordnen. Der Kranke sieht, ohne verstehen zu können, was er sieht.

*Störungen der sinnlichen Wahrnehmung*

| Modus | Störungen |
|---|---|
| sehen | Blindheit, Amaurose, Myopie = Kurzsichtigkeit, Hyperopie = Weitsichtigkeit, Presbyopie = Alterssichtigkeit |
| hören | Taubheit, Anakusis = Hörverlust, Hypakusis = vermindertes Hörvermögen |
| riechen | Anosmie = Verlust des Riechvermögens, Hyposmie = vermindertes Riechvermögen |

| | |
|---|---|
| tasten | Sensibilitätsstörungen, Anästhesie = Verlust des Tastempfindens, Hyästhesie = abgeschwächtes Tastempfinden, Analgesie = Verlust des Schmerzempfindens, Hypalgesie = vermindertes Schmerzempfinden, Thermanästhesie = Verlust des Temperaturempfindens |
| schme-cken | Ageusie = Verlust der Geschmackswahrnehmung, Dysgeusie = Fehlfunktion der Geschmackswahrnehmung |

*Störungen des Erkennens / Agnosien*

| Modus | Störungen |
|---|---|
| sehen | optische Agnosien, z.B.: Wiedererkennen von Gegenständen oder Personen (Prosopagnosie), der Raumstruktur, von Farben, Schriftzeichen (Alexie), Autotopagnosie (Unvermögen Körperteile zuzuordnen bzw. zu benennen), Rechts-Links-Agnosie |
| hören | akustische Agnosie, sensorische Amusie, Sprachverständnisstörungen |
| riechen | olfaktorische Agnosie |
| tasten | taktile Agnosie (Unvermögen, Gegenstände durch Betasten zu erkennen) Stereoagnosie, Asterognosie |
| schme-cken | gustatorische Agnosie |

Zwar gelten Agnosien und Störungen der sinnlichen Wahrnehmung nicht als psychiatrische Probleme, sie können sekundär jedoch solche nach sich ziehen; vor allem depressive Entwicklungen bei Verengung des sozialen Handlungshorizonts durch Einschränkung des Kommunikationsvermögens.

> Sinnliche Wahrnehmung erdet die Psyche; oder überfordert sie.

Außerdem ist bekannt, dass Schwerhörigkeit zu einer Häufung paranoider Erlebnisweisen führt. Wer schlecht hört, bekommt wenig davon mit, was andere besprechen. Ist er misstrauisch oder hat er ein brüchiges Selbstwertempfinden, vermutet er gehäuft, dass etwas gegen ihn im Gange ist.

Psychologische Experimente mit Versuchspersonen in schallisolierten, abgedunkelten und mit lauwarmem Wasser gefüllten Containern haben gezeigt, dass eine extreme Abschirmung gegenüber sinnlich wahrnehmbaren Außenreizen (sensorische Deprivation) zu Halluzinationen führen kann. In seltenen Fällen gilt das auch bei sensorischer Überreizung, also bei Überflutung mit Sinnesreizen.

Toxisch bedingte Störungen der mittelbaren Wahrnehmung sind Folge von Alkoholkonsum oder Drogeneinnahme.

- Zum einen kann es zu Bewusstseinstrübungen kommen, was die Wahrnehmung äußerer Sinnesreize vergröbert; vor allem unter dämpfenden Substanzen wie Alkohol, Opiaten, Barbituraten und Tranquilizern. Solche Störungen sind gewissermaßen quantitativ.

> ### Traumwahrnehmung
>
> Das Traumerleben kann als Folge einer Unterbrechung der sinnlichen Wahrnehmung aufgefasst werden. Ist das Bewusstsein schlafbedingt von Sinnesreizen abgekoppelt, erzeugt es seine eigene halluzinative Welt. Da im Tiefschlaf jedoch nicht halluziniert wird, kann der Traum nicht nur als Folge eines Reizentzugs aufgefasst werden. Er scheint im seelischen Haushalt unentbehrliche Funktionen zu haben. Diese sind bis heute kaum verstanden.

- Zum anderen kommt es unter dem Einfluss halluzinogener Drogen (LSD, Meskalin, Psilocybin), seltener auch unter Cannabis, zu qualitativ veränderten Wahrnehmungen; zum Beispiel zur Steigerung der Wahrnehmungsintensität oder Veränderungen der Größen- und Gestaltwahrnehmung. Man spricht auch von *sensorischen Störungen*. Solche Erlebnisweisen sind nicht auf Drogenkonsum beschränkt. Sie können auch bei Hirnschädigungen, endogenen Psychosen oder Epilepsie auftreten.

*Qualitative Veränderungen der Wahrnehmung / sensorische Störungen*

| Modalität | Störungen |
| --- | --- |
| Farbe | lebhaftere Farbwahrnehmung |
| Größe | Mikropsie (alles erscheint kleiner), Makropsie (alles erscheint größer), Heautometamorphopsie (veränderte Größen- oder Distanzwahrnehmung von Körperteilen) |
| Gestalt | Heautoskopie (Wahrnehmung eines Doppelgängers in der eigenen Gestalt), Dysmorphopsie (verzerrte Wahrnehmung des eigenen Körpers), Metamorphopsie, Dysmetropsie (verzerrte Wahrnehmung von Objekten) |
| Distanz | Empfinden eines ungewöhnlichen Abstands zu den Objekten der Wahrnehmung (Nähe ≙ Peloposie oder Ferne ≙ Porropsie bzw. Teleopsie), auch Wahrnehmungsspaltung genannt |

| Raum und Zeit | veränderte Wahrnehmung der geometrischen Raumstruktur veränderte Wahrnehmung des Ablauftempos der Zeit (Zeitlupe oder Zeitraffer) Haften optischer Eindrücke im Gesichtsfeld |
|---|---|
| Klang | veränderte Wahrnehmung akustischer Reize (veränderter Klang von Stimmen, z.B. hohl, roboterartig, Micky-Maus-Effekt, Nachhall-Effekt) |

## Körperbedingte Störungen der unmittelbaren Wahrnehmung

Störungen der unmittelbaren Wahrnehmung durch körperliche Ursachen spielen eine wichtige Rolle. Zahlreiche Erkrankungen, die die Struktur oder den Stoffwechsel des Gehirns betreffen, verursachen Psychosen. Zu den wichtigsten Symptomen der Psychosen zählen Trugwahrnehmungen, also Halluzinationen. Außerdem kann es zu Ich-Störungen kommen.

> Körperbedingte Störungen der unmittelbaren Wahrnehmung beruhen vermutlich auf Störungen im Stoffwechsel der Neurotransmitter.

Beide Symptomgruppen bezeichnet man als *produktiv*. Der Begriff verweist darauf, dass es sich bei Trugwahrnehmungen nicht um die verzerrte Wahrnehmung tatsächlicher Sinnesreize handelt, die mittelbar von außen kommen, sondern um eigenständige Produkte des Gehirns.

Ähnliches gilt für die besondere Wahrnehmungsqualität, die sich zu sogenannten *Ich-Störungen* verdichtet. Dabei glaubt der Kranke zu spüren, wie ihm fremde Gedanken und Gefühle von außen, also von anderen Personen eingeflößt werden. Die Gedanken fühlen sich nicht inhaltlich, sondern qualitativ verändert an; nämlich nicht dem Ich zugehörig. Man spricht auch von einer Störung der *Meinhaftigkeit*. Dabei ist zu unterscheiden, ob es sich tatsächlich um eine veränderte Wahrnehmung oder bloß um eine wahnhafte Überzeugung handelt.

Alkohol und Drogen verursachen nicht nur Veränderungen der mittelbaren, sondern auch der unmittelbaren Wahrnehmung. Seelische Phänomene werden im Rausch anders empfunden oder neu entdeckt. Halluzinogene Drogen gelten auch als *psychedelisch*. Das heißt: Sie decken Qualitäten auf, die ohne Drogenwirkung nicht wahrnehmbar sind.

## Seelische Ursachen

### Seelisch bedingte Störungen der mittelbaren Wahrnehmung

Zu den seelisch bedingten Störungen der mittelbaren Wahrnehmung, also Störungen der Wahrnehmung und Zuordnung äußerer Sinnesreize zählen Fehlwahrnehmungen (z.B.: Illusionen oder Pareidolien), die posttraumatisch bei schweren seelischen Erschütterungen vorkommen oder bei extremen Spannungszuständen von Menschen mit ausgeprägten emotional-instabilen Persönlichkeitsstörungen vom Borderline-Typ.

Pareidolien gibt es auch bei psychisch Gesunden, zum Beispiel im Rahmen physiologischer Ängste in bedrohlich empfundenen Situationen (Betreten des Kellers). Die Ergänzung schwer deutbarer Sinnesreize zu Gestalten wird als Phänomen der Gestaltwahrnehmung erklärbar. Auch das Heraussehen von Figuren aus amorphen Tintenklecksen (Rorschach-Test) oder das Deuten der Zukunft aus dem Kaffeesatz ist strukturell mit der Pareidolie verwandt.

Der psychogene Schwindel, also das Gefühl, der Boden auf dem man geht, sei schwammig und unsicher, kann als seelisch bedingte Störung der Wahrnehmung gleichgewichtsregulierender Sinnesreize gedeutet werden. Als seelisch bedingt gelten auch die dissoziativen Störungen der mittelbaren Wahrnehmung.

*Seelisch (mit)-bedingte Veränderungen der mittelbaren Wahrnehmung*

| Typ | Beschreibung |
| --- | --- |
| Illusion Fehlwahrnehmung | Illusionäre Verkennung tatsächlich gesehener Objekte, zum Beispiel Gesichter und Personen |
| Pareidolie | Herauslesen oder Heraushören vermeintlich komplexer optischer oder akustischer Strukturen aus einfachen Sinneseindrücken (Stimmen aus Wasserrauschen, Gestalt aus Schatten im dämmerigen Wald) |
| dissoziative Wahrnehmungsstörungen | dissoziative (veraltet hysterische) Blindheit, dissoziative Sensibilitätsstörungen, psychogene Schwerhörigkeit, psychogene Ageusie, psychogene Anosmie |
| Gleichgewichtsstörung | Gefühl von Gangunsicherheit und Schwindel als sogenanntes *Angstäquivalent* (somatisierter Ausdruck eines Angsterlebens) |
| Entfremdungserlebnis | Derealisation = diffus veränderte Wahrnehmungsqualität der Realität an sich (entrückt, wie durch Schleier, befremdlich, unvertraut) Depersonalisation = gleiche Erfahrung des eigenen Körpers bzw. eigener seelischer Inhalte (Dann handelt es sich eigentlich um eine Störung der unmittelbaren Wahrnehmung.) |

Viele der genannten Wahrnehmungsphänomene treten gehäuft bei psychiatrischen Erkrankungen auf, die nachweislich oder vermutlich körperliche Ursachen haben:

- Illusionäre Verkennungen sind ein häufiges Begleitsymptom bei demenziellen Entwicklungen (der Kranke verwechselt eine Fremde mit seiner Tochter)

- Depersonalisationen treten gehäuft bei endogenen Psychosen wie der Schizophrenie auf. Dabei ist unklar, ob es sich dabei um eine Folge des endogenen, also letztlich somatischen Basisprozesses handelt oder um eine seelisch bedingte Abwehr gegen angsterregende Symptome der Psychose.

## Seelisch bedingte Störungen der unmittelbaren Wahrnehmung

Seelisch bedingte Wahrnehmungsstörungen sind als neurotisch aufzufassen. Sie betreffen in der Regel unmittelbar Wahrnehmbares, vor allem Gefühle und Impulse. Man spricht auch von einer **Alexithymie**, also vom Unvermögen, die eigenen Gefühle auszulesen. Mehr oder weniger starke Störungen der Gefühlswahrnehmung sind sehr verbreitet. Sie reichen so tief in die Normalpsychologie hinein, dass der "normale Mensch" gelegentlich als *Normopath* bezeichnet wurde.

Zwei wichtige Ursachen für Störungen der Gefühlswahrnehmung sind hervorzuheben:

1. Man ignoriert Gefühle, weil man Angst vor ihren Konsequenzen hat.

2. Man verdrängt Gefühle, weil man sie als unangenehm und nutzlos empfindet.

Um sich unliebsame Gefühle und Impulse vom Halse zu halten, setzt man psychische Werkzeuge ein: sogenannte Abwehrmechanismen. Verbreitete Mechanismen sind:

> **Grundmotiv**
>
> Das Grundmotiv seelisch bedingter Störungen der unmittelbaren Wahrnehmung ist die Stabilisierung jenes Selbstbildes, mit dem sich das Ich gleichsetzt. Was es von seinem wahren Wesen nicht wahrhaben will, was sich der Erkenntnis aber durch seine Gegenwart anbietet, blendet das neurotische Ich durch Abwehrmanöver aus. Neurose ist zu glauben, etwas zu sein, was man nicht ist, und zu verhindern, dass man den Irrtum erkennt.

- Verdrängung und Verleugnung
Wer verdrängt, lenkt die Aufmerksamkeit beim Auftreten unerwünschter seelischer Erscheinungen so auf andere Themen, dass er das Unerwünschte aus seinem Bewusstsein beseitigt. Oder es wird schlichtweg verleugnet, was nicht wahr sein soll.

- Rationalisierung
Beim Rationalisieren werden Gefühle zwar wahrgenommen, ihre Wirkung wird

aber entkräftet, indem sie beurteilt und ihnen vorschnell Kausalzusammenhänge und Vernunftgründe zugeordnet werden. Wer rationalisiert, bleibt zu seinen Gefühlen auf Distanz. Die Intensität der Wahrnehmung wird abgeschwächt, die Wirkung der Gefühle im Rahmen der Persönlichkeitsentwicklung ausgebremst.

- Reaktionsbildung
  Bei der Reaktionsbildung wird ein Verhalten ausgeführt, das dem eigentlichen Impuls diametral entgegengesetzt ist.

- Spaltung
  Spaltung kann als neurotisch motivierte Variante der selektiven Wahrnehmung aufgefasst werden. Dabei wird entweder nur die gute oder nur die böse Seite des eigenen Charakters wahrgenommen. Wer spaltet, ignoriert zum Beispiel, dass er anderen gegenüber missgünstig oder gleichgültig ist. Das abgespaltene Eigene wird oft auf Gegner projiziert.

## Selektive Wahrnehmung

Unter Umständen kann man auch die **selektive Wahrnehmung** als seelisch bedingte Wahrnehmungsstörung auffassen.

- Wer Hunger hat, sieht Bäckereien.

- Wer Lust hat, sieht Frauen.

- Wer sich ein Kind wünscht, sieht Schwangere, Mütter und Kinderwägen; und seit ich nicht mehr rauche, sind Zigarettenautomaten aus meinem Blickfeld verschwunden.

Die selektive Wahrnehmung filtert die Wirklichkeit je nach Bedürfnis gemäß bestimmter Suchregeln. Im Umkehrschluss heißt das: Sie blendet aus. Was nicht zum Bedürfnis passt, nimmt sie nicht wahr. Allerdings ist das in der Regel nicht krankhaft. Es gehört zum normalen Realitätsbezug.

Drängt ein ehrgeiziger Vater seine Tochter jedoch ständig zum Leistungssport, ohne zu erkennen, dass das Kind ihm mit zusammengebissenen Zähnen folgt, um seine Liebe zu gewinnen, könnte man durchaus von einer seelisch bedingten Wahrnehmungsstörung mit pathologischer Bedeutung sprechen.

### Gestörte Wahrnehmung durch kulturelle und soziale Einflüsse

Kulturell und sozial bedingte Denkgewohnheiten haben einen großen Einfluss auf die Wahrnehmung. Auch sie führen zu einer Selektion des Wahrnehmbaren, sodass

> vorwiegend das wahrgenommen wird, was zum Denkmuster passt. Anderes wird ausgeblendet. Je mächtiger kulturelle Denkmuster sind und je größer die Bereitschaft des Individuums, entsprechende Muster ungeprüft zu übernehmen, desto stärker wird die Wahrnehmungsfähigkeit seelisch bedingt eingeschränkt.

## Fokussierungsstörung

Als Gegenteil der selektiven Wahrnehmung ist die Fokussierungsstörung zu erkennen. Dem Kranken gelingt es nicht, aus dem Spektrum des Wahrnehmbaren das herauszufiltern, was zu einem momentanen Vorhaben gehört. Stattdessen wird die Aufmerksamkeit ständig abgelenkt:

1.  durch allfällige Sinnesreize von Wahrnehmungsobjekten der äußeren Realität

2.  durch wechselnde Wahrnehmungsobjekte der inneren Realität: Einfälle, Ideen und Gedanken, die stets neue Impuls auslösen, sich dem frisch Aufgetretenen zuzuwenden.

Dem Kranken gelingt es nicht, sich auf Relevantes zu konzentrieren. Das klassische Beispiel einer Fokussierungsstörung ist die ADHS. Auch bei der ADHS ist es vermutlich so, dass sich seelische und somatische Ursachen ergänzen.

# Abgrenzungen

Von den bisher benannten Wahrnehmungsphänomenen sind seelische Erlebnisweisen abzugrenzen, die entweder...

*   keine eigentlichen Wahrnehmungsphänomene sind,
*   bei denen weder ein inneres noch ein äußeres Wahrnehmungsobjekt vorhanden ist oder
*   die eher als Begabung denn als Störung aufzufassen sind.

## Wahnwahrnehmung

Bei der Wahnwahrnehmung werden äußere Objekte korrekt wahrgenommen, es wird ihnen aber eine Bedeutung zugesprochen, die ihnen objektiv kaum zukommen kann.

> Am Südeingang der City-Arkaden kam mir ein Mann mit Hut entgegen. Da wusste ich, dass ich mich vor dem Betreten der Arkaden hüten sollte.

Tatsächlich ist die Wahnwahrnehmung keine Wahrnehmungsanomalie. Sie ist eine wahnhafte Interpretation korrekt wahrgenommener Objekte.

## Déjà vu, Déjà vécu

Beim vermeintlichen Wiederkennen von Personen oder Situationen [Déjà-vu (französisch: bereits gesehen) bzw. Déjà vécu (bereits erlebt)] handelt es sich ebenfalls um keine Wahrnehmungsstörung. Das Faktische wird gestaltgetreu wahrgenommen, wie es ist. Durch eine Erinnerungsfälschung, hat der Betroffene aber das Gefühl, die entsprechende Person bereits zu kennen oder das aktuelle Erlebnis bereits erlebt zu haben.

Erinnerungsfälschungen können als bloße Irrtümer auf bloßer Ähnlichkeit beruhen. Als eindeutig pathologische Phänomene kommen sie bei Temporallappenepilepsie vor. Das deutet darauf hin, dass die Identifikation eines aktuellen Wahrnehmungsobjekts mit einem erinnerten ein eigenständiger neuropsychologischer Mechanismus ist.

## Leibhaftige Bewusstheit

Bei der leibhaftigen Bewusstheit handelt es sich um eine Präsenzhalluzination. Im Gegensatz zu den eigentlichen Halluzinationen fehlt aber ein erkennbares Wahrnehmungsobjekt.

Obwohl ich niemanden sehen kann, bin ich mir sicher, dass da jemand ist.

## Eidetische Bilder

Eidetische Bilder abrufen zu können ist eine Sonderbegabung. Sie kommt gehäuft bei autistisch veranlagten Personen vor. Dabei können gelesene Texte oder vordem wahrgenommene Objekte so deutlich aus der Erinnerung vorgestellt werden, dass es dem Eidetiker möglich ist, Details des erinnerten Materials so korrekt wiederzugeben, dass der Nicht-Eidetiker vor Neid erblasst. So manchem eidetisch Begabten ist seine Erinnerungsfülle aber eine irritierende Last, sodass er die Begabung als Plage empfindet.

## Synästhesie

Unter einer Synästhesie (griechisch *synaisthanomai [συναισ-θανομαι] = mitempfinden*) versteht man ein Mitschwingen sinnlicher Erfahrungsfelder, die durch den tatsächlichen Sinnesreiz primär nicht angesprochen sind. So kann es zum Hören von Farben kommen oder umgekehrt: Töne werden zeitgleich zum Klang auch visuell-farblich wahrgenommen; in der Regel nicht als eine Überlagerung des optischen Wahrnehmungsfelds, sondern parallel dazu vor einem *inneren Auge*. Auch andere Synästhesien werden berichtet:

- Farbige Wahrnehmung unterschiedlicher Schmerzreize
- Geschmacksempfindungen bei der optischen Wahrnehmung von Gegenständen oder Lebewesen
- Berührungsempfindungen beim Hören

- optische Wahrnehmung von Geschmacksreizen als Formen

Während eine Minderheit synästhetische Wahrnehmungen als spontane Begabung erlebt, kommen sie bei der Mehrzahl bestenfalls unter dem Einfluss psychedelischer Drogen vor. *Bestenfalls* heißt aber nicht, dass es anzuraten wäre, aus Neugier bedenkenlos solche Drogen einzunehmen. Das könnte statt netter Effekte üble Folgen haben. Es ist davon auszugehen, dass eine spontane Begabung zur Synästhesie durch Übung fortentwickelt werden kann.

## Das Wahre annehmen

Viel war von Wahrnehmungsstörungen die Rede. Da könnte man meinen, der Wahrnehmung sei nicht zu trauen. Das Gegenteil ist der Fall; trotz ihrer Anfälligkeit für Irrtümer und Unvollständigkeit. Worauf sonst sollte man vertrauen, als auf die eigene Fähigkeit, als wahr Erkanntes auf- und anzunehmen?

> Wer das Wahre in seine Obhut nimmt, verbündet sich mit dem Leben.

Die Erkenntnis des Wahren ist für zweierlei notwendig:

1. Für die Orientierung der Person auf der Bühne des Lebens

   Stellen Sie sich vor, im Marzipanrezept wäre als Zutat Bauchfleisch angegeben. Pfui!

2. Für die Befreiung des Ich aus den Grenzen des Selbstbilds

Kurzum: Das Wahre führt und heilt.

Nicht dass sich die Wirklichkeit, deren Wahrsein wir wahrnehmen könnten, vor uns verbirgt, die Wahrnehmung des Wahren wird vielmehr durch Faktoren eingeschränkt, die uns selbst anhaften:

- der beklagenswerten Enge unseres sinnlichen und geistigen Horizonts.

---

### Vorstellung oder Wahrnehmung

Die Plastizität synästhetischer Wahrnehmungen kann unterschiedlich sein. Am einen Ende des Spektrums mag sie kaum von regelhafter Wahrnehmung zu unterscheiden sein, am anderen geht sie in eine übernormal lebhafte Vorstellung über. So ergibt sich die Frage, ob bei der Synästhesie tatsächlich etwas wahrgenommen wird oder ob das Phänomen auf assoziativer Vorstellung beruht. Immerhin: Es fällt nicht schwer, dumpfem und stechendem Schmerz unterschiedliche Farben oder Töne zuzuordnen. Selbst die Aussage, Schmerz sei dumpf oder stechend, assoziiert ihn bereits mit *stumpf* oder *spitz*, also mit der optischen Wahrnehmung geometrischer Formen. Und jeder weiß, was mit hellen und dunklen Klängen gemeint ist.

---

- unserer kindlichen Neigung, tatsächlich und vermeintlich Wahres auf Grundlage bloßen Hörensagens aufzunehmen.

Sie waren gewiss nicht so naiv, zu glauben, Zenon habe sich bei seinen Grübeleien über die Paradoxien des Denkens tatsächlich mit Marzipan befasst. Überall kann man aber auf Informationen stoßen, die weit weniger deutlich daran erinnern, dass Käpt'n Blaubär sie frei erfunden oder Absicht sie verfärbt hat.

- der mangelnden Bereitschaft, uns Wahrnehmbarem überhaupt zu stellen.

Wahrnehmung ist trotz der Offensichtlichkeit des Wahrnehmbaren keine Wahrbekommung. Wer sich das Wahre nehmen will, kann nicht darauf vertrauen, dass das, was er umsonst bekommt, bereits das Wahre ist. Wer sich das Wahre nehmen will, muss sich darum bemühen. Das Wahre im Wahrnehmbaren ist eine Braut, die umworben werden will.

Zudem gilt: Der Zyklus vollständiger Wahrnehmung ist nicht abgeschlossen, indem man einen Sachverhalt kognitiv erkennt. Zur Wahrnehmung gehört auch, das als wahr Erkannte anzunehmen. Geschieht das nicht, beobachtet man das Wahrgenommene aus der

---

**Vorläufiges Wissen**

Nachdem ich etwas wahrgenommen habe, nehme ich an, dass wahr ist, worauf mich das Angenommene verweist.

- Ich habe einen Baum gesehen heißt: Ich nehme an, dass er da steht.

- Ich habe einen Widerwillen gespürt heißt: Ich nehme an, dass mir etwas widerstrebt.

*Ich nehme an, dass...* Das heißt: *Ich vermute.* Es heißt nicht: *Ich habe Gewissheit.*

Es könnte sein, dass der Baum halluziniert war. Es könnte sein, dass sich der Widerwille nicht gegen das vordergründige Objekt richtet, an dem er sich entzündet, sondern gegen die Lust, auf das Objekt zuzugreifen. Dann wäre er eine Reaktionsbildung gegen einen Impuls, den ich fürchte.

---

Ferne. Die heilende und wohlmeinend führende Wirkung, die vom Wahren ausgeht, kann bei dem, der auf Distanz bleibt, nicht wirken.

Das als wahr Erkannte anzunehmen, erfordert eine Stellungnahme. Erst, wenn man sich dem Wahren zuwendet und sich seiner Wirkung überlässt, fließt seine Kraft ungehindert in die seelische Entwicklung ein.

Ein vollständiger Wahrnehmungszyklus besteht aus zwei Schritten:

1. Zuerst werden Sachverhalte mittelbar oder unmittelbar erkannt. Dabei gilt es, sie von Vermutungen und Urteilen zu unterscheiden.

2. Im zweiten Schritt wird das Wahrgenommene nicht nur als wahr erkannt, sondern als wahr angenommen. Erst so wird es zum Baustein der seelischen Entwicklung.

**Praktische Konsequenzen:**

- Verurteilen sie keines Ihrer Gefühle als schlecht, falsch oder böse. Wenden Sie sich auch unangenehmen Gefühlen unbefangen zu. Spüren Sie, wie diese Gefühle auf Sie einwirken. Handeln Sie dabei nicht.

- Halten Sie sich beim Be- und Verurteilen äußerer Fakten zurück. Erspüren Sie zunächst, was Sie in Anbetracht der Fakten empfinden. Ermitteln Sie, ob ein Impuls zum Handeln entsteht.

> Nicht nur bei den kleinen Gaunern, die uns schon beim Zähneputzen aus dem Badezimmerspiegel treuherzig in die Augen schauen, ist in Sachen Vertrauenswürdigkeit gesunde Skepsis angebracht, sondern auch bei Medien. Von Medien wird so manches als Wahrheit angeboten, was nur eine Maske des tatsächlich Wahren ist oder völlig daran vorbeigeht.
>
> Wer sich das Wahre als Fertigware liefern lässt, statt sich darum zu bemühen, nimmt oft etwas zu sich, dem wahrer Nährwert fehlt.

# 36. Wertschätzung

## Wert und Werden

Die Etymologie ist sich nicht sicher, ob *wert* sprachgeschichtlich zur Wortgruppe um *werden* gehört. Geht man aber davon aus, gewinnt man Einblicke in das Wesen des Wertes.

Das Zeitwort *werden* ist mit dem lateinischen *vertere = drehen, sich wenden* verwandt. Werden ist Wandel von einem Zustand zum nächsten; wobei verschiedene Facetten eines Potenzials zum Vorschein kommen.

Dementsprechend hängt der Wert, der einem Ding oder einem Wesen inneliegt, mit einem Wandlungspotenzial zusammen. Dabei kann ein autonomes von einem relativen Potenzial unterschieden werden:

> Wert ist, was werden kann oder zu einem Werden beiträgt. Der beständigste Wert ist das zeitlose Potenzial zum Wandel.
>
> Der Wert des einen ist der Wert aller. Der Wert aller ist der Wert des einen. Ohne dass jeder unbedingten Wert hat, hat niemand einen Wert.
>
> Nehmen Sie sich wahr. Was Sie erkennen ist das, was Ihren Wert bereits ausmacht. Das Selbstwertgefühl beruht auf der Beachtung des eigenen Selbst. Vom Lob anderer hängt ab, wer den eigenen Wert nicht erkennt.
>
> Sofern er nicht verblendet ist, erkennt der Mensch höchsten Wert in seinen Kindern; weil im Kind das größte Potenzial steckt, etwas aus sich selbst heraus zu werden.
>
> Wertschätzung geht aus Beachtung hervor. Das Sein zu (be-)achten, heißt seinen Wert zu schätzen. Je genauer man hinsieht, desto mehr Wert wird erkennbar. Der Wert des Seins ist zu schätzen, der Wert einer Tat zu bewerten.

1. **Autonom: Wenn aus dem Wertvollen selbst etwas werden kann**

   o   Das Kind ist wertvoll, weil es das Potenzial hat, sich weiterzuentwickeln.

   o   Die Saatkartoffel ist wertvoll, weil aus ihr eine fruchtbare Pflanze wachsen kann, die ihrerseits neue Früchte hervorbringt.

2. **Relativ: Wenn das Wertvolle zu einem nützlichen Wandel beitragen kann**

   o   Der Schraubenzieher zeigt seinen Wert bei der Reparatur des Rasenmähers. Er trägt dazu bei, dass ein defekter Mäher wieder funktionstüchtig wird.

   o   Das Antidepressivum sorgt dafür, dass die Stimmung besser wird.

Wert ist nicht statisch. Der Wert der Dinge liegt nicht allein in dem, was sie faktisch sind, sondern in dem, was werden könnte. Das Wesen des Wertes ist dynamisch. Es weist auf etwas hin, was werden kann.

## Seinswert und Nutzwert

Je nachdem ob Wert darauf beruht, dass etwas aus sich selbst heraus werden kann, oder dass etwas geeignet ist, zu einem guten Wandel beizutragen, ist zwischen zwei Wertkategorien zu unterscheiden:

1. Seinswert

2. Nutzwert (Gebrauchswert bzw. Funktionswert)

Subjekten, zu deren Wesen das Potenzial gehört, sich fortzuentwickeln, kommt in jedem Fall Seinswert und gegebenenfalls auch Funktionswert zu.

*Zwei Werte*

| Seinswert | Nutzwert |
|---|---|
| unbedingt | bedingt |
| Liegt im Sein selbst. | Zeigt sich im Bezug zur Sache, der er dient. |
| Etwas kann sich selbst entwickeln. | Etwas trägt zur Entwicklung von anderem bei. |

Der Seinswert des Menschen liegt in ihm selbst. Der Funktionswert, der ihm gegebenenfalls zukommt, liegt in seiner Person.

- Jeder ist sowohl ein manifestes Werden als auch ein Werdenkönnen. Der entsprechende Seinswert hängt nicht davon ab, dass er einer weiteren Sache dient. Thomas ist ein Wert an sich.

- Indem man sich bei einem gemeinschaftlichen Projekt engagiert, begründet man einen eigenen Funktionswert. Man ist nützlich für etwas. Thomas ist ein wertvoller Mitarbeiter.

Seinswert ist unbedingt. Nutzwert kommt Objekten zu, die zu jeweils spezifischen Wandlungsprozessen beitragen können. Nutzwert ist bedingt. Nutzwert kann erlöschen, wenn die Bedingungen wegfallen, unter denen er sich zeigen kann. Der Nutzwert einer Diskette erlischt, wenn es keine passenden Laufwerke mehr gibt. Der unbedingte Wert des Lebendigen gegenüber dem Unbelebten liegt in seinem eigenständigen Wandlungspotenzial. Lebendes wird aus sich selbst heraus.

### Bedingung und Bedingungslosigkeit

Davon auszugehen, dass dem Menschen Wesensgleichheit mit dem Unbedingten inneliegt, ist Bedingung dafür, dass man ihn als einen unbedingten Wert anerkennen kann. Ohne eine solche Wesensgleichheit käme ihm nur ein bedingter Wert zu, der seinem Nutzen für jeweilige Zwecke entspräche; zum Beispiel seinem Beitrag zum Gelingen einer Gemeinschaft. Menschen nur einen bedingten Wert beizumessen, ist

Grundlage dafür, sie für Zwecke zu missbrauchen und bei fehlendem Nutzwert zu verwerfen.

## Bewertung und Wertschätzung

Wert kann geschätzt, also anerkannt oder zugemessen werden. Wertschätzung kommt in zwei Varianten vor:

1. unbedingte Wertschätzung

2. bedingte Wertschätzung

Unbedingte Wertschätzung geht davon aus, dass der Wert dessen, der wertzuschätzen ist, ihm selbst innliegt. Sein Wert wird als Schatz erkannt. Er wird nicht zugeordnet. Er hängt nicht vom Urteil dessen ab, der die Wertschätzung vollzieht.

Bewertungen können positiv oder negativ sein. Wertschätzung ist immer positiv.

Unbedingte Wertschätzung verweist auf das Wertgeschätzte, bedingte auf die bewertende Instanz. Die eine stellt das in den Vordergrund, was Wert hat, die andere, was Wert zuspricht.

Nur wer den unbedingten Wert eines Menschen anerkennt, kann seine Taten glaubhaft bewerten.

Von der unbedingten Wertschätzung ist die bedingte zu unterscheiden. Während ein Wert bei der unbedingten Wertschätzung als Schatz erkannt und wahrgenommen wird, wird er bei der bedingten durch bewertende Urteile zugeordnet. Bewertungen sind relativ. Ihr Maßstab ist nicht das Bewertete selbst, sondern die Erwartungen und Werturteile dessen, der die Bewertung vollzieht und der Nutzen, den er im Bewerteten für sich sieht.

Positive Bewertungen können in unbedingte Wertschätzung übergehen. Negative Bewertungen können zur Abwertung führen und den unbedingten Wert des Individuums übersehen. Unbedingte Wertschätzung kann nicht entzogen werden, bedingte schon.

## Selbstwertgefühl

Wertschätzung ist sowohl für die seelische Gesundheit des Einzelnen als auch für das Miteinander aller von zentraler Bedeutung. Ohne die Wertschätzung anderer gibt es keine soziale Harmonie. Ohne die Wertschätzung seiner selbst, kann niemand ungestört das Potenzial zum Ausdruck bringen, das in ihm zur Verwirklichung bereitliegt.

Im günstigen Fall trifft das neugeborene Kind auf ein Umfeld, das ihm Wertschätzung entgegenbringt. Die Erfahrung, wertgeschätzt zu werden, führt zur Entwicklung des Selbstwertgefühls oder sie stärkt ein Selbstwertgefühl, das im Grundsatz bereits angelegt ist. Die Stabilität des Selbstwertgefühls hängt im Weiteren davon ab, ob das Kind unbedingte Wertschätzung oder nur bedingte erfährt.

Unbedingte Wertschätzung signalisiert dem Kind, dass sein Wert unabhängig von seinem Verhalten anerkannt wird. Das Kind selbst wird als Wert bestätigt. Bei der bedingten Wertschätzung wird nicht der Wert des Kindes bestätigt, sondern sein Verhalten wird in Relation zu den Erwartungen seines Umfelds positiv oder negativ bewertet. Je weniger unbedingte Wertschätzung es dabei erfährt, desto mehr reagiert es mit einer kompensatorischen Überbewertung seiner Person.

## Überbewertung der Person

Wer sich nicht selbst als unbedingten Wert empfindet, neigt dazu, sich das fehlende Wertgefühl zu verschaffen, indem er die Bedeutung seiner Person überbewertet. Das führt zu einer Fixierung auf egozentrische Verhaltensmuster. Egozentrische Verhaltensmuster können sich sowohl offensiv als auch defensiv zum Ausdruck bringen.

Beim offensiven Ausdruck kommt es zu narzisstischen Verhaltensweisen. Ursache des pathologischen Narzissmus ist die fehlende Bewusstheit eines unbedingten Eigenwerts.

Statt sich selbst *vor* jeder Leistung wertzuschätzen, bündelt der Narzisst seinen Blick selektiv auf den Erfolg der eigenen Person, zu deren Aufwertung er positive Bewertungen erzwingen will oder indem er sie willkürlich selbst vollzieht. Aus dem Impuls heraus, im Vergleich zu anderen viel zu gelten, nimmt er sich selbst nicht wahr, sondern verwechselt sich mit dem Bild, das er von sich entwirft. So kommt es zu einer offensiven Überbewertung der eigenen Person im betonten Gegensatz zu anderen. Der Narzisst versucht, den Mangel an echtem Selbstwertgefühl durch Idealisierung der eigenen Person und Abwertung anderer auszugleichen.

*Selbstwertgefühl und pathologischer Narzissmus*

| | **Selbstwertgefühl** | **Narzissmus** |
|---|---|---|
| Grundlage | Bewusstheit unbedingten Eigenwerts | Bedeutung der eigenen Person |
| Psychologischer Effekt | Unabhängigkeit von der Bewertung durch andere | Kränkbarkeit und Hunger nach Anerkennung |
| Soziale Folge | Wertschätzung anderer | Abwertung anderer oder Idealisierung potenzieller Bündnispartner |
| Muster | Ich weiß um meinen Wert. | Ich bin stolz auf meine Taten. |

Die Überbewertung der eigenen Person macht sich keineswegs nur durch offensiv narzisstische Muster bemerkbar. Bei vielen Betroffenen führt die überwertige Beschäftigung mit der eigenen Person vielmehr zu selbstunsicheren Verhaltensweisen. Sie grübeln, zögern, zweifeln. Ständig sind sie mit der Sorge beschäftigt, dass das, was sie taten, tun oder machen möchten negativ bewertet werden könnte.

Bei der Mehrzahl wiederum kommt es je nach situativer Konstellation zu einer Mischung aus offensiven und defensiven Mustern. Wer dergestalt seine Person überbewertet...

- fragt sich, was andere von ihm denken.
- reagiert empfindlich auf abwertende Botschaften oder Gleichgültigkeit des Umfelds.
- will das Beste für sich herausholen.
- erwartet von anderen ständige Zuwendung.
- fordert in intimen Beziehungen ständige Liebesbeweise.
- kann schlecht alleine sein.
- stellt Vergleiche zwischen sich und anderen an.
- reagiert mit Neid, Wut oder Eifersucht.
- legt Wert auf Statussymbole.
- ist anderen gegenüber befangen, fordernd oder manipulativ.
- kann Erwartungen anderer nicht zurückweisen.
- kommt nicht zur Ruhe.
- kann sich am Glück anderer nicht freuen.
- ist übermäßig darum bemüht, seinen Wert unter Beweis zu stellen.
- ist selten mit dem zufrieden, was er hat.

---

**Kettenreaktion**

Wer sich selbst nicht als unbedingten Wert betrachtet...

- bringt auch anderen nur bedingte Wertschätzung entgegen.
- versucht andere offen oder verdeckt zu funktionalisieren.

---

**Zwickmühle**

So mancher wünscht sich intensiv, von anderen wertgeschätzt zu werden. Wird ihm Wertschätzung aber angeboten, kann er sie nicht annehmen, weil er fürchtet, sie anzunehmen stelle eine Nähe her, aus der sein eigentlicher Unwert erst recht erkennbar wird.

---

Die kompensatorische Überbewertung der Person durch einen Mangel an unbedingtem Selbstwertgefühl kann in verschiedene Störungsmuster der Persönlichkeit einmünden. Folgende Tabelle gibt einen Überblick.

## 36. Wertschätzung

*Muster betonter Persönlichkeiten zwecks Kompensation fehlenden Selbstwertgefühls*

| | |
|---|---|
| Paranoide Persönlichkeit | Bezieht alles auf sich, als sei sie der Mittelpunkt der Welt. |
| Schizoide Persönlichkeit | Vermeidet jede Begegnung, in der eine Schwäche offensichtlich werden könnte. |
| Dissoziale Persönlichkeit | Geht davon aus, dass ihr jeder zu dienen hat. Spricht anderen jeden Wert ab. |
| Emotional-instabile Persönlichkeit | Glaubt, dass es jemanden geben müsste, der sich in jeder Lebenslage vollständig auf sie einstellt. |
| Histrionische Persönlichkeit | Sucht so viel Beachtung wie möglich. Will im Mittelpunkt stehen. |
| Zwanghafte (anankastische) Persönlichkeit | Meint, dass sich alles ihren Vorstellungen zu beugen hat. Will alles ordnen und bestimmen. |
| Ängstlich-vermeidende Persönlichkeit | Glaubt, dass ihr nichts ein Härchen krümmen sollte. |
| Abhängige Persönlichkeit | Betrachtet andere als ihre Beschützer. Tut nur, was Zustimmung bewirken könnte. |
| Narzisstische Persönlichkeit | Meint, jeder müsste sie bewundern. |
| Dysthymie[6] / Depressive Persönlichkeit | Meint, jeder sollte ihre Güte erkennen und ihr dankbar sein. |

Das Selbstwertgefühl spielt eine zentrale Rolle bei der Steuerung psychosozialer Prozesse. Vor allem die Kommunikation mit dem persönlichen Umfeld wird entlang der Stärke des eigenen Wertgefühls gestaltet.

- Der Mangel an unbedingtem Wertgefühl führt entweder zu zögerlichem, selbstunsicherem und gehemmtem Kontaktverhalten oder zu einer narzisstischen Kompensation. Die Betroffenen vermeiden überwertig was zu Zurückweisungen führen könnte oder sie fordern vom Umfeld positive Bewertungen offensiv ein.

---

[6] Der Begriff *Dysthymie* wird in der Internationalen Klassifikation der Krankheiten (ICD) anders als hier keiner Persönlichkeitsstörung zugeordnet. In der Nomenklatur der ICD bezeichnet der Begriff ein Krankheitsbild, bei dem es zu häufigen depressiven Verstimmungszuständen kommt, die jedoch nicht das Ausmaß einer sogenannten Major Depression erreichen.

## 36. Wertschätzung

- Ein unbedingtes Selbstwertgefühl ermöglicht den unbefangenen Ausdruck eigener Impulse und Wünsche gegenüber anderen. Wer sich als unbedingtem Wert betrachtet, vertraut darauf, dass er Zurückweisungen verkraften kann.

Ob Säuglinge ab Geburt über ein Selbstwertgefühl verfügen, oder ob es als Folge erlebter Wertschätzung später erst aufkeimt, bleibt für immer ihr Geheimnis. Als sicher kann jedoch gelten, dass das Selbstwertgefühl des Kindes durch ungünstige Beziehungsmuster im Umfeld schwer beeinträchtigt werden kann. Dazu gehören:

- offene Abwertung
- Vernachlässigung
- Gewalt
- ambivalente Beziehungsbotschaften
- hoher Erwartungsdruck
- elterliche Gehorsams- und Unterwerfungsmentalität
- Verlust der Geborgenheit durch Beziehungsprobleme der Eltern
- Missbrauch
- entmutigende Erfahrungen durch rivalisierende Geschwister

---

**Blickrichtungen**

Faktoren, die das Selbstwertgefühl untergraben, haben eins gemeinsam. Sie richten den Blick des Kindes überwertig auf das Umfeld aus.

- Ist das Kind ständigen Forderungen nach Gehorsam, offener Abwertung oder gar Gewalt ausgeliefert, behält es das Umfeld im Blick, um sich vor dessen Aggression zu schützen.

- Ist es hohen Erwartungen ausgesetzt, überprüft es am Verhalten anderer, ob es deren Erwartungen erfüllt.

- Wird es vernachlässigt und nicht beschützt, sucht es in der Außenwelt nach Halt.

- Wird es missbraucht, blickt es zu dem, der es für seine Begierden missachtet oder es hält Ausschau nach Rettern, die oft niemals kommen.

So kommt es, dass das Kind sich selbst übersieht. Seiner selbst wird es kaum gewahr. Die fehlende Beachtung - durch sich selbst und von anderen - wird als Folge vermeintlichen Unwerts gedeutet. Da vermeintlich Wertloses der Beachtung nicht würdig ist, kommt ein Teufelskreis in Gang.

---

## Gesellschaftliche Komponenten

Wertschätzung ist ein Thema, das über den Horizont persönlicher Beziehungsmuster und individualpsychologischer Ausgestaltungen hinausreicht. Ob und wie eindeutig der Wert des Einzelnen respektiert wird, ist ein wesentliches Kriterium politischer oder religiöser Strukturen. Dabei ist klar, dass sich beide Bereiche wechselseitig beeinflussen. Das Selbstwertgefühl des Einzelnen wirkt in die Gesellschaft hinein, die Bereitschaft gesellschaftlicher Strukturen, den Wert des Einzelnen zu respektieren, beeinflusst dessen Selbstwertgefühl.

> ### Die Würde...
>
> ... des Menschen ist unantastbar. Stimmt! *Würde* ist eine Abwandlung des Wortes *wert*. Wer die Würde des Menschen respektiert, achtet auf das, was ihm an Wert inneliegt. Er bringt ihm den Respekt entgegen, der seinem Wert zukommt. Unbedingter Wert ist unbedingt zu achten.

Je hierarchischer eine Gesellschaftsstruktur ist, desto weniger respektiert sie den unbedingten Wert des Einzelnen und desto mehr reduziert sie ihn auf die Rollen, die ihm in der hierarchischen Struktur zugestanden werden. Insofern ist nur die Demokratie in der Lage, den Wert des Menschen uneingeschränkt zu achten. Auf dem Weg zu einer uneingeschränkten Wertschätzung des Einzelnen ist die repräsentative Demokratie, die derzeit in Europa vorherrscht, jedoch als vorläufig anzusehen. Erst der Schritt zur direkten Demokratie beseitigt die hierarchische Stufe, die bislang zwischen Regierenden und Regierten besteht.

## Religiöser Hintergrund

Großen Einfluss auf das Selbstverständnis des Menschen haben die religiösen Konzepte, die ihn prägen. Religion kann als *Suche nach*, *Zuwendung zu* und *Ausrichtung an* dem aufgefasst werden, was der Mensch als unbedingten Wert versteht.

- Im abrahamitischen Kulturkreis wird dieser Wert als persönlicher Gott aufgefasst, der dem Menschen abgespalten gegenübersteht und ihn als Werk bzw. Abbild seiner selbst zur Existenz gebracht hat. Gemäß diesem Konzept hat der Mensch keinen unbedingten Wert. Vielmehr kann ihm bedingter Wert durch das Urteil Gottes zugewiesen werden.

- Als Gegenpol zur Vorstellung des entrückten Gottes ist die mystische Religionsauffassung erkennbar. Während die abrahamitische Gottesvorstellung dualistisch ist, ist die mystische monistisch. Sie betrachtet den unbedingten Wert nicht als abgespalten, sondern als dem Menschen immanent.

- Der Buddhismus teilt die monistische Wertvorstellung der Mystik. Den unbedingten Wert bezeichnet er als sogenannte *Buddhanatur*. Die Buddhanatur ist allen Menschen gemeinsam und liegt jedem von je her inne.

- Der Hinduismus ist kein eindeutiges religiöses Konzept, sondern ein breites Geflecht dualistischer und monistischer Vorstellungen. Auf der einen Seite stellt er eine Vielzahl personifizierter Gottesbilder zur Verfügung und belässt jedem freie Wahl, welchem Bild er sich zuwenden will.

Ins Geflecht der hinduistischen Glaubensvorstellungen ist andererseits die monistische Sichtweise des Advaita-Vedanta eingewoben. Advaita (Sanskrit: अद्वैत) bedeutet Nicht-Zweiheit. Da das Konzept die Wesensgleichheit von Einzelseele (Atman आत्मन्) und göttlicher Ebene (Brahman ब्रह्मन्) vertritt, anerkennt es den unbedingten Wert des Einzelnen.

---

**Verhinderung**

Dass die abrahamitische Religion den Menschen nicht als unbedingten Wert auffasst, ist kein beiläufiges Attribut ihrer Lehre. Es ist zentral. Das zeigt der Mythos der angeblichen Vertreibung aus dem Paradies, mit dem die Bibel quasi anhebt. Dazu heißt es in der Genesis (1 Moses 3, 22), Gott habe den Menschen aus dem Paradies vertrieben, damit *er nicht noch seine Hand ausstrecke, sich am Baum des Lebens vergreife, davon esse und ewig lebe.*

Der höchste Wert ist das ewige Leben. Das ewige Leben ist ein zeitlich unbegrenztes und damit unbedingtes Werdenkönnen. Tatsächlich hat es einen Vorsatz Gottes, den Menschen daran zu hindern, sich unbedingten Wert zu verschaffen, wohl nie gegeben. Die Aufgabe des Mythos war es vielmehr, den Menschen daran zu hindern, sich seines unbedingten Wertes bewusst zu werden. Zumindest ist das seine Wirkung. Sie passt nahtlos zur Entstehungsgeschichte der biblischen Theologie, die als rechtfertigende Mythologie militärischer Zielsetzungen erkennbar ist: der Eroberung Kanaans durch die Hebräer im Zeitalter Moses' und seiner Nachfolger.

---

Der Charakter der Wertschätzung, die eine religiöse Lehre dem Menschen entgegenzubringen im Stande ist, hängt entscheidend davon ab, ob ihr Gottesbild dualistisch oder mystisch ist.

- In der dualistischen Kosmologie ist der Mensch Produkt oder Abbild Gottes. Als Abbild bleibt er beliebig. Als Bild hat er bestenfalls bedingten Wert. Zwischen dem Bild und dem, was das Bild darstellt, gibt es keine substanzielle Verbindung.

Nicht nur dass der Mensch den unbedingten Wert Gottes nicht verkörpert, es ist ihm sogar ausdrücklich verboten, es zu tun.

Darüber hinaus spricht das Neue Testament von *Gefäßen des Zorns..., die bereitet waren für den Untergang* (Römer 9, 22). Es meint damit Menschen, deren ganzer Lebenssinn darin besteht, Zielscheibe göttlichen Zorns zu sein; und damit der Macht Gelegenheit zu geben, ihre Macht zu zeigen. Selbst der Erwerb eines bedingten Wertes ist für sie nicht vorgesehen.

- In der mystischen Vorstellung ist der Mensch Ausdruck Gottes. Als Ausdruck ist er nicht vom unbedingten Wert abgespalten, sondern substanziell mit ihm verbunden.

> Die dualistische Theologie bleibt egozentrisch. Deshalb ist ihr Gottesbild anthropomorph. Es ist den Persönlichkeiten ihrer Erschaffer nachempfunden.
>
> Die mystische Theologie ist holozentrisch. Ihr Göttliches ist morphologisch nicht festgelegt. Der Mensch ist Ausdruck Gottes, die Schnecke aber auch.

## Heilung des Selbstwertgefühls

Ursache und Folge einer Störung des unbedingten Selbstwertgefühls ist die überwertige Ausrichtung des Blickes nach außen: dorthin, wo positive Bewertungen als Ersatz für ein unbedingtes Wertgefühl zu bewirken sind.

In der Theorie ist die Heilung des Selbstwertgefühls unkompliziert. Das fehlende Gleichgewicht zwischen den Blickrichtungen ist durch eine verstärkte Wahrnehmung des inneren Erlebens auszugleichen. Wer seelische Inhalte vorurteilsfrei mit respektvoller Neugier wahrnimmt, entwickelt ein Gefühl für den eigenen Wert, das von der Bewertung durch die Außenwelt unabhängig ist.

- Vorurteilsfrei heißt: Nicht gezielt danach Ausschau zu halten, was man am liebsten fände, sondern wahlfrei wahrzunehmen, was zu entdecken ist.

- Respektvoll heißt: Das Entdeckte nicht zu bewerten.

In der Praxis ist die Heilung meist ein langer Weg, bei dem steinige Abschnitte zu bewältigen sind.

- Die Innenwelt eines Menschen mit schwachem Selbstwertgefühl ist von unangenehmen Emotionen durchsetzt.

> Stolz auf Erfolg und große Taten ist eine narzisstische Lösung, durch die ein brüchiges Selbstwertgefühl prothetisch versorgt werden kann.

Diese gilt es zu durchleben. Nur allzu oft wird *unangenehm* aber mit *schädlich* gleichgesetzt und daher vermieden.

> Der höchste Wert liegt in einem Sein, das selbst nichts als Werdenkönnen ist.

- Wer Selbstwertgefühl sucht, hält oft Ausschau nach Großartigem. Er meint, Bewunderung zu brauchen. Das tatsächlich Wertvolle ist aber selten spektakulär. Es ist zart wie leerer Raum.

- Wo bislang fehlendes Selbstwertgefühl keimt, geraten alte Beziehungsmuster aus der Bahn. Die Angst vor einem Verlust an Zugehörigkeit ist kein bloßes Gespenst. Wer in Beziehungen lebt, deren Stabilität auf Asymmetrie beruht, riskiert die kranke Bedingung durch den aufrechten Gang zu kippen. Er braucht den Mut, neue Muster auszufechten oder unheilbare Beziehungen zerbrechen zu sehen.

> Wenn man auf der Suche nach Selbsterkenntnis Elemente in sich findet, die man für verwerflich hält, bedeutet die Fähigkeit, Elemente für verwerflich zu halten zugleich, dass das Erkenntnisvermögen selbst nicht verwerflich sein kann. Folglich kann auch der, der sich kritisch betrachtet, durch Selbstbetrachtung Wert in sich entdecken: sich selbst als kritischen Betrachter.

- Und dann ist da noch die Macht der Gewohnheit. *Gewohnheit* kommt von *wohnen*. Da, wo man wohnt, fühlt man sich sicher, selbst wenn der Platz nur ein düsterer Bunker ist. Jeder Aufbruch ins Neue ist ein Aufbruch ins Fremde, auch wenn hinter den Hürden die echte Heimat liegt.

# Abwertung

Das Gegenteil der Wertschätzung ist die Abwertung. Da man dem Einfluss abwertender Botschaften regelhaft ausgesetzt ist, besteht für jeden die Gefahr, Zweifel am grundsätzlichen Wert seiner selbst zu verinnerlichen. Hat er das getan, ist es nicht weit bis zum Versuch, als Heilmittel des brüchigen Selbstwertgefühls seinerseits Abwertungen gegenüber anderen einzusetzen. So schließt sich der Kreislauf.

Jede Abwertung anderer ist schädlich:

- Stets für den, der sie verübt...

    Abwertungen anderer werden aus einem verdeckten Erleben eigenen Unwerts vollzogen. Wer Selbstwertzweifel aber durch Abwertung auszugleichen versucht, bleibt in die eigenen Zweifel verstrickt. Er tut zwar so, als sei er mehr wert als der Andere, er kann sich dem tatsächlichen Gefühl des eigenen Unwerts aber nicht stellen und es somit auch nicht überwinden.

- Möglicherweise für den, den sie trifft...

Wer von Abwertungen getroffen wird, riskiert sie zu verinnerlichen; dann nämlich, wenn er die Bestätigung seines eigenen Werts in fremden Köpfen statt im eigenen Inneren sucht. Wer versteht, dass sein Wert innen liegt und unabhängig davon ist, ob er erkannt wird oder nicht, kann abwertende Urteile von außen gelassen entgegensehen.

**Was Sie im Umgang mit Abwertungen tun können**

- Überprüfen Sie, ob Sie selbst Abwertungen verüben. Probieren Sie aus, was geschieht, wenn Sie sich selbst *be*achten statt den Gegner zu *ver*achten. Erleben Sie Wut als Kraft, statt sie durch Abwertungen zu verpuffen.

| Nützliches |
| --- |

1. Sorgen Sie dafür, dass Abwertungen Ihr Selbstbewusstsein steigern, indem Sie sich bewusstmachen, wie Ihr Inneres auf Abwertungen reagiert. Wer gegen den Wind zu segeln weiß, dem wird sogar Gegenwind nützlich sein.

2. Hüten Sie sich davor, konstruktive Kritik als Abwertung zu betrachten. Tatsächlich betreibt konstruktive Kritik das Gegenteil. Während das eine Ihnen zu schaden versucht, versucht das andere, Sie voranzubringen.

3. Setzen Sie nicht das Wertgefühl anderer herab. Bleiben Sie stattdessen dem eigenen treu.

- Achten Sie darauf, was Sie als abwertend erleben.
  - Er hat mich nicht gegrüßt.
  - Er hat mir die Vorfahrt genommen.
  - Sie hat vergessen, für mich Eis zu kaufen.
  - Er hat den Fernseher eingeschaltet, obwohl er doch wissen musste, dass ich mit ihm reden will.

- Achten Sie darauf, was in Ihrem Inneren geschieht, wenn Sie sich entwertet fühlen.

- Durchleben Sie das Gefühl, entwertet zu sein. Es ist bloß ein Gefühl, ein Erlebnis, eine Erfahrung. Das Gefühl des Entwertetseins mindert Ihren Wert in keiner Weise. Es zu kennen, bereichert Sie sogar; wenn Sie verstehen, dass Ihr Wert durch kein Urteil angetastet werden kann.

# Literaturangaben

Adler, Alfred: Individualpsychologie in der Schule, Fischer Taschenbuch

Adler, Alfred: Praxis und Theorie der Individualpsychologie, Fischer

Aires, Joaquim Quintino: O Amor É Uma Carta Fechada; Leya BIS

Alain (Emile Chartier): Propos sur le bonheur, Éditions Gallimard

Alberoni, Francesco: Erotik, Piper

Andreasen & Black: Lehrbuch der Psychiatrie, Beltz

Arenz, Dirk: Eponyme und Syndrome in der Psychiatrie, Viavital Verlag

Aristote: Éthique de Nicomaque, Garnier Flammarion

Aurel, Marc: Selbstbetrachtungen, Insel Taschenbuch

Bach, George R. & Goldberg, Herb: Keine Angst vor Aggression, Fischer

Baier, Dieter: Diagnose und Therapie der Sozialen Phobie, Herdecke Verlagsgesellschaft

Balint, Michael: Angstlust und Regression, Klett-Cotta

Balint, Michael: Der Arzt, sein Patient und die Krankheit, Fischer

Battegay, Raymond: Narzißmus und Objektbeziehungen, Verlag Hans Huber

Benedetti, Gaetano: Der psychisch Leidende und seine Welt, Fischer

Benkert & Hippius: Kompendium der Psychiatrischen Pharmakotherapie, Springer-Verlag

Benoit, Hubert: The many faces of love, Pantheon

Berne, Eric: Spiele der Erwachsenen, rororo

Binswanger, Ludwig: Der Mensch in der Psychiatrie, Asanger

Binswanger, Ludwig: Formen mißglückten Daseins, Asanger

Binswanger, Ludwig: Grundformen und Erkenntnis menschlichen Daseins, Asanger

Blakeslee, Thomas: Das rechte Gehirn, Aurum Verlag

Bleuler, Eugen: Lehrbuch der Psychiatrie, Springer

# Literaturangaben

Boethius, Anicius Severinus: Trost der Philosophie, dtv

Bohm, David: Thought as a System, Routledge

Bok, Sissela: Lügen - Vom täglichen Zwang zur Unaufrichtigkeit, Rowohlt

Bollnow, Otto F.: Das Wesen der Stimmungen, Vittorio Klostermann

Bollnow, Otto Friedrich: Existenzphilosophie, Kohlhammer

Bondy, Curt: Einführung in die Psychologie, Ullstein

Boss, Medard: Es träumte mir vergangene Nacht, Verlag Hans Huber

Bossong, Horst: Methadonbehandlung, Campus

Boszormenyi-Nagy, Ivan et al.: Unsichtbare Bindungen, Klett-Cotta

Boyesen, Paul: Eigentlich wollte ich, Kösel

Breasted, James H.: The Dawn of Conscience, Charles Scribners's Sons

Brink, Otto: Wie Offenheit die Liebe stärkt / Zwiegespräch und Familien-Stellen, Herder spektrum

Buber, Martin: Das Problem des Menschen, Verlag Lambert Schneider

Buber, Martin: Ich und Du, Verlag Lambert Schneider

Burrow, Trigant: The Structure of Insanity, Kegan Paul

Calvin, William: Wie das Gehirn denkt, Spektrum

Capra, Fritjof: Das Tao der Physik, Droemer Knaur

Chopich, Erika & Paul, Margaret: Aussöhnung mit dem inneren Kind, Verlag Hermann Bauer

Clarke, Robert: Naissance de l'Homme, Éditions du Seuil

Crowcroft, Andrew: Der Psychotiker, Fischer

Crystal, David: Die Cambridge Enzyklopädie der Sprache, Campus

Das Herkunftswörterbuch - Etymologie der deutschen Sprache, Duden-Verlag

D'Avenia, Alessandro: A Arte de Ser Frágil, A Esfera dos Livros

David-Neel, Alexandra: Mystiques et magiciens du Tibet, Pocket

Davies, Paul: Gott und die moderne Physik, C. Bertelsmann

de Waal, Frans: Der Affe in uns / Warum wir sind, wie wir sind, dtv

Deleuze, Gilles & Guattari, Felix: Anti-Ödipus / Kapitalismus und Schizophrenie I, Suhrkamp Taschenbuch

Dennett, Daniel C.: Philosophie des menschlichen Bewußtseins, Hoffmann und Campe

Descartes, René: Méditations métaphysiques, Nathan

Deutsche Gesellschaft für Verhaltenstherapie (Hrsg): Verhaltenstherapie, Steinbauer & Rau

Die Heilige Schrift / Familienbibel / Altes und Neues Testament, Verlag des Borromäreins Bonn von 1966.

Diotima: Schule der Liebe, Eugen Diederichs Verlag

Durand, Will: Caesar und Christus, Francke Verlag

Durand, Will: Das Leben Griechenlands, Francke Verlag

Durand, Will: Das Zeitalter des Glaubens, Francke Verlag

Dürr, Hans-Peter (Hrsg): Physik und Transzendenz, Scherz

Ebert, Dieter: Psychiatrie systematisch, Uni-Med Verlag

Eibl-Eibesfeldt, Irenäus: Liebe und Hass / Zur Naturgeschichte elementarer Verhaltensweisen, Serie Piper

Eisenman, Robert: Jakobus, der Bruder von Jesus, Bertelsmann

Ellis, Albert: Praxis der rational-emotiven Therapie, Urban & Schwarzenberg

Emrich, Hinderk: Psychiatrische Anthropologie, Pfeiffer

Ermann, Michael: Psychotherapeutische und psychosomatische Medizin, Kohlhammer

Ernst, Cecile: Alkoholmissbrauch, Bundesamt für Gesundheitswesen Bern

Feuerlein, Wilhelm: Alkoholismus - Mißbrauch und Abhängigkeit, Thieme

Findeisen, Diether: Immunantwort und Psyche, Hirzel

Frankl, Viktor: Theorie und Therapie der Neurosen, UTB

Freud, Anna: Das Ich und die Abwehrmechanismen, Fischer

Freud, Sigmund, Zur Psychopathologie des Alltagslebens, Fischer

Literaturangaben

Freud, Sigmund: Das Unbehagen in der Kultur, Psychologie Fischer

Freud, Sigmund: Der Witz und seine Beziehung zum Unbewussten, Fischer

Freud, Sigmund: Die Traumdeutung, Fischer

Freud, Sigmund: Totem et tabou, Petite Bibliothèque Payot

Friedmann, Maurice: Der heilende Dialog in der Psychotherapie, Edition Humanistische Psychologie

Fromm, Erich & Suzuki, Daisetz: Zen-Buddhismus und Psychoanalyse, Suhrkamp TB

Fromm, Erich: Anatomie der menschlichen Destruktivität, dva

Fromm, Erich: Die Kunst des Liebens, Ullstein

Fromm, Erich: Haben oder Sein, dtv

Gamm, Hans-Jochen: Judentumskunde, List

Georgi, Hans & Levold, Tom: Familientherapie, Pal Verlag

Gosciniak, H.Th., Osterheider,M., Volk,S.: Angst-Zwang-Depression, Thieme

Goswami, Amit: Das bewusste Universum, Lüchow

Grof, Stanislav: Geburt, Tod und Transzendenz, rororo

Grunberger, Bela: Vom Narzißmus zum Objekt, Suhrkamp

Haidt, Jonathan: The happiness hypothesis, arrow books

Hänsel, R. & Haas, H.: Therapie mit Phytopharmaka, Springer Verlag

Heidegger, Martin: Einführung in die Metaphysik, Max Niemeyer Verlag

Heidegger, Martin: Gelassenheit, Neske

Heidegger, Martin: Sein und Zeit, Max Niemeyer Verlag

Heidegger, Martin: Vom Wesen der Wahrheit, Vittorio Klostermann

Heidegger, Martin: Was heißt Denken?, Max Niemeyer Verlag

Heinrich, Kurt: Psychopharmaka in Klinik und Praxis, Thieme

Hemminger, Hansjörg: Kindheit als Schicksal, rororo

Hemminger, Hansjörg: Wenn Therapien schaden, Rowohlt

Henning et al. (HrsG): Kurzzeitpsychotherapie in Theorie und Praxis, Pabst

Hippius, H., Ortner, M., Rüther, E. (HrsG): Angst - Depression - Schmerz, Springer-Verlag

Holzkamp, Klaus: Sinnliche Erkenntnis, Athenäum

Huber, G.: Psychiatrie, Schattauer

ICD-10-SGBV, Deutscher Ärzteverlag

Jacobson, Edith: Das Selbst und die Welt der Objekte, Suhrkamp

Jaspers, Karl: Der Arzt im technischer Zeitalter, Serie Piper

Jaspers, Karl: Initiation à la méthode philosophique; Petite Bibliothèque Payot

Jellouschek, Hans: Im Irrgarten der Liebe, Kreuz Verlag

Jung, C.G.: Bewußtes und Unbewußtes, Fischer Bücherei

Jung, C.G.: Mensch und Seele, Walter Verlag

Kasper, S. et al.: Depression, Diagnose und Pharmakotherapie, Thieme

Kernberg, Otto: Borderline-Störungen und pathologischer Narzißmus, Suhrkamp

Kielholz, Paul (Hrsg): Die Vielfalt von Angstzuständen, Deutscher Ärzte-Verlag

Kohut, Heinz: Narzißmus, Suhrkamp

Kon, Igor: Freundschaft, Rowohlt

König, Frank & Kaschka, Wolfgang: Interaktionen und Wirkmechanismen ausgewählter Psychopharmaka, Thieme

Kretschmer, Wolfgang: Hysterie, Thieme

Krisor, Matthias: Auf dem Weg zur gewaltfreien Psychiatrie, Psychiatrie-Verlag

Kübler-Ross, Elisabeth: Accueillir la mort, Pocket Évolution

Kübler-Ross, Elisabeth: Was können wir noch tun?, GTB Siebenstern

Laing, Ronald: Das geteilte Selbst, Kiwi

Landmann, Salcia: Wer sind die Juden, dtv

Laux, Gerd: Pharmakopsychiatrie, Gustav Fischer Verlag

Lehmann, Johannes: Jesus Report, Econ

Lenoir, Frédéric: Du bonheur - un voyage philosophique, Fayard

# Literaturangaben

Leonhard, Karl: Aufteilung der endogenen Psychosen und ihre differenzierte Ätiologie, Akademie Verlag

Leuner, Hanscarl: Halluzinogene, Verlag Hans Huber

Leuner, Hanscarl: Katathymes Bilderleben, Thieme

Leuner, Hanscarl: Lehrbuch des Katathymen Bilderlebens, Verlag Hans Huber

Lowen, Alexander: Bioenergetik, rororo

Lowen, Alexander: Der Verrat am Körper, rororo

Lowen, Alexander: Liebe und Orgasmus, Goldmann

Lowen, Alexander: Liebe, Sex und dein Herz, Kösel

Luck, Georg: Die Weisheit der Hunde / Texte der antiken Kyniker, Kröner

Lyotard, Jean-François: Die Phänomenologie, Junius

Maier et al.: Alzheimer und Demenzen verstehen, Trias

Mann, K.: Sucht - Grundlagen, Diagnostik, Therapie, Gustav Fischer

Marcea, J. T.: Hirnorganisches Psychosyndrom, Einhorn-Presse Verlag

Maslow, Abraham: Psychologie des Seins, Fischer

Maslow, Abraham: Religions, Values and Peak-Experiences, Penguin Compass

Maturana, Humberto & Varela, Francisco: Der Baum der Erkenntnis, Goldmann

Mead, Margaret: Mann und Weib, rororo

Mentzos, Stavros: Hysterie, Kindler

Mentzos, Stavros: Neurotische Konfliktverarbeitung, Fischer

Miller, Alice: Am Anfang war Erziehung, Suhrkamp Taschenbuch

Miller, Alice: Das Drama des begabten Kindes, Suhrkamp Taschenbuch

Miller, Alice: Du sollst nicht merken, Suhrkamp Taschenbuch

Molcho, Samy: Körpersprache, Mosaik Verlag

Möller, Hans-Jürgen, Kissling, Werner: Psychopharmakotherapie, Kohlhammer

Montaigne, Michel de: Essais, Bordas

Mulford, Prentice: Unfug des Lebens und des Sterbens, Fischer

Literaturangaben

Müller-Oerlinghausen, Bruno (Hrsg): Carbamazepin in der Psychiatrie, Thieme

Neumann, Erich: Die große Mutter, Walter

Nietzsche, Friedrich: Also sprach Zarathustra, Insel Taschenbuch

Nietzsche, Friedrich: Die fröhliche Wissenschaft, Insel Taschenbuch

Nietzsche, Friedrich: Jenseits von Gut und Böse, Insel Taschenbuch

Nietzsche, Friedrich: Menschliches, Allzumenschliches, Insel Taschenbuch

Nitschke, Günter: The Silent Orgasm / Liebe als Sprungbrett zur Selbsterkenntnis, Taschen

Nowak et al.: Drogensucht, Schattauer

Ogawa, Tadashi: Grund und Grenze des Bewußtseins, Königshausen & Neumann

Ott, Ulrich: Meditation für Skeptiker; O.W.Barth

Paus, Ansgar (Hrsg): Grenzerfahrung Tod, Suhrkamp Taschenbuch

Perls Frederick S. & Hefferline & Goodman: Gestalttherapie, Klett-Cotta

Perls, Frederick S.: Gestalt-Wahrnehmung, Verlag für humanistische Psychologie

Perls, Frederick: Das Ich, der Hunger und die Aggression, dtv / Klett-Cotta

Perls, Friedrich S.: Gestalt - Wachstum - Integration, Innovative Psychotherapie

Perls, Fritz: Grundlagen der Gestalttherapie, Pfeiffer

Piaget, Jean: Das Weltbild des Kindes, Klett-Cotta

Polster, Erving und Miriam: Gestalttherapie, Fischer

Psychiatrie der Gegenwart Band 1-6, Springer-Verlag

Rattner, Josef: Psychosomatische Medizin, Fischer

Reeves, Hubert: L'heure de s'enivrer / L'univers a-t-il un sens?, Éditions du Seuil

Reik, Theodor: Mann und Frau, Fischer

Reinbold, Hartmut & Assion, Hans-Jörg: Antidepressiva, PsychoGen Verlag

Reisberg, Barry: Hirnleistungsstörungen, Beltz

Rhode-Dachser, Christa: Das Borderline-Syndrom, Verlag Hans Huber

Riedl, Rupert und Parey, Paul: Biologie der Erkenntnis, Verlag Paul Parey

Literaturangaben

Riemann, Fritz: Grundformen der Angst, Ernst Reinhardt Verlag

Rogers, Carl: Entwicklung der Persönlichkeit, Klett-Cotta

Rothacker, Erich: Die Schichten der Persönlichkeit, Bouvier & Co Verlag

Rudolf E.: Der depressive Patient in der ärztlichen Sprechstunde, Vieweg

Rudolf E.: Der schizophrene Patient in der ärztlichen Sprechstunde, Vieweg

Rudolf. G. & Röttgers, H.: Praxisleitfaden Psychiatrie, Deutscher Universitätsverlag

Russel, Bertrand: Ma conception du monde, Gallimard

Russel, Bertrand: Philosophie des Abendlandes, Europa Verlag

Russel, Bertrand: Warum ich kein Christ bin, Szczesny Verlag

Salber, Wilhelm: Konstruktion psychologischer Behandlung, Bouvier

Salomé, Jacques: Vivre avec soi, Les Éditions de l'Homme

Salzgeber, Josef: Familienpsychologische Gutachten, C.H. Beck

Sanford, John A.: Unsere unsichtbaren Partner, Ansata

Satir, Virginia: Selbstwert und Kommunikation, Pfeiffer

Scharfetter, Christian: Allgemeine Psychopathologie, Thieme

Scharfetter, Christian: Schizophrene Menschen, Urban & Schwarzenberg

Scheppach, Joseph: Das geheime Bewusstsein der Pflanzen, Droemer

Schestow, Leo: Athen und Jerusalem, Matthes & Seitz

Schlegel, Leonhard: Die Transaktionale Analyse, UTB

Schmidbauer, Wolfgang: Angst vor Nähe, Rowohlt

Schmidbauer, Wolfgang: Hilflose Helfer, rororo

Schmitz, Bettina & Trimble, Michael: Psychiatrische Epileptologie, Thieme

Schneider, Kurt: Klinische Psychopathologie, Thieme

Schopenhauer, Arthur: Aphorismen zur Lebensweisheit, Insel Taschenbuch

Schulte & Tölle: Psychiatrie, Springer

Schultz-Hencke, Harald: Der gehemmte Mensch, Thieme

# Literaturangaben

Searles, Harold F.: Der psychoanalytische Beitrag zur Schizophrenieforschung, Kindler Studienausgabe

Seneca: Vom glückseligen Leben, Goldmanns gelbe Taschenbücher

Seneca: Von der Seelenruhe, Insel Taschenbuch

Shapiro, David: Neurotische Stile, Vandenhoeck & Ruprecht

Sheldrake & Fox: Die Seele ist ein Feld, O.W. Barth

Soyka, Michael: Die Alkoholkrankheit - Diagnose und Therapie, Chapman & Hall

spokensanskrit.org: Schreibweise verwendeter Sanskritbegriffe

Stadler, Michael: Psychologie der Wahrnehmung, Juventa Verlag

Staemmler, Frank & Bock, Werner: Neuentwurf der Gestalttherapie, Pfeiffer

Stahl, Stephen: Psychopharmakologie der Antidepressiva, Martin Dunitz Verlag

Steinberg, Reinhard et al.: Schlafmedizin, Uni-Med Verlag

Stevens, John O.: Die Kunst der Wahrnehmung, Chr. Kaiser

Täschner, Karl-Ludwig: Praktische Psychiatrie, Kohlhammer

Thomas, Jacques: As Doenças Psicossomáticas, Círculo de Leitores

Venzlaff & Foerster: Psychiatrische Begutachtung, Urban & Fischer

Vester, Frederic: Denken, Lernen, Vergessen, dva

Volz, Hans-Peter et al.: Die Rolle der Kognition in der Therapie schizophrener Störungen, Deutscher Universitäts-Verlag

Volz, Hanz-Peter: Praxisratgeber Angststörungen, Uni-Med Verlag

von Franz, Marie-Louise: Zahl und Zeit / Psychologische Überlegungen zu einer Annäherung von Tiefenpsychologie und Physik, Suhrkamp Taschenbuch

Walden und Grunze, Heinz: Bipolare Störungen, Thieme

Watzlawick, Paul: Anleitung zum Unglücklichsein, Piper

Watzlawick, Paul: Vom Schlechten des Guten, Piper

Weber, Gunthard (Hrsg): Zweierlei Glück / Systemische Psychotherapie Bert Hellingers, Carl Auer

Weiss, Halko & Benz, Dyrian: Auf den Körper hören / Hakomi-Psychotherapie, Kösel

Literaturangaben

Wertheimer, Max: Zur Gestaltpsychologie menschlicher Werte, Westdeutscher Verlag

Wetterling, Tilman und Veltrup, Clemens: Diagnostik und Therapie von Alkoholproblemen, Springer

Wilber, Ken: Das Spektrum des Bewusstseins, rororo

Willi, Jürg: Die Zweierbeziehung, Rowohlt

Willi, Jürg: Therapie der Zweierbeziehung, Rowohlt

Wing, J.K.: Reasoning about Madness, Oxford University Press

Winnicott, Donald Woods: L'enfant et le monde extérieur, Petite bibliotèque Payot

Wittgenstein, Ludwig: Logisch-philosophische Abhandlung, Suhrkamp Verlag

Wolf, Doris: Ängste verstehen und überwinden, Pal Verlag

Wolinsky, Stephen: Die alltägliche Trance, Verlag Alf Lüchow

Wurmser, Leon: Die Maske der Scham, Springer-Verlag

Wurmser, Leon: Die verborgene Dimension / Psychodynamik des Drogenzwangs, Vandenhoeck & Ruprecht

Yalom, Irvin: Existentielle Psychotherapie, Edition Humanistische Psychologie

Yutang, Lin: Weisheit des lächelnden Lebens, rororo

Zwischenschritte / Beiträge zu einer morphologischen Psychologie, Bouvier